肿瘤介入专科护理

Interventional
Oncology Nursing

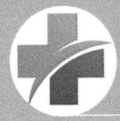

主　编：甘　朵 （四川省肿瘤医院） 陈　娟 （四川省肿瘤医院）
　　　　王钟群 （四川省肿瘤医院）

副主编：程　清 （四川省肿瘤医院） 陈　玲 （四川省肿瘤医院）
　　　　唐光秀 （四川省肿瘤医院）

编　委：冯莹霞 （四川省肿瘤医院） 程钰莹 （四川省肿瘤医院）
　　　　郑雨函 （四川省肿瘤医院） 张　玲 （四川省肿瘤医院）
　　　　宋群容 （三六三医院）

CTS K 湖南科学技术出版社·长沙

国家一级出版社　全国百佳图书出版单位

图书在版编目（CIP）数据

肿瘤介入专科护理 / 甘朵，陈娟，王钟群主编.

长沙 ： 湖南科学技术出版社，2025. 7. -- ISBN 978-7-5710-3661-4

Ⅰ．R473.73

中国国家版本馆 CIP 数据核字第 2025VG9132 号

ZHONGLIU JIERU ZHUANKE HULI

肿瘤介入专科护理

主　　编：甘　朵　陈　娟　王钟群
出 版 人：潘晓山
责任编辑：杨　颖
出版发行：湖南科学技术出版社
社　　址：长沙市芙蓉中路一段 416 号泊富国际金融中心
网　　址：http://www.hnstp.com
湖南科学技术出版社天猫旗舰店网址：
　　　　　http://hnkjcbs.tmall.com
邮购联系：0731-84375808
印　　刷：湖南省众鑫印务有限公司
　　　　　（印装质量问题请直接与本厂联系）
厂　　址：湖南省长沙市长沙县㮾梨街道梨江大道 20 号
邮　　编：410100
版　　次：2025 年 7 月第 1 版
印　　次：2025 年 7 月第 1 次印刷
开　　本：787 mm×1092 mm　1/16
印　　张：24.75
字　　数：489 千字
书　　号：ISBN 978-7-5710-3661-4
定　　价：68.00 元

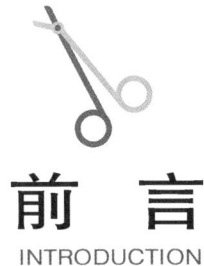

前　言

INTRODUCTION

在现代医学的广阔领域中，肿瘤治疗一直是医学研究与实践的前沿阵地。随着科技的飞速发展和医学理论的不断革新，肿瘤介入疗法以其微创、高效、精准的特点，在肿瘤治疗领域异军突起，成为不可或缺的重要手段。这一技术的日新月异，不仅彰显了人类对抗疾病的智慧与勇气，也为护理专业带来了前所未有的挑战与机遇。

肿瘤介入护理，作为肿瘤治疗体系中的重要一环，其重要性不言而喻。由于介入治疗涉及的领域十分广泛，从血管内治疗到非血管治疗，从物理消融到放射性粒子植入，对肿瘤进行直接的诊断或治疗，其操作精细、涉及学科极度丰富，这不仅源于介入技术的多样性，还与不同肿瘤类型、治疗阶段及患者个体差异密切相关。这就要求护理人员不仅要有扎实的医学基础知识，还要具备高度的专业技能和敏锐的观察力。然而，长期以来，介入护理的知识点分散于各类医学文献和临床实践之中，缺乏系统性的整理与归纳。造成这一现状的原因，一方面，介入技术本身的快速发展，新的治疗方法、新的器械不断涌现，使得相关知识更新迅速；另一方面，介入护理涉及多学科交叉，如影像医学、肿瘤学、护理学等，知识的整合难度较大。这种分散状态不仅增加了护理人员的学习负担，也影响了护理质量的提升和标准化进程。

正是在这样的背景下，一本集合介入治疗护理知识点的专著应运而生。本书不仅系统地梳理了介入护理的理论体系，整合分散的知识点，为护理人员提供全面、系统的学习资源，还能够促进介入护理的规范化、标准化，提升整体护理水平。本书全面涵盖了肿瘤介入护理的各个方面，从基础理论到临床实践，从术前准备到术后护理，从常见并发症的预防与处理到患者心理支持，无不体现了编者们深厚的专业素养和严谨的科学态度。随着精准医疗、人工智能等新技术的应用，介入治疗正朝着更加个性化、智能化的方向迈进。这些技术的应用不仅要求护理人员具备扎实的专业知识，还需要不断更新观念，掌握新技能。本书在编写过程中特别注重前沿技术的引入，力求为读者提供最新的护理理念与实践方法。随着患者对医疗服务质量要求的提高，人性化、个性化的护理服务也成为介入护理发展的重要方向，本书的出版不仅仅是一本知识汇编，更是一部指导实践的宝典，能够帮助护理人员更好地理解和掌握介入护理的精髓，及时跟进新技术，掌握新的护理模式，全面提升护理服务质量。

肿瘤介入的未来是光明的，随着医学科技的不断进步和护理理念的持续更新，护理将在肿瘤介入治疗中发挥更加重要的作用。我们期待，通过本书的推广和应用，能够培养更多高素质、专业化的介入护理人才，推动肿瘤介入护理专科向更加规范化、精细化的方向发展。同时，我们也相信，随着介入护理研究的深入和实践的积累，未来将会有更多创新性的护理方法和策略涌现，为肿瘤患者带来更加优质、高效的护理服务。

在此，衷心感谢本书的所有编者和参与者，是你们的辛勤付出使得这本专著得以面世。本书适用于肿瘤介入专科护士、肿瘤科护士、肿瘤介入专科护士培训学员、护理专业学生等对肿瘤介入护理感兴趣的医护人员。由于编者水平有限，书中难免存在不足之处，敬请广大读者批评指正。也期待，本书能够成为肿瘤介入护理领域的一盏明灯，照亮护理人员前行的道路，为肿瘤患者的康复之路贡献更多的力量。让我们携手并进，共同推动肿瘤介入护理专科的繁荣与发展，为人类的健康事业做出更大的贡献。

甘 朵

2024 年 11 月

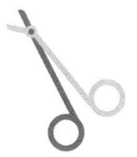

目 录
contents

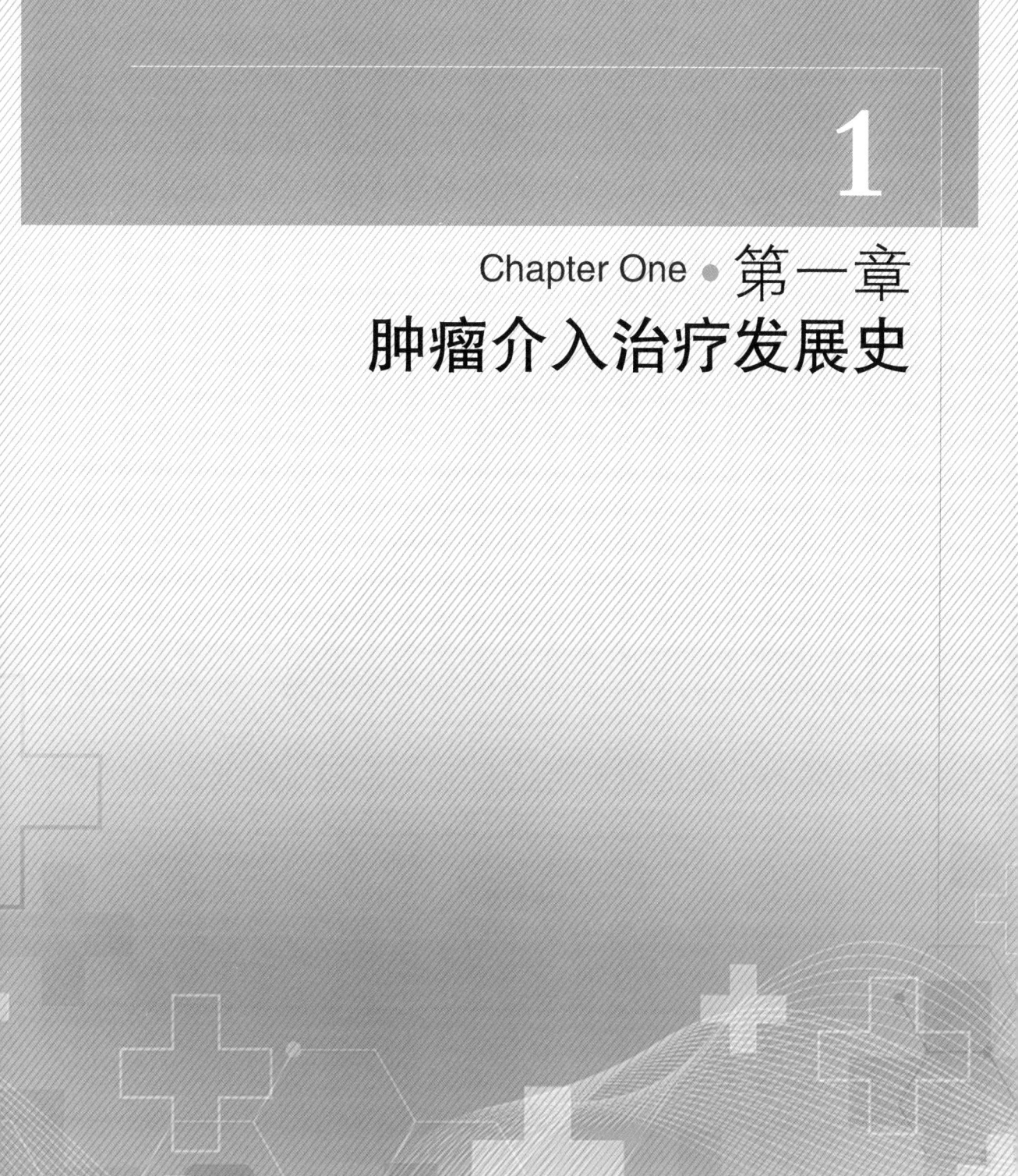

1

Chapter One • 第一章

肿瘤介入治疗发展史

● 第一节　介入放射学概念

介入治疗是继内外科的开创性治疗手段，是新技术条件下医学方法突破与创新的体现。具体而言，介入治疗是在影像设备（CT 或 B 超）的实时引导下，利用精细工具（比如穿刺针、造影导管、支架等）巧妙地通过人体自然孔道或微小切口直达体内病灶，对病灶或异常病变实现精准地给药、再通、封堵、灭活和异物取出等精巧操作。

介入治疗可以涉及多个医学领域，例如神经介入、心血管介入、肿瘤介入等。肿瘤介入治疗作为介入治疗的其中一个领域，它既能避免外科手术对机体大刀阔斧的伤害，又能为一些以往认为难治或不治的病症，开拓一条崭新的治疗途径。

介入放射学（Interventional Radiology）源于血管造影诊断和血管造影学家的创新性思维和实践。同时，影像设备和介入器材的发展对它的形成和发展亦起着重要作用。介入放射学的形成和发展与其他学科一样历经漫长的探索过程。

萌芽自 1895 年伦琴发现 X 射线，因为有了 X 线，使得医师能借助这种光观察到人体内部，同时也能观察到送入体内的各种器材，达到微创、直观、有效、便捷的要求。

1927 年，葡萄牙神经学家埃加斯·莫尼兹（Egas Moniz）进行了第一次脑血管造影术，将造影剂注入脑血管并捕捉 X 线图像。该技术为血管成像奠定了基础。

1929 年，25 岁的德国医师 Forssrnann 开始尝试在临床进行心导管检查，并首先在自己身上进行了人类首例心导管检查术。

1929 年葡萄牙人 Dos Santos 首次报道了腹主动脉造影术，开创了血管造影的先河。

1953 年，瑞典放射学家斯文-伊瓦尔·塞丁格（Sven-Ivar Seldinger）介绍了塞丁格技术，这是一种将导管安全插入血管的方法。它的出现结束了血管造影需要血管外科医师协助的历史，成为介入医师可独立完成的一种简便、安全的血管插管技术，这项技术成为许多介入治疗的基础，沿用至今。

一、介入放射学的开始

20 世纪 60 年代中期，电视监视器的出现，使血管造影学家摆脱了黑暗的工作环境，大

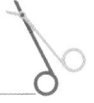

大提高了工作效率。加上当时缺少直观地显示内脏器官的其他医学影像设备，血管造影诊断从此进入一个快速的发展时期。此后，血管造影的适应证不断扩大，由心血管疾病扩展至腹部内脏器官和颅脑疾病。

在血管造影的发展过程中，一些血管造影专家，已不满足于仅仅完成血管造影的精确诊断，他们认为造影导管可以成为一种重要的治疗工具。1963 年 6 月，美国放射学家查尔斯·多特（Charles Dotter）在捷克斯洛伐克放射学学术年会上首次提出了介入放射学的设想，他在"心导管与血管造影的未来"的演讲中，讨论了导管活检术、控制性释放插管术、经导管动脉内膜切除术等。这是首次血管造影诊断医师能够使用导管和导丝治疗患者的报告。次年 11 月，他采用同轴导管法治疗一例股动脉局限性狭窄的患者，标志着介入放射学的形成。因为它改变了血管造影诊断医师仅作诊断不作治疗的传统模式，使其转变为集影像诊断与治疗于一体的临床医师。

1964 年，Dotter 实施了第一个经皮腔内血管成形术（percutaneous transluminal angioplasty，PTA），使用导管扩张患者腿部狭窄的动脉。这一具有里程碑意义的操作标志着介入放射学的开始。

介入放射学一词由美国放射学家 Margulis 首次提出。Margulis 敏锐地意识到在放射领域一个崭新的专业正在形成发展中，他撰写的题为《介入放射学：一个新的专业》的述评在 1967 年 3 月国际著名的学术刊物 *AJR* 上发表，在这篇述评中，他把介入放射学定义为在透视引导下进行诊断和治疗的操作技术。特别强调从事介入放射学的医师，需要经过介入操作技术、临床技能的培训，并且与内外科医师密切合作。

1976 年，介入放射学一词被学术界广泛认可，Wallace 在《癌症》杂志上，以 *Interventional Radiology* 为题系统地阐述了介入放射学的概念以后，并于 1979 年在葡萄牙召开的欧洲放射学会第一次介入放射学学术会议上做了专题介绍，此命名才被国际学术界正式认可。

二、成长与发展

20 世纪 70 年代，德国放射学家 Andreas Gruentzig 在人类冠状动脉上进行了第一次成功的球囊血管成形术。这一技术很快获得了人们的认可，并成为心血管介入治疗的基石。栓塞技术的发展使靶向阻断血管成为可能，从而能治疗肿瘤和血管畸形等疾病。

20 世纪 80 年代，数字减影血管造影（digital subtraction angiography，DSA）问世，通过将增强后的图像减去增强前的图像，提供更清晰、更详细的血管图像。该技术显著提高了血管介入的准确性。1982 年，第一次经颈静脉肝内门体分流术（TIPS），在门静脉和肝静脉之间建立了一条通路，以治疗门静脉高压的并发症。

20 世纪 90 年代，介入放射学扩展到包括非血管操作，如图像引导活检、脓肿引流和肿瘤消融术。血管成形术后，为了保持血管开放，支架的使用越来越广泛。同时，CT、MRI 和超声技术的进步提高了介入手术的精确性和安全性。

三、升级与持续进化（2000 年）

1. 支架　药物洗脱支架以及生物可降解支架进步，通过释放药物来预防动脉再狭窄，恢复血管自然生理功能。

2. 能量平台　射频消融、冷冻消融和微波消融等技术出现，促进了有源器械治疗的发展，声光电气等能量用于疾病的诊断和治疗。

3. 血管内动脉瘤修复技术　血管内动脉瘤修复技术的发展，已成为许多腹主动脉瘤患者的标准治疗方法，针对升主动脉的介入治疗也在探索，为患者提供了比开放手术创伤更小的替代方法。

4. 经动脉化疗栓塞和选择性内放疗　经动脉化疗栓塞和选择性内放疗等手术成为肝癌的标准治疗方法，近年来，新的介入材料和能量技术的应用促进介入肿瘤学发展起来。

5. 腔内影像学和功能学进展　血管内超声、光学相干断层扫描和近红外光谱的发展，提高了血管介入的精度和安全性。

当前，随着先进的成像技术、机器人技术和人工智能的融合，该领域不断发展，智能介入生态配备了先进的成像系统，促进了智能化、信息化、数据化和标准化的生态建设。国内学者对"Interventional Radiology"这一名称的翻译也多种多样，诸如"手术性放射学""干涉性放射学""治疗性放射学""侵入性放射学"等，也有称"导管治疗学"，但现普遍愿意接受"介入放射学"这一名称。我国介入放射学家对这一名称也做了具体的定义。介入放射学是以影像诊断为基础，在医学影像诊断设备（DSA、US、CT、MRI 等）的引导下，对疾病作出独立的诊断和治疗。在临床治疗属性上是微创的腔内手术治疗。患者不需要开腔破肚就能解决许多问题，医生们借助这一方法救治了很多患者，进入了快速的发展和诊治规模。

● 第二节　介入放射学的蓬勃发展和治疗范畴

在 1968—1970 年，Baum 等人先后采用动脉内血管收缩剂灌注、自凝血块栓塞出血动

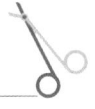

脉治疗急性胃肠道出血获得成功，极大地提高了介入放射学家的临床地位，也赢得了临床各科同仁的信任。从此，介入医师与临床医师的关系日益密切，介入放射学进入快速发展的时期，逐步形成了介入放射学的三大支柱技术。

一、血管灌注治疗技术

血管灌注治疗技术由动脉内药物灌注、止血术扩展至肿瘤化疗药物灌注术、血管内接触性溶栓术。

二、血管栓塞技术

血管栓塞技术从动脉栓塞止血术发展至肿瘤化疗栓塞术、血管性疾病的栓塞术以及内脏器官消融术等。这些技术的发展奠定了介入放射学在临床各学科中的地位，介入治疗的优越性初步显现，一些内外科难治或不能治疗的疾病经过介入治疗可得到轻易的解决，介入放射学已成为临床不可缺少的重要组成部分。

三、经皮血管腔内成形术

经皮血管腔内成形术（percutaneous transluminal angioplasty，PTA）源于 20 世纪 70 年代，现已成为治疗血管腔狭窄或闭塞性疾病的首选方法，内支架是 PTA 技术的延伸。PTA 和内支架技术的临床应用极大地扩展了介入放射学的应用范畴，介入放射学已成为心血管疾病的主要治疗方法，是血管介入放射学的重大发展。

随着血管介入放射学的发展，非血管介入技术亦取得了长足的进步。20 世纪 70 年代后期，采用改良的 Seldinger 技术发展起来的经皮肝胆管、输尿管、腹腔脓肿引流术和经皮胃造瘘术等相继建立，并逐步替代了需要剖腹置管的外科手术。20 世纪 80 年代，血管球囊成形术和血管内支架置入术向血管外管道系统延伸、发展，并成为消化道、胆系、输尿管狭窄的主要治疗方法。随着 CT 和实时超声在临床的应用，CT 和超声引导下的穿刺活检、脓肿引流、囊肿硬化、硬膜外血肿抽吸、恶性肿瘤消融术等逐步建立和发展。随着介入材料、工艺及生物技术的发展，介入治疗技术更趋于微创、快速、安全和有效，尤其在心脑血管、外周血管、肿瘤等领域取得了飞速的发展。

介入放射学现已是一门集影像医学和临床治疗于一体的新兴学科，涉及人体消化、呼吸、骨骼、泌尿生殖、神经、循环、内分泌等各个系统疾病的诊断和治疗。其以影像诊断学为基础，在医学影像诊断设备的引导下，利用穿刺针、导管及其他介入器材，对疾病进行治疗如各种成形术、栓塞术、灌注术、支架术、消融术（微波、射频、冷冻、不可逆电穿孔、聚能超声刀、放射性粒子等）、引流术等，以及采集组织学、细菌学、分段采血及生理生化资料进行病理及临床诊断的学科。一些无法手术切除、无法耐受手术、术后复发、内科治疗无效或不愿接受外科手术的患者，可通过介入治疗挽救生命，控制疾病进展。而这些从事介入治疗的医护人员被称为"铅衣人"——他们在穿着重达约 10 kg 的铅衣在 X 线辐射下持续工作，直至手术结束。

2004 年 7 月美国《纽约时报》发表评论，在过去 20 年，约 30% 需外科手术治疗的病变或疾病，现已被微创或少创的介入治疗所取代。当前，颈动脉内支架置放术，已逐步取代内膜剥脱术；经皮腔内带膜支架（stent graft）置入术，已成为主动脉瘤或夹层治疗的首选技术。

● 第三节　我国介入放射学的发展状况和未来方向

我国介入放射学起源于 20 世纪 70 年代，虽起步较晚，但发展迅速，可治疗的病种和从事介入治疗的医师队伍人数均已达到世界前列，当时以北京、上海、广州为代表的先进城市不断引进新技术。1973 年上海中山医院在国内首先报道经皮穿刺插管术行选择性冠状动脉造影的试验。1978 年上海华山医院做肾动脉造影，1979 年，林贵教授发表了《选择性血管造影诊断原发性肝癌》，1982 年上海华山医院介入治疗一例股动脉狭窄，1983 年北京宣武医院报告 10 例应用 PTA 治疗肾动脉狭窄。之后不断有天津医学院附属医院、阜外医院、中国医大武汉第三医院、上海华山医院、中山医院、武汉医学院、白求恩国际和平医院在不同领域开展介入治疗的报道。介入医学在国内得到了快速发展。

介入放射学之所以成为一门独立学科，根本在于它改变了放射科医师只作诊断不作治疗的传统观念，尤其对既往认为不治或难治的病症（各种癌症、心血管疾病），开拓了新的治疗途径。国家卫生健康委员会于 1990 年 4 月 25 日正式颁发文件，国家卫生健康委员会医政司发［1990］27 号文件《关于把一部分有条件开展介入放射学的放射科改为临床科室的通知》，从而改变了放射科在医院和医学界的地位。这一门学科既有外科手术特点，又有内科治疗机制，更有影像诊断综合知识，加上其特有的导管、导丝等操作技能互相结合而成为一门边缘学科，它在对某些疾病的诊断和治疗方面有内、外科所不能及的作用，具有微创、高效、安全、并发症少、恢复期短、可重复性强、不破坏原解剖结构、应用范围广泛等优点，

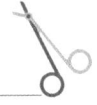

显示出旺盛的生命力，随着新技术、新项目不断出现，成为有别于内、外科的独立学科。1996 年 11 月国家科学技术委员会、原国家卫生部、国家医药管理局三大部委联合召开"中国介入医学战略问题研讨会"，正式将介入治疗列为与内科、外科治疗学并驾齐驱的第三大治疗学科，称之为"介入医学"。

2020 年 12 月 5 日复旦大学附属中山医院葛均波院士承担建立"国家放射与治疗临床医学研究中心"，覆盖心脏介入、外周血管介入、神经介入、肿瘤介入和综合介入五大介入学科，以患者整体治疗的理念为基础，结合介入治疗的共性技术和理论，相互借鉴，推动了医学的整体的进步和发展。

● 第四节　介入肿瘤学的重要历史进展

肿瘤介入治疗指借助 B 超、血管造影、核磁共振、腔镜等影像学技术，利用穿刺针、导管、导丝等器材，对肿瘤进行药物灌注或冷热消融等治疗，对局部栓塞进行减压、引流以及结构功能的重建等治疗，以达到消除或控制肿瘤、缓解症状、提高生活质量的作用。

20 世纪中期放射诊断技术的发展，以及 X 线、超声和后来的 CT 扫描的出现，为图像引导手术奠定了基础。

20 世纪 60—70 年代，最早应用于肿瘤学的介入技术之一是经皮穿刺活体组织检查。

20 世纪 70—80 年代，经动脉栓塞术被用于治疗肝脏肿瘤。

20 世纪 90 年代，射频消融作为一种利用热能破坏肿瘤细胞的微创方法被引入。经动脉化疗栓塞术直接向肿瘤提供高剂量的化学药物治疗（以下简称化疗），同时切断其血液供应，提高治疗效果。

2000 年至今，消融技术的进步，包括利用微波消融和冷冻消融。图像引导热消融技术，实时成像（如 CT、MRI 和超声）与热消融手术的整合提高了这些治疗的精确性和安全性。图像引导的热消融成为介入肿瘤学的标准实践。放射栓塞，或选择性内放射治疗（SIRT），将放射性微球注射到肿瘤供血动脉中，进行靶向放射治疗。多模式成像技术的整合，如 PET/CT 和 PET/MRI，允许更好的肿瘤可视化，治疗计划和术后评估。这些进步提高了肿瘤介入治疗的精准性和有效性。分子影像技术提供了肿瘤生物学过程的详细信息，正越来越多地整合到介入肿瘤学中。AI 和机器学习正被应用于提高介入肿瘤学的诊断准确性、治疗计划和实时决策。这些技术有可能提高手术的疗效和安全性。将肿瘤介入治疗与免疫治疗和基因治疗相结合的研究正在进行中。纳米技术正被探索用于介入肿瘤的靶向药物递送。

介入治疗无疑给这个时代疾病的诊治带来了突破和发展，纵观这些技术的进步和发展，需要踏实的理论技术和现代科技的发展相结合，各介入学科有共同的特点以及特殊的应用，在以后发展中，根据基础理论的突破，借鉴其他介入学科的发展，结合材料学、能量技术、人工智能、影像技术等的进步，介入医学必然会为患者诊治带来更精准高效的明天。

2

Chapter Two • 第二章

肿瘤介入治疗与护理

●第一节　肿瘤介入治疗

一、介入治疗

介入治疗是一门新兴的临床学科，是微创医学的重要组成部分，经过多年的发展，现在已和外科、内科一道称为三大支柱性学科。介入治疗也是心脏、血管、肿瘤等疾病的三大治疗手段之一。

介入医学（Interventional Medicine）是一种以影像引导下的微创操作为基础的医学领域，其目的在于诊断和治疗疾病。它通过实时影像引导下的微创手段，直接针对病变组织或靶区进行诊断和治疗，可大大减轻患者的痛苦和手术风险，同时保持患者的器官完整性。可以说，介入医学是一种相对安全、有效的医疗技术，已成为现代医学不可或缺的一部分。关于介入医学的定义，目前没有一个严格、统一的定义。不同的学者、机构和国家对介入医学的定义略有不同，但它们都围绕着微创、实时影像引导、以影像为基础的诊断和治疗等核心特点展开。例如，美国国立卫生研究院（National Institutes of Health，NIH）定义介入医学为通过实时影像引导下的微创手段，直接针对病变组织或靶区进行诊断和治疗的医疗领域。中国医学会介入医学分会则将介入医学定义为以影像引导下的微创手段为特征，以减轻患者疼痛、减少住院时间、减少并发症、提高治疗效果为目的，进行诊断、治疗、修复及替代的现代医学技术。

虽然介入医学的定义可能略有不同，但它们都共同强调了介入医学的微创特点、实时影像引导和以影像为基础的诊断和治疗等重要特点，这些特点也是介入医学成功发展和不断创新的关键因素。介入治疗为临床上许多棘手问题开拓了新的解决途径，使一些操作复杂、危险性大、并发症多、效果较差的传统诊疗措施向更好的方向发展；使一些难治或不治之症有了新的治疗方法，在增强治疗效果，提高生存质量，延长生存时间、减轻医源性痛苦等方面，都显示了其独到之处。介入放射学发展迅猛，已成为当今乃至 21 世纪最具前景的学科，以往认为不治或难治的病症的都将在不断探索中得到有效治疗，具有微创、精准、高效、安全和可重复性高的特点，已经和内科、外科成为三足鼎立的三大学科之一，并且已经分化出

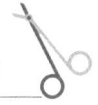

一些分支：如综合介入、心脏介入、神经介入、血管介入等。它介于外科治疗和内科治疗之间，美国医生给它命名为"intervention"，叫介入者治疗。"介入治疗"就等于"不用开刀的手术"。

二、肿瘤介入治疗

目前，针对恶性肿瘤的治疗，主要包括四大手段：①手术切除治疗；②放射线治疗（放疗）；③化学药物治疗；④介入治疗。

肿瘤介入治疗是在不开刀暴露病灶的情况下，借助先进的影像设备，如 DSA、B 超、CT 等进行监视和引导，在皮肤上做直径几毫米的微小通道，将特殊的穿刺针、导管等工具插到人体肿瘤或相关管道内，通过穿刺针或导管直接注入药物（如化疗药物或钇-90 放射微球）、栓塞剂或引流、置入支架等方式对多种疾病进行治疗。

三、肿瘤介入治疗的优势

肿瘤介入治疗其特点是创伤小、简便、安全、有效、并发症少和住院时间明显缩短。对于需内科治疗类疾病，介入治疗相对于内科治疗优点在于：药物可直接作用于病变部位，不仅可大大提高病变部位药物浓度，还可大大减少药物用量，减少药物副作用。对于需外科治疗类疾病，介入治疗相对于外科治疗优点在于：

1. 其无需开刀暴露病灶，一般只需几毫米的皮肤切口就可完成治疗，表皮损伤小、外表美观。

2. 大部分患者只是局部麻醉而非全身麻醉，从而降低了麻醉的危险性。

3. 损伤小、恢复快、效果满意，对身体正常器官的影响小。

4. 对于治疗难度大的恶性肿瘤，介入治疗能够尽量把药物局限在病变的部位，而减少对身体和其他器官的副作用。部分肿瘤在介入治疗后相当于外科切除。正由于以上诸多优点，许多介入治疗方法成为一些疾病（如肝癌、肺癌、腰椎间盘突出症、动脉瘤、血管畸形、子宫肌瘤等）最主要的治疗方法之一。

肿瘤全身化疗作为肿瘤传统治疗重要的方法之一，带来的副作用是患者绕不过的梦魇。肿瘤介入治疗它不需用开刀切除就能有效控制肿瘤，其优点在于药物可直接作用于病变部位，不仅可以大大提高病变部位药物浓度提高疗效，还可以大大减少药物用量，减少药物的全身副作用，真正达到"绿色微创治疗"的目的。

●第二节　介入治疗的适用领域

介入治疗是微创治疗，短、小、快、好是业界对它公认的评价。所以，对于老弱病残，或者有开放手术禁忌证的人群，具有明显优势，它所涵盖的治疗范围广泛具体如下。

一、肿瘤的介入治疗

实际生活中，很多肿瘤患者一经发现已是中晚期，大部分已经没有手术机会，再加上很多患者的身体状况不能耐受化疗和放疗，那么这些肿瘤患者就适合选择介入治疗了。介入治疗对肝癌、肝转移癌、肺癌、胃癌、食管癌、肾癌、胰及十二指肠肿瘤、宫颈癌、膀胱癌、妇科肿瘤、肢体肿瘤等均有显著疗效。对于中晚期肿瘤，可使其降期、缩小，长期带瘤生存，部分不能进行手术切除的患者甚至重新获得根治性手术的机会；对于部分早期肿瘤更可通过氩氦刀等消融术，达到肿瘤微创根治的疗效。对于治疗难度大的恶性肿瘤，介入治疗能够尽量把药物局限在病变的部位，而减少对身体和其他器官的副作用。部分肿瘤在介入治疗后相当于外科切除。正由于以上诸多优点，许多介入治疗方法成为一些疾病，如肝癌、肺癌、腰椎间盘突出症、动脉瘤、血管畸形、子宫肌瘤等最主要的治疗方法之一。

二、消化系统疾病的介入治疗

消化系统疾病介入治疗的一大应用范围为消化道出血。消化道出血多属于急症，呕血、便血或各类手术后出血，若得不到及时有效处理，往往因失血性休克死亡。消化系统肿瘤也是引起消化道出血的常见病因。但对于部分患者，传统内镜或内科保守治疗仍难以及时判断出血部位和原因并控制出血，血管介入技术对消化道出血的诊治优势明显，通过精准血管造影以及介入栓塞术，找到出血的血管进行栓塞便能有效止血，可谓立竿见影。消化系统疾病介入治疗的另一大应用范围就是各类管腔狭窄，如食管狭窄，胆道狭窄等。食管癌等消化系统肿瘤，中晚期往往导致患者无法进食甚至活活饿死，介入治疗通过球囊扩张或支架置入解除狭窄，就能让患者正常进食。

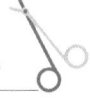

三、呼吸系统疾病的介入治疗

大咯血患者病情危急，随时存在咯血导致窒息等风险，经导管支气管动脉、肺动脉栓塞治疗咯血疗效显著，常常在栓塞后即刻患者咯血便停止。此外对于肺栓塞患者，死亡率高，预后差，而介入治疗能放置滤器，预防再次发生肺栓塞，同时可第一时间开通堵塞肺血管，从而改善患者呼吸困难症状。

四、女性生殖系统疾病的介入治疗

子宫腺肌症以及子宫肌瘤是女性常见疾病，内科保守治疗仅可缓解症状，根治性治疗既往就是妇科手术切除，这对有生育需求的妇女，是难以跨越的难题，即使没有生育需求，做个"完整的女人"的愿望，也是千千万万女性的基本诉求。而妇科介入治疗的出现，实现了这个愿望。介入治疗通过栓塞肌瘤及腺肌病病灶供血动脉，使其缺血坏死、缩小或消失。在不损伤子宫的前提下治疗，并且不留任何瘢痕。且创伤小而术后恢复较快。其他妇科疾病可以进行介入治疗的还有很多，比如产后出血是分娩期严重的并发症，是我国孕产妇死亡的首要原因，内科保守治疗无效时，不得不以切除子宫为代价挽救生命，但介入治疗不仅成功地挽救患者生命，也能保住子宫，保留生育能力。再比如女性不孕症，介入再通术应用于输卵管阻塞性不孕症的治疗，具有损伤小、无严重并发症等优点，是输卵管再通治疗的最佳方法。

五、泌尿系统疾病的介入治疗

泌尿系统疾病的介入治疗包括精索静脉曲张的栓塞及硬化术；前列腺增生的动脉栓塞术（尤其适用于老龄不适合外科手术患者）；肾囊肿的抽吸及硬化剂注射术；泌尿系统出血动脉栓塞术等。

六、血管神经疾病

目前动脉狭窄等缺血性脑血管病、动脉瘤、动静脉畸形等血管神经科疾病，介入治疗已逐渐代替传统的开颅手术成为常规治疗方式，具有不开颅、损伤小、患者恢复快的特点。

七、其他疾病的介入治疗

心脏介入应用——冠状动脉血栓的溶栓治疗，冠状动脉狭窄的支架植入治疗，先天性心脏病的介入治疗等。

泌尿科介入应用——肾囊肿、肾动脉狭窄、输尿管狭窄等。

血液科介入应用——脾功能亢进脾动脉部分栓塞。

骨科介入应用——骨经皮椎体成形术、椎间盘突出症的消融和切吸术等。

血管科介入应用——动脉狭窄支架植入术、下腔静脉滤器植入术及其溶栓治疗、糖尿病足等。

影像科介入应用——肿瘤经皮穿刺活检与治疗、消融术、放射性粒子植入术等。

另外还包括肾上腺静脉采血，穿刺活检术，穿刺置管引流等介入手术。

第三节　肿瘤介入治疗的分类

介入放射学技术日臻完善，在世界医学界引起了广泛的关注，掀起了一股研究和应用的热潮。我国介入放射学技术起步较晚，但发展迅速，并取得丰硕成果。相信这门新兴学科今后定会有更多更快的发展。由于介入放射学应用范围广泛，操作方法灵活，可以根据其操作方法分类，也可以按照其血管性和非血管性应用领域进行分类。

按器械进入病灶的路径可以将肿瘤介入治疗分为血管介入和非血管介入两大方式。

一、肿瘤血管介入治疗

血管系统介入放射学（vascular interventional radiology）是指使用 1～2 mm 粗的穿刺针，通过穿刺人体表浅动静脉，进入人体血管系统，医生凭借已掌握的血管解剖知识，在血管造影机的引导下，将导管送到病灶所在的位置，通过导管注射造影剂，显示病灶血管情况，在血管内对病灶进行治疗的方法。包括：动脉栓塞术、血管成形术等。常用的体表穿刺点有股动静脉、桡动脉、锁骨下动静脉、颈动静脉等。

包括：

1. 血管造影及与其他影像设备相结合的侵袭性影像诊断。

2. 血管成形术　用于血管狭窄性疾病的治疗。

3. 血管灌注术　用于血管破裂出血、血管内溶栓、局部病变药物治疗等。

4. 血管栓塞术　用于血管畸形、血管破裂、动静脉瘘、消除器官功能等，与灌注术结合治疗肿瘤性疾病等。

肿瘤血管介入治疗就是通过导管选择性地进入肿瘤供血动脉内灌注抗癌药物（化疗药、

靶向药等）及栓塞血管物质（即栓塞剂，如碘油、载药微球等），使药物直接打击肿瘤组织，阻断肿瘤生长所需的营养供应，实现杀伤并"饿死"肿瘤细胞。血管介入治疗主要针对各种血供丰富的实体肿瘤，其中：①TACE 对于外科手术不能切除的肿瘤，可以用此法姑息治疗；也可治疗后使肿瘤缩小再行外科手术切除；还可用于肿瘤切除后预防复发的动脉内灌注化疗。②HAIC（经导管动脉化学灌注）技术适用于各期肿瘤，尤其适用于那些失去手术机会或不宜手术的肝、肺、胃、胰腺、肾、盆腔、骨与软组织的恶性肿瘤或转移瘤。

二、肿瘤非血管介入治疗

非血管系统介入放射学是指通过影像设备（CT 或 B 超）实时引导，精准穿刺至病灶部位，或经人体现有的通道进入病灶，对病灶治疗的方法。或经人体现有的通道进入病灶，对病灶治疗的方法。

其包括：①成形术，治疗各种原因造成的管腔狭窄，如食管狭窄等。②穿刺引流术，治疗囊肿、脓肿、血肿、积液和梗阻性黄疸、肾盂积水等。③穿刺活检术，采取组织学、病理学标本用于诊断等。④利用穿刺术，通过穿刺针注入药物或进行物理、化学治疗肿瘤或疼痛等。

非血管介入治疗可以通过物理、化学、内照射等手段，达到灭活肿瘤的目的。同时，该方法还可联合放化疗与分子靶向治疗，可有效提高手术切除成功率和远期疗效，其代表技术主要包括射频消融、微波消融、冷冻消融、放射性粒子照射、支架置入等。通过注入化学物质或物理的升温降温方式，把肿瘤细胞杀死，从而达到肿瘤局部控制效果。此外还有使用穿刺针直接经过体表穿刺至肿瘤供血动脉的治疗方法。暂时被我们归类为非血管介入。

1. 射频消融　目前临床应用较多的是肝癌、肺癌、乳腺癌。原发性肿瘤、转移性肿瘤、不能手术切除的晚期肿瘤、手术中探查发现不能完全切除的肿瘤、不能承受放化疗的肿瘤患者，均可接受射频消融治疗；它既可作为局部的姑息治疗方法又可配合外科手术，消灭术中不便于切除的小病灶。

2. 微波消融　其是近几年刚刚兴起的新技术。微波是属于高频电磁波，可以在微波振荡电场中通过水分子的剧烈运动摩擦生热而导致细胞凝固坏死。微波产热快，产热区中心温度较射频更高，消融效率较高，同时可以有效地预防出血，并缩短手术时间，而且对于大肿瘤和靠近血管的肿瘤，更是有明显的优势。

3. 冷冻消融术　俗称"氩氦刀"，是在 CT 或 B 超等影像技术引导下，精准地将冷探针插入肝脏肿瘤组织内部，通过急速降温、急速升温，冷热交替的方式来杀死癌细胞。

4. 碘 125 粒子治疗　通过影像学引导技术（超声、CT/MRI）将具有放射性的碘 125 粒子植入肿瘤靶体或肿瘤周围，像"小太阳"一样持续释放射线来杀伤、杀死肿瘤细胞。

●第四节　肿瘤介入治疗的护理

在医学领域，肿瘤治疗一直是科学家不断探索和挑战的前沿阵地。随着医疗技术的飞速发展，肿瘤介入治疗作为一种新兴而有效的治疗方法，逐渐在临床中占据重要地位。而与之相辅相成的肿瘤介入护理，则成为这一治疗过程中不可或缺的一部分。

肿瘤介入治疗的护理是介入医学技术和护理学原理充分结合的一种新型护理模式，这种护理方法利用医学影像引导下的微创技术，对患者的疾病进行精准诊断和治疗。在这个过程当中，护理人员不但需要进行术前准备和患者病情评估，对患者术中情况进行有效监测，还承担着术后护理以及康复指导和心理支持等多个方面的工作。护理人员需要全面掌握疾病预防、识别以及健康生活方式等多项内容，通过讲座宣传册等多种形式，将复杂的医学理论知识转换为容易理解的语言，帮助人们树立正确的健康理念，全面提高人们的自我保健能力。另外，肿瘤介入护理具有高效、微创且恢复快的特征，在肿瘤的治疗和护理中具有独特优势。

肿瘤介入治疗护理的重要性

（一）提高治疗效果

肿瘤介入治疗的成功与否与护理工作密切相关。良好的护理工作可以确保治疗的顺利进行，降低并发症发生率，从而提高治疗效果。护理人员需具备丰富的专业知识和敏锐的观察能力，以便及时发现并处理治疗过程中可能出现的问题。

（二）减轻患者痛苦

肿瘤介入治疗具有创伤小、痛苦少的优点，但患者仍可能面临一定的生理和心理挑战。护理人员需密切关注患者病情变化，提供及时有效的疼痛管理、抗炎、消肿等措施，以减轻患者痛苦，提高舒适度。

（三）促进患者康复

介入治疗后，护理人员需指导患者进行正确的康复锻炼，帮助患者尽快恢复身体健康。同时，通过饮食指导、心理支持等措施，促进患者全面康复，提高生活质量。

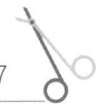

（四）人文关怀的体现

肿瘤介入治疗的护理不仅仅是技术的展现，更是一种人文关怀的体现。护理人员在工作中需倾听患者心声，理解患者需求，提供个性化的护理方案和心理支持，让患者感受到温暖与关爱，增强战胜疾病的信心。

肿瘤介入治疗的护理作为科技与关爱的双重奏响在现代肿瘤治疗中发挥着越来越重要的作用。通过精准的医疗技术和细致的人文关怀，护理人员能够为患者提供全面有效的护理服务帮助他们战胜疾病重拾健康与希望。随着医疗技术的不断进步和人文关怀的深入发展我们有理由相信肿瘤介入护理将在未来发挥更加重要的作用，为更多患者带来生命的曙光。

3

Chapter Three ● 第三章

肿瘤介入治疗常用的设备与器械

介入诊断、治疗主要技术包括影像学、穿刺技术、导管操作技术、血管造影技术、射频消融、冷冻消融技术等。影像技术在介入医学中起着关键作用，为医生提供了实时、高质量的图像信息，有助于更准确地诊断疾病和制订治疗方案。在介入治疗过程中，实时影像引导使医生能够精确地将治疗设备引入目标区域，减少手术风险并提高治疗效果。

● 第一节　介入治疗常用设备

1895 年 11 月 8 日，德国物理学家威廉·康拉德·伦琴（Wilhelm Conrad Röntgen）在实验中探测并发明了 X 射线，让世界的医学诊断迎来了一场前所未有的翻覆。

随着超声成像、CT、MRI 和核医学等影像医学的逐步出现和发展，医生终于拥有了洞察人体内部器官形态和功能变化的"火眼金睛"。影像医学如同"北斗导航系统"，引导介入医生将器械准确到达预定的血管或病灶内。大型影像诊断设备主要包括 X 线成像类（CR、DR、DSA 等）、计算机断层扫描（CT）、磁共振成像（MRI）和核医学类（PET）其他有超声成像设备和医用内镜。

一、DSA

DSA（digital subtraction angiography，DSA）全称数字减影血管造影，是一种基于 X 射线成像的医学技术，专门用于显示人体血管系统的结构和功能。与传统血管造影相比，DSA 通过数字图像处理和"减影"技术，消除骨骼、肌肉等背景组织的干扰，最终生成仅保留血管的清晰影像。

DSA 既是诊断工具，也是介入手术的"导航仪"，广泛应用于心脑血管疾病、肿瘤等领域的微创治疗。

1. DSA 历史　20 世纪 70 年代末使用静脉注射进行胶片减影的研究发表。随后 Kiel Kinderklinik 和 Arizona 大学发表了通过静脉注射造影剂获得血管减影图像的数字后处理研究。这些结果给 Chuck 和 Andy 留下了深刻的印象，他们将注意力集中在探索 DVIP 静脉血管造影以 30 帧/s 速率获得实时时间减影的实用性的研究中。这种技术早期被称为计算机荧光透视或静脉视频造影，Cleveland Clinic 的 Tom Meany 提出了 DSA 这一名称，这一名字后来被采用。到 1981 年已有 30 家商业实体获得了该技术的许可证。尽管静脉注射具有高诊断质量，但也存在一些缺陷，如静脉注射造影的边缘信号强度、无法获得无血管重叠的投影、患者的移动等，为了寻求解决方案，Andy、Joe 和 Charlie 开始提倡将 DSA 与动脉内注射造影剂结合，这降低了造影剂的使用并大大增加了图像数量。与静脉注射相比，动脉注射造影剂的信号强度也显著增加。

DSA 彻底改变了 X 射线血管造影领域。发明以来的 30 年，已被广泛用于 CT 血管造影和磁共振血管造影。DSA 的高时间和空间分辨率，锥形 CT 重建的高对比度和空间分辨率，使血管造影成为诊断性血管成像和治疗性血管内介入的金标准。

2. DSA 成像原理　即血管造影的影像通过数字化处理，把不需要的组织影像删除掉，只保留血管影像，这种技术叫作数字减影技术，其特点是图像清晰，分辨率高。DSA 成像方式分静脉 DSA（IV-DSA）和动脉 DSA（IA-DSA）两类。静脉性 DSA 分为外周静脉法和中心静脉法，动脉性 DSA 分选择性和超选择性方法。随着介入放射学的发展及广泛的临床应用，目前以选择性及超选择性 DSA 为主。DSA 是通过计算机处理突显血管而消除其他组织干扰的技术。它的减影方式有时间减影、能量减影及混合减影。现常用的是时间减影。时间减影是注入对比剂进入兴趣区之前，将一帧或多帧图像作为 mask 储存起来，并与按时间顺序出现的含有对比剂的充盈像一一进行相减。这样消除了两帧图像相同的部分，仅留下对比剂显影的部分。因造影像和 mask 像两者获得的时间先后不一样，故称时间减影。能量减影也称 K-缘减影。即进行兴趣区血管造影时，几乎同时使用两个不同的管电压进行曝光采像，由此产生的两帧图像进行减影，由于两帧图像是利用两种不同的能量摄制的，所以称为能量减影。能量减影技术要求 X 射线管的电压在两种能量之间进行高速切换，增加了设备的复杂性，同时这种减影不能消除骨骼的残影。所以到目前为止还未达到临床应用的水平。混合减影是基于时间和能量两种物理变量，是能量减影同时间减影技术相结合的技术。先进行能量减影，获得的减影图像还存在一部分骨组织的信号。再将能量减影过的蒙片和能量减影过的造影图像做一次时间减影，形成二次减影，消除残存的骨组织信号，得到完全的仅含充盈对比剂的血管图像。这种技术就是混合减影技术。这种图像较以往所用的常规血管造影剂所显示的图像更清晰、更直观，一些精细的血管结构亦能显示出来。通俗地讲就是将造影剂注入需要检查的血管中，通过数字化处理，把不需要的组织影像删除掉，只保留血管影像，使血管显露原形。然后通过系统处理，使血管显示更加清晰，其特点是图像清晰，分辨率高，便于医生诊断或进行手术。DSA 系统由 X 线高压发射器、X 线球管、影像增强器/CCD-TV/模数转换系统或平板探测器、图像后处理系统等组成。

3. DSA 成像系统组成　一套完整的 DSA 设备包含以下核心组件，①X 射线发生器与球管：产生可控的 X 射线束。②平板探测器（FPD）：替代传统影像增强器，直接将 X 射线转化为数字信号，提高图像分辨率和灵敏度。③计算机处理系统：负责图像采集、减影运算及三维重建。④显示器：实时显示动态血管影像。⑤导管床与 C 臂：可多角度旋转的机械结构，帮助医生从不同视角观察血管。⑥高压注射器：精准控制造影剂的注射速度和剂量。

相较于简单通用的 DR/DRF，DSA 更像一台"变形金刚"，在选择 DSA 时，不太在乎球管和高压发生器规格，更在乎机械形态和平板探测器尺寸，因为这是由实际临床应用决定的。

（1）平板探测器决定临床应用：

1）非晶硅与单晶硅：目前 DSA 领域早已淘汰影像增强器，全部是采用平板探测器。当前业界普遍采用非晶硅或 IGZO（非晶硅的进阶版）动态平板探测器，仅极少数 DSA 采用单晶硅平板探测器。

相比于非晶硅平板，单晶硅平板属于从材料学源头降低电子噪声，在低剂量成像下 DQE 明显高于非晶硅平板，在高剂量成像下 DQE 与非晶硅大致相当。

2）合适的才是更好的：2000 年，GE 推出了平板 DSA 为 Innova 2000，成为最早的平板 DSA，其边长 20.5 cm×20.5 cm，11 寸平板（对角线 29 cm），由于探测器尺寸较小，被定位为以心脏介入为主的兼容机；2002 年，GE 推出边长 41 cm×41 cm 的 Innova 4100，23 寸大平板（对角线 57 cm），解决了外周血管的介入治疗问题；2004 年，GE 推出边长 31 cm×31 cm 的 Innova 3100，17 寸平板（对角线 44 cm），成为"黄金"兼容机。

目前，DSA 领域依然保持以上三个尺寸的平板：①大视野平板，比如边长为 30 cm×38 cm（19 寸）、30 cm×40 cm（20 寸）、40 cm×40 cm（22 寸）、40 cm×41 cm（23 寸）均属于大平板，大平板侧重外周兼顾心脏使用，但可能会因为床体和患者的影响，不能近距离靠近导致图像质量下降；②小视野平板，9 寸平板侧重心脏兼顾外周使用，8 寸以下平板基本为心脏专用机，在头部、下肢、腹部、颈部等位置时视野不足；③中视野平板，比如边长为 26 cm×29 cm（15 寸）、30 cm×30 cm（17 寸）均属于中视野平板，解决了介入领域大/小平板专用机的问题，实现了心脏、头部、腹部、下肢介入检查治疗的兼容。

与 DR 平板的越大越好不同，DSA 平板并不是越大越好。通常来说，心脏专用机通常选择平板尺寸较小的机型，外周肿瘤专用机通常选择较大尺寸。不过，目前 DSA 正在由专用型迈向通用型。从临床应用角度，DSA 有心脏、神经、外周、肿瘤四大应用领域，但平板外周血管机仍为主流，占据 98％市场份额。因此，假如一家医院的介入手术不多，选择中（大）视野平板作为多用途兼用机是比较合适的。

（2）机械形态决定临床应用：

1）悬吊、落地与双 C：DSA 的机架大都采用 C 臂结构。按照机架类型可以分成悬吊式、落地式、双向式。①悬吊式：目前市场上有两种悬吊式机型，有轨悬吊和无轨悬吊，有轨道悬吊结构类似于悬吊 DR 产品的机械结构，机架顶端悬挂于天花板，通过导轨进行机型运动。双旋转中心悬吊是近年来新推出的一种类型，相对于常规有轨悬吊来说，双旋转中心悬吊更灵活，带来了更大投照覆盖范围。目前，东软医疗率先推出 7 轴无轨悬吊双旋转中心 DSA：NeuAngio 30C；飞利浦也相继推出了 8 轴悬吊双旋转中心 DSA：Azurion 7C20 with FlexArm。②落地式：落地式 DSA 的 C 臂固定于地面，通常位于检查床头侧。落地式 DSA 又细分为 L 臂机架和六轴偏中心机架，对于头侧麻醉设备及操作空间的占用略有不同。通常灵活度上多轴偏中心机架会优于 L 臂机架，投照角度弱于 L 臂机架。一般来说，落地式 DSA 适合心脏介入等临床应用，悬吊式 DSA 适合作为通用兼容机。③双向式：双向式 DSA 由一套落地臂和一套悬吊臂组成，可同时进行两个平面的成像，优点是保证操作医生最大的活动空间和操作自由度，缺点是安装要求高、设备费用高。双向式 DSA 多应用于神经介入和先天性心脏病介入，其他心脏、外周血管等领域应用相对较少。

2）六轴、七轴、八轴、飞龙：轴，其指的是自由度。以工业机器人为例，如果三轴机器人具有三个自由度，可以沿 X、Y、Z 轴自由运动，但不能倾斜或者转动。DSA 的轴与工业机器人不太一样，但逻辑类似，运动轴越多，机架运动越灵活方便。目前市面上有三轴、四轴、六轴、七轴、八轴。东软是 7 轴 DSA，目前业界最高的是 8 轴 DSA：飞利浦 Azurion 7C20 with FlexArm。另外，与上述 DSA 不同，西门子 ARTIS pheno DSA 采用的是库卡工业机器人，相对来说灵活度更高。当确定了机架形态和平板尺寸，基本就确定了 DSA 的大方向。

4. DSA 图像的基本采集方式 DSA 设备有两种图像采集方式，一种是透视，另一种是采集。

（1）透视：包括脉冲透视和连续透视两种，脉冲透视是在透视影像数字化的基础上实现的，利用 X 线管栅控技术减低 X 射线辐射剂量的一种透视技术。连续透视是指脉冲率大于 25 帧/s 以上的脉冲透视，辐射剂量减少约 40％。

（2）图像采集：包括 DR 采集、DSA 采集、单帧采集、序列采集。DR 采集可以采用单帧采集和序列采集两种方式，主要用于采集蒙片（mask 像）和造影像。DSA 采集一般采用固定帧率的序列采集方式，获得一个序列的血管减影图像。目前设备常规帧率选择范围为 $0.5\sim7.5$ 帧/s。数字电影减影以快速短脉冲曝光进行数字图像采集。高速采集帧率在 $1\,024\times1\,024$ 矩阵选择范围为 $7.5\sim30$ 帧/s，选择减小空间分辨力时可达 60 帧/s。这种采集方式多用于心脏、冠状动脉等运动部位。

5. DSA 的临床应用

（1）诊断领域：①血管狭窄、闭塞或扩张（如动脉粥样硬化、动脉瘤）。②血管畸形（如动静脉瘘、血管瘤）。③肿瘤血供评估。

（2）治疗领域：①血管内介入治疗（支架、栓塞、溶栓）。②出血性疾病（如消化道出血、产后大出血）的急诊栓塞。③实体肿瘤的局部化疗栓塞。

（3）优势：分辨率高达 $0.1\,mm$，可显示细小血管。动态成像捕捉血流变化，评估治疗效果。微创操作，患者恢复快。

6. DSA 开展的手术

（1）心脏介入：①冠状动脉造影；②心脏电生理检查；③冠心病介入治疗；④心律失常射频消融术；⑤主动脉瓣膜置换术；⑥左心耳封堵；⑦起搏器植入；⑧先天性心脏病封堵；⑨主动脉瘤覆膜支架置入术。

（2）放射介入：①肿瘤经导管化疗栓塞术；②腔道狭窄支架置入术；③出血性疾病血管栓塞术；④穿刺活检术；⑤经颈静脉肝内门体分流术；⑥椎体成形术；⑦输卵管再通术；⑧外周血管闭塞血管成形术；⑨下腔静脉滤器植入术。

（3）神经介入：①脑动脉瘤栓塞术；②动脉瘤血流导向装置治疗；③颈动脉狭窄支架置入术；④急性缺血性脑卒中动脉溶栓；⑤急性缺血性脑卒中机械取栓治疗；⑥动静脉畸形栓塞。

（4）复合手术：①冠心病左乳内动脉-左前降支 CABG + 非前降支 PCI；②主动脉瘤内脏/肾动脉外科开放血管重建 + 动脉瘤腔内带膜支架修复术；③夹层动脉瘤全弓替换 + 主动脉支架人工血管置入术；④颈动脉狭窄颈动脉起始处内膜剥脱 + 颈内动脉颅内段支架置入；⑤复杂颅内动脉瘤远端动脉旁路移植 + 介入栓塞；⑥下肢深静脉血栓外科取栓 + 下腔静脉滤器置入。

7. DSA 的特点

（1）DSA 图像密度分辨率高，1% 的密度差异都能区分出来。

（2）能消除造影血管以外的结构，仅留下造影的血管影像。

（3）可以动态、多方位观察血管及血流情况。

（4）借助强大的数据后处理，2D、3D 成像，血管显示直观无死角。

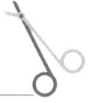

（5）成像速度快，时间分辨率高，利于对活动组织器官的显像、观察。

（6）微创、安全、方便，多种血管疾病及肿瘤的治疗可以避免"开刀"之苦、经皮腔内血管成形术（PTA）、经皮腔内支架植入术（PTS）、经导管栓塞、溶栓、经导管动脉化疗栓塞术（TACE）等都是应用 DSA 开展的经典治疗方式。

8. DSA 的禁忌证

（1）碘过敏：因常用的对比剂是非离子型非离子单体碘对比剂，如碘海醇、碘普罗胺（优维显）等，因此如果患者对碘过敏，那么手术会非常危险。

（2）严重的心、肝、肾功能不全。

（3）严重的凝血功能障碍，有明显出血倾向；严重的动脉血管硬化。

（4）高热、急性感染及穿刺部位感染。

（5）恶性甲状腺功能亢进、骨髓瘤。

（6）女性月经期及妊娠 3 个月以内者。

9. DSA 的维护与护理　DSA 是现代诊疗中的一种重要设备，其结构复杂，制作精密，且造价成本颇高，做好 DSA 日常养护工作是保证设备正常运行的重要条件，而及时发现并处理设备的安全隐患则是养护设备的关键所在。

（1）设备三级保养：

1）日常维护保养：由设备使用者（放射技师）负责，做好各项记录和交接班制度。

2）一级保养（季度）：由使用者为主，工程师为辅。按计划对设备局部检查和维护。

3）二级保养（年度）：以工程师为主，根据设备检修计划对设备进行整体检查和保养。

（2）日常维护：

1）完善的制度：根据日常维护制度进行每天巡查并做好记录。①使用环境：操作间内温度为 22 ℃～25 ℃，湿度 70％以内；机房内温度 18 ℃～22 ℃，湿度 45％～60％。②外观检查：设备表面及外壳是否有损坏，螺丝是否有松动。③设备清洁：天轨、C 臂轨道、床板滑轨、机架表面、排风滤网等部位清洁。④设备状态：查看设备信息，开机自检状态，有无故障隐患。

2）专业的操作：DSA 机必须由医学影像技术专业具有相应资格的医学影像技师操作，未经医学影像技师许可，其他人员不得随意操作，避免因不当使用而造成机器故障。

随着技术进步，DSA 正朝着低辐射剂量、三维成像（3D-DSA）和人工智能辅助诊断方向发展。结合血管内超声（IVUS）、光学相干断层成像（OCT）等技术，DSA 将进一步推动精准医疗的实现。

二、C 臂数字减影 X 线机

C 臂数字减影 X 线机主要由 X 线发生装置、专用 X 线管支架、导管检查专用床、X 线影像增强器、数字成像及数字减影装置组成。

1. X 线发生装置　目前使用的 C 臂 X 线机都采用高频 X 线发生装置，工作频率在数千至几万赫兹，最高可达 10 万 Hz，以满足血管造影时连续摄影以及电影摄影速度的需要。

2. 专用 X 线管支架　根据外形可分为 U 臂支架和 C 臂支架，其中以 C 臂支架使用更为方便，结构紧凑且应用更为广泛。支架两端分别安装 X 线球管和摄影增强器，两者中心为一直线。C 臂支架围绕患者可做一定程度的升降、倾斜和旋转动作，侧向旋转角度可达到 $360°$，在头位的倾斜运动可达到 $±45°$，采用手动和电动两种方式进行控制操作。C 臂支架的固定方式有坐地式、悬挂式和底座加万向轮的移动式。

3. 导管床　床的外观是头侧窄、肩部以下较宽的无边框床面，面板材料多为碳纤维增强塑料，具有 X 线吸收率低、机械强度高的特点。为适应手术部位、方向的要求和手术视野放大倍数的要求，导管床可以进行灵活的升降调整，有的还可以进行一定程度的倾斜运动，同时导管床在沿床的长、横轴方向设有电磁固定装置和床面驱动装置，可以在短时间内进行这两个方向的快速运动，跟踪对比剂，在一次造影过程中进行多个部位的血管摄影。

4. 数字成像装置　用于从影像增强管后用电视摄像机拾取高信噪比的电视信号进行数字化处理，从而获得图像。数字图像所含的信息量由其所含的像素矩阵决定，所含矩阵数值越大其表达图像细节的能力就越强。目前，C 臂 X 线机的图像矩阵多为 512×512 或 1 024×1 024 矩阵。决定图像质量的另一个重要因素为密度分辨率，它决定了图像的灰阶度，单位用 Bit 表示，通常密度分辨率在 8～12 Bit。数字成像系统同时还具有窗宽窗位调节功能，对感兴趣区进行距离、角度、面积等测量计算的功能，将图像边缘变锐利或平滑的边缘增强功能，图像注解和打印功能。

5. 数字减影系统　数字减影是指通过计算机数字化处理后，将图像作为原始蒙片存入存储器中，然后将注入对比剂后采集的带有血管造影的图像也存入存储器中并将对比剂注射前后的 2 帧影像进行相减，从而获得减影图像。广义地说，蒙片不一定是造影前的影像，而是要从其他影像中减去的基准影像，所以造影过程中任一幅影像都可以作为蒙片。注入对比剂后得到的影像称为造影原像。原像是指要从中减去基像的影像，所以任何影像都可以作为原像。一幅理想的减影影像的获得，常常需要经过一系列的处理，常见有对数变换、时间滤波、对比度增强等处理方法。

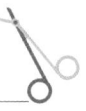

6. C 臂和 DSA

（1）C 臂：顾名思义该设备有 C 形的机架，产生 X 射线的球管，采集图像的影像增强器与 CCD 摄像机，以及图像处理的工作站组成。主要用于各种手术中的透视造影，点片等工作。另外也区别于其他的 X 射线设备：比如 U 臂，G 臂等。C 臂俗称：C 型臂、X 光机、小 C 臂、小 C、C 臂机、C 臂 X 光机等。主要用途：①骨科：整骨、复位、打钉。②外科：取体内异物、心导管、植入起搏器、部分介入治疗、部分造影术及局部摄影等工作。③其他：配合臭氧机治疗疼痛，小针刀治疗，妇科输卵管导引手术等。该型产品在医院普及率很高，基本上二级医院都已经装备。

（2）中 C（周边介入型 C 臂）：周边介入型 C 臂，在业界俗称为"中 C"，不仅是把球管功率提高，就可以谓为"中 C"。中 C 产品设计的系统性与操控性就是开展复杂介入手术的有力保障，主要是增加了 DSA 相关的许多功能。它在临床上可以完成大型血管机（大 C）80% 以上手术需求。主要的临床范围：神经外科血管造影，减影术消化道介入手术，例如：ERCP、食管支架；腹腔与盆腔脏器肿瘤介入治疗，例如肝脏、肾脏介入手术；四肢血管造影剂减影术，成形术疼痛微创介入手术，例如：腰椎间盘介入、颈椎介入、妇科输卵管再造手术、子宫肌瘤手术。大 C（DSA 血管机）：DSA 是由电子计算机进行影像处理的先进的 X 线诊断技术，就是继 CT 之后，在 X 线诊断技术方面的又一重大突破，主要应用于全身血管疾病的诊断与治疗。与小 C、中 C 相比，大 C 都是固定式的，有固定在天花板的也有固定在地上的。功率一般都大于 80 kW。

（3）C 臂的临床应用：①头颈部血管系统的检查。对颅脑占位性病变，动静脉畸形，脑血管闭塞，颈动脉狭窄、闭塞，动脉粥样硬化及溃疡等，可提供诊断依据。②胸部血管系统的检查。DSA 对心脏及大血管的显示相当满意，用于对先天性心脏病、瓣膜病、心肌病、冠心病的诊断。③腹部血管系统的检查。用于胃、肠、肝、脾、盆腔等的血管造影。④四肢血管系统的检查。可以诊断四肢血管的狭窄、闭塞、出血、动脉瘤、动脉畸形等。⑤在介入放射学治疗中的应用。其是最理想的介入放射技术，广泛应用于经皮腔内成形术、经导管药物灌注治疗、经导管栓塞治疗等介入放射治疗。

三、超声

1. 原理　超声成像技术利用高频声波在人体组织中的传播和反射特性，通过探头接收和处理反射信号来生成图像。当声波遇到不同密度的组织时，它们会以不同的速度反弹回来，从而构建出组织和器官的实时图像，对于评估器官结构、血流情况和指导微创操作非常有用。

2. 工作流程　医生将超声凝胶涂抹在患者皮肤表面，然后将超声探头放置在凝胶上。超声探头发出高频声波，穿透皮肤并在组织中传播。当声波遇到不同密度的组织时，会产生反射。探头接收反射信号并将其转换为图像，显示在屏幕上。

四、CT

1. 原理　CT 成像技术利用 X 射线穿透身体组织，并由探测器接收穿透后的 X 线信号。通过计算机对这些信号进行重建，生成患者身体的横断面图像。CT 成像可以提供高分辨率的三维图像，对于评估病变和指导手术非常重要。

2. 工作流程　患者平躺在 CT 扫描台上，扫描台将患者移动到 CT 机的开口中。CT 机内的 X 线发生器和探测器围绕患者旋转，发射并接收穿透身体组织的 X 线。计算机对接收到的信号进行处理，生成患者身体的横断面图像。

介入性 CT 是在介入性 X 线诊疗后发展起来的新技术，可用于 CT 引导下的诊断和颅脑、肺、纵隔、肝、胰腺、肾、肾上腺、腹膜后、盆腔肿块、淋巴结、深部肌肉和骨骼组织的穿刺活检，各部位血肿或脓肿的穿刺引流和药物注射，以及 CT 引导下经皮穿刺切吸治疗椎间盘突出等。

五、磁共振成像

1. 原理　磁共振成像（magnetic resonance imaging，MRI）成像技术利用强磁场和射频脉冲影响人体组织中的氢原子核磁矩，并检测磁共振信号。通过计算机对这些信号进行重建，生成患者身体的图像。MRI 成像可以提供高对比度的软组织图像，对于评估血管、神经系统和肌肉骨骼系统疾病非常有用。使医生能够在进行手术或其他治疗操作时实时观察体内结构和功能。

2. 工作流程　患者平躺在 MRI 扫描台上，扫描台将患者移动到 MRI 机的磁场中。MRI 机对患者施加强磁场和射频脉冲，使氢原子核磁矩发生改变。当射频脉冲停止时，氢原子核磁矩恢复原状，同时释放能量。MRI 机检测这些释放的能量，计算机对接收到的信号进行处理，生成患者身体的图像。

当今磁共振影像导航介入治疗技术已成为全球医疗新技术开发的一个重要方向。介入性磁共振成像设备由可实时成像的介入专用开放式 MRI 系统、磁共振兼容的介入手术导航系统、磁共振兼容的介入诊疗系统等几部分组成。由于永磁磁共振成像系统的开放性，在手术过程中，医生可从多个方向上接近患者，利用磁共振良好的软组织解剖结构成像能力，对手术进行实时监控，通过获得实时信息，可对肝、肾、膀胱、子宫、骨骼等全身各部位的肿瘤

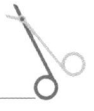

进行精确微创介入诊疗。

六、高压注射机

高压注射机主要用于在进行某些诊断和介入操作时，如 C 臂数字减影 X 线机，计算机断层扫描或磁共振成像时，快速而精确地注入对比剂。

介入医学通过使用 X 线、CT 扫描、超声和 MRI 等成像技术，医生能够精确地引导小型工具和设备（如导管、针等）通过身体的小切口到达治疗部位，进行精准治疗。

● 第二节　介入治疗常用仪器的管理和维护

介入放射科常用的仪器有 X 线、DSA、超声、CT、MRI，其他如心电监护仪、除颤仪、多导电生理仪等。

1. 定期清数量　各仪器由专人保管，建立使用登记本。

2. 定期检查功能　各仪器的功能是否完善，如多导电生理仪中的心电监测能否正常走纸；除颤仪电量是否充足，能否正常除颤放电。

3. 建立登记账册　DSA 由专人负责，记录生产厂家，供货单位、产品名称、规格、单价、数量、产品批号、消毒或灭菌日期、失效期、卫生许可证号、出厂日期、供需双方经办人姓名等。销售公司定期进行保养，设有故障维修登记本。

4. 定期保养和清洁　各仪器保证性能良好：①仪器外表面用不脱色掉毛的湿布进行擦拭，使用仪器专用保养液，不能将水或任何清洁剂直接喷洒到设备上；②仪器显示屏使用干净的软布擦拭，用清水或清洁剂将其打湿擦拭即可，不可将清水或清洁剂直接喷洒到显示屏上，不要使用医用乙醇或医用消毒液；③仪器的缆线用潮湿的布及中性肥皂水进行清洁，或用 75% 乙醇进行擦拭。

●第三节　介入治疗常用器械

介入手术器械是用于微创介入手术的专用工具，它们通过小切口或血管进入体内，利用影像学技术精确定位。这些器械具有微创、精确、多功能和遥控操作的特点，包括导管、导丝、球囊、支架等。导管用于输送药物或器械，导丝引导导管路径，球囊用于扩张狭窄血管，支架保持血管开放。此外，还有切割抽吸设备、射频消融设备和冷冻治疗设备等，用于移除病变组织或进行治疗。介入手术器械的使用提高了手术安全性，减少了患者恢复时间。

一、器械分类

1. 介入科科室器械按材料分为两类：基本材料、特殊材料。

（1）基本材料：穿刺针、导管、导丝、鞘管、支架。

（2）特殊材料：三通、三联三通、压力延长管、Y阀、导丝、导引子、扭控器、压迫器、血管封堵器、滤器、保护伞、封堵伞、栓塞材料、压力泵、抓捕器、网篮、旋切导管、切割球囊。

2. 根据其用途和特性主要分为6个类别。

（1）血管性介入技术器械：这类器械主要用于血管疾病的治疗，如经皮腔内血管成形术和血管支架置入术、溶栓治疗、出血控制、血管畸形栓塞治疗等。

（2）非血管介入技术器械：经皮穿刺活检术、非血管性腔道成形术（如泌尿道、消化道、呼吸道、胆道等狭窄的扩张和支架）、实体瘤局部灭能术（经皮穿刺瘤内注药术、射频消融术）、囊肿脓肿引流术等。

（3）肿瘤性疾病治疗器械：如供血动脉栓塞与药物灌注、术前栓塞肿瘤血管、射频消融、冷冻消融（氩氦刀）、放射性粒子植入等。

（4）介入手术通用器械：根据国家药品监督管理局的医疗器械分类目录，介入器材包括44类，有导管、导丝、血管鞘等介入手术中常用的器械。

（5）影像引导设备：介入手术通常需要在影像设备的引导下进行，因此相关的影像设备如数字减影血管造影机、超声设备、CT、MRI等也是重要的组成部分。

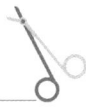

（6）其他辅助设备：如高压注射器、移动式 B 超机、心电监护设备、急救设备等，这些设备在介入手术中起到辅助和监护的作用。

二、基本材料

1. 穿刺针　无论是血管系统介入放射学，还是非血管介入放射学，穿刺针都作为最基本的器具，多为套管针，由外套和针芯组成。穿刺针的作用是建立通道后，经过导管、导丝或引流管等进行治疗，也可直接将其穿入组织或囊腔做抽吸活体组织检查或灭能等诊断与治疗。穿刺针根据其用途的不同也可以单纯用于血管穿刺的没有针芯的穿刺针或中空的 2 层以上的外套管。国外一般以"G"（gauge）表示穿刺针的管径大小，数字越大，管径越细。国内多以"号"表示管径，号越大，管径越粗。应根据患者年龄大小、血管粗细和部位的不同选择不同的穿刺针。18G 一般适用于大多数成年人的动静脉穿刺，小动静脉宜选用 19～20G。

2. 血管鞘　血管鞘在经皮介入诊断和治疗中是常用的装置。它从皮肤到血管建立一条基本通路。与导管不同的是血管鞘的型号由内径标注，而不是外径标注（8F 鞘允许通过 8F 的导管）。常用的血管鞘长度为 10～11 cm，它包括 1 个不透 X 线的头端，是所有血管内操作的入口。

3. 导管鞘　类似于直径较粗的短导管，多数装有可防止漏血的单向活瓣。穿刺成功后，经导丝将导管鞘送入血管，在操作过程中可经此鞘管直接进行导管交换，从而减少置入导丝的次数，简化操作。

4. 导管　导管是经皮血管造影的关键器械，其制作材料应无毒、无活性、无抗原性，且应有适当的硬度、弹力、扭伤和形状记忆力，具有良好的不透 X 线性能，还应耐高压、高温和耐消毒液浸泡消毒。其种类繁多，形态各异，用途不同，因此导管的合理选择是操作成功的重要因素之一。

（1）根据导管的制作材料分类：聚氨基甲酸乙酯导管、聚乙烯导管、聚氯乙烯导管和聚四氟乙烯导管。其中，聚乙烯导管硬度适中，可塑性好，具有相当的弹性和扭力，表面摩擦系数相对较小，是目前最为常用的一类导管。此外，尼龙、涤纶也可作为血管造影导管材料。

（2）根据导管用途分类：造影导管、引流导管、球囊扩张导管等。

（3）根据导管末端的形态分类：直形导管、cobra 导管、C 形导管、猪尾导管、RH 导管、盘曲形导管、newton 导管、headhunter 导管等。

（4）根据导管末端开孔的位置分类：侧孔导管、端孔导管、端侧孔导管。

（5）根据导管的内径、长度和直径：一般采用法制标准，1F 约 0.335 mm。

5. **导丝** 导丝也称导引钢丝。对导管插入血管起到引导和支持作用，在选择性和超选择性插管时能帮助导管到位。一般为特殊不锈钢制作，由芯轴和外套组成。外套为细不锈钢丝绕成的弹簧状套管，套于芯轴外面。导丝的直径用英寸表示。导丝根据用途不同可以有中空的溶栓导丝等，根据其使用物理特性的不同可分为超滑导丝、超硬导丝、超长的交换导丝。根据芯轴与外套关系不同可分为固定芯子导丝和活动芯子导丝两种。

6. **消融针** 广泛应用于肿瘤治疗领域，使用热能（如射频、微波、冷冻或激光）来破坏病变组织。针的设计因所使用的消融技术而异。例如，射频消融针的尖端可以传递电流产生热量，而冷冻消融针则通过尖端传递极低温度的液体。

7. **扩张器** 扩张器多由质地较硬的聚四氟乙烯制成，前端光滑细小呈锥形，用于扩张皮肤切口、皮下组织（筋膜）和血管穿刺孔，以便于导管进入，并可减少导管端损坏及其对血管的损伤。使用方法：导丝经穿刺针进入血管后，拔出穿刺针，沿导丝送入扩张器，反复进出血管数次，使穿刺形成的创道略为扩大，再拔出扩张器送导管。

8. **连接管、开关和接头** 连接管用于连接高压注射器和导管、手推注射器和压力监测器等；其管壁一般透明，也可加用金属网。开关有塑料和金属两种，金属可多次使用。使用同轴导管时需人字形接头。操作时可经接头侧口注射肝素等渗盐水，冲洗内外导管之间的腔隙以防凝血，也可注射对比剂。

9. **圈套及抓捕器** 抓捕器按照适应证不同可分为：①普通型，适用于外周。②微型，适用于冠状动脉或神经系统。

由抓捕器杆、抓捕环组成。抓捕器杆由镍钛合金制成，外层为聚四氟乙烯；抓捕器环由钨丝金环构成。目前，抓捕器取异物原理是套圈法，其远端为不同直径的套环，将其推出导管时则与导管呈90°。在导引导管内推送至折断异物，动脉内导丝或导管异物有一个游离端，可用此法套取。

（1）介入器械折断发生概率：导丝、导管、球囊和支架等介入相关器械，因各种原因折断或脱落于血管床内，是介入治疗中的少见并发症。在外周和冠状动脉报道中多见，神经偶有报道。

（2）折断后的危害：①脱落的导管或其他器械可部分阻断血流或随血流向末梢迁移，造成动脉栓塞；②停留原位则可能诱发血栓；③导丝断端随动脉的搏动可能刺出动脉而发生穿孔。因此，对于脱落器械，建议尽可能取出体外。

（3）紧急处理：鹅颈抓捕器、网篮抓捕器、自制抓捕器、活检钳钳夹和血管外科切开直视下取出等，而其中最常用的是本文中提到的鹅颈抓捕器。其简单、易行，对于不同直径大小的管状异物都有确实效果，且抓捕、套取牢靠，不易脱落。但如果手头无现成鹅颈抓捕

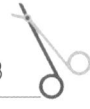

器，也可自制抓捕器。但鹅颈抓捕器也存在一些缺点，如器械意外折断或脱落至颅内远端直径＜2 mm 的血管床，包括弹簧圈、小支架、微导丝等，难以兼容微型抓捕器较大的直径（最小抓捕器直径 2 mm），或颅内路径迂曲、远端病变，抓捕器难以到位，亦可自制抓捕器或用取栓支架取出。

10. 支架 用于介入手术中以支撑和开放体内的狭窄或阻塞的结构，一些支架还可能涂覆药物，用以减少局部炎症和防止再狭窄。许多支架具有自扩展或气囊扩展的特性，可以在体内扩展到预定的大小以适应具体的解剖结构。

外周血管支架的分类标准很多，以支架释放方式为依据可分为球扩式和自膨式支架。该支架的功能和治疗目标可分为金属裸支架、药物涂层支架、覆膜支架。根据支架的结构设计可分为管状支架、环状支架和缠绕支架。根据支架网眼不同可分为闭环支架和开环支架。支架的金属骨架材料一般为不锈钢丝、钽丝和温控镍钛合金及钴铬合金等。

（1）球扩式支架：本身无弹性，其设计是支架预装在球囊上，通过球囊导管将支架输送至血管病变处，球囊扩张到拟定直径后依靠血管壁回缩力贴附于血管壁，对血管壁不产生持续膨胀张力。球扩式支架的最大优点为释放时定位精确，尤其适用于开口病变，如椎动脉开口、肾动脉开口病变，此外还具有释放后短缩现象不明显、径向支撑力强于外周自膨式支架等特点。但球扩式支架本身缺乏弹性、受压后易出现塌陷闭塞，柔韧性欠佳，不太适合于颅外颈动脉、股腘动脉等易受压或活动关节部位；在外周血管仅适用于走行较直、非活动关节区域的局限性短段狭窄闭塞病变（＜3 cm）。外周动脉疾病可选择的球扩式支架较少，经典的外周球扩式支架以 Palmaz（Cordis 公司）和 Strecker（Boston 公司）支架为代表。

1）Palmaz 球扩支架及其衍生 Genesis 系列为 Cordis 公司生产，开槽的不锈钢丝网管状支架，支架壁厚度极薄（仅约 0.15 mm），采用闭环型设计。长度为 15～50 mm，直径 5～7 mm，可用于肾动脉和椎动脉开口部；直径 8～14 mm，可用于髂股动脉。优点为径向支撑力强，扩张后紧贴血管壁，几乎不发生弹性回缩现象，内皮化快，不易阻塞分支开口。缺点是纵向柔顺性差，不易通过扭曲血管，释放后整体趋向直线状态，对迂曲血管有一定抗力。

2）Strecker 球扩支架是由 0.1 mm 细的单根钽丝编织而成的管型金属网，表面具有带负电的金属氧化层，可阻止血小板黏附，X 线透视下显影清晰利于准确定位。扩张后直径 6～12 mm，长度 40 mm。与 Palmaz 支架相比，其优点是纵向和径向柔顺性好，易通过扭曲血管，可适应血管壁的自然曲度，膨胀后短缩现象较小，无铁磁性可行核磁检查随访。缺点是径向支撑力较 Palmaz 支架小，有一定的弹性回缩现象。因此，对于重度钙化、闭塞、开口病变应使用支撑力强的 Palmaz 支架，明显扭曲的病变应使用柔顺性佳的 Strecker 支架。

3）Jostent 球扩式支架（Abbott Vascular 公司）具有 Palmaz 和 Strecker 支架两者优点，易于定位，径向支撑力较强，扩张后能紧贴血管壁，不易回缩及移位。纵向柔顺性好，有利于顺利送入扭曲的弓上头臂动脉和越过扭曲的腹主动脉分叉部进入对侧髂动脉，操作性强。另外，支架直径变化范围大，直径可从 6 mm 扩张至 12 mm。在锁骨下动脉及颈动脉起始部的支架成形术中常使用 Abbott 的球扩支架。

（2）自膨式支架：支架的释放机制与球扩式支架不同，支架压缩于输送鞘管内并输送到血管病变处，鞘管外撤释放支架，依赖支架自身膨胀张力和血管壁的弹性限制之间取得平衡关系从而贴附血管壁。自膨式支架的优点是柔韧性较好，有利于通过扭曲血管和钙化病变，能顺应血管壁的自然曲度，不易受压变形，甚至可跨越活动关节释放；缺点为释放时有前向跳跃和短缩现象，以致精确定位释放困难。

外周血管除肾动脉、椎动脉外，主要使用自膨式支架，可选择范围较球扩式支架较多。

1）Gianturco-Z 形支架采用直径 0.25～0.5 mm 的不锈钢丝缠绕成各种长度和直径的以 Z 形弯曲围成的圆柱形结构，输送方便。特点是支架网孔较大，不易造成血管分支开口处阻塞，径向支撑力强，无短缩现象。主要用于静脉系统病变，尤其适用于布加综合征中肝静脉开口处的下腔静脉病变，不易造成肝静脉和副肝静脉开口处阻塞。缺点为释放时具有向前跳跃现象，为增加稳定性和防止前向跳跃造成支架移位应常规使用三节 Z 形支架。由于支撑力强，可用于坚韧、纤维化、钙化或弹性回缩较强的病变。

2）Wallstent 支架采用直径为 0.075 mm 的不锈钢丝编织成的网管状结构，优点是具有良好的纵向柔顺，易于放在迂曲血管内，可用于跨关节放置。支架释放未超过全长的 80% 时仍可回收支架并调整位置后再次释放。缺点为不锈钢丝纤细，透视可视性差；径向扩张力较球扩式支架偏小，对某些坚硬的纤维化或严重钙化的病变血管不易扩张，需借助球囊后扩张确保支架与血管壁贴壁；膨胀后明显短缩，有时定位困难；网眼较同类支架细小密集，有可能阻塞血管分支。

3）Memotherm、Smart 支架等采用镍钛合金管经激光雕刻切割形成，径向撑力强，膨胀后支架短缩小且透视下可视性较不锈钢 Wallstent 好。除严重钙化僵硬病变和局限的病变外，一般髂股腘动脉和颈动脉应选择柔韧性较好的自膨式支架。镍钛合金自膨式支架整体柔顺性佳，与不锈钢自膨式支架相比挤压后更容易恢复形状，而且不锈钢丝支架用于髂股腘动脉时可因抗疲劳性能不良致远期支架断裂发生率增高。

（3）金属裸支架：表面经抛光处理后不再添加任何涂层和覆膜材料的金属支架称为金属裸支架，其问世可以非常有效地处理血管夹层和急性血管闭塞，提高血管成形术的成功率和安全性。裸支架已被证实具有两方面重要价值：作为单独球囊扩张成形术失败的有效补救性措施和降低术后远期再狭窄。常用的金属裸支架包括球扩式和自膨式支架，特点和类型如上述。这里仅阐述支架的治疗原理及其内在缺陷。

球囊血管成形术的局限性在于其处理偏心性、钙化或长段狭窄时其即刻成功率低、术中急性血管闭塞以及远期再狭窄率较高。术中急性血管闭塞主要由于血管弹性回缩或血管局限夹层以及继发血栓形成所致。PTA后的早期和远期狭窄通常由于血管弹性回缩、内皮损伤后内膜增殖及远期血管重塑所致。金属裸支架通过其良好的径向支撑力为血管壁提供有效的机械支撑作用，从而消除和防止血管弹性回缩和局限夹层所致的急性血管闭塞，提供更大的初始管腔内面积和更平滑的内膜面使支架内血流以层流为主，以及限制远期血管负性重构所致的再狭窄。因此，金属裸支架继球囊之后引入腔内血管成形术不仅有效减少血管成形术失败率和因弹性回缩和血流限制性夹层所致的急性血管闭塞的发生率，保证手术安全性，扩大血管成形术的适应证，还有助于维持血管的远期通畅率，降低远期再狭窄。然而金属裸支架仅仅具有机械支撑作用，缺乏内在的生物学活性，不能抑制内膜增殖，后者正是导致远期再狭窄的主要原因。与球囊成形术相比，支架作为人体异物长期留滞于机体血管腔内可长期刺激内膜致过度增殖并引起支架内血栓形成、远期再狭窄。金属裸支架的缺乏生物学活性的缺陷及其再狭窄率问题，导致随后的覆膜支架、药物洗脱支架等新产品问世和设计理念的引入。

（4）覆膜支架：目前的覆膜支架均为球扩支架。覆膜支架为在普通金属裸支架的平台上覆盖高分子特殊膜性材料构成，是金属裸支架的支撑理化特性和覆膜材料的特有性能的有效组合。支架型人工血管为用于主动脉的覆膜支架特有命名。覆盖的高分子膜性材料以生物非降解性聚合物为主，主要有可膨性聚四氟乙烯，涤纶，聚酯，聚氨基甲酸乙酯，真丝等。靶血管的直径对选择不同特性的覆膜材料有特殊要求：对于小直径的血管，抗血栓形成尤为重要；大口径的血管（≥10 mm）则机械耐久性是相对突出的问题。相称涤纶而言，可膨性聚四氟乙烯不易致血栓形成，因而被用于直径≤10 mm的血管覆膜或移植血管材料；涤纶的致炎性反应和致纤维增生反应较可膨性聚四氟乙烯明显，因而用于大口径的主、髂动脉具有更好耐受性。覆膜支架或支架型人工血管已广泛用于动脉扩张性疾病的腔内修复治疗，如主动脉瘤、主动脉夹层和外周动脉瘤、血管损伤所致的假性动脉瘤和动静脉瘘以及血管成形术所致的急性破裂穿孔等。由于内膜可通过裸支架的网眼增殖导致支架内再狭窄缺陷，覆膜支架亦被用于外周动脉闭塞性疾病，借助覆膜材料的物理屏障作用抑制内膜在支架腔内的增殖。

覆膜支架外壁光滑较金属裸支架容易移位，为防止移位支架两端增设倒钩；覆膜支架或支架型血管长度一般需超出病变长度2 cm以上，两端分别超出病变两端1 cm以上。原则上宁长勿短：支架直径须大于病变两端血管直径 15％～20％，使支架与血管壁严密贴合。与金属裸支架相比，覆膜支输送鞘外径明显增粗，用于外周动脉通常为 8F～12F，用于主动脉则为 16F～24F。

主动脉的支架型人工血管一般采用自膨式释放方式，包括管状、分叉状和主单髂型，一般采用覆膜材料全程支架内支撑方式。

外周血管覆膜支架的释放方式类同于普通金属裸支架，分为球扩式和自膨式两种，以自膨式常见。

覆膜支架存在的问题：整体输送鞘管外径较粗且僵硬缺乏柔顺性，于扭曲血管内输送或释放常有困难，用于大动脉往往需要动脉切开，不能经皮穿刺，局部血管并发症一般支架手术增多；覆膜材料的皱缩、塌陷和破损造成覆膜的薄弱或破损区形成支架内膜增殖再狭窄或内瘘；用于外周中小口径血管时早期血栓形成概率增高，而覆膜材料阻碍支架腔内的内皮化进程导致晚期血栓形成；用于外周动脉闭塞性疾病覆膜支架两端狭窄仍难以避免。

Gore 主动脉覆膜支架的输送系统，用 18F 的鞘可以输送 23 mm、26 mm、28 mm 和 31 mm 直径的覆膜支架。

TIPS 术中，颈静脉插管的鞘是 10F，而 RUPS 100 和 Viatorr 支架的输送系统至少要 9F 以上的鞘才能通过，所以 TIPS 术颈静脉鞘至少要 10F。先建的腔静脉滤器自带的鞘是 6F 的，所以鞘至少要 7F 及以上，否则退出原血管鞘，置换先建自带的长鞘。至于为什么聚酯支架移植物在 TIPS 术中可诱发血栓，而在动脉里通畅时间长，其原因尚不清楚。

（5）药物洗脱支架：内皮损伤介导的血管内膜过度增殖是再狭窄的最重要环节。再狭窄包括 3 个主要机制：血管壁局部损伤触发过度的细胞增殖和细胞外基质合成（内膜增殖）；球囊撤压后即刻出现急性弹性回缩；晚期血管重塑或重构导致血管内径整体缩小。金属内支架的出现已有效解决后两者机制所致的再狭窄。药物洗脱支架的出现既可有效防止球囊成形术后早期血管弹性回缩和远期负性重构所致的再狭窄，又可明显降低内膜增殖所致的再狭窄。药物洗脱支架置入血管内病变部位后，包被于金属支架表面的聚合物载体所携带的抗平滑肌细胞增殖药物，自聚合物涂层中以洗脱方式有控制地释放于局部血管壁病变组织而发挥生物学效应。

药物洗脱支架包括三个部分：金属支架平台、聚合物载体和抗增殖药物。抗增殖药物主要包括雷帕霉素和紫杉醇两大类。雷帕霉素亦称西罗莫司，为天然大环内酯类抗生素，扩散入细胞后与 FK506 蛋白结合，使血管平滑肌细胞内 E2F 的释放和转录停止、DNA 和核糖体转录蛋白的合成减少，从而抑制平滑肌细胞的增殖。紫杉醇为抗癌药物，促进微管二聚体的结合，阻止微管有丝分裂的进行。其他药物还有依维莫司和佐他莫司。

支架置入后常规行双抗治疗，传统支架一般为 3 个月，在颅内可能更久（如 1 年），但 TIPS 术后常规不行双抗治疗。一般来说，支架不建议越关节放置。球扩支架强度更高，但自膨支架更耐压、更不容易发生支架断裂。

三、特殊材料

1. 三通　医疗设备部件，用于连接三个通道，便于液体或气体的分流和控制。
2. 三联三通　三个三通组合，用于更复杂的管道连接，常用于医疗手术。
3. 压力延长管　延长管道以承受压力，常用于高压系统或医疗设备。
4. Y 阀　形状像字母"Y"的阀门，用于分流或合并流体流向。
5. 导引子　引导器械，帮助其他设备正确进入人体或管道。
6. 扭控器　控制设备旋转的装置，常用于精密操作。
7. 压迫器　用于压迫止血或固定位置的医疗工具。
8. 血管封堵器　用于临时或永久封堵血管，防止血液流动。
9. 滤器　过滤血液或其他流体中的杂质，保持流体清洁。
10. 保护伞　在血管内手术中保护血管不受损伤的装置。
11. 封堵伞　用于封堵血管，防止血液逆流。
12. 栓塞材料　用于血管栓塞，阻止血液流动的材料。
13. 压力泵　提供压力以推动液体流动的设备。
14. 抓捕器　捕捉或固定物体的装置，常用于手术中。
15. 网篮　用于捕捉或收集小物体的网状结构。
16. 旋切导管　旋转切割的导管，用于精确切除组织。
17. 切割球囊　具有切割功能的球囊，用于打开狭窄的血管通道。

●第四节　介入治疗器械管理护理

随着医学模式的转变和临床护理技术的发展，越来越多的医疗器械、设备伴随着新技术、新方法应用于临床，提高了疾病的治愈率，使患者得到了更大的利益。为了使仪器设备能及时安全地为患者服务，仪器设备的管理、日常维护及测试就显得格外重要。

1. 采购　必须由医院仪器科统一集中采购，使用科室不得自行购入。一次性使用介入耗材，必须从取得省级以上药品监督管理部门颁发的《医疗器械生产企业许可证》《医疗器械产品注册证》《工业产品生产许可证》和卫生行政部门颁发的卫生许可批件的生产企业或取得《医疗器械经营企业许可证》的经营企业购进合格产品；进口的一次性导管等介入耗材应具有国务院药品监督管理部门颁发的《医疗器械产品注册证》。

2. 质量验收　每次购置采购部门必须进行质量验收，订货合同、发货地点及货款汇寄账号应与生产企业或经营企业相一致，并查验每箱（包）产品的检验合格证、生产日期、消毒或灭菌日期及产品标识和失效期等，进口的一次性导管等介入耗材应具备灭菌日期和失效期等中文标识。

3. 存放　将介入器械分类存放，按失效期先后摆放于阴凉干燥的储物柜内。

4. 检查有效期　使用前定期检查介入器械的有效期，包装是否破损、失效，产品是否洁净等。

5. 留取样本　使用时若发生感染、热原反应或其他异常情况，必须及时留取样本送检，按规定详细记录，报告医院感染管理科、药剂科和仪器科。

6. 报告　发现不合格或质量可疑产品时应立即停止使用，并及时报告当地药品监督管理部门，不得自行做退、换货处理。

7. 登记使用后要登记在册，包括患者信息（病区、床号、姓名、住院号）、导管信息（品名、规格、数量）及执行护士的签名，禁止重复使用和回流市场。

8. 监督检查　医院感染管理科应履行对一次性使用介入耗材的采购、管理和回收处理的监督检查职责。

9. 定期清点　应定期清点介入器械，防止生锈、丢失、损伤。建立介入器械登记本，准确记录器械的数量，设立专柜存放，建立外借登记本，对外借的器械，严格、认真地登记。

4

Chapter Four • 第四章
肝癌介入治疗与护理

● 第一节　肝癌病因研究、临床症状及预防

原发性肝癌是一种高发病率、高病死率的恶性肿瘤，2022 年全球肝癌新发病例 865 269 例，死亡病例 757 948 例，是全球第六大常见恶性肿瘤及第三大肿瘤致死病因。在中国，肝癌也是常见的恶性肿瘤之一，根据中国国家癌症中心发布的数据，2022 年全国原发性肝癌发病人数 36.77 万人，位列各种癌症新发患者数第 4 位（肺、结直肠、甲状腺、肝），发病率位列第 5 位（肺、女性乳腺、甲状腺、结直肠、肝）；2022 年因原发性肝癌死亡人数 31.65 万人，死亡人数和死亡率均位列第 2 位（肺、肝）。

原发性肝癌起源于肝脏的上皮或间叶组织，其中肝细胞癌是最常见的病理类型，占原发性肝癌的 90% 以上。继发性肝癌则是由全身多个器官起源的恶性肿瘤侵犯至肝脏所致。原发性肝癌主要包括 3 种不同病理学类型：①肝细胞癌；②肝内胆管癌；③混合型肝细胞癌-胆管癌。三者在发病机制、生物学行为、病理组织学、治疗方法以及预后等方面差异较大。

目前肝癌的防治是全世界需要面临的难题，以中国为例，70%～80% 患者在初次就诊时已处于中晚期。这是由于肝脏有两大特点：第一，只有肝表面的包膜才有神经，肝脏其他部位没有神经，肝脏也是人体内唯一没有痛觉神经的器官。所以，除非肝癌侵犯到外层的包膜，否则再大的肿瘤也不会痛。第二，肝脏只要剩下正常的 1/4 大小，就可以维持正常的功能。肝细胞被破坏了 80% 时，才会产生肝功能失调的症状，例如食欲缺乏、黄疸等。所以肝炎、肝硬化、肝癌除非是很严重或是到了末期，否则不会痛，也没有症状。第三，肝癌大多发生在慢性肝炎、肝硬化的基础上，这些症状很难与肝癌区分开来。在众多癌症中，肝癌以其隐匿性高、进展迅速而著称，往往被发现时已至中晚期，错失了手术及局部治疗的最佳时机，即便有幸接受治疗，复发的风险也较高，给治疗带来极大挑战。

一、病因研究及危险因素

1. 乙型肝炎病毒（以下简称乙肝病毒）和/或丙型肝炎病毒（以下简称丙肝病毒）感染
慢性乙肝病毒感染是我国肝癌发生的最主要病因，约 85% 的肝癌患者携带乙肝病毒。乙肝病毒主要经血液、性接触和母婴传播，生活中正常接触不必担心会被传染乙肝。

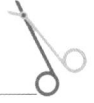

2. 酒精与吸烟　酒精进入人体后转化为乙醛，经过肝脏代谢再转化为无毒的乙酸排出体外。过量的酒精会加重肝脏代谢负担，增加肝癌发生的风险。研究发现，规律饮用啤酒，每天 3 杯，可成为肝癌的一项独立危险因素，每天增加 10 g 酒精，肝癌风险增加 4%。肝炎病毒和酒精都是导致肝癌的重要因素。肝炎病毒感染和长期酗酒，会加速肝纤维化和肝细胞坏死。长期大量饮酒初期通常表现为脂肪肝，进而可发展成酒精性肝炎、肝纤维化和肝硬化。吸烟是引起肝癌的危险因素之一，但并不是说只要吸烟就一定会得肝癌。吸烟可加重肝纤维化程度，增强乙肝病毒和丙肝病毒的致癌作用。

3. 非酒精性脂肪肝、糖尿病　非酒精性脂肪肝是目前大多数发达国家最常见的肝病，也是肝癌的主要危险因素。糖尿病不仅是非酒精性脂肪性肝病的主要危险因素，还与罹患肝癌风险增加有关。油腻食物往往脂肪含量较高，其中饱和脂肪酸可以增加机体对胰岛素的抵抗风险，增加患脂肪肝的风险，而脂肪肝不仅会造成代谢综合征，还会增加患肝硬化、肝癌的概率。

4. 各种原因导致的肝硬化　各种原因导致的肝硬化是肝癌发生的主要危险因素之一。在我国大多数为肝炎后肝硬化，少部分为酒精性肝硬化。其他慢性肝病，如药物性肝损伤、慢性血吸虫病、慢性胆道疾病和遗传性或代谢性肝病（如白血病、α_1 -抗胰蛋白酶缺乏症、糖原贮积症、迟发性皮肤卟啉病、酪氨酸血症等），均可导致肝硬化，并可能进一步发展为肝癌。

5. 黄曲霉毒素　黄曲霉毒素为 Ⅰ 类致癌物，是较早确定的肝癌病因。黄曲霉毒素主要见于发霉的花生、玉米等粮食作物，在花生油、调味品、牛奶、奶制品、食用油等制品中也可常见。而且黄曲霉毒素耐热，280 ℃才可裂解，一般烹调加工温度下难以破坏。

6. 遗传因素　癌症本就是基因遗传因素与外界环境因素相互作用的结果，肝癌的发生有着一定的遗传基因背景。过去的几十年里，肝癌的流行病学也发生了变化，肝癌的病因危险因素逐渐从病毒相关肝脏疾病转向非病毒性肝脏疾病。

二、肝癌的预防

世界卫生组织指出：接近一半的癌症可以预防；1/3 的癌症可以通过筛查早发现，获得治愈的机会；1/3 的癌症治疗可以延长生命、减轻痛苦、改善生活质量。因此，肝癌的早诊早治是延长患者生存时间的关键。

1. 针对乙型肝炎病毒和/或丙型肝炎病毒感染预防措施

（1）接种乙型肝炎病毒疫苗：是预防乙型肝炎病毒感染最经济有效的方法，能为预防肝癌的发生提供 72% 的保护。目前乙型肝炎病毒疫苗接种已纳入儿童计划免疫范围，所有新生儿均可免费接种乙肝疫苗。没有接种过乙型肝炎病毒疫苗的人群，都应该积极接种。即使接种过乙型肝炎病毒疫苗，随着年龄的增长，乙肝抗体滴度可能变低甚至消失，需要根据情况适时接种加强针。

（2）抗病毒治疗：已感染乙型肝炎病毒、丙型肝炎病毒的人群，可积极进行抗病毒治疗，这是降低乙肝和丙肝相关肝癌发病率的关键措施。抗病毒治疗的目标是抑制病毒复制，延缓和降低肝硬化及肝癌的发生。一线抗乙肝病毒药物包括恩替卡韦、富马酸替诺福韦酯、富马酸丙酚替诺福韦以及干扰素等。通过抗病毒治疗可以彻底清除丙肝病毒，阻止慢性肝炎进展为肝硬化或肝癌。临床上治疗丙肝常用的药物主要有索非布韦、达卡他韦、维帕他韦等。

2. 戒烟戒酒　大量饮酒和吸烟不会直接引起肝癌，但可以起到催化剂的作用，促进肝癌的发生。因此日常生活中要戒烟，不要过度饮酒，还要远离二手烟的危害。

3. 预防酒精性脂肪肝、糖尿病　调整饮食，养成健康的生活方式。平时应控制饮食，加强体育锻炼，避免肥胖，保持健康的体重水平。提倡以蔬菜水果为基础的膳食模式，多食用新鲜蔬菜瓜果，少吃油炸、烧烤等油腻性食物，预防脂肪肝。熬夜、焦虑、压力都会影响肝脏的功能。日常生活中要养成健康的生活方式，不熬夜，保证充足的睡眠，劳逸结合。保持良好的情绪，及时释放压力。同时严格监测及控制血糖水平。

4. 预防治疗肝硬化　肝癌发展的三部曲：肝炎—肝硬化—肝癌。因此我们一定要积极针对肝硬化的病因，阻止或延缓它的发生发展。

5. 健康饮食，避免黄曲霉毒素摄入　避免厨房竹木制餐具的霉变，特别是竹木制菜板、筷子、饭勺等餐具的清洗和干燥储存，减少黄曲霉毒素的暴露。购买合格食品、不食用发霉变质的食物是避免黄曲霉毒素的最好方式。

6. 有肝癌家族史需定期体检、积极预防　只要早发现、早治疗，肝癌患者是可以长期生存的，因此，肝癌高风险人群，一定要定期、密集地追踪筛检，早发现、早诊断、早处理，减少"发现就是晚期"的悲剧发生。

三、临床症状与表现

1. 全身症状

（1）疲乏：在肝癌早期，患者最常见的是身体疲乏，也是大多数人最容易忽略的症状。与其他原因导致的疲劳相比，肝癌引起的疲惫，即使是患者躺下来静静地休息也是无法消除的。美国国立综合癌症网络将癌因性疲乏定义为一种与癌症或癌症治疗相关的、令人痛苦的、持续的、主观的身体、情绪和/或认知疲劳或疲惫的感觉。这种疲乏的感觉与患者最近的活动量不成比例，不能通过简单的睡眠或休息来缓解，并干扰了正常功能。

《国际疾病分类标准》（第10版）将癌因性疲乏定义为一种疾病并提出了诊断标准：疲乏症状反复出现，并持续两周以上，同时伴有以下症状中的5个或者5个以上。①全身无力或肢体沉重；②注意力不能集中；③缺乏激情，情绪低落，兴趣减退；④失眠或者嗜睡；⑤睡眠及休息均较好的情况下仍感觉精力不能恢复；⑥活动困难；⑦存在情绪反应，如悲伤、挫折感；⑧不能完成原先胜任的日常活动；⑨短期记忆力减退；⑩疲乏持续数小时不能缓解。

（2）食欲减退与体重下降：肝癌患者常常感到食欲不振、进食口味改变，1/3多的患者会出现口苦，不想吃东西或者厌恶油腻，甚至呕吐。随之而来的是体重快速减轻和全身乏力。食欲不振、消化不良、腹胀，常被误认为是"胃病"，按胃肠炎治疗无效或反复发作。这些症状反映了肝功能受损导致的代谢异常和营养吸收障碍，同时也加重了疲乏感。

（3）低血糖症（头晕、乏力、出汗等）：肝脏损害严重时，有些人会出现明显的低血糖，表现为头晕、乏力、出汗等症状。

（4）口干舌燥、失眠，伴有上腹部胀满和肝区不适，可能是肝癌的预兆。

（5）盗汗：肝癌患者常常会有夜间盗汗的情况。肝脏功能受损以后，身体的新陈代谢紊乱，体温调节能力也跟着下降，睡醒后大汗淋漓，枕头、被子全都湿透，如果连续多日盗汗，则是危险信号。

（6）疼痛：

1）肝区或上腹部的疼痛：是肝癌的典型症状之一，早期可能表现为间歇性疼痛，表现为右上腹胀痛或钝痛、刺痛，随着病情进展，疼痛可能转变为持续性，与癌肿生长、肝包膜受牵拉有关。若癌细胞发生骨转移，则可能伴随骨骼疼痛，进一步增加患者的痛苦。对于曾有肝炎或肝硬化病史的患者，若病情长期稳定后突然出现这种疼痛应高度警惕。

2）胸痛、咳嗽：肝脏与膈肌、胸膜毗邻，紧邻膈肌的肝癌可早期侵犯胸膜，出现反复性久治难愈的咳嗽或者胸痛。

3）关节及腰背痛：关节酸痛，尤其是腰背部疼痛明显，伴随厌食、烦躁、肝区不适，且抗风湿治疗效果不佳时，需考虑肝癌的可能性。

（7）发热：癌细胞繁殖常导致身体发热，测量体温通常在37.5 ℃～38.5 ℃，持续时间有时较长，伴有头晕、乏力症状。

2. 黄疸　黄疸是肝癌常见的体征之一。

（1）皮肤、巩膜发黄：患者的皮肤会黄得很明显，甚至发黑。因为肝癌的病灶对肝内胆管造成了压迫，使肝脏所分泌的胆汁无法顺利排出，出现胆汁淤滞，反流入血液后，其中的胆红素就会大量沉积在皮肤部位，使皮肤变得越来越黄。另外被破坏的肝细胞会释放出大量的胆红素，胆红素随着循环系统进入血液，使皮肤、巩膜等部位变黄。

（2）尿色变深、陶土色大便：正常情况下尿液应该是淡黄色的，气味也不会刺鼻。肝脏功能受损，胆红素代谢就会出问题，导致尿液颜色变深，像可乐色、浓茶色等，气味也会变得难闻。由于胆管堵塞，胆汁不能完全进入肠道，大便中缺乏粪胆原，大便颜色则可能变为淡黄色、灰白色或陶土色。当肝病恶化时，蛋白质的代谢也可能出现异常。肝脏是蛋白质代谢的重要器官之一，它负责将蛋白质分解为氨基酸并排出体外。蛋白质的代谢不充分，会产生过量的氨。氨是一种具有刺鼻气味的化合物，它会导致尿液的异味加重，出现腥臭味。血氨的上升还可能对神经系统造成损害。这是肝功能严重损害的重要表现。

3. 皮肤症状　皮肤上的红点现象可能指向 3 种不同的皮肤表现：蜘蛛痣、出血点或肝掌、皮肤瘙痒。

（1）蜘蛛痣：是皮肤小动脉末端分支性扩张所形成的小型血管扩张灶，形似蜘蛛，故而得名。它通常表现为一个中心点略微隆起，周围辐射出许多细小的血管，形状如蜘蛛腿般放射状或分支状。中央凸起的痣周围分布着分支状血管，当用指尖或棉签轻轻压迫中心点时，整个蜘蛛痣会暂时消失，松开后又会重新出现。蜘蛛痣常见于面部、胸背部、颈部和躯干等部位。蜘蛛痣的出现可能与多种因素有关，包括青春期的生理变化、妊娠期间的激素水平波动，以及某些疾病状态如风湿病、红斑性狼疮、病毒性肝炎、肝硬化乃至肝癌等。肝癌患者出现蜘蛛痣，主要是由于肝脏功能受损，无法正常代谢和灭活雌激素，导致雌激素水平升高，进而刺激皮肤毛细血管扩张，形成蜘蛛痣。

（2）出血点、肝掌：与蜘蛛痣不同，出血点（也称为紫癜）通常不会凸出皮肤表面，也没有向周围扩散的细小血管。它们更像是皮肤下的微小出血灶，压迫时不会退色。出血点的出现可能由多种原因引起，包括但不限于血小板减少、凝血功能障碍、血管脆性增加等。肝脏在凝血过程中起着关键作用。肝功能受损可能导致凝血因子合成异常和血小板功能障碍。正常人的手掌呈均匀一致的淡红色。如果发现手掌的大小鱼际区域（即拇指根部至腕横纹之间的肌肉隆起部分），出现异常的充血发红，或是散布着红色斑点、斑块，且在轻轻按压后这些区域会变白，压力解除后又迅速恢复原色，那么这很可能是肝掌的表现。肝掌是慢性肝炎、肝硬化、肝癌的重要标志之一。肝掌的形成与肝脏病变密切相关。正常情况下，肝脏负责解毒并调节体内雌激素的水平，使其保持在一个合理的范围内。然而，当肝脏受损时，其灭活雌激素的能力会大幅下降，导致体内雌激素水平升高。雌激素具有扩张血管的作用，这会导致手掌部位的毛细血管扩张，形成我们所见的肝掌现象。

（3）皮肤瘙痒：如异物刺激、蚊虫叮咬或过敏反应等，通过抓挠或使用止痒药膏，瘙痒通常能得到缓解。肝脏功能的异常也可能导致皮肤瘙痒，且其表现与常见原因有所不同。对于肝癌患者而言，由于肿瘤细胞的生长和扩散，胆管可能受到压迫，导致胆汁无法正常排出而反流入血。这一过程中，血液中的胆红素水平会显著升高，进而引发胆红素血症。胆红素血症不仅会导致皮肤黄染（即黄疸），还会刺激皮肤的感觉末梢神经，产生强烈的瘙痒感。这种瘙痒可能局限于身体某一部位，也可能遍布全身，且程度各异。此外，肝癌患者的瘙痒症状还可能受到其他因素的影响，如夜间睡眠时或天气炎热时症状加重，以及女性在月经前期因激素波动而加剧的瘙痒感。这些特点使得肝癌引起的皮肤瘙痒更具复杂性和挑战性。

4. 肝病面容　慢性肝炎、肝硬化、肝癌患者常展现出一种特殊的肝病面容。这主要是肝功能受损后，血液中雌激素增多，同时垂体分泌的促黑色素细胞增加所致。患者的面部皮肤会变得暗淡无光，失去弹性，显得干燥粗糙，尤其是眼睛周围，可能形成类似"熊猫眼"的外观。此外，唇部及口腔黏膜的色素沉着，会让唇部颜色加深。有时，面部还会出现细小的毛细血管扩张，被形象地称为"钞票纹"。

5. 腹泻与便秘交替　随着肝脏肿瘤的发展，会压迫人体消化道组织，影响胆汁的分泌和排泄，肝脏功能受损。肝脏的合成能力可能下降，导致消化酶分泌不足。消化酶是帮助人体消化食物的重要物质之一，它的缺乏会导致肠胃消化不良，脂肪消化吸收障碍，脂肪在肠道内无法被充分分解和吸收，从而引发腹痛、腹胀、频繁腹泻等症状。同时，肝癌患者还可能出现门静脉高压，导致肠道淤血、水肿，影响肠道的正常蠕动。这样一来，患者有可能出现便秘症状。

6. 腹胀与腹腔积液　由于肝脏功能受损，患者的消化功能减弱，容易出现腹胀。若并发腹水，腹部会异常隆起，进一步影响患者的日常生活和呼吸功能。

7. 出血现象　肝癌可能导致消化道异常出血。

（1）皮下出血：肝脏在凝血功能中发挥着重要作用。当肝功能受损时，凝血因子的合成和相关血小板功能可能出现异常，导致刷牙时易出血、皮下淤血、便血等情况。尤其是无明显外伤时出现持续或频繁的出血现象，应高度警惕。

（2）黑便：又叫柏油便，像是铺路用的那种黑色柏油一样。出现这种情况，很可能是因为上消化道出血了，是肝癌晚期的并发症之一。这通常是由于出血量较少或出血速度较慢时，血液在肠道内停留时间较长，与肠道内的硫化物结合形成硫化铁，从而使大便呈现黑色。出血 $5 \sim 10$ ml/d，大便颜色不变，但隐血实验阳性；$50 \sim 70$ ml/d 以上，可出现黑便。如果消化道出血量大，患者还可能出现血便、呕血的情况。

（3）上消化道出血：是肝癌最常见的严重并发症，也是导致肝癌患者死亡的最主要原因。肝癌患者呕血是上消化道出血的表现，先是恶心，然后呕吐出鲜红色的血液。出血量少者，呕吐物呈暗褐色，混有胃液或食物残渣；出血量大者，会呕吐出大量的鲜红色的血液，并含有血块。急性失血 400 ml 以上，可出现心慌、气短、乏力、出冷汗、口渴等休克症状；失血超过 800～1 200 ml 时，出现尿少、烦躁不安等休克症状。失血量 400～800 ml（占总血容量 10%～20%），脉搏 100 次/min，血压尚正常，但脉压差缩小；失血 800～1 600 ml（占总血容量 20%～40%），收缩压在 70～80 mmHg，脉搏 100～120 次/min；失血 1 600 ml（占总血容量＞40%）以上，收缩压在 50～70 mmHg，脉搏＞120 次/min。血红蛋白从正常基线水平下降至 7 g/L 以下时，出血量可达 1 200 ml 以上。

休克指数可估计失血量。休克指数＝脉搏/收缩压，正常为 0.54。休克指数＝1 时，估计失血量 1 000 ml，血容量减少 10～30%；休克指数＝1.5 时，估计失血量 1 500 ml，血容量减少 30%～50%；休克指数＝2 时，估计失血 2 000 ml，血容量减少 50%～70%。

上消化道出血发病机制是：

1）凝血障碍：机体内基本上有三套不同的系统来维持正常的凝血功能，即凝血系统、纤维蛋白溶解系统和 C-反应蛋白依赖系统。这三套系统的互相制约，保证了凝血功能的正常运行。肝脏与机体的凝血功能密切相关，在平衡调节血管、血小板、凝血系统、抗凝血系统以及纤维蛋白溶解系统的完整性中发挥着重要的作用。凝血因子中，除因子Ⅳ是无机钙离子，其余都是蛋白质；除因子Ⅱ是脂蛋白外，其余都是糖蛋白；除因子Ⅲ存在于组织中外，其余都存在于血浆中；因子Ⅰ是凝血的底物，因子Ⅲ、Ⅳ、Ⅴ、Ⅶ是辅助因子，其余因子都是凝血蛋白水解酶原。凝血过程是凝血因子和细胞之间复杂的酶促级联反应的生物化学反应过程。凝血途径可分为外源性和内源性。凝血过程由外源性和内源性的启动因子启动，形成组织因子（TF）激活凝血酶、使纤维蛋白原转变成纤维蛋白形成血栓，完成凝血过程。凝血过程中的任何一个环节出现障碍，都会造成出血。

2）门静脉高压：由于门静脉的解剖学上无静脉瓣的特点，门静脉高压症时在食管和胃底部形成不同程度的侧支循环；门静脉高压增高后形成离肝性反常血流，血流动力学发生变化，当肝静脉压梯度（HVPG）达到 12 mmHg 则可能发生曲张静脉出血；食-胃底血管壁张力是由曲张静脉的血管壁产生的直接内向的力，当血管壁张力大于消化管内压力时，即可发生曲张静脉破裂出血；肝癌的凝血活性的障碍，更增加了曲张静脉破裂出血的可能性。

3）合并症出血：消化溃疡病的病理性侵袭，使消化道管壁血管受到侵害，引起出血；应激性溃疡是以应激为条件或诱因，在应激状态下神经-内分泌系统强烈兴奋，引起胃、十二指肠黏膜缺血、片状糜烂、溃疡、出血等病理改变，侵犯大血管时可引起严重出血的急性损伤；门静脉高压症胃病时，胃壁黏膜上皮细胞下存在细小的曲张静脉，当受到炎症、粗糙食物残渣的刺激，可能引发出血；生长在肝脏表面的肿瘤破溃，可造成腹腔内出血。

　　早期肝癌常无明显体征，中晚期肝癌通常出现肝脏肿大、黄疸、腹腔积液等合并肝硬化者常有肝掌、蜘蛛痣下肢水肿、男性乳房增大等。晚期肝癌上消化道出血往往出血量大，预后凶险。

四、检查诊断

　　1. 血清标志物　生物标记物的检测是筛查早期肝癌经济有效的方法。常用的血清标志物有甲胎蛋白、甲胎蛋白异质体比率、异常凝血酶原等。

　　（1）甲胎蛋白（AFP）：血清 AFP 是当前诊断肝癌和疗效评价最为常用的重要指标。优点：适用性广泛，阳性率 60%～70%，操作方便，价格低。缺点：早期肝癌阳性率低，30%～40%肝癌 AFP 值不升高，生殖细胞肿瘤、慢性乙肝及肝硬化均可使其升高。

　　（2）甲胎蛋白异质体比率（AFP-L3%）：AFP-L3% 源于癌变的肝细胞，是一种和肝癌高度相关的 AFP，可以鉴别导致 AFP 升高的病因，诊断肝癌的特异性高达 95%以上。AFP 及其异质体 L3，是诊断肝细胞癌的重要指标。约 30%的肝细胞癌患者 AFP 正常，检测甲胎蛋白异质体，可联合检测异常凝血酶原等。

　　（3）异常凝血酶原（DCP，又称 PIVKA-Ⅱ）：在缺乏维生素 K 的情况下，肝细胞不能合成正常的依赖维生素 K 的凝血因子（Ⅱ、Ⅶ、Ⅸ、Ⅹ），只能合成无凝血功能的异常凝血酶原。肝细胞癌时，由于癌细胞对凝血酶原前体的合成发生异常，凝血酶原前体羧化不足，从而生成大量的 DCP。早在 1984 年 DCP 测定就确定为肝癌的肿瘤标志物。

　　AFP、AFP-L3%、DCP 已纳入欧美、日本、韩国等国家肝癌诊疗指南。三者并无相关性，可优势互补，联合筛查早期肝癌的检出率在 70%以上。肝癌三项（AFP、AFP-L3%、DCP）用于筛查早期肝癌，可以提高早期肝癌的检出率，对提高肝癌患者的治愈率和生存率具有重要的价值。

　　（4）其他肿瘤标志物：如磷脂酰肌醇蛋白聚糖-3（Glypican-3）、高尔基体蛋白 73、α-L-岩藻糖苷酶、骨桥蛋白、微小 RNA、热休克蛋白 90α、热激蛋白 27 等有助于 AFP 阴性肝癌的诊断和鉴别诊断。

　　2. 影像学检查

　　（1）超声（US）：是目前肝癌筛查的首选方法，具有便捷、实时、无创和无放射辐射等优势，是临床上最常用的肝脏影像学检查方法，能检出肝内直径>1cm 的占位性病变并有助于引导肝穿刺活检。

　　（2）增强 CT/MRI：可以更客观及更敏感地显示肝癌，1 cm 左右肝癌的检出率可>80%，是诊断及疗效评价的重要手段。

（3）DSA：当增强 CT/MRI 对疑为肝癌的小病灶难以确诊时，经选择性肝动脉行 DSA 检查是肝癌诊断的重要补充手段。对直径 1～2 cm 的小肝癌，肝动脉造影可以更准确地做出诊断，正确率＞90％。

（4）正电子发射计算机断层成像（PET-CT）、发射单光子计算机断层扫描（SPECT-CT）：PET-CT、SPECT-CT 可提高诊断和评判疾病进展的准确性。

（5）肝穿刺活体组织检查：超声或 CT 引导下细针穿刺行组织学检查是确诊肝癌的金标准，属于创伤性检查，偶有出血或针道转移的风险，但是概率很低。当上述非侵入性检查未能确诊时，可考虑应用。

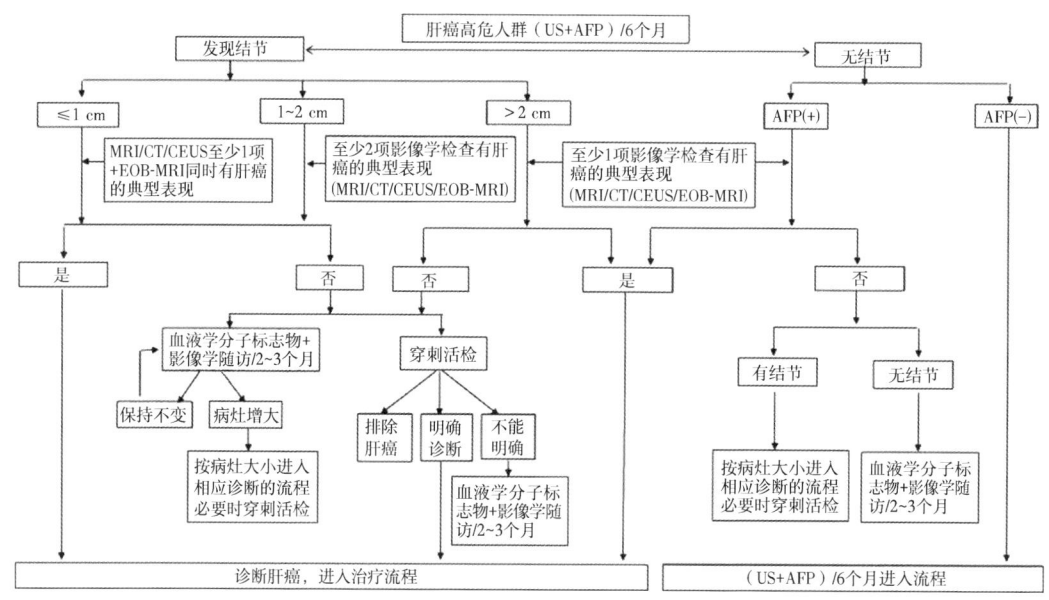

图 4‐1　肝癌的临床诊断路线图［《原发性肝癌诊疗指南（2024 版）》］

五、肝癌的治疗

1. 手术切除　肝癌的外科手术切除是效果最佳的治疗方式，是肝癌患者获得长期生存的重要手段，主要包括肝切除术和肝移植术。目前肝癌的治疗方法按照《原发性肝癌诊疗指南》（CNLC）和巴塞罗那分期（BCLC 分期），基本遵循如下策略：早期——手术切除/肝移植/消融；中期——手术/TACE；晚期——TACE/系统治疗（靶向、免疫）；终末期——对症支持治疗。

在我国《原发性肝癌诊疗指南（2024 版）》中，外科手术切除几乎适用于所有肝功能 Child-Pugh A/B 级且无肝外转移的患者。2023 年美国 NCCN 肝癌诊疗指南首次扩大了肝癌手术切除的适应证，超巴塞罗那分期 A 期标准的多发病灶患者、Vp1～2 型门静脉癌栓患者

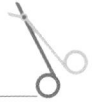

或经严格筛选的 Child-Pugh B 级的患者，可在经验丰富的中心、经多学科讨论后考虑行手术切除。

2. 介入手术　包含肝动脉栓塞及肝局部化疗、消融等，手术方式采取微创方式，通过堵塞肿瘤供血血管，减少肿瘤营养供应，达到"饿死"肿瘤细胞的目的，而肝局部化疗是通过肝脏局部注射药物，从而杀伤肿瘤。对于早、中、晚期肝癌均可选择此治疗方式。

3. 免疫＋靶向治疗　靶向和免疫治疗作用不同，靶向是直接杀死肿瘤，而免疫是提高机体识别力间接杀死肿瘤。TACE 联合靶向免疫治疗已成为肝癌治疗的新趋势。

肝脏是人体最沉默的器官，目前临床上肝癌的治疗方法较多，但大部分患者就诊时已无法进行根治性治疗。相关数据显示，我国约 85% 的患者就诊时已经处于中晚期，丧失了最佳的治疗时机。目前肝癌治疗的特点是多学科参与、多种治疗方法共存，其常见治疗方法包括肝切除术、肝移植术、消融治疗、血管内介入治疗、放射治疗、系统性抗肿瘤治疗、中医药治疗等多种手段，各种治疗手段均存在其特有的优势和局限性。在多学科综合性肝癌治疗中，介入治疗往往是综合治疗中的基础治疗。

●第二节　丙型病毒性肝炎的病因研究、临床诊断及治疗

丙型病毒性肝炎（简称丙肝）是一种由丙型肝炎病毒（HCV）感染引起的传染性疾病，主要影响肝脏功能。根据世界卫生组织的估计，截至 2022 年，全球约有 5 000 万慢性丙型肝炎病毒感染者，中国按模型估算约为 1 000 万例。作为一种可以被治愈的疾病，丙肝的防治仍远未达到目标。

世界卫生组织提出了到 2030 年消除病毒性肝炎公共卫生危害的目标，具体指标包括：新发感染率降低 90%，病死率降低 65%。为消除病毒性肝炎公共卫生危害，需要 90% 以上的感染者得以诊断以及 80% 以上确诊的患者得以治疗。《消除丙型肝炎公共卫生危害行动工作方案（2021—2030 年）》提出，到 2030 年，全国大众人群丙型肝炎防治知识知晓率较 2020 年提高 20%，新报告抗体阳性者的核酸检测率达 95% 以上，符合治疗条件的慢性丙型肝炎患者的抗病毒治疗率达 80% 以上，专业人员接受丙型肝炎相关内容培训比例达 100%。泛基因型 DAAs 方案的应用是实现以上治疗目标的主要推荐方案。

一、流行病学

丙型肝炎呈全球性流行，不同性别、年龄、种族人群均对 HCV 易感。据世界卫生组织估计，2015 年全球有慢性 HCV 感染者 7 100 万人，39.9 万人死于 HCV 感染引起的肝硬化或肝细胞癌（hepatocellular carcinoma，HCC）。2019 年全球有慢性 HCV 感染者 5 800 万人，29 万人死于 HCV 感染引起的肝硬化或 HCC，2019 年全球新发感染者约 150 万人。

2006 年，我国结合全国乙型病毒性肝炎血清流行病学调查，对剩余的血清标本检测了抗-HCV 抗体，结果显示 1～59 岁人群抗-HCV 阳性率为 0.43%，在全球范围内属低流行地区，由此推算，我国一般人群 HCV 感染者约 560 万人，如加上高危人群和高发地区的 HCV 感染者，估计约 1 000 万例。根据 Polaris Observatory HCV Collaborators 发表的数据，2020 年我国估计 HCV 感染者 948.7 万人。全国各地抗-HCV 阳性率有一定差异，以长江为界，北方（0.53%）高于南方（0.29%）。抗-HCV 阳性率随年龄增长而逐渐上升，1～4 岁组为 0.09%，50～59 岁组升至 0.77%。男女间无明显差异。荟萃分析显示：全国一般人群抗-HCV 阳性率为 0.60%（0.40%～0.79%），其中儿童为 0.09%～0.26%，孕产妇为 0.08%～0.50%，吸毒人群（包括社区或公共场所的毒品吸食者、静脉药瘾者、自愿或强制接受戒毒或美沙酮治疗人群）为 48.67%（45.44%～51.89%），血液透析人群为 6.59%，男男同性性行为者人群约为 0.84%。

HCV 基因 1b 和 2a 型在我国较为常见，其中以 1b 型为主，约占 56.8%；其次为 2 型和 3 型，基因 4 型和 5 型非常少见，6 型相对较少。在西部和南部地区，基因 1 型比例低于全国平均比例，西部地区基因 2 型和 3 型比例高于全国平均比例，南部（包括香港和澳门地区）和西部地区基因 3 型和 6 型比例高于全国平均比例，特别是在重庆、贵州、四川和云南，基因 3 型比例超过 5%；在基因 3 型中，基因 3b 亚型流行率超过基因 3a 亚型。混合基因型少见（约 2.1%），多为基因 1 型混合 2 型。

HCV 主要经血液传播。我国自 1993 年对献血人员筛查抗-HCV，2015 年开始对抗-HCV 阴性献血员筛查 HCV RNA，经输血和血制品传播已很少发生。目前就诊的患者中，大多有 1993 年以前接受输血或单采血浆回输血细胞的历史。因此 1993 年前最主要的传播途径包括经输血和血制品、单采血浆回输血细胞传播。现阶段的主要传播途径为：①经破损的皮肤和黏膜传播。包括使用非一次性注射器和针头、未经严格消毒的牙科器械、内镜、侵袭性操作和针刺等；共用剃须刀、共用牙刷、修足、文身和穿耳环孔等也是 HCV 潜在的经血传播方式；静脉药瘾共用注射器和不安全注射是目前新发感染最主要的传播方式。②母婴传播。抗-HCV 阳性母亲将 HCV 传播给新生儿的危险性约 2%，若母亲在分娩时 HCV RNA

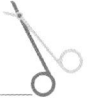

阳性，则传播的危险性可高达 4% ～ 7%；合并人类免疫缺陷病毒（human immuno-deficiency virus，HIV）感染时，传播的危险性增至 20%。阴道分娩相比剖宫产并不增加传播的危险性，HCV RNA 高载量可能增加传播的危险性。③经性接触传播。与 HCV 感染者性接触和有多个性伴侣者，感染 HCV 的危险性较高。同时伴有其他性传播疾病，特别是感染 HIV 者，感染 HCV 的危险性更高。④接受 HCV 阳性的器官移植。拥抱、打喷嚏、咳嗽、食物、饮水、共用餐具和水杯、无皮肤破损及其他血液暴露的接触一般不传播 HCV。

发生 HCV 意外暴露后，需要立即清洗消毒，并检测外周血抗- HCV 和 HCV RNA，如果均为阴性，则在 1 周后或 2 周后再次检测 HCV RNA，如果 HCV RNA 仍然为阴性，基本可以排除感染；如果 1 周或 2 周后 HCV RNA 阳转，可以再过 12 周观察是否发生 HCV 自发清除，如果不能自发清除，HCV RNA 仍然阳性，则应启动抗病毒治疗。

二、预防

目前，尚无有效的预防性丙型肝炎疫苗可供使用。丙型肝炎的预防主要采取以下措施：

1. 筛查及管理　根据中华人民共和国卫生行业标准《丙型肝炎筛查及管理》，对丙型肝炎高危人群进行筛查及管理。医疗卫生机构和体检机构可在体检人员知情同意的前提下，将丙型肝炎检测纳入健康体检范畴。对静脉药瘾者进行心理咨询和安全教育，劝其戒毒。对育龄期备孕妇女进行抗- HCV 筛查，如抗- HCV 阳性，则应检测 HCV RNA，如果 HCV RNA 阳性，应尽快在治愈后再考虑怀孕。如妊娠期间发现丙型肝炎，可以考虑继续妊娠，分娩并停止哺乳后再进行丙型肝炎的抗病毒治疗。

《中国丙型病毒性肝炎院内筛查管理流程（试行）》提出促进医疗机构管理、临床、检验、感染控制多学科、多部门联合，加强医疗机构对检出抗- HCV 阳性就诊者的咨询和转诊，促进慢性丙型肝炎患者的诊断和抗病毒治疗，同时提高非感染肝病专业医生对丙型肝炎的认知，有意识地主动筛查抗- HCV、及时请感染肝病专业医生对抗- HCV 阳性者会诊、适时转诊，在日常医疗行为中发现 HCV 感染者，并及时诊断和治疗。建议所有的医疗机构（包括乡镇卫生院和社区卫生服务中心），如果有能力开展抗- HCV 检测，但没有能力提供 HCV 确认检测（HCV RNA 或丙型肝炎核心抗原检测）单位，其主要工作是针对有指征和有既往感染风险的就诊者，采取知情不拒绝的方法，主动开展抗- HCV 检测，检测结果阳性者，提供咨询和转诊。对于建有肝病科/感染科的综合医院以及传染病医院，工作范围包括：①采取首诊负责制，主动开展抗- HCV 检测，对抗- HCV 阳性者提供咨询和转诊；②对手术前、侵入性检查前患者以及住院患者进行包括抗- HCV 在内的病毒学检测，检出的抗- HCV 阳性者，按照首诊负责制原则，提供咨询并转诊到感染科或肝病科，或者定点医院；③感染科/肝病科或定点医院对抗-HCV阳性者进行确认检测，对于确认的丙型肝炎患者，进行抗病毒治疗评估，启动治疗，开展治疗随访评估，治疗结束后开展效果评估。

《消除丙型肝炎公共卫生危害行动工作方案（2021—2030年）》提出，加大检测力度，提高检测发现率：实施医疗机构"应检尽检"策略，实施重点人群"应检尽检"策略，实施大众人群"愿检尽检"策略，实施抗体阳性者"核酸检测全覆盖"策略。加强转介和规范治疗，提高治疗覆盖率和治愈率：建立定点医疗机构、非定点医疗机构（含基层医疗卫生机构）和疾病预防控制机构协同参与的转诊工作机制和归口管理流程；动员患者"应治尽治"；规范诊疗服务。世界卫生组织及美国疾病预防控制中心建议：只要HCV流行率不低于0.1%的地区，超过18岁的人群均建议进行丙型肝炎的筛查；愿意检测丙型肝炎者，应给予检测，不管其感染的风险如何，相当于我国建议的"愿检尽检"。

2. 严格筛选献血员 严格执行《中华人民共和国献血法》，推行无偿献血。通过检测血清抗-HCV和HCV RNA，严格筛选献血员。

3. 预防医源性及破损皮肤黏膜传播 推行安全注射和标准预防，严格执行《医院感染控制规范》和《消毒技术规范》，加强各级各类医疗卫生机构医院感染控制管理，要大力加强开展血液透析、口腔诊疗及有创和侵入性诊疗等服务项目重点科室的院内感染控制管理。医疗机构要落实手术、住院、血液透析、侵入性诊疗等患者的丙型肝炎检查规定，为易感人群和肝脏生物化学检测不明原因异常者提供检查服务，医务人员接触患者血液及体液时应戴手套。严格消毒透析设备、肠镜、胃镜、手术器械、牙科器械等医疗器械，严格规范注射、静脉输液、侵入性诊断治疗等医疗行为，使用自毁型注射器等安全注射器具。加强文身、文眉、修脚等行业使用的文身（眉）针具、修脚工具和用品卫生消毒管理，不共用剃须刀及牙具等。对静脉药瘾人群推行注射器交换。

4. 预防性接触传播 对男男同性性行为者和有多个性伴侣者应定期检查抗-HCV，加强管理。建议HCV感染者使用安全套。对青少年应进行正确的性教育。

5. 预防母婴传播 对HCV RNA阳性的孕妇，应避免延迟破膜，尽量缩短分娩时间，保证胎盘的完整性，避免羊膜腔穿刺，减少新生儿暴露于母血的机会。

6. 积极治疗和管理感染者 只要诊断为HCV感染，不论疾病分期如何，符合抗病毒治疗指征的感染者均应治疗。治疗所有HCV感染者可在一定程度上降低传播风险。

三、病原学

HCV属于黄病毒科肝炎病毒属，其基因组为单股正链RNA，由约 9.6×10^3 个核苷酸组成。HCV基因组含有一个开放读框（ORF），编码10余种结构和非结构（NS）蛋白

（NS2、NS3、NS4A、NS4B、NS5A 和 NS5B），NS3/4A、NS5A 和 NS5B 是目前 DAAs 的主要靶位。HCV 基因易变异，目前可至少分为 8 个基因型及 57 个亚型，按照国际通行的方法，以阿拉伯数字表示 HCV 基因型，以小写的英文字母表示基因亚型（如 1a、2b、3c 等）。因为 HCV 易变异，感染宿主后，经一定时期，HCV 感染者体内的 HCV 变异株类型会发生变化，在 NS3/4A、NS5A 和 NS5B 的 DAAs 靶点都可能出现替代突变，并可能影响 DAAs 治疗的敏感性，并可能与治疗失败有关，称之为耐药相关替代突变。HCV 对一般化学消毒剂敏感，甲醛熏蒸等均可灭活 HCV；100 ℃ 5 min 或 60 ℃ 10 h、高压蒸汽等物理方法也可灭活 HCV。

四、自然史

暴露于 HCV 后 1～3 周，在外周血可检测到 HCV RNA。急性 HCV 感染者出现临床症状时，仅 50%～70% 抗-HCV 阳性，3 个月后约 90% 患者抗-HCV 阳转。大约 45% 的急性 HCV 感染者可自发清除病毒，多数发生于出现症状后的 12 周内。病毒血症持续 6 个月仍未清除者为慢性 HCV 感染，急性丙型肝炎慢性化率为 55%～85%。病毒清除后，抗-HCV 仍可阳性。HCV 感染进展多缓慢，感染 20 年，肝硬化发生率儿童和年轻女性为 2%～4%，中年因输血感染者为 18%～30%，单采血浆回输血细胞感染者为 1.4%～10.0%，一般人群为 5%～15%。感染 HCV 时年龄在 40 岁以上、男性、合并糖尿病、嗜酒（50 g/d 酒精以上）、合并感染乙肝病毒、合并感染 HIV 并导致免疫功能低下者可加速疾病进展。HCV 相关 HCC 发生率在感染 30 年后为 1%～3%，主要见于进展期肝纤维化或肝硬化患者，一旦发展成为肝硬化，HCC 的年发生率为 2%～4%。上述促进丙肝疾病进展的因素均可促进 HCC 的发生。输血后丙型肝炎患者的 HCC 发生率相对较高。

肝硬化和 HCC 是慢性丙肝患者的主要死因。肝硬化失代偿年发生率为 3%～4%。一旦发生肝硬化，10 年生存率约为 80%；如出现失代偿，10 年的生存率仅为 25%。HCC 在诊断后的第 1 年，死亡的可能性为 33%。

五、实验室检查

1. HCV 血清学检测　抗-HCV 检测（化学发光免疫分析法，CLIA；或者酶联免疫吸附法，EIA）可用于 HCV 感染者的筛查。快速诊断测试可以被用来初步筛查抗-HCV，如通过唾液的快速检测试剂。快速检测试剂可以作为即时检测方法，从而简化抗-HCV 抗体的筛查，提高筛查的可及性。对于抗-HCV 阳性者，应进一步检测 HCV RNA，以确定是否为现症感染。一些自身免疫性疾病患者可出现抗-HCV 假阳性；血液透析和免疫功能缺陷或合并 HIV 感染者可出现抗 - HCV 假阴性；急性丙型肝炎患者可因为处于窗口期出现抗 - HCV 阴性。因此，HCV RNA 检测有助于确诊这些患者是否存在 HCV 感染。HCV 核心抗原是 HCV 复制的标志物，在 HCV RNA 检测不可及时，它可替代 HCV RNA 用于诊断急性或慢性 HCV 感染。

2. HCV RNA、基因型和变异检测

（1）HCV RNA 定量检测：HCV RNA 定量检测应当采用基于 PCR 扩增、灵敏度、特异度和精确度高并且线性广的方法，其检测结果采用 IU/ml 表示。HCV RNA 定量检测适用于 HCV 现症感染的确认、抗病毒治疗前基线病毒载量分析，以及治疗结束后的应答评估。采用指血或静脉血即时检测 HCV RNA，可避免潜在的 HCV 感染者需要第二次就诊来明确诊断及治疗，可减少患者二次就诊中的流失。

（2）HCV 基因分型：采用基因型特异性 DAAs 方案治疗的感染者，需要先检测基因型。在 DAAs 时代，优先考虑可检测出多种基因型和基因亚型的方法，如 Sanger 测序法。

（3）HCV RASs 检测：目前检测 RASs 的方法包括 PCR 产物直接测序法和新一代深度测序方法。现推荐的 DAAs 方案不再需要检测 RASs。

六、肝纤维化的无创诊断

目前，常用的方法包括血清学和瞬时弹性成像两大类。血清学方法通常是指包括多种临床指标的模型。其中为天冬氨酸转氨酶（aspartate aminotransferase，AST）和血小板（platelet，PLT）比率指数（aspartate aminotransferase-to-platelet ratio index，APRI）和 FIB - 4 指数简单易行，但灵敏度和特异度不高。

1. APRI 评分　APRI 可用于肝硬化的评估。成人中 APRI 评分＜2 者，95% 没有发生肝硬化。APRI = AST（ULN）÷PLT（10^9/L）×100。

2. FIB - 4 指数　基于丙氨酸转氨酶（alanine aminotransferase，ALT）、AST、PLT 和患者年龄的 FIB - 4 指数可用于进展性肝纤维化（相当于 Metavir≥F3）的诊断。成人中 FIB - 4 指数＞3.25，预示患者已经发生进展性肝纤维化。FIB - 4 =［年龄（岁）×AST（U/L）］÷［PLT（10^9/L）×$\sqrt{\text{ALT}}$（U/L）］。

3. 瞬时弹性成像（transient elastography，TE）　TE 作为一种较为成熟的无创肝纤维化检查，其优势为操作简便、重复性好，能够较准确地识别轻度肝纤维化和进展性肝纤维化或早期肝硬化；但其测定成功率受肥胖、肋间隙大小及操作者的经验等因素影响，其测定值受肝脏炎症坏死、胆汁淤积及脂肪变性等多种因素影响。肝硬度测定值（liver stiffness measurement，LSM）≥14.6 kPa 诊断为肝硬化，LSM＜9.3 kPa 可排除肝硬化；LSM≥9.3

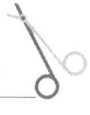

kPa 可诊断进展性肝纤维化，LSM<7.3 kPa 排除进展性肝纤维化；LSM≥7.3 kPa 可诊断显著肝纤维化。TE 对慢性丙肝肝纤维化分期的诊断较为可靠，对肝硬化的诊断更准确。已有较多的研究报道 TE 和血清学标志物用于诊断 HCV 和 HIV/HCV 合并感染者的显著肝纤维化/肝硬化。两者联合检测可以提高诊断准确性。

其他还有声辐射力脉冲成像/点的剪切波弹性成像和二维剪切波弹性成像，似乎可以克服 TE 在肥胖和腹腔积液患者中的缺点，可作为替代方法，但是，质量标准尚未很好建立。磁共振弹性成像昂贵、耗时，目前更适合用于研究。

如抗-HCV 阳性，应进一步检测 HCV RNA 或 HCV 核心抗原（HCV RNA 检测不可进行时），以明确是否为现症感染。怀疑 HCV 急性感染或者免疫抑制状态的人群，即使抗-HCV 阴性，检测 HCV RNA 有助于诊断。自愈或经治疗 HCV 被清除但有再感染风险的人群，须定期检测 HCV RNA（A1）。

APRI 评分或 FIB-4 指数等血清学和/或 TE 等无创诊断方法可以判断是否存在肝硬化或纤维化。联合应用可提高肝纤维化的诊断准确率。当结果不一致时，可进行肝组织学检查明确诊断（A1）。

七、影像学诊断

常用的影像学诊断方法包括腹部超声检查、电子计算机断层成像（CT）和磁共振成像（MRI 或 MR）等，主要目的是监测慢性 HCV 感染肝硬化疾病进展情况，发现占位性病变和鉴别其性质，尤其是监测和诊断 HCC。

1. 腹部超声检查　操作简便、直观、无创性和价廉，超声检查已成为肝脏检查最常用的重要方法。该方法可以协助判断肝脏和脾脏的大小和形态、肝内重要血管情况及肝内有无占位性病变，但容易受到仪器设备、解剖部位及操作者的技术和经验等因素的限制。

2. CT　CT 是肝脏病变诊断和鉴别诊断的重要影像学检查方法，用于观察肝脏形态，了解有无肝硬化，及时发现占位性病变和鉴别其性质，动态增强多期扫描对于 HCC 的诊断具有高灵敏度和特异度。

3. MRI 或 MR　具有无放射性辐射，组织分辨率高，可以多方位、多序列成像的特点，对肝脏的组织结构变化如出血坏死、脂肪变性及肝内结节的显示和分辨率优于 CT 和超声。动态增强多期扫描及特殊增强剂显像对鉴别良性和恶性肝内占位性病变优于 CT。

八、病理学诊断

肝活体组织检查（简称肝活检）是诊断 HCV 感染肝纤维化和肝硬化的金标准，但是，由于目前无创诊断对慢性丙肝抗病毒治疗前评估的有效性，肝活检在临床的应用有限。丙型肝炎的组织病理学与其他病毒性肝炎相似，呈现小叶内及汇管区炎症等多种病变。其病理学特征包括：肝窦内可见单个核细胞串珠样浸润；汇管区可见淋巴细胞聚集性浸润，甚至淋巴滤泡样结构形成；可见小胆管损伤，甚至小胆管结构破坏，细胞角蛋白 19 免疫组织化学染色有助于鉴别；可见肝细胞大小泡混合或大泡性脂肪变，区带分布不明显，基因 3 型、1 型和 4 型较易见。急性丙肝通常不需要肝活检。慢性丙肝病变活动及进展差异较大，且与肝脏酶学变化关系欠密切，肝活检意义重要。慢性丙肝汇管区单个核细胞浸润或聚集可引起界板破坏而形成界面炎（旧称碎屑样坏死），慢性炎症坏死导致不同程度的肝纤维化形成，表现为汇管区纤维性扩大、纤维间隔形成及小叶结构紊乱，Masson 三色染色有助于肝纤维化程度的评价。对于慢性丙肝的肝组织炎症坏死分级和纤维化分期，国际上常采用基于 Knodell、Scheuer 评分系统基础上细化的 Metavir 或 Ishak 评分系统，其中≥F2 为显著肝纤维化，≥F3 为进展期肝纤维化；我国沿用的评分系统为慢性肝炎分期（G0～4）、分级（S0～4）系统。Laennec 肝硬化分级根据再生结节大小和纤维间隔宽度及疏密，将肝硬化（Metavir F4）细分为 4A、4B 和 4C 三级。慢性丙肝患者病毒清除或 SVR，肝脏炎症病变消退，肝纤维化及肝硬化可呈现不同程度的缓解或逆转，组织学上非连续纤维间隔、非固定性纤维间隔的出现是肝纤维化消退或逆转的标志。此外，利用计算机图像分析可以测定肝组织胶原染色切片的胶原面积比；基于双光子二次谐波技术的纤维化定量技术可以在未经染色的肝组织切片中对胶原面积及其形态特征进行自动化定量分析。

九、临床诊断

1. 急性丙肝的诊断

（1）流行病学史：有明确的就诊前 6 个月以内的流行病学史，如输血史、应用血液制品史、不安全注射、文身等其他明确的血液暴露史。

（2）临床表现：可有全身乏力、食欲减退、恶心和右季肋部疼痛等，少数伴低热，轻度肝肿大，部分患者可出现脾肿大，少数患者可出现黄疸。多数患者无明显症状，表现为隐匿性感染。

（3）实验室检查：ALT 可呈轻度或中度升高，也可在正常范围之内，有明确的 6 个月以内抗-HCV 和/或 HCV RNA 检测阳性的结果。部分患者 HCV RNA 可在 ALT 恢复正常前转阴，但也有 ALT 恢复正常而 HCV RNA 持续阳性者。

有上述 1＋2＋3 或 2＋3 者可诊断。HCV RNA 阳性而抗-HCV 阴性并且具有明确的流行病学史是诊断急性丙型肝炎的常见临床特点。

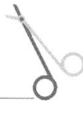

2. 慢性丙型肝炎的诊断

（1）诊断依据：HCV 感染超过 6 个月，或有 6 个月以前的流行病学史，或感染日期不明。抗- HCV 及 HCV RNA 阳性，肝脏组织病理学检查符合慢性肝炎。或根据症状、体征、实验室及影像学检查结果综合分析，亦可诊断。

（2）病变程度判定：肝组织病理学诊断可以判定肝脏炎症分级和纤维化分期。HCV 单独感染极少引起肝衰竭，HCV 重叠 HIV、HBV 等病毒感染、过量饮酒或应用肝毒性药物时，可发展为肝衰竭。

（3）慢性丙肝肝外表现：肝外临床表现或综合征可能是机体异常免疫应答所致，包括类风湿关节炎、眼口干燥综合征、扁平苔藓、肾小球肾炎、混合型冷球蛋白血症、B 细胞淋巴瘤和迟发性皮肤卟啉症等。

十、治疗目标和治疗终点

抗病毒治疗的目标是清除 HCV，获得治愈，清除或减轻 HCV 相关肝损害和肝外表现，逆转肝纤维化，阻止或延缓进展为肝硬化、失代偿期肝硬化、肝衰竭或 HCC，提高患者的长期生存率，改善患者的生活质量，预防 HCV 传播。其中进展期肝纤维化及肝硬化患者 HCV 的清除可降低肝硬化失代偿的发生率，可降低但不能完全避免 HCC 的发生，需长期监测 HCC 的发生情况；Child-Pugh 评分 A 和 B 级的肝硬化患者 HCV 的清除有可能延缓或降低肝移植的需求，对该部分患者中长期生存率的影响需进一步研究；肝移植患者移植前抗病毒治疗可改善移植前的肝功能及预防移植后再感染，移植后抗病毒治疗可提高生存率。治疗终点定义为抗病毒治疗结束后 12 周，采用敏感检测方法（检测下限≤15 IU/ml）血清或血浆中检测不到 HCV RNA。

十一、抗病毒治疗的适应证

所有 HCV RNA 阳性的患者，不论是否有肝硬化、合并慢性肾脏疾病或者肝外表现，均应接受抗病毒治疗。进展期肝纤维化或肝硬化，显著肝外表现（例如 HCV 相关混合冷球蛋白血症血管炎、HCV 免疫复合物相关肾病、非霍奇金 B 细胞淋巴瘤等），肝移植后 HCV 复发，合并加速肝病进展的疾病（其他实质器官或干细胞移植术后、HBV/HCV 共感染、HIV/HCV 共感染、糖尿病等），传播 HCV 高风险的患者（静脉药瘾者、有生育愿望的育龄期女性、血液透析患者、囚犯等）需立即进行治疗。育龄期女性在 DAAs 治疗前先筛查是否已经妊娠，已经妊娠者，可在分娩哺乳期结束后给予抗病毒治疗。如果妊娠试验排除妊娠，则应告知，避免在服用 DAAs 期间妊娠。

HCV RNA 阳性患者，均应接受抗病毒治疗。抗病毒治疗终点为治疗结束后 12 周，采用敏感检测方法（检测下限≤15 IU/ml）检测不到血清或血浆中 HCV RNA（SVR12.A1）。

育龄期女性在 DAAs 治疗前先筛查是否妊娠，已妊娠者，可在分娩哺乳期结束后给予抗病毒治疗。如排除妊娠，则应告知，避免在服用 DAAs 期间妊娠（B1）。

十二、治疗前的评估

采用敏感检测方法（检测下限≤15 IU/ml）进行血清或血浆 HCV RNA 定量检测。如果敏感的 HCV RNA 检测不可进行时，可使用检测下限为≤1 000 IU/ml 的 HCV RNA 检测试剂，如果 HCV RNA 检测仍然低于检测线，建议再使用敏感试剂进行检测确认。慢性丙型肝炎进行抗病毒治疗前需评估肝脏疾病的严重程度，是否存在进展期肝纤维化或者肝硬化，有失代偿期肝硬化病史者，不推荐使用含 NS3/4A 蛋白酶抑制剂的方案。代偿期肝硬化患者，若不能进行密切临床或实验室监测者，不推荐使用含 NS3/4A 蛋白酶抑制剂的方案。进展期肝纤维化和肝硬化治疗后即使获得 SVR，也需要监测 HCC 的发生，以及肝硬化并发症的发生情况。基线评估纤维化分期应采用无创诊断方法，仅在有其他潜在病因时才进行肝活检。治疗前需评估肾功能〔肌酐/估算肾小球滤过率（estimated glomerular filtration rate，eGFR）〕。采用泛基因型 DAAs 方案的感染者，且当地基因 3b 型流行率低于 5％ 的情况下，可以不检测基因型。如采用基因型特异性 DAAs 方案的感染者，需要先检测基因型。在基因 3b 亚型流行率超过 5％ 的地区，也需要检测基因型，并且基因分型的检测方法需要能检测出基因 3b 亚型。不推荐治疗前行 HCV RASs 检测。

治疗前需要检测 HBsAg 以了解有无合并 HBV 感染。治疗前评估患者的合并疾病以及合并用药，评估 DAAs 与合并用药间的潜在药物间相互作用。特定细胞色素酶 P450/P 糖蛋白诱导剂（如卡马西平、苯妥英钠）可显著降低 DAAs 的血药浓度，禁与所有 DAAs 治疗方案合用。

丙型肝炎患者进行抗病毒治疗前，需评估肝脏疾病的严重程度、肾功能、HCV RNA 定量检测、HBsAg、合并疾病以及合并用药情况，必要时可进行 HCV 基因型检测。

十三、直接抗病毒药物

在国际上已经获批准的 DAAs 中，大部分已经在我国获得批准。国产 DAAs 部分已经获得批准，还有部分在上市申请阶段。其中，艾尔巴韦/格拉瑞韦、依米他韦联合索磷布韦、达诺瑞韦联合拉维达韦用于 HCV 基因 1b 型的慢性丙型肝炎患者；可洛派韦联合索磷布韦

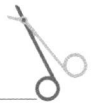

用于 HCV 基因 1b 型以外的慢性丙型肝炎患者；索磷布韦/维帕他韦、来迪派韦/索磷布韦用于基因 1～6 型的慢性丙型肝炎患者，为国家医疗保险报销方案。

十四、泛基因型方案

1. 索磷布韦/维帕他韦　每片复合片剂含索磷布韦 400 mg 及维帕他韦 100 mg，1 片，1 次/d，治疗基因 1～6 型初治或者聚乙二醇干扰素 a 联合利巴韦林（ribavirin，RBV）或索磷布韦（PRS）经治患者，无肝硬化或代偿期肝硬化疗程 12 周，针对基因 3 型代偿期肝硬化或者 3b 型患者可以考虑增加 RBV，失代偿期肝硬化患者联合 RBV 疗程 12 周。含 NS5A 抑制剂的 DAAs 经治患者，如果选择该方案，需要联合 RBV 疗程 24 周。在Ⅲ期临床试验中，索磷布韦/维帕他韦治疗 12 周，在 HCV 基因 1 型（纤维化 F0～F4、基因 1a 型为主）、2 型（纤维化 F0～F4）、3 型（纤维化 F0～F3）、4 型（纤维化 F0～F4）、5 型（纤维化 F0～F3）和 6 型（纤维化 F0～F4）的 SVR12 率分别为 99%、100%、97%、100%、97% 和 100%；索磷布韦/维帕他韦治疗 12 周，在基因 3 型（纤维化 F4）和基因 5 型（纤维化 F4）的 SVR12 率分别为 91% 和 100%；索磷布韦/维帕他韦联合 RBV 治疗 12 周，HCV 基因 1a 型、1b 型、2 型、3 型和 4 型失代偿肝硬化患者的 SVR 率分别为 94%、100%、100%、85% 和 100%。以我国人群为主的亚洲临床试验结果显示，索磷布韦/维帕他韦治疗 12 周，在 HCV 基因 1a 型、1b 型、2 型、3a 型、3b 型和 6 型的 SVR12 率分别为 100%、100%、100%、95%、76% 和 99%。对于接受索磷布韦/维帕他韦治疗 12 周的患者，因不良事件而永久停止治疗的患者比例为 0.2%，出现任何严重不良事件（serious adverse event，SAE）的患者比例为 3.2%，其中失代偿期肝硬化人群为 18%。在临床试验中，头痛、疲劳和恶心是在接受 12 周索磷布韦/维帕他韦治疗的患者中最常见（发生率≥10%）的治疗引起的不良事件。上述及其他不良事件在接受安慰剂治疗的患者与接受索磷布韦/维帕他韦治疗患者中的报告率相似。

2. 可洛派韦联合索磷布韦　可洛派韦 60 mg 联合索磷布韦 400 mg，1 次/d，一项Ⅱ期临床试验纳入初治的基因 1、2、3 或 6 型 HCV 感染者 110 例，10.9% 的患者合并代偿期肝硬化。1 例无肝硬化的患者未能完成随访，退出研究。109 例患者 SVR12 率为 99.1%，1 例 6 型肝硬化患者出现病毒学复发。大部分不良事件不需要治疗，可以自行缓解。中国开展的一项Ⅲ期试验，纳入 371 例患者，男性占 51%，HCV 基因 1a 型<1%，1b 型占 48%，2a 型占 26%，3a 型占 6%，3b 型占 7% 和 6 型占 12%。51 例（14%）患者为 F3，39 例（11%）为肝硬化，39 例（11%）患者既往接受过干扰素治疗。主要疗效数据显示总体 SVR12 率为 97%，10 例患者（3%）出现病毒学复发，2 例患者未完成随访。最常报告的不

良事件（≥1%）为中性粒细胞减少和疲劳。大多数不良事件为轻度至中度和短暂性，无需干预。

3. 格卡瑞韦/哌仑他韦　每片复合片剂含格卡瑞韦（glecaprevir，GLE）100 mg/哌仑他韦（pibrentasvir，PIB）40 mg，3 片，1 次/d，治疗 HCV 基因 1～6 型，疗程 8～16 周。该方案禁用于肝功能失代偿或既往曾有肝功能失代偿史的患者。在Ⅲ期临床试验中，格卡瑞韦/哌仑他韦治疗 8 周，在 HCV 基因 1 型（纤维化 F0～F3，基因 1a 型为主）、2 型（纤维化 F0～F3）、3 型（纤维化 F0～F3）、4 型（纤维化 F0～F3）、5 型（纤维化 F0～F3）和 6 型（纤维化 F0～F3）的 SVR12 率分别为 99.8%、99%、97%、100%、100% 和 100%；格卡瑞韦/哌仑他韦治疗 12 周，在基因 1 型（纤维化 F4）、2 型（纤维化 F4）、4 型（纤维化 F4）、5 型（纤维化 F4）和 6 型（纤维化 F4）的 SVR12 率分别为 99%、100%、100%、100% 和 100%；格卡瑞韦/哌仑他韦治疗 16 周，在基因 3 型（纤维化 F4）的 SVR12 率为 96%。对于接受格卡瑞韦/哌仑他韦治疗的患者，因不良事件而永久停止治疗的患者比例为 0.1%，在肝或肾移植患者中出现任何 SAE 的患者比例为 2%。在临床试验中，头痛和疲乏是在接受格卡瑞韦/哌仑他韦治疗的患者中最常见（发生率≥10%）的治疗引起的不良事件。安慰剂治疗组患者不良反应的发生率与本品治疗组相似。

4. 索磷布韦/维帕他韦/伏西瑞韦　每片复合片剂含索磷布韦 400 mg/维帕他韦 100 mg/伏西瑞韦 100 mg，1 片，1 次/d，治疗基因 1～6 型，既往含 NS5A 抑制剂的 DAAs 治疗失败患者，疗程 12 周。针对基因 3 型不含 NS5A 抑制剂的 DAAs 治疗失败患者，或者基因 3 型初治或 PRS 经治肝硬化患者，可选择该方案治疗 12 周。

十五、基因型特异性方案

1. 基因 1 型

（1）艾尔巴韦/格拉瑞韦：每片复合片剂含艾尔巴韦 50 mg 和格拉瑞韦 100 mg，1 片，1 次/d，治疗基因 1 型初治以及聚乙二醇干扰素 α 联合利巴韦林经治患者，疗程 12 周。但是针对基因 1a 型，在既往抗病毒治疗过程中失败的患者，需要联合 RBV，并且疗程延长至 16 周。中国基因 1a 型流行率仅为 1.4%。在包含 115 例中国慢性丙型肝炎受试者的一项国际多中心试验 C-CORAL 中，HCV 基因 1、4、6 型及初治、伴或不伴肝硬化的受试者接受艾尔巴韦/格拉瑞韦治疗 12 周。试验入选的 115 例中国受试者的中位数年龄为 46（20～77 岁）岁，48% 为男性；平均体质量指数为 24 kg/m²；72% 的患者基线 HCV RNA 水平＞5.9 log₁₀ IU/ml；17% 存在肝硬化；92% 为基因 1b 型，4% 为基因 1 型其他亚型，4% 为基因 6 型感染者。总体上，基因 1 型、伴或不伴肝硬化的初治受试者接受艾尔巴韦/格拉瑞韦

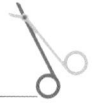

治疗 12 周，98％（109/111）的受试者达到 SVR，＜2％（2/111）患者因复发未达到 SVR。无论是否伴有肝硬化，SVR 率基本一致。一项来自 12 个国际Ⅱ/Ⅲ期临床试验数据的综合分析，包括 HCV 基因 1 型或 4 型慢性丙型肝炎受试者 780 例，这些患者来自亚洲 15 个国家。他们接受艾尔巴韦/格拉瑞韦治疗，疗程 12 周；或艾尔巴韦/格拉瑞韦加 RBV 16 周。所有受试者中有 96.9％（756/780）获得 SVR12，其中 96.9％（748/772）接受艾尔巴韦/格拉瑞韦治疗 12 周，8 例（100％）接受艾尔巴韦/格拉瑞韦加 RBV 治疗 16 周。在 1b 基因型 HCV 感染人群中，SVR12 的发生率为 97.5％（691/709），并且没有年龄、高基线病毒载量或肝硬化的影响。对于接受艾尔巴韦/格拉瑞韦治疗的患者，因不良事件而永久停止治疗的患者比例为 0.9％，出现任何 SAE 的患者比例 2.6％～3.9％。临床试验中，疲乏和头痛是在接受艾尔巴韦/格拉瑞韦治疗的患者最常见（发生率≥10％）的治疗引起的不良事件。

(2) 来迪派韦/索磷布韦：每片复合片剂含索磷布韦 400 mg 和来迪派韦 90 mg，1 片，1 次/d，可用于成人以及大于 12 岁的青少年患者。无肝硬化及代偿期肝硬化患者疗程 12 周，初治的无肝硬化患者也可以疗程 8 周。失代偿期肝硬化患者，应联合 RBV 疗程 12 周；或者，如有 RBV 禁忌或不耐受，则不使用 RBV，但疗程延长至 24 周。在一项包含中国的国际多中心开放标签临床试验研究了来迪派韦/索磷布韦的疗效，该试验在初治和经治的慢性基因 1 型 HCV 感染者中评估了 12 周的安全性和疗效。接受治疗的中国受试者（$n = 206$）平均年龄为 47 岁，50.0％男性；总计 15.5％（32/206）受试者在基线时患有代偿期肝硬化，48.5％（100/206）受试者为经治患者。基线 HCV RNA 平均值为 6.3 $\log_{10}$ IU/ml，82.5％的受试者基线 HCV RNA 超过 5.9 $\log_{10}$ IU/ml。206 例受试者，无论是否伴有肝硬化，SVR12 率均为 100％。无中国受试者出现导致提前停用来迪派韦/索磷布韦片的不良事件。对于中国受试者，最常见的治疗相关不良事件为恶心、胃食管反流病、疲劳、发热、头痛和 ALT 升高。国外数据显示，使用该方案治疗总体 SVR12 率为 93％～99％。ION－3 临床试验在 HCV 基因 1 型初治非肝硬化患者中评估了联合或不联合 RBV 8 周来迪派韦/索磷布韦或者 12 周来迪派韦/索磷布韦治疗疗效。患者按照 1∶1∶1 的比例随机分入 3 个治疗组，并按 HCV 基因亚型分层（1a 与 1b）。不联合 RBV 的 8 周来迪派韦/索磷布韦治疗疗效不差于联合 RBV 的 8 周来迪派韦/索磷布韦治疗和 12 周来迪派韦/索磷布韦治疗。在基线 HCV RNA＜6.8 $\log_{10}$ IU/ml 的患者中，8 周来迪派韦/索磷布韦治疗的 SVR12 率为 97％（119/123），12 周来迪派韦/索磷布韦治疗的 SVR12 率为 96％（126/131）。

(3) 依米他韦联合索磷布韦：一项Ⅱ期临床试验纳入 129 例初治和经治无肝硬化的基因 1 型患者，其中 18.6％为经治患者。总体 SVR 率为 98.4％（ITT 分析）和 100％（PPS 分析）。初治患者 SVR 率为 98.10%，经治患者 SVR 率为 100%（24/24）。Ⅲ临床试验纳入 362 例受试者，SVR12 率为 99.7%（361/362）。试验过程中未发生治疗期间病毒学失败（包括突破、反弹和疗效不佳）、治疗结束后复发等情况。大部分不良事件不需要治疗，可以自行缓解。未发生与研究相关的≥3 级的不良事件或 SAE，未出现受试者因为不良事件而终止治疗或导致死亡的情况。

（4）达诺瑞韦加利托那韦联合拉维达韦：达诺瑞韦 100 mg，1 片，2 次/d，加上利托那韦 100 mg，1 片，2 次/d，联合拉维达韦 200 mg，1 片，1 次/d。中国Ⅱ/Ⅲ期临床试验中 424 例初治无肝硬化 HCV 基因 1 型患者，接受拉维达韦联合达诺瑞韦、利托那韦和 RBV 治疗 12 周，总体 SVR12 率为 96%（ITT 分析）和 99%（PPS 分析）。1 例患者因为药物过敏反应中断治疗。试验期间未发生与治疗相关的 SAE。

2. 基因 2 型　索磷布韦/来迪派韦 400 mg/90 mg，1 次/d，疗程 12 周。一项在中国台湾开展的 3b 期临床试验中，43 例感染 HCV 基因 2 型、伴 HBV 感染者，接受索磷布韦/来迪派韦治疗 12 周，SVR12 率达 100%。

3. 基因 3 型　可选择上述泛基因型药物。索磷布韦/维帕他韦治疗 12 周，在中国人群为主的亚洲人群中，HCV 基因 3a 和 3b 型的 SVR12 率分别为 95% 和 76%，其中，基因 3a 型无肝硬化患者 SVR12 率为 90%，基因 3a 型代偿期肝硬化 SVR12 率为 100%，基因 3b 型无肝硬化患者 SVR12 率为 96%，基因 3b 型肝硬化患者的 SVR12 率为 50%。中国 HCV 基因 3 型患者中 3a、3b 亚型分别占 46%、54%，后者占比远高于欧美国家（仅占 1%），西南地区该占比更高达 70%。另外值得注意的是，中国 HCV 基因 3 型患者中 NS5A Y93H 突变流行率仅 1.6%，主要是 A30K + L31M 双位点突变，流行率高达 94%。索磷布韦/维帕他韦联合或不联合 RBV，国内的真实世界研究结果显示，HCV 基因 3a 型和基因 3b 型患者的 SVR12 率分别为 98.1%（51/52）和 92.2%（94/102）。因此，在基因 3b 亚型流行率超过 5% 的地区，需要分辨出基因 3b 亚型。基因 3b 型肝硬化患者如使用此方案，建议加用 RBV 治疗 12 周。中国大陆Ⅱ及Ⅲ期试验数据显示，可洛派韦联合索磷布韦治疗基因 3 型，总体 SVR12 率为 91%。格卡瑞韦/哌仑他韦针对 HCV 基因 3 型患者初治非肝硬化疗程为 8 周，初治代偿期肝硬化疗程需 12 周；经治患者伴或不伴肝硬化，需要延长疗程至 16 周。

4. 基因 4 型　中国 HCV 基因 4 型流行率非常低，基因 4 型患者可以选择的基因型特异性方案如下：

（1）艾尔巴韦/格拉瑞韦：艾尔巴韦/格拉瑞韦 1 片，1 次/d，治疗基因 4 型初治以及 PR 经治患者，疗程 12 周。但是在抗病毒治疗过程中失败的患者，需要联合 RBV，并且疗

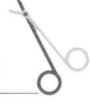

程延长至 16 周。

（2）来迪派韦/索磷布韦：来迪派韦/索磷布韦 1 片，1 次/d，可用于成人以及大于 12 岁的青少年初治患者，无肝硬化或者代偿期肝硬化，疗程 12 周。经治患者不建议使用此方案。

5. 基因 5/6 型　来迪派韦/索磷布韦 1 片，1 次/d，无肝硬化或者代偿期肝硬化，疗程 12 周。经治患者不建议使用此方案。

索磷布韦/维帕他韦，400 mg/100 mg，1 次/d，治疗 HCV 基因 1～6 型初治或者 PRS 经治患者，无肝硬化或代偿期肝硬化疗程 12 周，针对基因 3 型代偿期肝硬化可以考虑增加 RBV，失代偿期肝硬化患者联合 RBV 疗程 12 周（A1）。

可洛派韦 60 mg 联合索磷布韦 400 mg，1 次/d，治疗 HCV 基因 1～6 型初治或者 PRS 经治患者，无肝硬化或代偿期肝硬化疗程 12 周，针对基因 3 型代偿期肝硬化可以考虑增加 RBV（A1）。

HCV 基因 1b 型可选择：艾尔巴韦/格拉瑞韦，50 mg/100 mg，1 次/d，治疗初治及 PRS 经治患者，无肝硬化及代偿期肝硬化患者疗程 12 周（A1）。来迪派韦/索磷布韦，90 mg/400 mg，1 次/d，初治及 PRS 经治，无肝硬化及代偿期肝硬化患者疗程 12 周（A1）。依米他韦＋索磷布韦，100 mg＋400 mg，1 次/d，初治及 PRS 经治，无肝硬化或代偿期肝硬化疗程 12 周（A1）。达诺瑞韦＋利托那韦，100 mg＋100 mg，2 次/d，联合拉维达韦，200 mg 1 次/d，及 RBV，初治及 PRS 经治非肝硬化患者疗程 12 周（A1）。

十六、特殊人群抗病毒治疗

1. 失代偿期肝硬化患者的治疗和管理　失代偿期肝硬化患者，如无影响其生存时间的其他严重并发症，应即刻开始抗病毒治疗。NS3/4A 蛋白酶抑制剂、干扰素禁止用于失代偿期肝硬化患者。伴有肝功能失代偿或既往曾有肝功能失代偿病史或 CTP 评分 7 分及以上的患者，不推荐使用含 NS3/4A 蛋白酶抑制剂的方案，因其血药浓度升高和/或缺乏安全性数据。CTP 评分 5 或 6 分的患者，若不能进行密切临床或实验室监测者，不推荐使用含 NS3/4A 蛋白酶抑制剂的方案。抗病毒治疗方案可以选择：来迪派韦/索磷布韦（基因 1、4、5、6 型）或索磷布韦/维帕他韦（泛基因型），以及 RBV（<75 kg 者 1 000 mg/d；≥75 kg 者 1 200 mg/d）治疗 12 周，RBV 起始剂量 600 mg/d，随后根据耐受性逐渐调整。如果患者有 RBV 禁忌或无法耐受 RBV，则不联合 RBV，但疗程延长至 24 周。

失代偿期肝硬化患者首先考虑肝移植，特别是终末期肝病模型（model for end-stage liver disease，MELD）评分≥18～20 分患者。DAAs 治疗后的 SVR 低于代偿期肝硬化患者，且 DAAs 抗病毒治疗期间不良事件发生风险极高，因此，应在有 HCV 治疗经验中心进行治疗，抗 HCV 治疗期间需进行严密的监测，如果发生严重肝功能失代偿应停止治疗。治疗后也要继续随访及评估。失代偿期肝硬化患者 DAAs 抗病毒治疗的疗效低于无肝硬化及代偿期肝硬化患者，SVR 率约为 94%（ASTRAL-4 研究）。

2. 儿童的治疗和管理　儿童 HCV 感染的诊断及评价与成人一样，但一般儿童感染时间相对较短，疾病进展缓慢。感染 HCV 母亲所生的新生儿诊断依赖于 HCV RNA 检测。3 岁以下儿童，目前尚无推荐的 DAAs 治疗方案。3 岁以上儿童及青少年，建议使用 DAAs 治疗，以干扰素为基础的方案不再推荐用于儿童及青少年患者。12 岁以下儿童，目前国内暂无获批的 DAAs 剂型。3 岁以上，体质量低于 17 kg 的儿童，索磷布韦/维帕他韦推荐剂量为每天 150 mg/37.5 mg；对于体质量 17～30 kg 的儿童，索磷布韦/维帕他韦推荐剂量为每天 200 mg/50 mg；对于体质量＞30 kg 的儿童，索磷布韦/维帕他韦推荐剂量为每天 400 mg/100 mg。12 岁及以上或者体质量超过 35 kg 的青少年，基因 1、4、5、6 型感染，初治/经治无肝硬化，或初治代偿期肝硬化患者予以 400 mg 索磷布韦/90 mg 来迪派韦治疗 12 周，经治代偿期肝硬化患者治疗 24 周。HCV 基因 2 型，予以 400 mg 索磷布韦联合 RBV 治疗 12 周，HCV 基因 3 型，治疗 24 周。3～12 岁儿童根据体质量调整剂量。

3. 肾损伤患者的治疗和管理　HCV 感染合并慢性肾损害（chronic kidney disease，CKD）包括慢性肾病、血液透析及肾衰竭的患者。治疗前应该评估两种疾病的风险及疾病的严重程度，然后决定选择何种治疗方案。肾衰竭等待肾移植的患者应该尽早抗病毒治疗，因为移植后应用的免疫抑制剂可以加重、加快肝病进展。HCV 感染者合并有 CKD 的比例远远高于普通人群，8.5% 的 20～65 岁及 26.5% 的超过 65 岁的 HCV 感染者合并有 CKD。CKD 患者的抗-HCV 阳性率也明显高于普通人群，并且 HCV 伴 CKD 的患者其他系统的疾病风险明显增加。CKD 合并 HCV 感染者经 DAAs 治疗获得 SVR 后，患者临床获益明显，肝病进展延缓或者阻断，肾病进展也将延缓，甚至其他系统的疾病发生风险降低。因此，所有合并 HCV 感染的 CKD 患者，均应立即接受抗病毒治疗。NS3/4A 蛋白酶抑制剂、NS5A 抑制剂和 NS5B 非核苷聚合酶抑制剂，这三类中大部分药物主要经过肝脏代谢，可用于 CKD 患者，例如艾尔巴韦/格拉瑞韦、格卡瑞韦/哌仑他韦。NS5B 核苷聚合酶抑制剂（索磷布韦）主要代谢产物 GS-331007 的主要消除途径是肾清除。

CKD 患者推荐使用无干扰素的 DAAs 治疗方案。对于 CKD 1～3b 期患者，DAAs 的选择无特殊，与没有 CKD 的患者一致。对于 CKD 4～5 期和 CKD 5D 期（透析）患者，建议根据基因型选择无 RBV 的 DAAs 治疗方案，首选格拉瑞韦/艾尔巴韦（基因 1、4 型），索磷布韦/维帕他韦（泛基因型），其次来迪派韦/索磷布韦（基因 1、4、5、6 型）。索磷布韦/

维帕他韦治疗 HCV 基因 1～6 型接受透析的患者，SVR12 率达 95％（56/59）；来迪派韦/索磷布韦治疗 HCV 基因 1、4～6 型未接受透析的患者，SVR12 率达 100％（18/18）；来迪派韦/索磷布韦治疗 HCV 基因 1、2、4～6 型接受透析的患者，SVR12 率达 94％（89/95）。针对肾移植受者，禁止使用干扰素，而药物-药物相互作用（drug-drug interaction，DDI）是选择 DAAs 方案时需要考虑的一个重要因素，可查阅关于药物相互作用的在线资源。肾移植后 CKD 1～5 期患者，可以选择来迪派韦/索磷布韦（基因 1、4、5、6 型），或者索磷布韦/维帕他韦（泛基因型），不需要调整免疫抑制剂剂量。其他实质脏器移植后患者的治疗方案选择同肾移植后患者。

血液透析患者获得 SVR 后的管理，参照《国家卫生健康委办公厅关于印发丙型肝炎病毒（HCV RNA）检测结果转阴患者血液透析管理方案的通知》（国卫办医函［2018］1000 号）执行。

4. 肝移植患者的治疗和管理　等待肝移植且 MELD 评分＜18 分肝硬化患者应在移植前尽快开始治疗，并在移植前完成全部治疗疗程。治疗后进一步评估获得 SVR 后的肝功能改善情况，如果肝功能改善明显，患者甚至可能从移植等待名单中移除。等待肝移植且 MELD 评分 18～20 分患者应首先进行肝移植，移植后再进行抗 HCV 治疗，但是，如果等待时间超过 6 个月，可根据具体情况在移植前进行抗 HCV 治疗。等待肝移植且肝功能失代偿的患者，肝移植前治疗方案同失代偿期肝硬化患者。等待肝移植的肝硬化或者代偿期肝硬化患者，应在肝移植前开始抗病毒治疗，以预防 HCV 复发及移植后并发症，如果需要立即肝移植，可在肝移植后进行抗病毒治疗，也可获得较高 SVR 率。对于肝移植后患者 HCV 再感染或复发，及时进行抗病毒治疗与患者的全因死亡密切相关。移植后由于需要长期应用免疫抑制剂，HCV 复发或再感染后可以明显加速肝脏纤维化，导致移植肝发生肝硬化甚至肝衰竭。因此，肝移植的患者一旦出现 HCV RNA 阳性，应及时抗病毒治疗。抗 HCV 治疗期间或之后需监测免疫抑制剂的血药浓度。移植后 HCV 复发或者再感染，可选择治疗方案来迪派韦/索磷布韦（基因 1、4、5、6 型）或索磷布韦/维帕他韦（泛基因型），治疗时无需调整免疫抑制剂剂量。抗-HCV 阳性、HCV RNA 阳性捐献者的器官可移植于 HCV RNA 阳性的患者，但是已有中度或进展期肝纤维化的肝脏不推荐用于移植供体。

5. 静脉药瘾以及接受阿片类似物替代治疗（opioid substitution therapy，OST）者的治疗和管理　静脉药瘾者应定期自愿检测抗-HCV 和 HCV RNA，静脉药瘾者都应有机会得到 OST 及清洁注射器。所有感染 HCV 的静脉药瘾者都应立即接受抗病毒治疗，抗病毒治疗方案选择无干扰素的全口服 DAAs 治疗方案，具体方案同普通患者，注意治疗时的 DDI

问题。仍有持续高危行为的静脉药瘾者应在 SVR 后监测 HCV 再次感染，至少每年 1 次 HCV RNA 评估。SVR 后随访中 HCV 再次感染者应再次予抗 HCV 治疗。

6. 血友病/珠蛋白生成障碍性贫血等血液疾病患者的治疗和管理 对于血友病等血液系统疾病患者合并 HCV 感染时，珠蛋白生成障碍性贫血、镰状细胞贫血症的患者合并 HCV 感染时，HCV 抗病毒治疗的指征不变，患者应积极接受抗病毒治疗。选择无干扰素、无 RBV 的全口服 DAAs 治疗方案，具体方案同普通患者。

7. 精神疾病患者的治疗和管理 慢性 HCV 感染可引起中枢或外周神经系统和精神异常，常见为焦虑、抑郁、失眠等，应与肝性脑病相鉴别。既往有精神病史的患者，为聚乙二醇干扰素 α 治疗禁忌，根据该类患者的病情，应给予无干扰素的 DAAs 抗 HCV 治疗。若治疗期间出现精神症状，可用抗精神疾病类药物治疗。在使用抗精神疾病类药物和抗 HCV 药物治疗时，要注意 DDI 问题。

8. 合并 HBV 感染患者的治疗和管理 合并 HBV 感染时，患者 HBV DNA 多处于低复制水平或低于检测阈值，而 HCV 多为肝病进展的主要原因。因此对于该类患者，要注意检测 HBV 和 HCV 的活动状态，以决定如何选择 HBV 和 HCV 的抗病毒治疗方案。HBV/HCV 合并感染者的抗 HCV 的治疗方案和治疗原则与单一 HCV 感染者相同。如果患者符合 HBV 抗病毒治疗指征，可考虑予以干扰素或核苷（酸）类似物抗 HBV 治疗。HBsAg 阳性患者在治疗 HCV 过程中，HBV DNA 有再激活的风险。因此，在抗 HCV 治疗期间和治疗后 3 个月内，联合核苷（酸）类似物预防 HBV 再激活。对于 HBsAg 阴性、抗- HBc 阳性患者，需每月监测血清 ALT 水平，如果在抗 HCV 治疗期间或之后 ALT 异常或较前升高，则需进一步完善 HBsAg 和 HBV DNA 检测；若 HBsAg 和 HBV DNA 阳性，则需开始核苷（酸）类似物抗 HBV 治疗。

9. HIV/HCV 合并感染患者的治疗和管理 HIV/HCV 合并感染患者均应进行抗 HCV 治疗，并应进行抗逆转录病毒治疗（antiretroviral therapy，ART）。CD4＋T 淋巴细胞数＜200 个/μl 推荐先启动 ART，待免疫功能得到一定程度恢复后再适时开始抗 HCV 治疗。ART 药物宜选择肝脏毒性较小的药物。针对合并 HIV 感染的慢性丙型肝炎患者，其 DAAs 治疗方案的选择与慢性丙型肝炎患者相同，总体治疗效果相当。如 DAAs 药物需与 ART 药物同时使用，注意与 ART 药物间的相互作用，建议查询相关药物相互作用以合理选择用药。ART 药物的选择及更换可参照《中国艾滋病诊疗指南（2021 年版）》。HIV/HBV/HCV 三重感染患者，在 DAAs 药物治疗过程中有诱发 HBV 激活的风险，因此，三重感染患者必须在包含抗 HBV 活性药物的 ART 方案治疗稳定后，再开始抗 HCV 的 DAAs 治疗；HIV/HCV 合并感染者应用 DAAs 治疗前应常规进行 HBV 标志物筛查。

10. 急性丙型肝炎患者的治疗和管理　急性丙型肝炎患者的慢性化率高达 55％～85％，因此，对于这类患者应积极处理。但针对急性 HCV 患者何时开始抗 HCV 治疗，目前观点不一。部分学者认为，若伴有 ALT 升高，无论有无其他临床症状，建议抗 HCV 治疗；部分学者建议每 4 周复查 1 次 HCV RNA，对持续 12 周 HCV RNA 阳性时再考虑抗病毒治疗。急性丙型肝炎患者可给予索磷布韦/维帕他韦（泛基因型）、格卡瑞韦/哌仑他韦（泛基因型）、格拉瑞韦/艾尔巴韦（基因 1b 或 4 型）或来迪派韦/索磷布韦（基因 1、4、5、6 型）治疗 8 周。因有延迟复发的报道，应监测 SVR12。

失代偿期肝硬化或曾有失代偿病史患者禁止使用 NS3/4A 蛋白酶抑制剂类 DAAs。失代偿期肝硬化患者可选择索磷布韦/维帕他韦，或者根据基因型选择来迪派韦/索磷布韦，以及 RBV（<75 kg 者 1 000 mg/d；≥75 kg 者 1 200 mg/d）治疗 12 周。如患者有 RBV 禁忌或无法耐受 RBV，则不联合 RBV，但疗程延长至 24 周。

青少年患者，12 岁及以上或体质量超过 35 kg，可给予索磷布韦/维帕他韦 400 mg/100 mg，治疗 12 周，或者根据基因型给予 400 mg 索磷布韦/90 mg 来迪派韦治疗 12 周。

所有合并 HCV 感染的 CKD 患者，均应立即接受抗病毒治疗。根据基因型可选择格拉瑞韦/艾尔巴韦，索磷布韦/维帕他韦，其次为来迪派韦/索磷布韦。肾移植后患者，可选择索磷布韦/维帕他韦，或来迪派韦/索磷布韦，不需要调整免疫抑制剂剂量。

等待肝移植患者，如果 MELD 评分<18 分，应在移植前尽快开始抗病毒治疗，患者可能从移植等待名单中移除；如果 MELD 评分 18～20 分，首先进行肝移植，移植后再进行抗 HCV 治疗，如果等待时间超过 6 个月，可根据情况在移植前进行抗 HCV 治疗。肝移植后 HCV 复发或再感染者，可选择索磷布韦/维帕他韦或来迪派韦/索磷布韦治疗 12 周。

静脉药瘾者应定期自愿检测抗- HCV 和 HCV RNA，感染 HCV 的静脉药瘾者应立即接受抗病毒治疗，具体方案同普通患者，注意治疗时的 DDI。仍有持续高危行为的静脉药瘾者应在 SVR 后，至少每年 1 次 HCV RNA 评估。SVR 后随访中 HCV 再次感染者应再次予抗 HCV 治疗。

血友病、珠蛋白生成障碍性贫血、镰状细胞贫血等血液系统疾病患者合并 HCV 感染时，HCV 抗病毒治疗的指征不变，选择无 RBV 的全口服 DAAs 方案，具体方案同普通患者（B1）。有精神病史的 HCV 感染患者，治疗前应评估精神状态，治疗期间注意监测精神状态，必要时予以抗精神疾病类药物。在联合用药时，需注意 DDI。

合并 HBV 感染时，HCV 治疗与单纯 HCV 感染的治疗方案相同。如患者同时符合 HBV 抗病毒治疗指征，可考虑予以干扰素 α 或核苷（酸）类似物抗 HBV 治疗。如不符合 HBV 抗病毒治疗指征，但 HBsAg 阳性，则在抗 HCV 治疗同时予以核苷（酸）类似物抗

HBV 治疗，预防 HBV 再激活。

合并 HIV 感染时，针对 HCV 的治疗与单纯 HCV 感染的 DAAs 治疗方案相同，SVR 率与无 HIV 人群相同。如 DAAs 与抗逆转录病毒药物有相互作用，治疗方案和药物剂量需调整。

急性丙型肝炎患者可给予索磷布韦/维帕他韦，或者根据基因型，给予格拉瑞韦/艾尔巴韦或来迪派韦/索磷布韦，治疗 8 周。

十七、经治患者的再次治疗

经过规范抗病毒治疗，仍有一些患者不能获得 SVR，这些患者定义为经治患者。经治患者分为两大类，PRS 经治和 DAAs 经治。PRS 经治定义为既往经过规范的 PR 抗病毒治疗，或者 PR 联合索磷布韦治疗，或者索磷布韦联合 RBV 治疗，但是治疗失败。DAAs 经治定义为既往经过规范的 DAAs 抗病毒治疗，但是治疗失败，包括含 NS5A 抑制剂的 DAAs 经治和不含 NS5A 抑制剂的 DAAs 经治。无肝硬化或代偿期肝硬化、包含蛋白酶抑制剂或 NS5A 方案治疗失败的 DAAs 经治患者，可以给予索磷布韦/维帕他韦/伏西瑞韦联合治疗 12 周。HCV 基因 1、2 型 DAAs 经治失败的患者，可给予索磷布韦/维帕他韦联合 RBV 治疗，疗程 24 周。非常难治 DAAs 经治患者（包含蛋白酶抑制剂或 NS5A 方案失败 2 次，有 NS5A RAS），可予索磷布韦/维帕他韦/伏西瑞韦，同时加用 RBV（<75 kg 者 1 000 mg/d；≥75 kg 者 1 200 mg/d）治疗 12 周或 16 周。失代偿期肝硬化、包含蛋白酶抑制剂或 NS5A 方案治疗失败患者禁用蛋白酶抑制剂，应再次予索磷布韦/维帕他韦，同时加用 RBV（<75 kg 者 1 000 mg/d；≥75 kg 者 1 200 mg/d）治疗 24 周。

PRS 经治患者的 DAAs 治疗方案与初治患者类似。DAAs 经治的无肝硬化或代偿期肝硬化患者，可给予索磷布韦/维帕他韦/伏西瑞韦联合治疗 12 周。DAAs 经治失败 2 次的患者，可予索磷布韦/维帕他韦/伏西瑞韦加用 RBV 治疗 12 周。DAAs 经治的失代偿期肝硬化患者，禁用蛋白酶抑制剂，应再次予索磷布韦/维帕他韦，同时加用 RBV 治疗 24 周。

十八、治疗过程中的监测

患者治疗过程中应进行疗效监测和安全性监测。疗效监测主要是检测 HCV RNA，应采用灵敏度高的实时定量 PCR 试剂（检测下限<15 IU/ml），如果敏感的 HCV RNA 检测不可及，可使用检测下限为≤1 000 IU/ml 的 HCV RNA 检测试剂。建议在治疗的基线、治疗第 4 周、治疗结束时、治疗结束后 12 周检测 HCV RNA。接受包含 DAAs 治疗方案的患者每次就诊时均需评估临床不良反应，需在基线、治疗后 4 周、12 周、24 周或有临床症状时

监测 ALT 水平。蛋白酶抑制剂在严重肝损伤患者中的不良反应发生率很高，因此，含有蛋白酶抑制剂治疗方案禁用于失代偿期肝硬化或失代偿病史患者。治疗期间，ALT 出现 10 倍升高，需提前终止治疗；ALT 升高但低于 10 倍时，伴有疲乏、恶心、呕吐、黄疸或胆红素、碱性磷酸酶、国际标准化比值显著升高，需提前终止治疗；ALT 升高低于 10 倍，且无症状者，密切监测，每 2 周复查 1 次，如果 ALT 水平持续升高，须提前终止治疗。使用 DAAs 治疗，特别应了解药品说明书中指出的具有相互作用的其他药物，如果可能，HCV 治疗期间应停止有相互作用的合并用药，或者转换为具有较少相互作用的合并用药，具体的处理流程可参见《丙型肝炎直接抗病毒药物应用中的药物相互作用管理专家共识》。为尽量避免药物不良反应及 DDI，在相同疗程可获得相似的 SVR 率时，2 种 DAAs 药物的联合用药优于 3 种 DAAs 联合用药。育龄期妇女和/或其男性性伴侣在使用 RBV 时，必须在用药时以及停药后 6 个月内采用有效的避孕措施。

十九、随访

1. 对于未治疗或治疗失败的患者　对于因某种原因未进行抗病毒治疗者，应该明确未治疗的原因，以及未治疗原因对丙型肝炎疾病进展的可能影响。根据未治疗的具体原因和疾病状态，首先治疗对于总体生存影响最重要的疾病，积极治疗禁忌证和并发疾病，寻找抗病毒治疗时机。如果确实目前不能治疗，推荐以无创诊断方式每年复查，评价 1 次肝纤维化的进展情况；对于有肝硬化基础的患者，推荐每 6 个月复查 1 次腹部超声和血清甲胎蛋白。对于既往抗病毒治疗失败者，应该明确既往治疗的方案、治疗失败的临床类型（无应答、复发或突破）、有无肝硬化，根据药物可及性和 DAAs 的靶点不同，选择无交叉靶点的 DAAs 组合方案。并推荐以无创诊断方式每年复查 1 次，评价肝纤维化的进展情况；对于有肝硬化基础的患者，推荐每 6 个月复查 1 次腹部超声和血清甲胎蛋白。每年复查 1 次胃镜，观察食管胃底静脉曲张情况。

2. 进展期肝纤维化和肝硬化患者的监测和管理　对于进展期肝纤维化和肝硬化患者，无论抗病毒治疗是否获得 SVR，均应该每 6 个月复查 1 次腹部超声和血清甲胎蛋白，筛查 HCC。每年复查 1 次胃镜，观察食管胃底静脉曲张情况。

在治疗过程中应定期监测血常规、生化和 HCV RNA，以及不良反应等。建议基线、治疗 4 周、治疗结束时、结束后 12 周，评估肝肾功能、HCV RNA。未治疗或治疗失败的患者，以无创诊断方式每年复查 1 次、评价肝纤维化的进展情况。对于有进展期肝纤维化或肝硬化基础的患者，无论是否获得 SVR，每 3～6 个月复查 1 次腹部超声和甲胎蛋白。

二十、尚待研究和解决的临床问题

还有以下尚待研究和解决的临床问题：①预防 HCV 感染的疫苗研发；②研究 DAAs 治疗我国少见 HCV 基因型患者的疗效及治疗方案；③DAAs 治疗儿童及妊娠妇女的安全性以及疗效；④DAAs 在 HCV 相关 HCC 患者中的治疗时机及治疗获益；⑤慢性丙型肝炎进展至肝硬化、肝硬化失代偿和 HCC 过程中具有预警作用的生物学标志物的研究；⑥DAAs 治疗丙型肝炎肝硬化及失代偿期患者，获得 SVR 后改善疾病并发症及预后研究；⑦DAAs 治疗对预防肝硬化及其并发症和 HCC 的长期影响；⑧DAAs 的药物相互作用，特别需要关注 DAAs 与中草药相互作用的问题；⑨研究适合我国国情的更多发现 HCV 感染者、提高诊断率及治疗率的模式。

● 第三节　肝癌介入治疗分类及其优势

肝癌是我国临床上最常见的恶性肿瘤之一。我国以肝细胞癌性肝癌为主，肝细胞癌性肝癌是起源于肝细胞的恶性肿瘤，是一种富血供肿瘤，约占 90%。但由于肝癌起病隐匿，早期缺乏典型症状，临床发现多属晚期，失去了手术机会，能手术切除的仅占 10%～15%。肝癌的单纯手术切除术，无论如何完美也达不到根治的目的，手术后 5 年的复发率高达 70%。

在肝癌的经典治疗手段中，介入治疗是不少中晚期肝癌患者的首选。在近几十年以来，也一直在各大权威指南中占据重要地位。有数据显示，局部介入治疗在 50%～60%的肝癌治疗中起主导作用。

无论早期、中期、晚期都能通过介入治疗有效控制肿瘤生长，延长患者生存期。介入治疗不仅创伤小、副作用少，而且疗效确切，特别是对于部分早期单发小肝癌能够达到与外科手术切除相似的效果。介入治疗不能像外科手术那样取出肿瘤，但是根据肿瘤生物学概念可以认为，消灭肿瘤一部分或大部分，有可能改变宿主与肿瘤的比例态势，恢复机体的免疫能力。因此，介入治疗可以起到使肿瘤降期的作用，能让肿瘤缩小后进行二期切除，使原本不适合手术切除的患者有了手术条件。有研究结果显示：不可切除肝癌经转化治疗为可切除病灶后，患者行二期手术切除或肝移植的术后五年生存率为 24.9%～57.0%，这与初始行根

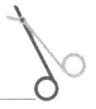

治性切除术后 30.0%～50.0% 的五年生存率相当。因此，介入治疗对中晚期肝癌进行降期，提高其转化切除率尤为重要。

　　肝癌介入治疗是微创治疗，短、小、快、好，是业界对它公认的评价。目前针对肝癌的介入治疗主要分为非血管介入治疗和血管介入治疗。血管介入治疗则包括经肝动脉单纯栓塞、经肝动脉化疗栓塞、经肝动脉灌注化疗，其中经肝动脉化疗栓塞和经肝动脉灌注化疗是目前比较常用的介入治疗方法。非血管介入治疗主要包括消融治疗（微波消融、射频消融、纳米刀消融、氩氦刀冷冻消融、不可逆电穿孔消融、高强度聚焦超声消融和激光消融）和放射治疗（立体定向放射治疗、选择性内放疗、碘-125 粒子植入内放射治疗）。这些技术的合理应用能够在不同分期的肝癌治疗中发挥关键作用。

一、介入治疗优点

　　1. 治疗效果确切，精准靶向病灶，见效快　在影像设备的引导下，可直接通过导管向肿瘤内部的供血血管注射化疗药和栓塞剂，使得治疗更加精准。治疗成功者可见到 AFP 迅速下降，肿块缩小，疼痛减轻等。

　　2. 机制科学　介入治疗局部药物浓度较全身化疗高达数十倍，而且阻断肿瘤血供，因此双管齐下疗效好，毒性较全身化疗小。

　　3. 微创，操作简单易行　仅仅通过细针穿刺，无需开刀，手术操作的伤口只有针眼大小，安全可靠。

　　4. 术后恢复时间快，痛苦相对小　通常患者在术后 6 h 就能下床活动。年老体弱及有某些特殊疾病者也可进行，无需全身麻醉。

　　5. 单次费用相对比较低。

　　6. 可以重复性强，诊断造影清晰，便于对比。

　　7. 可作为综合治疗晚期肿瘤重要手段之一。

　　介入治疗的发展为临床解决了很多难题，使原先不能手术或手术难度很大的疾病得到了简单有效的治疗。采用介入治疗，不仅能减轻临床症状，还能延长生存时间。对部分肝癌可缩小体积后再做切除。

二、介入治疗缺点

　　1. 在实际治疗过程中，受高压注射的影响，很有可能造成误栓塞，还有可能出现微转移。

　　2. 部分患者在接受一次肝癌介入治疗后，由于自身体质原因，血管直接出现堵塞问题，导致后续肝癌介入治疗难以为继。

3. 如果是严重的肝脏肿瘤者，在治疗效果方面欠佳，且这种治疗方式仍不可避免地会损伤一部分正常的肝细胞，因此一些患者会因此出现肝功能不全等问题。

第四节　肝癌血管介入治疗

肿瘤的血管介入治疗是指通过导管选择性的进入肿瘤供血动脉内灌注抗癌药物（化疗药、靶向药等）及栓塞血管物质（即栓塞剂，如碘油、载药微球等），使药物直接打击肿瘤组织（物理上的直接将药物导入到病灶部位，而非靶向药物自我选择的直接攻击），阻断肿瘤生长所需的营养供应，实现杀伤并"饿死"肿瘤细胞。血管介入治疗是中期肝癌患者主要的局部治疗手段，在系统治疗的基础上，也用于晚期肝癌。

肿瘤的血管介入治疗可用于治疗肺癌、肝癌，也可用于治疗头颈部肿瘤、肾癌、胃癌、乳癌、胰腺癌、食管癌、胆管肿瘤、盆腔恶性肿瘤、四肢软组织或骨恶性肿瘤等。对于外科手术不能切除的肿瘤，可以用此方法达到姑息治疗；也可通过灌注抗癌药物后，使肿瘤缩小再行外科手术切除；还可用于肿瘤切除术后患者进行预防复发的动脉内灌注化疗。这种治疗的特点一是灌注药物浓度高，如肝癌肝动脉灌注比静脉给药的药物浓度要高出 $100\sim400$ 倍，高浓度化疗可以起到大量杀灭肿瘤细胞的作用，又能减轻全身不良反应，所以成为抗癌治疗的重要方法之一。二是血管栓塞作用，肿瘤血管堵塞后，肿瘤组织因缺血而变性、坏死。因此介入治疗对于局部肿瘤的疗效比全身化疗要好得多，局部灌注的药物对全身肿瘤也能起治疗作用。

肝癌血管介入治疗的理论基础

1. 肝癌的血运特点　肝癌的血液供应特点是 TACE 治疗的解剖学基础。经多项实验已经证实肝癌主要由动脉供血。1954 年 Bueelis 的肿瘤灌注实验，1962 年 Tygstip 的阻断肝动脉实验，均证明肝脏原发性或继发性肝癌的血液供应 $90\%\sim95\%$ 来自肝动脉，肿瘤的中心是肝动脉供血。小肝癌、小结节、肿瘤的周边由门静脉供血，但门静脉供血很少。即正常肝脏接受门静脉、肝动脉双重血供，其中肝动脉占 25%，门静脉占 75%，而肿瘤主要由肝动脉供血，尤其包膜完整的肿瘤完全由肝动脉供血。因此，栓塞肿瘤供血动脉后，可使肿瘤缺血、坏死、缩小，而对正常肝组织则影响不大。

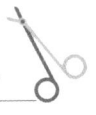

肝癌的不同血运特点：

（1）肝细胞癌：主要由肝动脉供血，在血管造影时，可以清晰地看到肿瘤血管增粗、迂曲，肿瘤染色明显。

（2）肝内胆管细胞癌：血供相对复杂，肝动脉和门静脉双重供血。其肝动脉供血比例低于肝细胞癌，门静脉供血在其血供中也占有重要地位。这使得在对肝内胆管细胞癌进行治疗时，单纯依靠阻断肝动脉血供的方法（如 TACE）效果可能不如肝细胞癌显著。在血管造影中，其肿瘤血管显示不如肝细胞癌丰富，这也反映了其血供特点与肝细胞癌的差异。

（3）转移性肝癌：血供情况因原发肿瘤不同而有所差异。一般来说，转移性肝癌也有肝动脉供血，但部分转移瘤可能同时有门静脉参与供血。在血管造影中，其血管表现也因原发肿瘤类型而异，不过多数情况下，其肿瘤血管不如肝细胞癌丰富。

（4）混合型肝癌：同时具有肝细胞癌和肝内胆管细胞癌两种成分的肝癌。

（5）肝母细胞瘤：供丰富，主要由肝动脉供血。在血管造影时可以看到肿瘤血管明显增粗、迂曲，肿瘤染色明显。

（6）上皮样血管内皮细胞瘤：血供相对丰富，血管造影可以显示肿瘤血管。

（7）淋巴瘤累及肝脏（肝脏淋巴瘤）：肝脏淋巴瘤的血供不具有像肝细胞癌等实体瘤那样典型的肿瘤血管。其血液供应主要来自正常肝脏的血管系统，因为淋巴瘤细胞是在肝脏的正常组织结构中浸润生长，没有形成独立的肿瘤血管网络。

（8）神经内分泌肿瘤肝转移（原发于肝外）：肝转移灶的血供主要来自肝动脉。其血管造影表现可因肿瘤的分化程度和大小等因素而有所不同，一般可见肿瘤血管和不同程度的肿瘤染色。

根据发病率排序转移型肝癌分类及血运特点：

（1）结直肠癌肝转移：血供具有双重性。门静脉供血在早期转移阶段可能发挥重要作用，随着肿瘤的进展，肝动脉供血逐渐增加。转移灶的血管分布相对较分散，可能呈现出较细的血管分支。

（2）胃癌肝转移：血供主要源于门静脉系统，随着肿瘤的生长和发展，肝动脉供血也会参与进来。与结直肠癌肝转移灶相比，胃癌肝转移灶的血管可能相对更丰富，尤其是在较大的转移灶中，这种丰富的血管网络可能与胃癌细胞较强的侵袭性有关。然而，这些血管的走行可能比较紊乱，增加了治疗过程中准确栓塞血管的难度。

（3）胰腺癌肝转移：血供以肝动脉供血为主，在转移早期，胰腺的静脉血通过门静脉进入肝脏。随着肿瘤的生长，肝动脉供血逐渐成为主导。肝动脉血管会在转移灶周围形成丰富的分支，这些血管通常比较纤细、迂曲。在血管造影中，胰腺癌肝转移灶的血管网络显得非常复杂，血管密度相对较高。胰腺癌的肿瘤细胞可以刺激周围组织产生大量的新生血管。

（4）乳腺癌肝转移：主要由肝动脉供血，血管形态在不同的乳腺癌亚型可能有所差异。在血管造影等检查中可以观察到，这些肿瘤血管通常呈现出粗细不均的状态，较粗的血管主要分布在转移灶的边缘，为肿瘤的外层提供丰富的血液供应，而内部的血管相对较细，形成类似树枝状的分支结构。

（5）肺癌肝转移：主要由肝动脉供血。小细胞肺癌，其肝转移灶的血管通常非常丰富。非小细胞肺癌肝转移灶，血管情况因病理亚型（如腺癌、鳞癌）而有所不同。腺癌肝转移灶的血管可能相对更丰富，血管分支较多，走行相对较规则；而鳞癌肝转移灶的血管可能相对较少，血管形态可能更粗短。

2. 肝癌组织对碘化油的"虹吸"作用　碘化油快速注入正常小动脉后，形成油珠或油柱，对血管有短暂的栓塞作用。而对于有异常血流的组织，如富血供性肿瘤，尤其是肝癌、海绵状血管瘤的血窦，其存留时间明显延长，可达数月甚至 1 年以上。这一特征正是治疗肝癌的基础，碘化油在肝癌组织内有选择性沉积的"虹吸"作用其机制尚未研究清楚，推测有关的可能因素是：①由动脉注入的药物直接进入动脉供血的癌组织。②肿瘤内新生血管丰富，血流量大，速度相对快，碘化油可由于虹吸作用而选择性地流向肿瘤区。③肿瘤内血管结构紊乱、扭曲、不规则、粗细不均，缺乏肌层和弹力层，缺乏神经调节，血流缓慢，不足以冲刷附着的碘化油。④癌组织内的网状内皮细胞较少，缺乏能清除碘化油的单核巨噬系统和淋巴系统。⑤碘化油具有较强的黏附性，增加了与肿瘤组织接触的时间和接触的面积。碘化油类很少单独作为栓塞剂，但与其他抗癌药物或加温后注入可成为真正的栓塞剂。碘化油和抗癌药物混合成乳剂，注入肿瘤内，既可以产生油栓，栓塞供血动脉，又可以让高浓度的抗癌药物长时间与肿瘤细胞接触，缓慢释放，起到双重治疗作用。

3. 肝动脉栓塞后的"完全充填"概念　1996 年罗鹏飞等人根据动物实验模型的观察结果，提出了肝癌动脉栓塞的完全充填式的概念。认为肝癌在动脉供血之外，还有门静脉也参与供血，这与有人报告无包膜的肝癌、肝转移性肿瘤的血运，门静脉供血完全可超过肝动脉的观点一致；对于无被膜的浸润型病灶、多发性结节型病灶、转移性病灶，除肝动脉外，还有相当大的一部分供血由非癌组织肝窦内的门静脉供血。一旦肿瘤的供血被栓塞后，门静脉及相邻区域的动脉侧支供血明显增加。在肝动脉被栓塞后，门静脉将成为主要的供血血管。由于碘化油可经动脉瘘逆行进入门静脉，堵塞门静脉分支对癌性病灶的供血，周围的动脉分支也难以进入已充盈的肿瘤内，达到完全充填式的栓塞。

4. 药物的首过效应　药物的首过效应在肝动脉灌注时的表现十分明显。临床研究证实药物首先经过肝脏 90% 被提取。动物实验证明动脉匀速注射 5-FU 24 h 后，在外周静脉内测不到 5-FU，几乎完全被肝脏摄取。肿瘤组织与正常肝组织的血药浓度比 5 : 1～20 : 1。药物在血液中有层流现象，这是由于药物的密度与血液的密度不同，通常比较小，进入血管并不能立即与血液混合，因而，仰卧位时药物首先进入腹腔的靶器官。这些特点都有助于动脉化疗的实施。

5. 动脉药物浓度的倍增作用　血药浓度增加 1 倍，杀伤癌细胞能力增加 100 倍。化疗药物的动脉灌注，极大地提高局部血药浓度，同时降低了药物的副作用。肿瘤内血管扭曲，减缓了血流速度，增加了药物与癌细胞的接触时间和接触面积，提高了化疗药物的效应。TACE "三明治" 栓塞法，保持了肿瘤内的药物高浓度，更加可提高效果。肝癌细胞对脂性颗粒有特殊的亲和力，脂类可在肝脏内较长时间停留。碘化油作为药物的载体，与药物的混悬液可显影、栓塞，增加了吸收的概率。

● 第五节　经动脉化疗栓塞术及护理

经动脉化疗栓塞术（Transcatheter Arterial Chemo Embolization，TACE），即动脉插管化疗＋栓塞术，主要通过导管选择性或超选择性插入肿瘤供血靶动脉后，注入栓塞剂使靶动脉闭塞，引起肿瘤组织的缺血坏死；或使用抗癌药物或药物联合微粒、微球进行栓塞可起到化疗性栓塞的作用。适用于富血供肿瘤。TAE 和 TACE 两者从字面上来看，多了一个 C，但从检查的内容上来看，事实上是多了一个化疗的步骤，即 chemotherapy。从医学术语中来看，TACE 中的 T 是指途径，A 是指动脉，E 是指栓塞，而 C 就是化疗，所以简单地来说，TAE 就是不经过化疗的栓塞技术，适合止血或阻断肿瘤血供，后面不再赘述。

肝癌是起源于肝细胞的富血供恶性肿瘤，肝癌介入治疗的核心原理，就是通过给肝癌提供营养的血管直接注入药物到癌细胞，然后堵塞营养血管，在杀灭癌细胞的同时，让癌细胞失去营养，达到杀死＋ "饿死" 肿瘤的效果。当下，TACE 已成为全球范围内中期肝癌（BCLC B 期）的标准治疗方法。美国 NCCN 癌症治疗指南，TACE 已经被公认为中晚期肝癌的首选治疗。我国发布的《原发性肝癌诊疗指南（2024 年版）》将 TACE 治疗适应证 CNLC Ⅱ b、Ⅲ a 期肝癌患者，为首选治疗推荐。TACE 可有效地降低肿瘤负荷，延长患者的生存时间，改善生存质量。

一、TACE 发展史

1953 年 Seldinger 发明了动脉插管术；1964 年 Dotter 报道了使用同轴导管成功插入股浅动脉，这代表了介入放射学的开端；1979 年，日本学者 Kato 等首次报道了经肝动脉注入碘油与化疗药物混合乳剂治疗肝癌的临床应用。在此之前，对不可切除的 HCC 无明确可获益的治疗方法。这一开创性的工作开启了 TACE 在肝癌治疗领域的探索之路。1980—2000 年，TACE 逐渐成为肝癌重要的治疗方式。1999 年确定了 BCLC 分期。2000—2008 年，TACE 成为 B 期肝癌患者标准治疗。2002 年国内外多项临床研究证实 TACE 的疗效与安全性。2008 年开启 TACE 联合靶向药物治疗。2013 年开启 TACE 联合 CTLA－4 免疫治疗。2017 年开启 TACE 联合 PD－1 免疫治疗。发展成 TACE 联合多种治疗的新管理模式。

1. 我国介入放射学及肝癌 TACE 治疗兴起　我国肝癌 TACE 诊疗的历史开始于 20 世纪 70 年代中期。我国介入放射学奠基人林贵教授等，于 1974 年在国内率先开展选择性腹腔动脉和肠系膜上动脉造影，对肝癌进行了诊断性血管造影研究。并于 1979 年发表我国第一篇有关选择性血管造影诊断肝癌的论著，提出介入技术也可用于肝癌的治疗。针对肝、肾肿瘤栓塞治疗，林贵教授等开展了一系列实验和临床研究，1981 年报道明胶海绵和液态硅橡胶等多种栓塞剂栓塞肝、肾动脉的实验研究和病理学研究。

2. 肿瘤双血供理论，彻底改变肿瘤治疗模式　1981 年林贵教授赴瑞典隆德大学学习血管造影和介入性治疗技术，其间他通过实验研究证明"肝肿瘤双重血供"的崭新理论，改变了世界医学界"肝肿瘤只有单血供"的传统观念，为提高肝肿瘤患者介入疗效提供了理论基础。学成回国后，林贵教授采用"明胶海绵栓塞肝动脉"技术治疗肝癌，以及联合碘化油乳剂对肝癌进行 TACE，使中晚期肝癌患者 1 年生存率由原来"0"提高至 62%，填补了我国肝癌 TACE 治疗研究空白。

3. 1976 年，美国 Wallace 医生报道了经导管肝动脉明胶海绵栓塞术治疗肝癌，随后日本医生应用碘化油加明胶海绵栓塞化疗术，并在全球广泛推广。

4. 20 世纪 80 年代，随着数字减影血管造影设备以及微导管等新器械的发展，肝癌介入治疗技术得到快速发展。随后，载药微球、钇－90（^{90}Y）放射性微球等新技术不断涌现，使经血管的肝癌治疗技术日趋成熟。进入 21 世纪后，肿瘤射频消融、微波消融、冷冻消融等消融技术，以及 ^{125}I 放射性粒子植入技术广泛应用，开启了非血管性介入治疗快速发展的时代。

二、肝功能的评估

TACE 治疗，需综合考虑肝癌患者的肝功能，以确保手术或治疗的安全性。

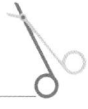

1. 肝细胞损伤的指标

(1) 血清转氨酶水平检测：丙氨酸氨基转移酶（ALT）和天冬氨酸氨基转移酶（AST）是反映肝细胞损伤的重要指标。生理状态下，ALT 和 AST 通常低于 40 U/L，当肝细胞受损时，肝细胞膜通透性增加，胞质内 ALT 和 AST 释放入血浆，导致血清 ALT 和 AST 升高。各种肝脏疾病都能引起转氨酶轻至中度升高，因此，中等程度以下（<300 U/L）的转氨酶升高无特异性。ALT 急剧升高（>1 000 U/L）常见于急性病毒性肝炎、毒物或药物性肝损伤、急性缺血性肝病等。重症自身免疫性肝炎和肝豆状核变性也能导致转氨酶急剧升高，但同时伴有自身免疫性抗体升高或铜代谢异常。轻型肝炎发生时，AST/ALT 比值下降，重型肝炎、肝硬化和肝癌发生时，AST/ALT 比值上升。AST/ALT 比值>1.2 提示预后不良。

(2) 胆汁淤积检测：

1) 碱性磷酸酶（alkaline phosphatase，ALP）：血清中 ALP 主要来自肝脏、骨骼和肠道，因此常将 ALP 作为相关肝脏疾病的检查指标之一。各种肝内、肝外胆管阻塞性疾病，如胆结石引起的胆管阻塞、原发性胆汁性胆管炎、肝内胆汁淤积等，均可引起血清 ALP 明显升高。

2) γ-谷氨酰转肽酶（gamma-glutamyltransferase，GGT）：主要分布于肾、肝、胰腺，但血清 GGT 主要来自肝脏，因此 GGT 升高提示肝脏疾病，尤其是胆道疾病。胆管阻塞性疾病时，GGT 明显升高；急、慢性肝炎以及肝硬化时，GGT 轻中度升高。

2. 胆红素代谢的指标

胆红素是血液循环中衰老红细胞在肝脏、脾脏中被分解和破坏的产物。总胆红素（total bilirubin，TB）包括间接胆红素（indirect bilirubin，IB）和直接胆红素（direct bilirubin，DB）两种形式。血清胆红素测定有助于检出肉眼尚不能观察到的黄疸，常反映肝细胞损伤或胆汁淤积。

3. 肝脏合成功能的指标

(1) 白蛋白：在肝脏中合成，白蛋白的高低反映肝脏合成代谢功能和储备功能，也是评估肝硬化严重程度及判断预后的指标。当肝脏合成功能降低时，血清白蛋白明显降低，常见于肝硬化失代偿期和急、慢性肝衰竭。

(2) 凝血酶原时间（prothrombin time，PT）：是评估肝脏合成功能的另一指标，该指标检测血液凝固时间，血液凝固需要凝血因子参与，大部分凝血因子由肝脏合成，所以 PT 可在一定程度上反映肝脏合成储备功能。PT 的正常值为 11～15 秒，较正常值延长 3 秒以上具有临床意义。严重肝细胞坏死和肝硬化患者 PT 明显延长。另外，PT 延长还可见于口服抗凝药物治疗、弥散性血管内凝血（disseminated intravascular coagulation，DIC），或维生素 K 缺乏者。

（3）胆固醇：约 70％ 的内源性胆固醇在肝脏合成，当肝脏合成功能受损时，血胆固醇水平将降低。

4. 肝功能的评估

（1）Child-Pugh 评分（如表 4 - 1）：除上述检测指标外，对肝功能的评估还应结合患者的症状、体征、影像学检查及病理综合判断，并采用 Child-Pugh 评分对肝功能进行分级评估，便于临床诊治决策。Child-Pugh A 级（5～6 分），Child-Pugh B 级（7～9 分），Child-Pugh C 级（10～15 分）。

表 4 - 1　肝功能 Child-Pugh 评分

观察指标	分　　数		
	1	2	3
肝性脑病（分期）	无	1～2	3～4
腹腔积液	无	轻	中度以上
血清胆红素/(μmol/L)	<34	34～51	>51
血清白蛋白/(g/L)	>35	28～35	<28
PT（>对照秒）	<4	4～6	>6

Child-Pugh 评分肝硬化患者使用最多、临床简便易得，但存在两个问题：①肝性脑病和腹腔积液程度是主观指标，往往无法准确计量；②稀释了胆红素在这 5 个指标中更重要的地位，比如同样是 ＋3 分，胆红素 51 和胆红素 500 显然不是相同的预后。

（2）ALBI 评分（白蛋白-胆红素评分）：ALBl 评分计算公式（胆红素单位：μmol/L，白蛋白单位：g/L）ALBI ＝ ($\log_{10}$ 胆红素 ×0.66) ＋ (白蛋白 ×－0.085)。

ALBI 1 级 ＜－2.60。

ALBI 2 级 －2.60～－1.39。

ALBI 3 级 ＞－1.39。

相比 Child-Pugh，该评分有对应的两大优势：①ALBI 评分旨在消除 Child-Pugh 评分中腹腔积液和肝性脑病的主观因素；②定量分析胆红素与白蛋白，更准确地评估肝功能；③可以应用于肝硬化和非肝硬化患者。

5. 肝癌的分期

（1）中国肝癌的分期方案（CNLC），包括：CNLC Ⅰa 期、Ⅰb 期、Ⅱa 期、Ⅱb 期、Ⅲa 期、Ⅲb 期、Ⅳ期，原发性肝癌诊疗指南（2024 年版），TACE 是中晚期肝癌非手术切除的一线治疗方法，主要适用于中国肝癌分期（CNLC）Ⅰb～Ⅲb 期患者，其中Ⅱb、Ⅲa 期为首选。

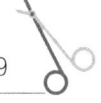

具体分期方案描述见图 4 - 2。

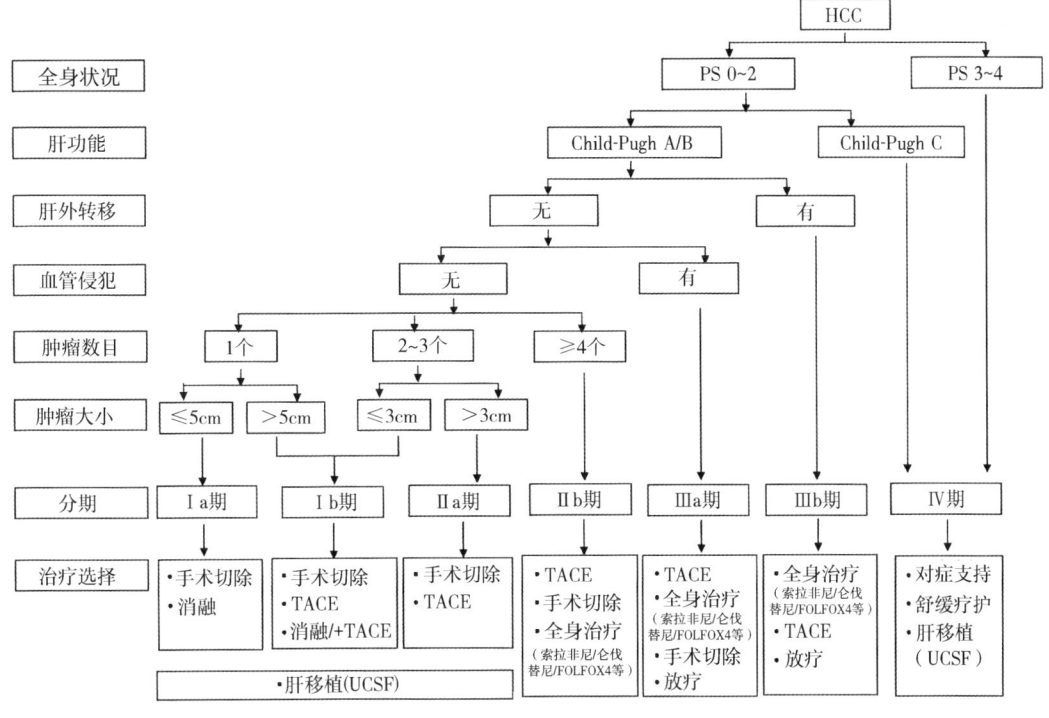

图 4 - 2　中国肝癌的分期方案 ［《原发性肝癌诊疗指南（2024 年版）》］

（2）巴塞罗那临床分期与治疗路线图（2022）（如表 4 - 2）

表 4 - 2　肝痛巴塞罗那分期

肝癌分期	体力状况 PS 评分	肝功能 Child-Pugh 分级	肿瘤		
			肿瘤数目	肿瘤大小	侵犯血管、淋巴结/远处转移情况
非常早期（0 期）	0	A，无门脉高压	单发肿瘤	＜2 cm	无
早期（A 期）	0	A～B	单发肿瘤	大小不限	无
	0	A～B	少于 3 个	＜3 cm	无
中期（B 期）	0	A～B	多发肿瘤	大小不限	无
晚期（C 期）	1～2	A～B	多少不限	大小不限	门脉浸润或淋巴结转移、远处转移
终末期（D 期）	3～4	C	多少不限	大小不限	

三、肝癌 TACE 适应证和禁忌证

1. 适应证

（1）CNLC Ⅱ b、Ⅲ a 期，肝功能 Child-Pugh A 级或 B 级（7～8 分），美国东部肿瘤协作组体能状态评分 0～2 分的肝癌，为首选治疗推荐。

（2）预计通过 TACE 治疗能控制肝内肿瘤生长而获益的 CNLC Ⅲ b 期肝癌。

（3）可手术或消融治疗，但由于其他原因（如高龄、严重肝硬化等）不能或不愿接受手术、消融治疗的 CNLC I～IIa 期肝癌。

（4）巨块型肝癌，肿瘤占全肝脏体积的比例＜70％。

（5）门静脉主干未完全阻塞或虽完全阻塞但存在丰富门静脉代偿性侧支血管或通过放置门静脉支架后复通门静脉血流的肝癌。

（6）肿瘤破裂出血或肝动脉-门静脉分流造成门静脉高压出血的肝癌。

（7）存在外科术后复发的中高危因素肿瘤直径＞5 cm、肿瘤多发、合并肉眼或镜下血管或胆管癌栓、姑息性手术、术后 AFP 和/或 PIVKA II 等肿瘤标志物未降至正常范围等的肝癌。

（8）手术切除、肝移植、消融等治疗后复发，且肝功能、ECOG PS 评分符合条件（1）的肝癌。

（9）初始不可切除，但可接受术前转化或降期治疗后为手术切除、肝脏移植、消融创造机会的肝癌。

（10）预计肝移植等待期超过 6 个月，可采用 TACE 桥接治疗的肝癌。

2. 禁忌证

（1）绝对禁忌证：①肝功能严重障碍，Child-PughC 级，包括严重黄疸、肝性脑病、难治性腹腔积液或肝肾综合征；②无法纠正的凝血功能障碍；③门静脉主干完全堵塞，门静脉侧支代偿不足，且不能通过门静脉成形术复通门静脉向肝血流；④合并严重感染且不能有效控制；⑤肿瘤弥漫或远处广泛转移，预期生存期＜3 个月；⑥ECOG PS 评分＞2 分、恶病质或多脏器功能障碍综合征；⑦肾功能障碍：血肌酐＞176.8 μmol/L 或肌酐清除率＜30 mL/min；⑧II 级及以上的碘对比剂过敏。

（2）相对禁忌证：①肝功能 Child-Pugh B 级（9 分）；②肿瘤占全肝体积比例≥70％；③继发性（如脾功能亢进、化疗性骨髓抑制等）白细胞＜3.0×10^9/L、血小板＜50×10^9/L。

对于存在相对禁忌证①的患者，经治疗纠正后可行 TACE，如肿瘤较小，也可行 TACE 后加强对症支持治疗；对于存在相对禁忌证②的患者，如肝功能分级为 Child-Pugh A 级或 B 级（7～8 分），可考虑分次栓塞；对于存在相对禁忌证③的患者，可通过部分性脾动脉栓塞、去除诱因、药物等治疗后行 TACE 治疗，特殊或紧急情况（如肝癌破裂，肝穿刺活检、消融、外科手术等治疗后的出血等）可以适当放宽。

四、TACE 围术期管理

1. 实验室检查

（1）血常规、尿常规、粪便常规及隐血检查。

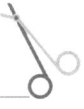

（2）肝功能、肾功能、电解质、血氨、凝血功能检查。

（3）肝炎相关检查：HBV 和 HCV 标志物，包括乙型肝炎两对半［乙型肝炎表面抗原（HBsAg）、乙型肝炎表面抗体（HBsAb）、e 抗原（HBeAg）、e 抗体（HBeAb）、核心抗体（HBcAb）］，HCV 抗体；对于 HBV 和/或 HCV 感染者，进一步明确 HBV 脱氧核糖核酸（HBV DNA）定量和/或丙型肝炎 RNA 定量等，评价患者慢性肝炎状态和病毒复制活跃程度。

（4）血肿瘤标志物检查：AFP 是肝癌诊断及随访的重要血清学指标；可同时检测 PIVKA-Ⅱ、AFP 异质体及 α-L-岩藻糖苷酶等协助诊断；癌胚抗原（CEA）、糖类抗原 199（CA199）和糖类抗原 125（CA125）等可用于鉴别诊断。

（5）传染病及基础病相关检查：如 HIV、梅毒等；合并糖尿病者行血糖及糖化血红蛋白等检查；合并心肺疾病者行心肌酶谱、常规心电图/超声心动图、冠状动脉 CT 血管造影、肺功能等检查。

2. 影像学检查

（1）动态增强 CT、动态增强 MRI、超声造影：是肝癌诊断和治疗后随访的主要影像学检查，需在 TACE 治疗前 1 个月内完成。肝细胞特异性对比剂［钆贝葡胺（Gd-BOPTA）或钆塞酸二钠（Gd-EOB-DTPA）］和纯血池超声对比剂（六氟化硫微泡）可提高小肝癌检出率和诊断准确性。对 AFP>400 μg/L、排除其他病因、高度怀疑肝癌而上述 3 种影像检查未能发现肝脏病灶的初诊患者，可酌情选择肝动脉 DSA 检查。TACE 治疗前常规完善胸部 CT，必要时行全身骨扫描。

（2）正电子发射计算机断层显像（positron emission tomography，PET）检查：包括氟-18-脱氧葡萄糖（18F-FDG）PET/CT 或 PET/MRI 全身显像等，不常规推荐，可作为上述 3 种影像检查的有益补充。用于以下 3 种情况：①肝癌治疗前分期，能够全面评价淋巴结及远处器官转移。②肝癌治疗后再分期，可准确显示解剖结构发生变化后或解剖结构复杂部位的复发转移灶。③TACE 术后疗效评价。

3. 设备器材、药物、栓塞材料准备

（1）设备器材：设备主要包括 DSA 机、高压注射器、心电监护仪等；器材主要包括穿刺针、导管鞘、导管（微）及导丝（微）等。根据穿刺动脉入路和血管解剖等，选择合适器材，避免不必要的血管损伤。

（2）药物：推荐使用非离子型、低黏、低分子毒性对比剂，尤其是肾功能不全的患者，以降低对比剂所致急性肾损伤的发生率。化疗药物常用蒽环类、铂类、丝裂霉素、氟尿嘧啶类等细胞毒性药物。

1）常用抗癌药物：用阿霉素或表柔比星 30～50 mg，顺铂 60～100 mg，奥沙利铂、

5-FU 1.0 g，丝裂霉素 16～20 mg，羟基喜树碱 30 mg 等。通常采用 3～4 种药物同时给药或交替使用，但不宜过多。这些化疗药物可在栓塞前缓慢灌注，或将化疗药物与碘化油乳剂充分混合形成药物-碘化油混悬剂，或与可载药微球混合形成局部缓慢释放化疗药物的微球。在此基础上，根据肝癌的血供情况补充应用其他的颗粒型栓塞剂，如明胶海绵颗粒、空白微球、聚乙烯醇颗粒等。

2）常用方案：FAM（5-FU + ADM + MMC）、FMP（5-FU + MMC + DDP）、FAP（5-FU + ADM + DDP）。

五、经动脉介入治疗的常用化疗药物

1. 抗肿瘤抗生素类药物　常用的抗肿瘤抗生素类药物包括蒽环类药物和丝裂霉素、平阳霉素等。其中蒽环类药物包括多柔比星、表柔比星、伊达比星和吡柔比星等。在 HCC 介入治疗中，该类药物常作为基础性药物，单独或与其他化疗药物联合或与分子靶向药物、免疫药物联合应用。

（1）多柔比星：其累积剂量为 550 mg/m^2，常见严重不良反应为心脏毒性和骨髓抑制，其他不良反应包括疲劳、脱发、恶心呕吐和口腔溃疡等。在 cTACE 中常用的剂量为 30～50 mg。在 DEB-TACE 中，2012 年《载多柔比星栓塞微球（DEB-DOX）经导管治疗肝癌的技术建议》推荐多柔比星的加载剂量为每瓶栓塞微球（2 ml）加载 50～75 mg（负荷剂量 25.0～37.5 mg/ml）。Sandow 等人的研究表明，多柔比星 DEB-TACE 在 87% 的低级别肿瘤（0 级、1 级或 2 级）患者中表现出比高级别肿瘤更好的长期治疗应答率（与高级别肿瘤组相比，完全缓解率，49% 比 0；部分缓解率，38% vs 33%）；而局部疾病进展率低（13% vs 67%）。Song 等人的研究显示多柔比星 DEB-TACE 组治疗 HCC 的总缓解率显著高于多柔比星 cTACE 组，肿瘤进展时间也显著优于多柔比星 cTACE 组（11.7 个月 vs 7.6 个月）。

（2）表柔比星：其是多柔比星的异构体。已单独或与其他细胞毒性药物联合用于恶性淋巴瘤、乳腺癌、肺癌、肝癌、胰腺癌、白血病等多种恶性肿瘤的治疗。对照和非对照临床试验均表明，含常规剂量表柔比星方案治疗不可切除 HCC 的 ORR 和 OS 与含多柔比星方案相似。《2021 年 ISMIO 共识声明：肝细胞癌经动脉化疗栓塞的临床应用》提出：目前没有临床证据表明多柔比星 DEB-TACE 比表柔比星 DEB-TACE 对 HCC 有任何优越性。体外和临床研究表明，在等摩尔剂量下，表柔比星的骨髓毒性和心脏毒性作用低于多柔比星，其推荐的最大累积剂量几乎是多柔比星的 2 倍（900～1000 mg/m^2），因此在肿瘤化疗中允许给予表柔比星更多的治疗周期和/或更高剂量。其他常见不良反应为恶心、呕吐、脱发、口腔炎、腹泻等。表柔比星在 cTACE 中常用的剂量范围为 30～50 mg，DEB-TACE 中的常用剂量范围为 50～100 mg。联合 cTACE 时，常使用 30～50 mg 盐酸表柔比星联合 8～15 ml 碘化油，

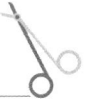

随后用可吸收的明胶海绵颗粒栓塞。联合 DEB-TACE 时，可采用 50～10 μm 的微球，将 25～30 mg 表柔比星溶于 5 ml 非离子造影剂中，预装 25 mg 栓塞剂小瓶，静置 20 min，使栓子膨胀吸收表柔比星，将溶液注入装有栓子的真空密封的小瓶中。DEB-TACE 加载蒽环类化疗药物，单次 TACE 多柔比星/表柔比星加载量≤150 mg，按照使用说明书要求进行载药。Bai 等人的 Meta 分析表明，表柔比星 TACE 治疗 HCC 疗效显著，复发率显著降低。Nicolini 等人的研究表明，表柔比星 DEB-TACE 治疗 HCC 可使 77％的患者肿瘤病灶实现完全坏死。Fukushima 等人的研究表明，表柔比星 DEB-TACE 与表柔比星 cTACE 相比可提高 Child-Pugh 评分为 5 分患者的生存期（55 个月 vs 29 个月），并可保护肝功能。Yang 等人的研究表明，表柔比星联合雷替曲塞经 DEB-TACE 治疗较 cTACE 更能改善中晚期 HCC 患者的短期临床转归。

多项研究表明，含表柔比星的 TACE 联合方案可提高 HCC 生存且安全性好。

表柔比星的两药联合方案：TACE（表柔比星＋雷替曲塞）DEB-TACE vs TACE（表柔比星＋雷替曲塞）cTACE Yang 等人的研究表明，表柔比星联合雷替曲塞经 DEB-TACE 治疗较 cTACE 更能改善中晚期 HCC 患者的短期临床转归。

TACE（表柔比星＋奥沙利铂）vs 奥沙利铂 TACE。

Chang 等人的研究证明，在 TACE 方案中，与仅灌注奥沙利铂相比，灌注奥沙利铂联合表柔比星治疗 HCC 可以提高生存质量，延长生存时间，降低血清 AFP、CEA 水平，疗效确切但不加重毒副作用。

表柔比星的三药联合方案。

TACE（表柔比星＋顺铂＋5-FU）vs 索拉非尼。

Yoo 等人的研究表明，对于多柔比星 TACE 难治性 HCC 患者，TACE（表柔比星＋顺铂＋5-FU）挽救治疗与接受索拉非尼治疗相比 OS 和 PFS 无显著差异。TACE（表柔比星＋顺铂＋5-FU）治疗的耐受性优于索拉非尼。TACE（表柔比星＋顺铂＋5-FU）可被视为多柔比星 TACE 难治性患者的替代疗法，尤其是 Child-Pugh B 级和索拉非尼不耐受患者。

TACE（表柔比星＋顺铂＋5-FU）vs 多柔比星 TACE。

Lee 等人的研究表明，与传统多柔比星 TACE 相比，TACE（表柔比星＋顺铂＋5-FU）是可耐受的，并且在晚期 HCC 伴门静脉癌栓（PVTT）患者中显示出更高的 ORR 和 OS。因此，TAC-ECF 可能被认为是不可切除 HCC 患者的有效治疗选择。

在 TACE 化疗药物选择方面，无论是单一用药还是联合使用（与雷替曲塞、奥沙利铂或顺铂＋5-FU 等联合），表柔比星均显示出良好的疗效和安全性，被中外指南一致推荐为肝癌 TACE 的常用化疗药物，以期控制肿瘤进展，提高 HCC 患者的生存。

（3）吡柔比星：是多柔比星的四氢吡喃衍生物。与多柔比星相比，吡柔比星进入细胞的效率更高，心脏毒性更低。吡柔比星在 cTACE 中的常用单次剂量为 50 mg，在 DEB-TACE 中的剂量范围为 20～60 mg。Bai 等人的研究表明，吡柔比星 DEB-TACE 治疗不可切除 HCC 具有良好的肿瘤缓解率和生存时间，特别对于单个大肿瘤的患者，1 个月 ORR 为 70.9%，肿瘤局部缓解率为 89.0%。中位无进展生存期和 OS 分别为 6.1 个月和 11.0 个月。

（4）伊达比星：是新一代蒽环类药物，伊达比星的最大累积剂量为 290 mg/m^2。主要不良反应为心脏毒性、骨髓抑制和消化道反应。其心脏毒性低于多柔比星、表柔比星和柔红霉素。TACE 中应用伊达比星可提高疾病缓解率，延长疾病进展时间和生存期，且安全性良好。Boulin 等人的基础研究比较了蒽环类和铂类等 11 种抗癌药物的抗肿瘤活性后发现，伊达比星对于肝肿瘤细胞毒性指数更高。基于此研究，《欧洲肝脏研究学会（EASL）肝细胞癌的管理临床实践指南》指出伊达比星可能是最有效的药物。伊达比星原型药与代谢物伊达比星醇都具有抗肿瘤活性，伊达比星醇的终末半衰期约 72 h，可长时间发挥抗肿瘤作用。伊达比星在碘油中稳定性和蓄积量高于多柔比星，在体内可持续释放。Lu 等人的研究显示加载伊达比星微球表现出良好的稳定性、载药效率和药物缓释性能。de Baere 等人的研究结果显示，伊达比星 DEB-TACE 治疗不可切除 HCC 的 ORR 高达 95.2%，高于多柔比星组 76.4%。Tavernier 等人的研究表明，与表柔比星相比，伊达比星 TACE 治疗肝癌患者的至疾病进展时间（13.1 个月 vs 7.9 个月）、中位 OS（21.1 个月 vs 18.4 个月）有延长趋势。3 级以上不良反应发生率伊达比星显著低于表柔比星（32% vs 56%）。

表柔比星等蒽环类药物单独或联合其他药物经 TACE 治疗 HCC 均具有较好的疗效。建议优先选用表柔比星和伊达比星，伊达比星作为 TACE 治疗的选择用药，肿瘤缓解率高，心脏毒性更低。

（5）丝裂霉素：是一种细胞毒抗生素，常见不良反应包括骨髓抑制、恶心、呕吐、腹泻、口腔炎、皮疹、发热和乏力。丝裂霉素联合其他抗癌药物在治疗期间常引起轻中度血清酶升高，能够引起肝窦阻塞综合征。TACE 中常用的剂量范围为 4～10 mg。Yamada 等人的研究表明，单药丝裂霉素 TACE 治疗 HCC 的长期疗效较好。第 1、第 3 和第 5 年 OS 分别为 72.1%、47.8% 和 39.3%，中位 OS 为 15 个月，ORR 为 76%。在联合用药方面，Gruber Rouh 等人的研究表明，与单药丝裂霉素 TACE 相比，丝裂霉素联合伊立替康经 TACE 治疗的 PFS 更长（12 个月 vs 4 个月），局部控制率更高。单药丝裂霉素 TACE 治疗 HCC 具有一定临床疗效，推荐与其他药物，如伊立替康、蒽环类、铂类和 5-FU 等联合应用。

2. 铂类药物　铂类药物属于细胞周期非特异性药物，可与肿瘤细胞的 DNA 双链共价交联，形成铂 DNA 加合物，阻止 DNA 的复制，从而抑制肿瘤细胞增殖，产生抗肿瘤作用。铂类药物常见的不良反应包括粒细胞减少、血小板减少、贫血、消化道反应、肝肾毒性、神

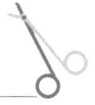

经毒性和过敏反应等。HCC 介入治疗中常用的铂类药物包括顺铂、卡铂、奈达铂、洛铂和奥沙利铂等。

（1）顺铂：属于第 1 代铂类药物，常见不良反应包括肾毒性、消化道反应、耳毒性和神经毒性。当患者肾功能不全或水化不充分时应避免使用顺铂。在 TACE 中，顺铂的常用剂量范围为 60～80 mg。Uyama 等人的研究表明，顺铂 TACE 治疗晚期 HCC 具有一定临床疗效，完全缓解率和部分缓解率分别为 41.7％和 4.1％。Sahara 等人的研究表明，顺铂 TACE 组与表柔比星 TACE 组相比，治疗 HCC 的肿瘤坏死率（72.6％ vs 66.7％）和总缓解率差异均无统计学意义（50.0％ vs 37.5％）。而 Kasai 等人的研究表明，顺铂 TACE 组治疗 HCC 的早期 ORR（54％ vs 24％）、PFS 率和 OS 均显著优于多柔比星 TACE 组，但顺铂 TACE 组恶心或呕吐的发生率高于多柔比星 TACE 组。

（2）卡铂：属于第 2 代铂类药物。主要不良反应是血液学毒性，其消化道毒性、肾毒性和神经毒性均明显轻于顺铂。在 TACE 中，卡铂的常用剂量范围为 300～500 mg。一项动物研究表明，与卡铂动脉灌注化疗相比，卡铂 TACE 能有效提高并保持局部组织内的铂浓度，降低血浆中铂浓度，从而提高局部化疗效果，并降低全身毒副作用。Yamashita 等人的研究使用卡铂 TACE 治疗不可切除 HCC 患者，60.0％的患者肿瘤缩小率≥50％，60.9％的患者甲胎蛋白水平降低≥75％。第 1 年、第 2 年、第 3 年和第 4 年生存率分别为 82.9％、68.1％、45.1％和 37.6％，中位生存期为 2～3 年。

（3）奈达铂：属于第 2 代铂类药物。血液学毒性是奈达铂最常见的不良反应，尤其是血小板减少，其骨髓抑制发生率约为 69％，程度重于顺铂。奈达铂的肾毒性、神经毒性和胃肠道不良反应均轻于顺铂。在 TACE 中，奈达铂的常用剂量范围为 50～100 mg。林恺等人的研究对比奈达铂联合表柔比星 TACE 与顺铂联合表柔比星 TACE 治疗中晚期 HCC 患者的近期疗效和安全性。研究表明，两组近期 DCR 分别为 66.67％和 59.57％，差异无统计学意义。联合奈达铂组与联合顺铂组相比，Ⅲ～Ⅳ级恶心、呕吐发生率更低，粒细胞减少发生率更高。

（4）洛铂：是我国拥有自主知识产权的第 3 代铂类药物，最常见不良反应是骨髓抑制。无明显的肝肾毒性、周围神经毒性和耳毒性，在临床应用时通常不需要水化。洛铂具有明确的肝细胞活性，易与碘油等药物乳化形成"油包水"微粒而在病灶中充分沉积，且 pH 值接近人体正常生理值，经动脉导管注射不会引起动脉刺激性痉挛。在 TACE 中，洛铂的常用剂量范围为 40～60 mg。Wang 等人的研究表明，洛铂 TACE 组肝癌患者的总有效率优于吡柔比星 TACE 组（28.8％ vs 14.9％）。Zhou 等人对肝癌原位肝移植术后复发的 HCC 患者进行随机对照研究，证实洛铂 TACE 组有较高的有效率和较长的生存期。石明等人的研究表明，洛铂、表柔比星、丝裂霉素联合用药 TACE 组治疗 HCC 的中位生存期显著优于表柔比星单药 TACE 组（15.9 个月 vs 5 个月）。

（5）奥沙利铂：是第 3 代铂类抗肿瘤药物，与前两代铂类药物相比，具有高效、低毒和不易耐药的特点。奥沙利铂对卡铂、顺铂耐药的肿瘤也具有抗癌活性。主要不良反应为急性或慢性神经毒性，急性神经毒性发生率为 85%～95%，常表现为一过性感觉异常，一般症状较轻。其血液毒性，消化道症状和肾毒性较轻。含奥沙利铂的 FOLFOX4 系统性化疗方案治疗晚期 HCC 患者，整体缓解率和生存期优于传统化疗药物多柔比星，且安全性较好。奥沙利铂在我国被批准用于治疗不适合手术切除或局部治疗的局部晚期和转移性肝癌。在 TACE 中，奥沙利铂的常用剂量范围为 100～200 mg。Poggi 等人的研究表明，奥沙利铂 TACE 组患者中，肿瘤内的平均奥沙利铂浓度是肿瘤外浓度的 20 倍。Chang 等人的研究表明，与单纯奥沙利铂 TACE 组相比，奥沙利铂联合表柔比星 TACE 组治疗 HCC 可明显提高患者一年生存率（83% vs 61%），降低血清 AFP、癌胚抗原水平，且不加重毒副作用。

在 TACE 中，铂类单药或联合其他抗肿瘤药物治疗 HCC 均具有较好的疗效和安全性。建议优先选用奥沙利铂，对于存在肾功能不良或存在神经损害的患者，推荐使用卡铂或洛铂。含奥沙利铂的 FOLFOX4 方案是治疗晚期 HCC 患者首选的系统治疗方案，在我国被批准用于治疗不适合手术切除或局部治疗的局部晚期和转移性肝癌。

3. 抗肿瘤代谢药物　介入治疗中常用抗肿瘤代谢药物为 5-FU 和雷替曲塞。多项研究证明，抗代谢药物联合铂类和蒽环类药物的 TACE 方案是治疗不可切除肝癌患者的有效方案且安全性良好。

（1）5-FU：是一种嘧啶类抗代谢药物，可抑制胸苷酸合成酶。常见不良反应包括腹泻、黏膜炎、骨髓抑制、血栓性静脉炎、胃肠道毒性和皮肤毒性。与 5-FU 相关的广泛心脏毒性发生率较低，但通常严重，包括室性心律失常，伴显著左心室收缩功能障碍、动脉血管痉挛和直接内皮细胞毒性的心肌病，可导致心肌梗死、心力衰竭和心源性休克。5-FU 的心脏毒性是化疗诱导心脏毒性的第二大常见原因，仅次于蒽环类药物心脏毒性。在 TACE 中，5-FU 常与其他化疗药物联合应用，其剂量通常为 1 000 mg，推荐持续灌注。在 HAIC 治疗中，5-FU 可 400 mg/m^2 动脉灌注后再以 2 400 mg/m^2 持续动脉灌注 23 h 或 46 h。

（2）雷替曲塞：为抗代谢类叶酸类似物，与 5-FU 相比，雷替曲塞是特异性胸苷酸合成酶抑制剂。可适用于对基于 5-FU 和亚叶酸治疗方案不耐受或不适合的患者。对于伴心血管风险因素的转移性结直肠癌，雷替曲塞可能是有效选择。雷替曲塞的常见不良反应包括贫血、中性粒细胞减少、恶心、呕吐、腹泻和转氨酶升高等。在 TACE 治疗中，雷替曲塞的常用剂量范围为 2～4 mg。

Cui 等人的研究表明，与 5-FU、奥沙利铂、表柔比星联合的 TACE 治疗方案相比，接受雷替曲塞、奥沙利铂和表柔比星联合方案的 TACE 治疗，HCC 患者 PFS 更高（3.6 个月

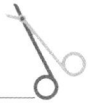

vs 2.6 个月），但中位 OS（7.4 个月 vs 5.8 个月）和 DCR（40% vs 30.4%）差异无统计学意义。Zhao 等人的研究表明，与奥沙利铂联合 5-FU TACE 组和奥沙利铂联合多柔比星 TACE 组相比，奥沙利铂联合雷替曲塞 TACE 组的 DCR、ORR 更高。

在 TACE 治疗中，抗代谢类药物常与其他多种抗癌药物联合，疗效和安全性良好。与包含 5-FU 的 TACE 方案相比，基于雷替曲塞的 TACE 方案治疗 HCC 的 PFS 更高。同时，雷替曲塞可适用于对含 5-FU 治疗方案不耐受或不适合的患者。

4. 抗肿瘤植物碱类药 喜树生物碱是一种抗肿瘤植物碱类药，具有良好的广谱抗增殖活性，但由于低溶解度、不稳定性、获得性肿瘤细胞耐药性和显著毒性，其使用受到限制。因此，开发了许多改善其药效学和药代动力学特征的喜树碱衍生物，包括伊立替康和羟喜树碱。在介入治疗中，伊立替康和羟喜树碱常与其他抗癌药物联合 TACE 使用。

（1）伊立替康：Gruber Rouh 等人的研究表明，与单药丝裂霉素 TACE 相比，丝裂霉素联合伊立替康经 TACE 治疗 HCC 患者的 PFS 更长（12 个月 vs 4 个月），局部控制率更高。伊立替康治疗期间的不良反应可引起迟发性腹泻、骨髓抑制、脂肪性肝炎和明显的血清酶升高。伊立替康还可引起急性胆碱能综合征，表现为低血压、腹泻、出汗、流泪和疲乏，通常采用阿托品治疗。在 TACE 中，常用剂量范围为 50~100 mg。

（2）羟喜树碱：一项 Meta 分析表明，TACE（羟喜树碱 + 吡柔比星/表柔比星）联合索拉非尼可作为晚期 HCC 患者的一线治疗。羟喜树碱常见不良反应包括骨髓抑制、消化道反应和肝功能异常。在 TACE 中，羟喜树碱的常用剂量范围为 20~60 mg。伊立替康和羟喜树碱均可作为原发性肝细胞癌 TACE 的治疗用药，但伊立替康主要用于结直肠癌肝转移，通常联合蒽环类和细胞毒抗生素类药物使用。

5. 砷剂 三氧化二砷，俗称砒霜，是一种无机化合物，化学式为 As_2O_3，被美国 FDA 及中国批准用于急性早幼粒细胞白血病的一线用药。在后续实体瘤的临床研究中，As_2O_3 对晚期肝癌患者表现出了良好的治疗效果。有研究表明，原发性肝癌在 TACE 术中加入 As_2O_3 进行联合治疗，可有效抑制肿瘤的生长。体外试验和临床试验显示，As_2O_3 可通过降低线粒体膜电位及调节若干基因的表达，选择性诱导肝癌细胞凋亡。As_2O_3 可通过抑制血管内皮生长因子（VEGF）抑制血管生成。同时，相关研究表明，As_2O_3 还具有抑制肝癌干细胞（CSCs）的作用，从而抑制肝癌的发生、进展、转移和复发。As_2O_3 常见不良反应包括恶心、腹泻和头痛等。在 TACE 中，As_2O_3 的常用剂量范围为 20~60 mg。

一项包含 14 项临床试验（1 076 例肝癌患者）的 Meta 分析表明，与对照组相比，含 As_2O_3 的 TACE 组在 HCC 治疗中具有更好的 ORR 和一年生存率。卞晓山等人的研究表明，含 As_2O_3 的 TACE 组治疗后患者的 1 年 OS 为 82.93%，显著高于常规 TACE 的 60.98%。Hu 等人研究了局部治疗联合 As_2O_3 治疗肝癌的疗效，方案为 4 个疗程的 As_2O_3 治疗，每个疗程为 21 d，静点 As_2O_3 10 mg/d，每个疗程间隔 2 周，4 个疗程中接受 2 次局部治疗（包括 TACE、TACE + 微波消融、粒子植入等），结果显示患者的 ORR 及临床获益率显著高于单纯局部治疗组，有效延长了存活时间和预防肝外转移。因此，研究者认为局部治疗（包括 TACE、TACE + 微波消融、粒子植入等）联合 As_2O_3 是治疗肝癌患者一种有效的方案。三氧化二砷可以作为 TACE 术中或联合用药，常与其他化疗药物联合应用，具有较好的疗效。

6. TACE 术中的化疗药物联合方案　与单纯奥沙利铂 TACE 组相比，奥沙利铂联合表柔比星 TACE 组治疗 HCC 可明显提高患者一年生存率，降低血清 AFP、CEA 水平，且不加重毒副作用。与单药丝裂霉素 TACE 相比，丝裂霉素联合伊立替康经 TACE 治疗 HCC 患者的 PFS 显著更长，局部控制率显著更高。洛铂、表柔比星、丝裂霉素联合用药 TACE 组治疗 HCC 的中位生存期显著优于表柔比星单药 TACE 组。在 TACE 过程中，目前常用为 2 药或者 3 药联合方案，其疗效优于单药方案。当患者存在肝功能、肾功能不良、血三系指标偏低等情况，可考虑单药方案。TACE 术中推荐联合化疗方案，2 药方案建议采用蒽环类联合铂类药物。3 药方案建议采用蒽环类、铂类和抗肿瘤代谢药物。

随着治疗理念的更新和技术的进步，TACE 作为有效的局部治疗手段，贯穿肝癌治疗的全过程。在 TACE 化疗药物选择方面，无论是单一用药还是联合使用（与雷替曲塞、奥沙利铂或顺铂 + 5-FU 等联合），表柔比星均显示出良好的疗效和安全性，被中外指南一致推荐为肝癌 TACE 的常用化疗药物，以期控制肿瘤进展，提高 HCC 患者的生存。在剂量方面，表柔比星在 cTACE 中常用的剂量范围为 30～50 mg，DEB-TACE 中的常用剂量范围为 50～100 mg。为进一步充分发挥治疗优势，后续临床实践中可以根据患者体能状态、肝功能情况、肿瘤负荷和血供情况等，对表柔比星用量的个体化方案进行深入研究。

六、介入治疗中的栓塞材料

经导管栓塞术是介入治疗中的重要技术，它是将一些人工栓塞材料有控制地注入病灶或器官的供应血管内或病变血管内，使之发生闭塞，中断血供，以达到控制出血、闭塞血管性病变、治疗肿瘤及消除病变器官功能的目的。为适应不同部位、不同性质病变的需要，研究出了种类繁多的栓塞物质。按材料性质可分为对机体无活性、自体材料和放射性微粒三种；按物理性状分为颗粒性和液体两类；按使血管闭塞的时间长短，可分为短期、中期和长期三种；按材料能否被机体吸收，分为可吸收性和不可吸收性两类。

一种理想的栓塞材料应符合以下要求：无毒，无抗原性，具有较好的生物相容性，能迅速闭塞血管，能按需要闭塞不同口径、不同流量的血管，易经导管运送，易得，易消毒。更高的要求是能控制闭塞血管的时间，一旦需要可回收或使血管再通。

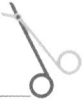

1. 碘油　以碘化油为主要栓塞剂的 TACE 治疗中应注意：①碘化油与水溶液的体积比通常为 2：1，应充分混合使其形成乳剂，配制成"油包水"乳剂，提高其稳定性；②碘化油的用量主要取决于肿瘤大小、数目和动脉血供的丰富程度，一般单次不超过 20 ml，碘化油乳剂注入后需注入合适粒径的颗粒型栓塞剂进一步栓塞至血流完全停滞；③对局限于肝段/亚段的病灶超选择性栓塞时，推荐以肿瘤区碘化油沉积浓密、瘤周出现门静脉小分支显影为栓塞终点，进行选择性较低的肝叶水平栓塞时，栓塞终点是供血动脉呈"干树枝"状，即在栓塞肿瘤细小供血动脉的同时保留肝段/叶动脉通畅，以利于再次 TACE 治疗；④在栓塞结束至少 5 min 后再次造影验证，以确切评估栓塞疗效。

2. 吸收性明胶海绵　明胶海绵是一种海绵状高分子固体材料，为外科手术止血剂，属蛋白基质海绵，能被组织吸收。闭塞血管时间为数周至数月，属中期栓塞材料。吸收性明胶海绵的优点是无抗原性、易得、价廉、能消毒，并且具有良好的组织相容性、血液相容性、生物可降解性、弱抗原性和生物安全性。它是一种中期栓塞材料，在血管内引起机械性栓塞减缓或终端血流。在体内 14～90 d 可降解吸收，在致密堆积的情况下也可产生永久性闭塞。市面预制的明胶海绵颗粒直径以 150～2 000 μm 为主，也可使用明胶海绵在洁净环境下通过手工剪裁获得。可按需要制成不同的大小和形状，摩擦系数低，用一般的血管造影导管也可快速注射，闭塞血管安全有效，故是应用最广泛的栓塞材料。手工剪切的直径极不均匀，颗粒大小不一，虽使用方便、价格低廉，但不易控制栓塞血管的直径与范围。预制的明胶海绵颗粒利用现代科技方法生产获得，直径大小较为一致，易于精确控制被栓塞血管的直径与范围。有专家提出分段精细栓塞，明胶海绵颗粒在此时不但可以达到加强栓塞的效果，再通后能够保护正常肝组织供血，同时便于后续治疗。吸收性明胶海绵堵塞血管后，起网架作用，能快速形成血栓。

吸收性明胶海绵的剂型有薄片和粉剂两种。栓塞前，将消毒过的薄片剪成适当大小的小块或小条状，然后悬浮在对比剂或与盐水混合液中，根据不同的用途，也可与硬化剂合用。吸收性明胶海绵一经水接触，很快软化，故易经导管注射。吸收性明胶海绵粉剂只能用于末梢栓塞，在毛细血管前水平产生闭塞，极少发生侧支血供，用于肿瘤栓塞是可取的。使用时粉剂同对比剂混合后经导管注入血管内。

3. 聚乙烯醇　聚乙烯醇（polyvinyl alcohol，PVA）系合成材料，是一种水溶性、无色的合成聚合物。20 世纪 70 年代，PVA 首次作为栓塞材料使用，自此迅速得到应用，现今已成为最常用的栓塞剂之一。PVA 在 X 线下不可见，通常与造影剂混合使用，以使其在 X 线下可见。

聚乙烯醇颗粒的制备首先需要将其转化为能够吸收水分并易于压缩的泡沫。早期制备的颗粒大小不一，粒径范围为 100～1 100 μm，如今提供的 PVA 颗粒是标准化尺寸范围内不规则或球形颗粒的制剂。非球面制剂中仍存在大小不一的可能性，因此存在比预期更小的颗粒可能导致不受控制的远端栓塞（伴组织梗死），而比预期更大的颗粒可能导致近端栓塞（伴潜在的再通）。用泡沫剂使之成海绵样物质，可以制成块状、片、球和颗粒，也可添加60％硫酸钡或钽粉使其不透 X 线。PVA 干燥时为压缩状态，血液浸泡后，被压缩的 PVA 膨胀，恢复到压缩前的大小和形状。这种独特的性质使这种材料用于闭塞大血管较为适宜。PVA 具有良好的生物相容性，对机体无活性作用。栓塞血管后不被吸收，纤维组织侵入后发生纤维化，能持久闭塞血管。属永久性栓塞材料。PVA 具有极强的弹性和可压缩性，具有出色的记忆力，其颗粒一旦与溶液接触，就有可能膨胀 4～15 倍，因此可以阻塞略大于导管内径的血管。此外，当悬浮在盐水中时，颗粒有聚集在一起的趋势。因此，该试剂的有效尺寸通常大于单个干燥颗粒的有效尺寸，这可能导致比预期更近的闭塞，这一特性还可能增加输送过程中微导管阻塞的风险。栓塞前，根据不同需要，用不同方法制备不同大小及形状的栓子。PVA 主要缺点之一是摩擦系数大。使用前，先放入生理盐水中，驱出颗粒内的空气。然后将不含空气的颗粒，悬浮于稀释的对比剂中。用 2 ml 或 5 ml 注射器推送，较高的注射压力使 PVA 颗粒易通过导管。

4. 栓塞微球与可载药栓塞微球　PVA 颗粒被作为栓塞剂使用以来，随着使用经验的积累，人们认识到其固有的局限性和缺点，包括制造工艺、颗粒聚集和输送期间微导管阻塞而导致的给定颗粒制剂的尺寸变化。针对这些缺陷，开发了球形栓塞剂。栓塞微球材料来源于天然高分子聚合物和合成高分子聚合物，天然高分子聚合物价格低廉，来源广泛，用作栓塞微球的主要有壳聚糖、海藻酸盐、明胶等。合成高分子聚合物主要有聚丙烯酸、聚乙烯醇等。根据是否载药，可分为栓塞微球与可载药栓塞微球，以可载药栓塞微球作为主要栓塞剂治疗方式称为药物洗脱微球 TACE，又称载药微球 TACE（drug eluting beads-TACE，DEB-TACE）。

5. 蓝色组织胶（NBCA）　NBCA 为液体组织黏合剂，属液体黏附性栓塞材料，该物质的特点在于同离子型物质如血液中的电解质接触后迅速聚合成硬块，在血管中长期不溶解。NBCA 中加入碘油、碘苯酯或钽粉后，不透 X 线，并可延长聚合开始时间。调整碘油、碘苯酯的比例，可以适当改变聚合时间，防止与导管粘在一起。NBCA 在 5％葡萄糖溶液中不凝聚。NBCA 可用微导管（1.2～3F）注射。NBCA 常用于颅内血管畸形、胃食管静脉曲张、精索曲静脉张、肿瘤的栓塞治疗等。NBCA 的缺点在于投放技术要求高，在血管内凝固的硬块难以消除。

6. 温度敏感型液体栓塞剂　除以上常用的栓塞剂外，近年来上市的温度敏感型液体栓塞剂，也可用于肝癌 TACE 治疗中。其主要成分为 N-异丙基丙烯酰胺和 N-正丙基丙烯酰胺的共聚物（经 N,N-亚甲基双丙烯酰胺交联），同时原位嵌合显影剂碘海醇，使其自身可显影。溶剂为生理盐水，在室温时处于流动的液体状态，在接近人体温度时可迅速转变为黏稠状半固体凝胶，从而栓塞血管。据公开信息，该栓塞剂由液态相变后形成的 3D 网状结构凝胶可包裹药物水溶液，因此，其加载的药物量主要取决于：①化疗药在溶剂内的溶解度；②栓塞剂能包裹的液体体积。因此，有专家认为其药物加载状态不稳定。

7. 无水乙醇　无水乙醇是 20 世纪 80 年代初开始使用的一种液体栓塞材料，可造成血管永久性闭塞和器官、肿瘤的梗死。乙醇注入血管后，使内皮细胞收缩，表面变粗糙；血液内蛋白质变性沉淀，血细胞受损，致使其凝集并进入组织间；改变血液流体力学性质，使血细胞、血浆和水分离；能直接穿透细胞，并经血管内皮之间开大的裂隙进入组织间，使组织细胞变性；血管内迅速形成微栓，由于上述的综合作用以及动脉痉挛，血管很快闭塞。作用部位主要为末梢血管和大血管继发性闭塞。无水乙醇所造成的栓塞是持久性的。乙醇易通过细导管注射，适用于超选择性栓塞。如果用球囊导管注射更为安全，可避免反流。注射速度既不能太快，又不能太慢。注射结束后，应立刻用少量生理盐水冲洗导管，防止导管内残存乙醇而发生凝血。无水乙醇取材方便、价廉，具有无菌和灭菌的优点。此栓剂可用于肾肿瘤、食管静脉曲张、精索静脉曲张等。剂量为 0.4～0.5 ml/kg。

8. 螺圈　螺圈又称为不锈钢圈、弹簧圈，属机械性栓子，螺圈一般以不同粗细的螺旋形弹簧丝夹带羊毛、丝线或涤纶线制成。放在导管内，螺圈伸长成直线状。脱离导管后，因弹簧的力量在血管内卷曲成团，从而阻塞血管。螺圈的规格有多种，这些均可经标准血管造影导管送入。微螺圈可经 3F 导管或更细的导管送入。投放前，螺圈装入导入鞘内，经导管尾端接头，用导丝将螺圈推入导管内。随着导丝的推进，螺圈从导管头端伸出，螺圈卷曲成团嵌在血管内。因此，根据病变部位、血管粗细选择适当大小的螺圈是极为重要的。为防止螺圈移动，有学者提出"螺圈内螺圈"的方法，即在一个大螺圈内再放置一个小螺圈。螺圈的优点在于能闭塞较大的血管，因此使用较为广泛。但有报道称，螺圈可造成假性动脉瘤等并发症。以上所述的螺圈称之为标准螺圈。近几年有厂家又生产了一些微螺圈，主要材料为铂金丝。目前市售的有 GDC、DCS、EDC 等，主要用于颅内动脉瘤、动静脉瘘的栓塞治疗。

9. 可脱球囊　可脱球囊属机械性栓子，主要用于颅内血管栓塞。1974 年 Serbinenko 首次用于闭塞颈动脉海绵窦瘘，1975 年后 Debrun 等人对球囊做了改进。目前已有多种可脱球囊用于临床，但应用较为广泛者为乳胶球囊和硅胶球囊。乳胶球囊的膨胀性能好，大小和形态多样，但乳胶本身易老化。硅胶球囊的膨胀系数小，充胀后可较长时间保持原状。按照临床上对栓塞微球的某一方面的特别需求，开发相应的具有某类功能性的高分子栓塞微球成为栓塞微球热点研究方向。这些功能性栓塞微球包括可显影型、可降解型、放射型、可加载大分子的靶向型，或者同时具有以上多种功能等。据公开消息，国内已有了均一粒径微球、显影栓塞微球、可降解微球及物理靶向 ADC 微球等产品。此外，亦有研究者报道一些新型栓塞剂,如 UCST 自定位微笼、Embrace 水凝胶栓塞系统,前者在温和的热刺激下自发地进行膨胀-融合-裂变循环,在肿瘤内部显著膨胀并进一步融合以彻底阻塞内部的毛细血管,实现自定位栓塞,后者由两种低黏度液体前体组成,在栓塞过程中同时注射到血管中后自发聚合,形成柔软的水基 PEG 水凝胶,实现栓塞。这些新型栓塞剂可实现一定程度的可控降解、可视化、靶向性与放射性,伴随着它们的应用,TACE 疗法必将向着精准化、精细化与免疫栓塞方向深入发展。

随着介入放射学专业的发展,不同栓塞剂选择的范围越来越大。每种栓塞剂都有各自的优点和缺点,因此,需要临床医师根据每种栓塞剂的特点,及实际需求综合选择,加以利用,以期达到最佳治疗效果。

七、微球技术

1986 年,法国益普生公司成功开发并上市第一个微球制剂曲普瑞林微球,缓释 1 个月,用于治疗前列腺癌、子宫肌瘤、乳腺癌、子宫内膜异位症。2002 年,强生公司上市了利培酮微球,用于治疗抑郁症、急性和慢性精神分裂症及与其相关的情感症状。给药频率为 2 周 1 次。2021 年 3 月 27 日,绿叶制药宣布其自主研发的抗精神疾病新药注射用利培酮微球(Ⅱ)正式获批上市。尽管距离第一个微球上市晚了 35 年,比强生的利培酮微球晚了 19 年,但它为广大正在遭受急性和慢性精神分裂症患者带来了新的治疗选择,也意味着国内的微球技术迈上了一个新台阶。

(一)概述

1. 微球的定义　微球(Microrspheres),顾名思义,指粒径在微米级别的球体。药物递送领域的载药微球,则指将药物溶解或分散于聚合物材料中所形成的微小球体或类球体,粒径一般在 $1 \sim 250 \, \mu m$。微球的载药原理是通过物理手段将药物包埋或者吸附在聚合物表面或内部,聚合物的稳定保证了药物的缓释效果。

2. 微球的释药原理　微球经注射(因粒径较大,一般为皮下注射和肌内注射)进入体内后,聚合物在生理环境下缓慢溶蚀降解,包载的药物根据微球的降解情况在体内扩散,单位时间内以一定速率释放缓慢药物,在病灶部位维持稳定的血药浓度,延长药物在体内的半衰期,实现长效缓释,降低给药频率,改善顺应性。

3. 微球的优势　①长效性。目前上市的微球产品中,最长可缓释半年,通过降低给药频率大大提高患者的服药依从性。②安全性。微球在给药部位缓慢释放,维持有效的血药浓度,降低血药浓度波动,减少毒副作用。而聚合物属于可降解辅料,在体内降解成水和二氧化碳,安全性较高。③靶向性。微球与某些细胞组织有特殊的亲和性,能被组织器官的网状内皮系统所吞噬,实现靶向性。④专业性。微球技术壁垒较高,研发成本高昂,研发周期

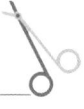

长。微球制剂除了需要解决最基本的包封率和粒径均一问题，还需要解决生产过程的无菌度保证、工艺放大等问题。技术护城河的深度能保证产品不被其他企业轻易攻破，保证技术优势。⑤潜力性。微球主要用于多肽类药物，相比于已经成熟的化药，多肽类药物可发展的空间更大，更具有市场潜力。⑥高效性。微球的给药途径为注射，绕过首过效应，提高生物利用度，降低给药剂量。

4. 微球的分类　微球制剂的种类繁多，根据微球的结构，可将其分成三类：成孔性微球、双层微球和磁性微球。①成孔微球：溶胀是一定程度的溶解，聚合物形成的微球，随着球表面逐渐的降解，出现很多微小孔道，药物经孔道与外界环境接触，不断溶出扩散发挥药效。而球体上孔道的数量，决定了微球的表面积和载药量，两者共同影响着药物的释放。②双层微球：具有核壳结构，一种可生物降解的聚合物材料与药物混合作为微球内核，另一种可降解的聚合物材料为外壳。与成孔微球不同，双层微球的释放主要取决于核壳结构。因该结构的封闭性和完整性，双层微球的载药量和包封率都很高，但正是因为这种完整的结构，工艺重现性较差。③磁性微球：是在前两种微球基础上进行修饰而得。将具有磁性的金属或金属氧化物制成超细的粉末，分散于高分子材料或药物中，制得药物、金属和高分子生物降解材料的三者混合体，在外加磁场的作用下，可以移动到靶向器官或组织，实现靶向递送，在降低用药剂量的同时减少毒副作用。

（二）制备技术

1. 微球的制备方法　微球的制备技术较多，需要根据药物的理化性质，选用合适的方法。目前运用最广的方法有乳化挥发法、相分离法、喷雾干燥法、热熔挤出法等，各种制备技术皆有对应的产品上市。

（1）乳化挥发法：其中，溶剂挥发法是应用最广泛的微球制备方法，在产业化生产过程中可选用反应釜和静态混合器制备，各有优缺点。①反应釜中的制备技术：脂溶性药物采用水包油（O/W）乳剂制备方法，即将脂溶性原辅料溶解于有机溶剂中为油相；将乳化剂聚乙烯醇溶解于水性介质中水相；在高速剪切条件下，将油相注入水相中，两相混合乳化形成水包油（O/W）乳滴；再利用物理条件挥发乳剂中的有机溶剂，随着有机溶剂的减少，乳滴固化，形成微球。水溶性药物采用水包油包水（W/O/W）的复乳法制备：即将水溶性药物溶解于水性介质水中作为内水相；将脂溶性辅料溶解于二氯甲烷中作为油相；在高速剪切条件下，将油相注入水相中，两相混合乳化形成油包水初乳；高速搅拌条件下，将初乳加入含有乳化剂聚乙烯醇的外水相中，形成水包油包水（W/O/W）复乳；再利用物理条件挥发乳剂中的有机溶剂，随着有机溶剂的减少，复乳固化，形成微球。②静态混合器中的制备技术：传统工艺都是选择反应釜来实现，但反应釜工艺参数多，存在较大的工艺稳定性，静态混合器则可减少类似的问题。静态混合器是让流体在管线中流动，冲击各种类型板元件，增加流体截面的速度梯度，形成湍流。流体在管线中层流时产生"切割-扭曲-分离-混合"运动，从而使流体均匀分散，达到良好的混合效果。以制备疏水性药物微球为例，油相和水相互不相容，当两种流体连续地以紊流方式混合，能快速产生沉淀，即制备得到微球。在制备过程中，根据流量和黏度的不同选择不同的叶片，通过控制流速，可制得粒径范围不同的微球，产品均一性良好。乳化挥发法影响微球质量属性的因素较多，例如药物的性质和溶解度；聚合物材料的用量和组成；载药量；选用的有机溶剂；乳化剂的性质和用量；乳化温度；混合速率；水相和油相的黏度和比例等。关键质量参数太多，造成工艺难度大，研发成本高。

（2）相分离法：其制备微球的原理是在搅拌下向聚合物-药物-溶剂体系中加入第三组分，通常为有机非溶剂，聚合物的溶解度随着第三组分的加入而降低，使两相在某个特定的点，使溶剂与聚合物发生相分离，形成非常软的载药液滴。再将该系统转移到另一种有机非溶剂中，使微球固化得到最终的微球。相分离法的实质是萃取技术，属于物理化学现象，许多因素会影响产品的性质，比如高分子材料的分子间相互作用、制备过程中每一步的速率和持续时间等，与微球的质量属性密切相关。相分离法制备微球的优点是不需要昂贵的设备，易于分批次处理，且对水溶性药物的成球性较好。缺点是相分离法微球容易聚集成团难以分散，有机溶剂的残留偏高，且无菌度难以保证。

（3）喷雾干燥法：其制备微球是将液体原辅料喷雾到热干燥介质中，使原辅料在喷雾干燥仪中转变成干粉的一种方法。具体的制备过程可分为三步：雾化器将原辅料溶液雾化成小液滴；干燥气体使小液滴固化干燥；将干燥颗粒从干燥介质中分离出来。喷雾干燥法的优点是适用于多种药物，特别是具有生物活性的蛋白和多肽类药物，在制备过程中，通过对设备的控制，活性损失小；制备过程中不使用外水相，减少药物损失，包封率较高；制备热温度敏感多肽药物时，可通过调节干燥气体的种类或温度来实现。喷雾干燥法的缺点是混合溶液经喷头喷出，会有大量未干燥彻底的原辅料黏附在喷雾干燥仪的内壁，造成物料损失；干燥温度对微球有显著影响，温度过高容易使微球变形、聚集，而温度过低则溶剂残留偏高，对微球粒径的控制较差。

（4）热熔挤出法：其是制备颗粒、丸剂、植入剂的常用方法。与喷雾干燥仪有类似之处，区别在于热熔挤出法不需要溶解原辅料，可直接将原辅料混合物进行热熔挤出。热熔挤出法制备微球，即取处方量的药物和辅料，放入热熔挤出仪器中，设置热熔温度，对混合物进行加热熔融挤出，然后通过筛板挤出后迅速冷却制备成条状固体，再粉碎制成微球产品。热熔挤出法的优点：不需要使用有机溶剂，没有溶剂残留问题，安全无毒；产率高，连续性强，包封率接近100％。热熔挤出法的缺点：挤出步骤需要全程高温，温度敏感的蛋白多肽类药物不适用此法，而这类药物正好最适合微球制剂；因为是直接对原辅料进行热熔挤出，

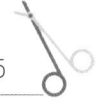

因此对活性药物成分的质量控制要更为严格，其直接影响微球的理化性质和功效。

（5）新型微球制备法：①微流控技术制备微球的方法是通过微通道生产液滴，利用体积或压力的驱动力将不相溶的连续相和分散相分别在各自的通道流动，两相在通道的交汇处相遇，利用连续相对分散相进行挤压或剪切作用，促使界面不稳定而断裂，生成分散液滴。微流控技术是制备均匀颗粒物的一种有前途的新方法，可采用简单的一步法实现对微球粒度和粒度分布的控制。以单乳法为例，制备利培酮微球的方法为：将药物和高分子溶解于二氯甲烷中，制备油相，含有乳化剂聚乙烯醇的水溶液为水相，用两个注射器泵将油相水相注入微流体通道，经微通道反应后即得微球产品。微流控技术的优点：可通过改变流速实现对微球粒径的控制；具有生产多乳剂的能力，两相溶液经微通道内依次剪切乳化，一层一层包覆从而形成分散的多重乳液；具有高度的重现性，大批量生产能保持固定的产品特性；制备系统是封闭的，能消除环境对药物的降解，同时保证无菌。微流控技术的缺点：设备清洗比较困难；设备的生产效率有待提高，以满足工业化生产。②膜乳化技术，膜乳化近年来成为研究的热点，因其制备条件温和、成本低、通量高、重复性好，虽然目前还没有膜乳化技术生产的微球产品上市，但已广泛应用于制备微球制剂。膜乳化技术的工作原理是分散相在外加压力作用下透过微孔膜的膜孔，在膜表面形成液滴。在沿膜表面流动的连续相的冲洗作用下，液滴的直径达到一定值后，就从膜表面剥离，从而形成乳液。通过控制分散压力和膜孔径，实现乳状液滴的单分散性以制备粒径均一微球的方法。膜乳化技术的优点：微球粒径取决于膜孔径，均一可控，保证批次间良好的重复性；反应条件温和，适用于敏感的蛋白多肽类药物；乳液稳定性好，不易发生团聚、破乳等问题，乳化剂用量少；操作过程简便，易于工业规模扩大生产。膜乳化技术的缺点：制备的微球粒径过于单一，会影响药物体内释放周期，且有突释危险；生产设备中要求膜材质的机械强度足够强，孔径大小稳定，要易于清洗，不易堵塞，设备要求太高。首先微球制剂的工艺复杂，控制困难，设备需要定制，生产设备需要在长期的生产中不断改良；再者质量控制困难，粒度分布、载药量、释药速率、突释问题、无菌度、残留溶剂都是微球质量的主要因素；最后，做好微球还需解决产能的问题、质量一致性的问题、设备的问题。

2. 微球的表面处理　微球产品目前的给药途径主要是肌内注射和皮下埋植，希望能发挥微球的缓释功能。但缓释除了与微球的聚合物材质有关，还与微球在体内的存在形式有关，如果微球在给药部位分散，增大与给药部位微环境的接触面积，降解速率就会受到影响，还有引起炎症的风险。基于此，对微球进行表面处理的技术应运而生。目前微球表面处理的方法众多，但目的都是一致的：通过降低微球表面的亲水性让微球在体内发生聚集形成大颗粒，减少微球的扩散，降低炎症风险。微球进行表面处理是为了使微球在体外保持小粒径，在体内聚集形成 500 μm 的丸粒，保证药物长时间持续释放。目前用于除表面活性剂的主要试剂是乙醇，通常是将乙醇和碱液混合，作为表面处理的处理液。但无论是在酸性、碱性或中性条件下进行表面处理，都不能以形成孔隙、孔或通道的形式破坏微球颗粒。经表面处理后的微球，有的在 37 ℃～40 ℃的生理条件下相互作用，形成固结的聚集体。目前，对微球进行表面处理主要用于眼用微球。因为包括玻璃体注射在内的给药方式，注射小颗粒会导致颗粒快速扩散而造成视力障碍，并且还易被淋巴系统和吞噬作用快速清除。而经表面处理的微球，给药后团聚于给药部位，不易扩散，不易引起炎症。另一种避免微球在眼内扩散的方法，是用黏稠剂将微球聚集在一起，改变药物的释放速率。

（三）递送技术

1. 聚合物材料　聚合物材料是微球技术最关键的辅料，该辅料最基本的要求是生物相容性和生物可降解性。因此，为了保证物料的稳定，在储存过程中要避免接触水、酸性物质、碱性物质和醇类试剂以及其他可引起产品降解的试剂，储存环境要求密封、干燥、低温。目前，用于微球技术的聚合物较多，这里仅选四种应用最广的聚合物材料进行介绍。

（1）聚乙丙交酯（PLGA）：聚乳酸-羟基乙酸共聚物［Poly（D, L-lactide-co-glycolide-acid），PLGA］，又名聚乙丙交酯，是乳酸和羟基乙酸聚合的无规共聚、无定型共聚物。具有生物可降解和生物相容性，且具有良好的成囊和成膜的物理延展性。广泛用于手术缝合线、防粘连膜、组织工程支架等领域。PLGA 可根据单体的比例改变聚合物类型，比如 PLGA 75∶25 表示该类聚合物由 75％乳酸和 25％羟基乙酸聚合组成。在一定范围内，PLGA 降解度和溶解性与单体的比例密切相关：羟基乙酸的比例越高，聚合物越易降解；羟乙基酸的比例小于或等于 50％时，在二氯甲烷中有较好的溶解性。因此，与 PLA 相比，PLGA 可根据羟乙基酸的含量实现对聚合物降解时间的控制。目前市面上有 50∶50、75∶25、85∶15、90∶10 等类型的 PLGA 在售，PLGA50∶50 和 75∶25 是上市微球产品中最常见的聚合物材料。

（2）聚乳酸（Poly lacticacid，PLA）：又名聚丙交酯，来源于可再生农作物（如玉米）所提取的淀粉原料，经发酵过程制成乳酸，乳酸分子含有一个羟基和一个羧基，高分子聚合技术转换时，乳酸彼此间的羟基和羧基发生脱水缩合，形成聚乳酸，属于聚酯聚合物材料。PLA 是热塑性脂肪族聚合物材料，以乳酸为主要原料聚合而得，原料来源充分而可再生。PLA 生物可降解，可塑性强、易于加工成形，属于高科技的绿色高分子材料，有着广泛的研究和应用前景。

（3）聚己内酯［Poly（ε-caprolactone），PCL］：由 ε-己内酯在金属有机化合物（如四苯基锡）做催化剂，二羟基或三羟基做引发剂条件下开环聚合而成的半结晶型聚合物，即聚 ε-己内酯，属于聚合型聚酯。聚己内酯结晶性较强，降解缓慢。体内的生物降解两个阶段：第一阶段聚合物不发生形变和失重，只是分子量不断下降；第二阶段是随着分子量下降到一定程度后，材料开始形变和失重，并逐渐被机体吸收代谢。PCL 具有良好的热塑性、成形加工性、生物相容性、生物可降解性，还具有形状记忆功能。该记忆功能主要来源于材料内部存在不完全相容的两相：保持成形制品形状的固定相和随温度变化会发生软硬化可逆变化的可逆相。固定相在恢复应力的作用下，将使制品恢复到初始形状。

（4）聚乙醇酸（Polyglycolide，PGA）：又名聚乙交酯或聚羟基乙酸，是具有良好的生物相容性和生物可降解的脂肪族高结晶聚合物。可通过乙醇酸缩聚，或者通过乙交酯开环聚合制备。PGA 的生物降解主要是通过简单的水解，所以降解速度快，降解产物主要是水和二氧化碳。高聚合度 PGA 具有优良的力学性能和机械强度，使其拥有良好的加工性。PGA 的属性可以通过改变分子质量及其共聚物实现。在生物医学方面，主要用于生产可溶解的医用缝合线、骨折内固定、组织修复、药物缓释材料等。PLGA 和 PLA 是目前最为被大家认可的聚合物材料，被众多上市产品所采用的。但市场对聚合物的要求越来越高，迫使聚合物高速发展。目前，为延长聚合物在体内的降解时间，对聚合物进行聚乙二醇或聚乙二醇衍生物修饰，避免在体内被酶降解和网状内皮系统吞噬。另外，聚合物的属性也会影响着药物在体内的释放。

2. 上市微球产品　因微球产品的良好的缓释能力，目前主要用于需要长时间频繁给药的适应证，比如肿瘤、精神分裂、镇痛、糖尿病等。载药量是缓释微球的一个关键指标，为了维稳药物在体内的有效浓度，目前以递送生物活性较高的多肽药物为主，例如亮丙瑞林、奥曲肽、曲普瑞林、艾塞那肽等；递送非多肽类的小分子药物，也要求药物活性极高，比如利培酮（推荐剂量为肌内注射 25 mg/2 周，最高剂量不高于 50 mg）。

八、载药微球的研究进展

药物洗脱微球 TACE，又称载药微球 TACE（drug eluting beads-TACE，DEB-TACE）。近年来，药物洗脱微球（drug-eluting beads，DEBs）的引入使 TACE 技术得到了改进。目前临床上所使用的 DEBs 在栓塞前需要进行化疗药物的装载，使化疗药物通过某种机制（主要是离子交换）结合到微球表面或内部，减少了药物向体循环的释放，延长了药物与病灶的接触时间。与传统 TACE 相比，DEB-TACE 被认为是一种更加标准化的治疗方法。DEBs 除了通过离子交换或溶胀的方式直接加载药物，也可以通过乳化交联等方法将药物封装到微球内，药物载体包括不可生物降解和可生物降解材料，所加载的药物可以是带正、负电荷的细胞毒性药物，也可以是不带电的抗血管生成药物或在 CT 或 MRI 扫描下可显影的物质。以下将对目前 DEBs 的临床及临床前研究展开一系列的介绍。

1. 不可降解 DEBs 的应用　目前用于临床上的 DEBs 主要有以下几种：DC Bead（BTG，英国）、Hepa Sphere（Merit，美国）、Calli Spheres（恒瑞，中国）、Oncozene 或

Embozene Tandem（Celo Nova BioSciences，美国）和 LifePearl（Terumo，日本）。离子交换是这类微球的主要载药机制，载药的过程是一个纯物理的可逆过程，即通过正负电荷相互吸引形成离子键和分子间的氢键，不存在其他的化学反应，微球和药物分子均保持各自的理化性质。微球通常带负电荷，所装载的是带正电荷的药物，包括多柔比星、奥沙利铂、伊立替康、吉西他滨等，其中多柔比星类是临床上最常用的化疗药。细胞毒性 DEBs 一项对以上四种微球（除外 Calli Spheres）的体外评估研究显示，所有的微球均能在 1 h 内负载 99% 的多柔比星，但药物释放量、释放速率、微球直径因微球不同各有差异。对于 DC Beads，多柔比星的推荐负载量为 25 mg/ml，药物可在肿瘤内停留至少 3 个月。由于药物释放的靶向性和持续性，在兔肝癌模型中 DC Beads 向肿瘤递送的多柔比星剂量是常规 TACE 的 11.5 倍。临床研究表明，接受 DEB-TACE 治疗的患者疾病控制率和客观反应率在 6 个月内较常规 TACE 有明显提高。DEBs 在治疗转移性肝癌方面也显示出了优越性，肝脏是结直肠癌最常见的转移部位，有超过 50% 的结直肠癌患者会发生肝转移，负载伊立替康的 DC Beads 被证明是用于不可切除的结直肠癌肝转移的一种有效且耐受性良好的治疗方法。我国的一项多中心前瞻性队列研究显示，进行 DEB-TACE（Calli Spheres 微球）治疗的 367 例肝癌（包括原发性肝癌和转移性肝癌）患者的完全缓解率和客观反应率分别为 19.9% 和 79.6%，平均总生存时间为 384 d，常见不良反应有疼痛、发热、呕吐和恶心，但大部分较轻微，与化疗相关的严重不良事件相对罕见，这表明 DEB-TACE 在我国肝癌患者中应用是安全的。由聚乙烯醇和丙烯酸钠共聚物组成的 Hepa Sphere 微球是一种高吸水性微球，除了通过离子交换吸附药物外，还具有较大的溶胀性，在遇水溶胀的过程中可以大量吸收药液，溶胀的大小受控于水溶液的类型，在离子型造影剂或 10% NaCl 中，微球的体积是干燥状态下的 8 倍，在血液或 0.9% NaCl 中，体积增加到原来的 64 倍。直径为 $50\sim100~\mu m$ 的 Hepa Sphere 微球可以在 15 min 内加载 95% 以上的多柔比星。研究者们对 DEB-TACE 术后不同时间内药物在组织中的浓度进行了详细的评估。在肝癌患者术后 8 h、9～14 d、32～36 d 的肝移植组织中均检测到了多柔比星，其含量随栓塞时间的延长以及离栓塞部位距离越远而逐渐降低。药物从靶病灶向周围组织的扩散距离超过 1 mm 时，局部药物浓度仍然高于细胞毒性阈值。在栓塞后 8 h，距离病灶 600 μm 的肝组织中，多柔比星浓度从 8.45×10^{-6} mol/L 下降到 3.55×10^{-6} mol/L，多柔比星持续释放时间超过 1 个月。微球周围的组织反应在短时间内没有明显变化，在栓塞后 9～14 d，50% 的病例观察到炎性纤维化组织，37% 显示微球周围组织凝固性坏死，2% 显示有存活肿瘤组织。栓塞后 32～36 d，40% 的微球被坏死组织包围，剩下的被炎性纤维化组织包裹。这项研究证明了 DEB-TACE 的有效性。药物的释放和载药机制相同，也是通过离子交换的方式，药物被血液或组织中带正电荷的离子取代，药物释放速率是多个因素的共同作用，包括药物与微球间的离子相互作用强度、微球内药物之间的相互作用及周围介质的离子强度等。在相同的条件下，不同的药物在微球中的相对释放率不同，由于较小的微球比较大的微球具有更高的表面积体积比，因此较小的微球往往具有更快的药物释放速率。药物在释放介质中的溶解度和浓度也会影响药物从微球中释放和扩散速度。DEBs 与抗血管生成药物的结合，无论是 cTACE 还是 DEB-TACE，都有通过栓塞靶血管使肿瘤细胞缺氧的过程，而肿瘤缺氧是一把双刃剑，它不仅是栓塞后引起缺血的自然结果，也是新生血管生成的催化剂，增加低氧诱导因子 1α 和血管内皮生长因子的水平，最终导致肿瘤复发。这为抗血管生成药物的使用提供了理论依据，TACE 联合抗血管生成药物有望延长肿瘤进展的时间，提高中晚期肝癌患者的生存率。目前临床上使用的抗血管生成药物以口服给药为主，实体肿瘤的屏障作用以及血管栓塞后的低灌注使药物很少能进入肿瘤内发挥作用，这可能也是导致 TACE 联合系统抗血管生成药物未能达到预期效果的原因之一。长期用药不仅增加了患者的经济负担，也产生了一系列不良反应，包括疲劳、腹泻、手足皮肤反应、食欲下降等，使部分患者不得不中断或停止用药。因此，开发一种抗血管生成药的局部药物递送装置，以提高局部治疗效果、减少不良反应是至关重要的。一些学者对抗血管生成药物局部递送进行了初步的探索，分别将粒径为 $70\sim150~\mu m$、$100\sim300~\mu m$ 的 DC-Bead 浸于特定浓度的舒尼替尼溶液中，每克微球中舒尼替尼负载量达 30 mg，在生理盐水中两种规格微球药物的释放率相似，释放半衰期分别为 1.1 h、1.6 h，1 d 内释放率已达 80% 以上，接近于完全释放；在动物体内，该微球栓塞后 24 h 内的肝组织药物浓度较口服给药明显增高。为了实现药物的高负载和缓释，通过逐层技术在 DC Bead 表面交替添加生物相容性聚合物海藻酸盐和聚赖氨酸制备的仑伐替尼微球，虽然药物的释放减慢，但其释放期也仅仅延长到 3 d，而且由于聚赖氨酸的不可降解性，并没有达到完全释放，因此也没有进行相应的体内研究。负载凡德他尼的 DC Bead 和 DC Bead LUMI 微球是通过直接吸附完成的，该试验对介质溶液设置了不同的 pH 值，且 pH 值越高，其药物的负载量越大，但 pH 值对药物的释放并没有太大的影响，两种微球在前 2 h 表现出快速释放，24 h 内 DC-Bead 和 DC Bead LUMI 的凡德他尼微球的总药物释放量分别为 85% 和 50%。以上的研究都是以临床使用的商用微球为载体进行的，微球和抗血管生成药物结合不牢固，尽管能负载一定量的药物，但释放速度很快，达不到持续有效的抗肿瘤效果。

2. 可降解 DEBs 的研究现状　明胶海绵和可降解淀粉微球（degradable starch microsphere，DSM）的临床应用具有一定的优势，与不可降解微球相比，减轻了组织炎症反应和纤维化，减少了对血管的损伤，降低了栓塞后综合征的发生率，在一定程度上还可能抑制栓塞后的新生血管生成，但它们都不具备载药性。高分子化合物材料因其优异的生物相容性和可降解性在生物医学领域引起了越来越多的关注，人们对局部递送药物的装置进行了多方面的研究，开发出了不同材料、具有各种功能的药物载体。①壳聚糖-纤维素微球：羟甲基壳聚糖是一种非细胞毒性材料，同时含有氨基和羧基，可与带电荷药物相互吸引，增强药物结合的稳定性；羟甲基纤维素是另一种生物相容性的多糖，在食品工业中用作增稠剂，也用于制做药物输送的载体，在动物实验和临床研究中已证明其具有安全性。以这两种材料为原料采用反相乳液交联的方法制备的多柔比星可降解微球，粒径较均匀、表面光滑，在兔栓塞模型中可以观察到被栓塞的血管内膜完整，组织炎症反应轻微。与 DC Bead 中多柔比星的标准负载量为 37.5 mg/ml 相比，壳聚糖-纤维素微球的负载量为 48～85 mg/ml，这取决于聚合物和药物的交联程度。微球的降解是通过酶解和非酶解的方式完成的，负载多柔比星后的微球在体外的降解时间约 3 个月，降解速度受聚合物间交联程度和载药量的影响。据研究比较，载多柔比星的壳聚糖-纤维素微球比 DC Bead 药物释放更持久，但两者差异没有统计学意义。具有最大孔隙、最低交联程度的多柔比星壳聚糖-纤维素微球的药物总释放量为 27%，与 DC Bead 总释放量相当。因此，将壳聚糖-纤维素微球作为药物载体可能具有研究前景。②聚（乙二醇）甲基丙烯酸酯微球：用于治疗子宫肌瘤的聚（乙二醇）甲基丙烯酸酯 [poly (ethylene glycol) methacrylate，PEGMA] 微球，由于引入了可水解的聚乳酸羟基乙酸共聚物-聚乙二醇-聚乳酸羟基乙酸共聚物（PLGA-PEG-PLGA）交联剂，在体外 2 d 内以及在体内 1 周内可完全吸收。通过加入 20% 甲基丙烯酸单体将羧基引入到微球中，再通过离子交换实现对多柔比星、伊立替康和舒尼替尼的负载，这三种药物的载药量分别为 34 mg/ml、37 mg/ml 和 40 mg/ml，与 DC Bead 载药量相当，在磷酸盐缓冲盐水中，三种药物的释放显示舒尼替尼的缓释性最强，6 h 内舒尼替尼释放率为 48%～62%，24 h 以后可完全释放；由于释放环境不同，不能与 DC Bead 释放动力学进行直接比较，但两者似乎并没有显著的差异。PEGMA 微球也可与贝伐珠单抗结合，贝伐单抗的加载量为 20 mg/ml，在体外 6 h 后的释放率为 83%～92%，24 h 后完全释放。贝伐珠单抗因其分子量更大而更易表面装载，因此其释放速度比舒尼替尼也更快。综上所述，PEGMA 微球和 DC Bead 微球对药物的负载能力和释放模式相似，通过对 PEGMA 微球的修饰可改变降解期。③聚乳酸可降解微球：聚乳酸具有优良的生物相容性，并且无毒、可生物降解，1997 年被美国FDA 批准作为药用辅料，广泛地用于药物缓释系统。以外消旋聚乳酸 [poly (D, L-lactic acid)，PDLLA] 为基质制备的载药微球所用方法是乳液溶剂蒸发法，分别将顺铂、索拉非尼以及两种药物同时载于微球中，微球的粒径为 200～400 μm，顺铂、索拉非尼、顺铂＋索拉非尼微球的载药率分别为 12.4%、15.7%、4.8%＋7.3%。与空白聚乳酸微球和单药微球相比，双载药微球由于制作过程中溶剂的蒸发，微球表面形成许多空隙，使药物体外释放更快，药物释放时间超过 14 d，在 2 周内索拉非尼和顺铂的释放率分别为 91% 和 48%。药物呈三相释放模式：爆发释放阶段（微球表面释放并通过孔隙扩散）；缓释阶段（药物随聚合物缓慢降解释放）；快速释放阶段（聚合物完全降解）。将四种微球分别注射到裸鼠皮下肿瘤内，可以观察到双载药微球对肿瘤生长的抑制最为显著，三种微球在 9 个月后均未降解，单药和双载药微球的降解半衰期分别为 7 周、10 周。④聚乳酸-羟基乙酸共聚物微球：Choi 等人采用水包油（O/W）乳化法制备了以聚乳酸-羟基乙酸〔poly（lactic-co-glycolic acid），PLGA〕为基质，负载索拉非尼和 2,3,5 -三碘苯甲酸（2,3,5-triiodobenzoic acid，TIBA）的栓塞微球，直径在 24.8～28.5 μm。PLGA 可水解为乳酸和乙醇酸。TIBA 是一种 CT 成像造影剂，可用于追踪肝癌治疗后的微球分布。SOF/TIBA/PLGA 微球中索拉非尼的平均包封率为 42%～58.3%。在这项研究中，药物体外释放维持了 14 d，通过优化制备工艺，药物可以均匀地分散在微球中，使药物持续稳定地释放。分别测量口服给药和经瘤内注射载药微球的大鼠肿瘤区域和正常肝组织中的药物浓度发现，载药微球组肿瘤内索拉非尼浓度明显高于口服组，尽管微球组的给药剂量和频率都较低。肿瘤组织切片的 CD34 染色证实经 SOF/TIBA/PLGA 微球治疗后的平均微血管密度较 TIBA/PLGA 微球少，显示出更高的抗血管生成作用。由 Li 等人开发的负载索拉非尼和过氧化氢酶的聚乳酸-羟基乙酸可降解微球在兔 VX2 肝肿瘤中也显示较强的抗肿瘤活性，过氧化氢酶是一种可以催化肿瘤组织中过氧化氢分解为氧气和水的酶，以改善肿瘤内的缺氧微环境，增强索拉非尼的抗肿瘤血管生成作用。为提高负载瑞戈非尼和米铂的微球载药率，研究者对配方进行了详细的研究。瑞戈非尼不溶于水，确定其在适于制备微球的溶剂中的溶解度至关重要，因为较高的溶解度有利于提高载药率，二氯甲烷（dichloromethane，DCM）是制备微球常用的溶剂，而瑞戈非尼仅轻微溶解于 DCM，单用 DCM 制备的瑞戈非尼载药微球的载药量仅为 2.1%，包封率为 83.6%，通过加入一种助溶剂二甲基甲酰胺（dimethylformamide，DMF），载药量和包封率分别提高到 28.6%和 91.5%。不同的比例的 DMF 和 DCM（1∶9、1∶4、3∶7）对药物的释放也会产生影响，药物释放随着 DMF 比例的增加而降低，这增加了药物释放研究的复杂性，但也为调节药物释放模式提供了更多可能性。可降解 DEBs 的制备大多是采用乳化交联的方式将药物封装到微球内，药物与载体合为一体，药物随着微球的降解缓慢释放，由于制备工艺的和缓释机制的复杂性，目前还处于临床前研究中。

　　3. 结论与展望　目前正在开发的可降解生物相容性聚合物微球减少了对药物性质的限制，制备工艺因材料不同而异，制备过程相对复杂。药物的缓释性取决于诸多因素，如载药量、药物和载体材料的理化性质、周围组织特征（包括血管流量和间质压力、蛋白质、脂质和细胞代谢）等，这同时也说明，药物缓释可以根据临床的需求进行更大空间的调节。当然，这需要经历漫长的探索才可能应用于临床。载药微球的研发源自临床的实际需求，这需要研究者对材料的理化性质、血管解剖学和精细手术技术的全面了解，需要多学科领域的综合努力。

九、TACE 手术操作技术

1. 医师资质 2019 年 11 月 15 日中华人民共和国卫生健康委员会办公厅以国卫办医函〔2019〕828 号印发《心血管疾病介入等 4 个介入类诊疗技术临床应用管理规范的通知》规定，TACE 属于三级手术范畴，应由具备以下条件的医师实施：①执业范围为医学影像和放射治疗专业或开展综合介入诊疗技术相适应的临床专业；②经过综合介入诊疗技术相关系统培训并考核合格；③有 3 年以上相关临床专业诊疗工作经验，且具有主治医师及以上职称资质。

2. 血管入路与动脉造影

（1）血管入路：患者常规取仰卧位，穿刺部位消毒、铺巾、局部浸润麻醉。通常选择股动脉入路，有条件者也可选择桡动脉入路。常采用 Seldinger 方法经皮穿刺，置入导管鞘。

（2）动脉造影：全面、规范的动脉造影是 TACE 成功的基础。行腹腔动脉或肝总动脉造影，造影图像采集应包括动脉期、实质期及静脉期。若发现肝脏区域血管稀少/缺乏或肿瘤染色不完全，则需探查其他血管。应做肠系膜上动脉、胃左动脉、膈下动脉、肾动脉、胸廓内动脉、肋间动脉、腰动脉等动脉造影，以发现异位起源的肝动脉及肝外动脉侧支供养血管。术中需寻找并明确肿瘤的所有供血动脉，推荐使用锥形束 CT（cone beam CT，CBCT）检查，结合术前影像学检查仔细分析造影表现，明确肿瘤部位、大小、数目及供血动脉情况。需注意不同造影参数对 DSA 图像的影响。对于严重肝硬化、门静脉主干及一级分支癌栓者，推荐经肠系膜上动脉或脾动脉行间接门静脉造影，了解门静脉血流情况。

3. 化疗药物与栓塞剂

（1）cTACE 相关化疗药物与栓塞剂：cTACE 常用化疗药物有蒽环类（多柔比星、表柔比星）、铂类（奥沙利铂、顺铂、洛铂等）、丝裂霉素、氟尿嘧啶、雷替曲塞、羟喜树碱等。伊达比星在肝癌 cTACE 治疗中显示出良好的疗效和安全性。单一用药常用蒽环类或铂类，联合用药可选择其中 2~3 种。建议根据患者的肿瘤负荷、体表面积、肝功能状态、肾功能状态、血细胞水平、体能状态、既往用药及合并疾病等情况选择配伍与用量。

1）化疗药物碘化油乳剂：用等渗盐水将化疗药物稀释至 150~200 ml，缓慢注入靶血管，化疗药物灌注时间不应少于 15~20 min。然后，注入碘油乳剂和/或明胶海绵栓塞。碘化油与水溶液的体积比通常为 2∶1，碘化油与化疗药物应充分混合成乳剂，配置成"油包水"乳剂，提高其稳定性。碘化油的用量主要取决于肿瘤大小、数目和动脉血供的丰富程度灵活掌握，透视下依据肿瘤区碘油沉积是否浓密、瘤周是否已出现少许门静脉小分支影为界限，一般单次不超过 20 ml。碘油如有反流或滞留在血管内，应停止注射。如有肝动脉-门和/或肝静脉瘘，可先用明胶海绵或不锈钢圈堵塞瘘口，再注入碘油，或将适量明胶海绵颗粒和/或少量无水乙醇与碘化油混合。栓塞后再次肝动脉造影，了解肝动脉栓塞情况，满意后拔管。

2）颗粒型栓塞剂：包括明胶海绵颗粒、空白微球、PVA 颗粒等。推荐在碘化油乳剂注入的基础上追加使用，提高肿瘤坏死率和栓塞疗效。

（2）DEB-TACE 相关化疗药物与栓塞剂：临床上应用的载药微球主要有 DC/LC-Beads、Hepa Spheres（也称 Quadra Spheres）、Calli Spheres、Equal Spheres、Tandem 及 Dia Sphere 等，通常加载蒽环类化疗药物，单次 TACE 多柔比星/表柔比星加载量≤150 mg，按照使用说明书要求进行载药。根据肿瘤大小、血供情况和治疗目的选择不同粒径的微球，一般推荐使用小粒径微球（<300 μm），血供特别丰富者可加 300~500 μm 粒径微球。具体如下：对于直径<3 cm 的肿瘤，根据肿瘤血供情况可选用<300 μm 的微球；对于直径>5 cm 的肿瘤，可先使用 100~300 μm 的微球栓塞，再用 300~500 μm 的微球加强栓塞。应在术前拟定好治疗计划，预判所需微球量。

4. TACE 技术要求

（1）推荐使用微导管超选择性插管至肝癌供血动脉分支造影证实后再进行栓塞，以提高栓塞疗效与安全性；术中需寻找肿瘤所有供血动脉并进行栓塞，以保证临床疗效。在透视下缓慢注入栓塞剂，防止栓塞剂反流至正常血管分支。

（2）推荐术中使用 CBCT 辅助 TACE 治疗。较常规 DSA，CBCT 可清晰显示肿瘤病灶、提高小肝癌的检出率、明确肿瘤供血动脉和肝外侧支血管的三维关系、指导超选择性插管、即刻评价栓塞终点、肿瘤去血管化和栓塞疗效，帮助术者及时调整治疗方案，提高 TACE 疗效和安全性。

（3）cTACE 操作过程中，对局限于肝段/亚段的病灶超选择性栓塞时，推荐以肿瘤区碘化油沉积浓密、瘤周出现门静脉小分支显影为栓塞终点；碘化油乳剂注入后需注入合适粒径的颗粒型栓塞剂进一步栓塞至血流完全停滞；进行选择性较低的肝叶水平栓塞时，栓塞终点是供血动脉呈"干树枝状"，即在栓塞肿瘤细小供血动脉的同时保留肝段/叶动脉通畅，以利于再次 TACE 治疗。推荐在栓塞结束至少 5 min 后再次造影验证，以确切评估栓塞疗效。推荐使用 CBCT 评估肿瘤内碘化油沉积范围、肿瘤去血管化程度和栓塞效果。

（4）DEB-TACE 操作过程中，推荐载药微球的推注速度为 1 ml/min，推注过程中需保持微球在均匀悬浮状态，还需注意避免微球反流。推荐栓塞终点为肿瘤供血动脉血流近乎停滞（即载药微球和对比剂悬液在肿瘤供血动脉内 2~5 个心动周期内排空）。栓塞过程中需注意微球再分布，推荐栓塞结束至少 5 min 后再次造影验证，以确切评估栓塞疗效。若仍存在肿瘤染色，则继续栓塞，直至达到栓塞终点。尽可能充分栓塞肿瘤远端滋养动脉，同时保留肿瘤近端供血分支,避免对周围正常肝组织造成过度栓塞。

5. 伦理与知情同意　患者和/或家属谈话,详细告知 TACE 治疗的必要性、预期疗效、相关费用、术中和术后可能发生的不良反应、并发症及其风险预防与处理方法、其他替代治疗方法及费用等,获得患者和/或监护人同意,并签署 TACE 治疗知情同意书、化疗知情同意书及术中可能使用的医用耗材知情同意书等。

6. 患者术前准备　有高血压病史者术前需控制血压,合并糖尿病者需控制血糖,必要时请专科会诊协助处理基础疾病。TACE 术前 4～6 h 禁食,建立静脉通道,治疗全程需心电监护。

7. TACE 治疗基本原则　实施 TACE 必须遵从以下基本原则:①在数字减影血管造影机(digital subtraction angiography,DSA)下进行;②严格掌握适应证与禁忌证;③强调精细 TACE;④强调治疗的规范化和以其为基础的个体化;⑤如经过 3 次规范化、精细化 TACE 治疗后,靶病灶仍处于疾病进展,则推荐更换 TACE 方法或联合其他局部或系统抗肿瘤治疗。

8. 围术期管理

(1) 抗病毒治疗:合并 HBV 感染且 HBsAg 阳性者,无论 HBV DNA 定量是否可检测出,推荐抗病毒治疗贯穿 TACE 治疗全过程。推荐使用强效高耐药屏障的核苷(酸)类似物,如恩替卡韦、富马酸替诺福韦酯、富马酸丙酚替诺福韦、艾米替诺福韦等,将 HBV DNA 滴度控制在最低水平(高灵敏定量 PCR 下限 10～20 IU/ml),减少 HBV 再激活。每 3～6 个月检测 HBV 相关指标,以及时发现 HBV 再激活并处理,同时需注意抗病毒药物本身不良反应(肾功能损害、骨质疏松等)的管理。合并丙肝 HCV RNA 阳性者,采用直接抗病毒药物(direct-acting antiviral agents,DAAs)行抗病毒治疗,将 HCV RNA 控制在临床不可检出水平。

(2) 术前保肝治疗:对肝功能不佳(Child-Pugh 评分≥9 分)的患者可给予保肝、降黄疸、补充白蛋白等治疗,为 TACE 治疗创造条件。保肝药物以抗炎、降酶、抗氧化、解毒、利胆和肝细胞膜修复保护作用的药物为主。

(3) 术后常规处理:术后监测生命体征,给予保肝、制酸、止吐、镇痛、营养支持等治疗,必要时给予补充白蛋白。对肿瘤负荷较高、栓塞剂用量多的患者需加强水化、碱化尿液以保护肾功能,推荐短程应用小剂量激素治疗,以减轻术后不良反应。复查肝功能、肾功能、电解质、血常规、凝血功能等。对存在感染高危因素的患者(如有胆道手术史、糖尿病血糖控制不佳等)推荐预防性使用抗菌药物;对怀疑有感染的患者可行降钙素原、C-反应蛋白等检测,并合理使用抗菌药物。注意液体和能量的平衡,监测血糖、凝血功能等变化,及时按需调整药物。

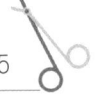

9. 治疗原则

（1）导管尖端应超过胃十二指肠动脉，以免造成胃十二指肠并发症。

（2）注意有无肝外侧支供血。

（3）不要将肝固有动脉完全闭塞，以便于再次介入治疗，但肝动脉-门静脉瘘明显者例外。

（4）如有 2 支以上动脉供应肝肿瘤，应将每支动脉逐一栓塞，以使肿瘤去血管化。

（5）肝动脉-门静脉瘘较小者，仍可用碘油栓塞，但应慎重。

（6）治疗间隔的时间应根据肿瘤缩小的情况、碘油聚积的情况、肿瘤血管的变化，以及临床情况等综合判断，一般认为首次和第 2 次 TACE 的间隔时间以 4～8 周为宜。

10. 精细 TACE　推荐采用精细 TACE 治疗以降低其异质性，提高栓塞疗效。精细 TACE 包括：规范的动脉造影、超选择性插管至肿瘤供血动脉分支并进行栓塞、术中 CBCT 靶血管的引导及术后即刻疗效评价、栓塞材料的合理选择和联合应用以及把握合理栓塞终点等。根据患者具体情况，确定合适的 TACE 治疗目标至关重要。对于局限于肝段或直径＜5 cm 的肝癌，应使肿瘤完全去血管化和/或周边门静脉小分支显影，达到肝动脉和门静脉双重栓塞效果；对于巨块型肝癌需结合患者的肝功能、体能状态、门静脉通畅等情况，尽量使肿瘤去血管化；对于肿瘤累及全肝且肿瘤负荷较高的患者，可采用分次治疗策略，先处理负荷较高肝叶的肿瘤，待 2～4 周患者肝功能恢复后再处理剩余肿瘤，以提高 TACE 治疗的安全性。

11. 拔鞘及止血　股动脉入路者，拔除导管鞘后在股动脉穿刺点上方人工压迫 5～15 min，再进行加压包扎，以穿刺侧足背动脉可触及搏动为佳。患者需卧床、穿刺侧下肢制动 6 h 以上，12～24 h 后拆除绷带；使用缝合器、血管封堵器成功止血者，制动时间可缩短至 2 h。桡动脉入路者，推荐使用通畅压迫法压迫桡动脉穿刺点。

十、特殊情况下的 TACE 治疗

1. 肝癌合并血管侵犯　对于肝癌合并门静脉癌栓未完全阻塞门静脉主干，或完全阻塞但门静脉代偿性侧支血管丰富或通过放置门静脉支架可复通门静脉血流的仍是 TACE 适应证。对于门静脉主干癌栓或一级分支癌栓，行门静脉支架联合 I-125 粒子条或门静脉粒子支架置入术，有助于缓解门静脉高压、恢复门静脉向肝血流、改善肝功能状态，同时有效治疗门静脉癌栓，为后续 TACE 等治疗创造条件。TACE 联合靶向/外放射治疗、局部消融治疗、I-125 粒子或粒子条治疗及靶向免疫治疗均对门静脉癌栓具有较好的疗效。对于肝癌合并下腔静脉癌栓，可考虑 TACE 联合放疗或下腔静脉支架置入联合 I-125 粒子条治疗。

2. 肝癌合并动-静脉分流

（1）肝动脉-门静脉分流：根据分流显影的部位分为中央型和周围型；根据分流显影的速度分为快速型（显影时间 2 s 之内）、中速型（显影时间 2～3 s）和慢速型（显影时间 3 s 以上）。根据分流部位和速度选择合适的栓塞剂和栓塞方式。对慢速、周围型的肝动脉-门静脉分流可采用常规 TACE 治疗；对中/快速、中央型肝动脉-门静脉分流，如微导管能超越瘘口进入肿瘤供血动脉内，可先对肿瘤进行 TACE 治疗，然后再进行瘘口栓塞，推荐选用直径较大（500 μm 以上）的颗粒型栓塞剂或弹簧圈、无水乙醇、氰基丙烯酸异丁酯等；中慢速型推荐使用直径 300～500 μm 的颗粒型栓塞剂栓塞。如动-门静脉分流广泛，无法先行肿瘤供血动脉分支超选择性插管者，可先行瘘口栓塞，待分流量明显减少后再行肿瘤的栓塞治疗。

（2）肝动脉-肝静脉分流：此类患者多合并肝静脉癌栓，直接使用碘化油乳剂可增加肺栓塞的风险。处理方式与肝动脉-门静脉分流类似，应根据分流部位和速度选择合适粒径的颗粒型栓塞剂或弹簧圈等进行栓塞。

3. 肝癌侵犯/压迫胆道　肝癌侵犯/压迫胆道可导致梗阻性黄疸，致使患者胆红素升高、肝功能受损。对于胆道扩张患者，可先采用经皮肝穿刺胆道引流，降低胆红素，改善肝功能，为后续 TACE 治疗创造机会。后续治疗可采用 I‑125 粒子胆道支架置入、胆道支架或联合 I‑125 粒子条等治疗胆道梗阻或胆管癌栓。

4. 肝癌破裂出血　在止血、液体复苏、保肝等内科治疗基础上，外科手术切除、单纯 TAE/TACE 对肝癌破裂出血均有较好的疗效。对于肝脏功能可耐受、血流动力学不稳定、无外科手术条件和适应证的患者，可首选 TAE/TACE 治疗。受急诊条件限制，肝功能及肝肿瘤情况无法充分评估时，也可先行 TAE/TACE，为后续治疗创造条件。

5. 肝癌外科术后辅助性 TACE　外科术后辅助性 TACE 可及时发现残留或复发的肝癌病灶，并进行有效治疗。对存在术后复发中高危因素者，如术前肿瘤破裂、直径＞5 cm、多病灶肿瘤、微血管侵犯/脉管癌栓、切缘阳性、组织分化差、术后肿瘤标志物未降至正常水平，推荐术后辅助性 TACE 治疗。通常外科术后 1 个月左右行首次肝动脉造影，若未发现复发灶，先行灌注化疗，再酌情注入 2～5 ml 碘化油乳剂栓塞，4 周后行 CT 检查，以期早期发现和治疗小的复发灶。若无复发灶，则可间隔 6～8 周后行第 2 次辅助性 TACE。

6. 肝移植前桥接或手术前转化或降期治疗　TACE 可有效降低肿瘤负荷，将部分超越肝移植标准的患者转化至符合肝移植标准，提高肝移植率，降低移植术后复发率，转化后的肝移植患者 OS 与标准内患者类似。TACE 还可为初始不可切除肝癌患者创造潜在手术切除机会，并转化为长期生存获益。TACE 联合 HAIC、放疗等局部治疗以及靶向/免疫治疗可提高转化成功率。TACE 联合门静脉栓塞可降低肿瘤负荷，使余肝体积代偿性增生，为后续手术切除创造条件。

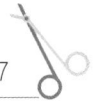

十一、TACE 术后肿瘤复发

不同肿瘤细胞在缺血后的死亡时间差异巨大：

1. 对于代谢率高、对氧和营养物质依赖程度强的肿瘤细胞，可能 2～3 d 就会出现大量细胞死亡。

2. 具有缺氧适应机制的肿瘤细胞，能够在缺血状态下存活较长时间。像肝细胞癌（HCC）细胞，在缺血状态下可以通过激活缺氧诱导因子- 1α（HIF-1α）通路来调节一系列基因的表达。这些基因可以使细胞从有氧代谢转换为无氧代谢，同时促进血管生成相关因子的产生。在这种情况下，HCC 细胞可能在缺血后 1～2 周内仍有部分细胞存活。

3. 实体肿瘤中心与边缘的差异，由于距离血管较远，营养物质和氧气的扩散受限，在血供切断后，肿瘤中心部分可能在 3～5 d 内就开始出现大面积坏死。而肿瘤边缘区域的细胞靠近血管，能够从周围组织获取一定的营养和氧气，可能存活 1～2 周甚至更久。

4. 实际情况中的不确定性因素　如患者自身的免疫状态、是否存在炎症反应、肿瘤内部是否有潜在的侧支循环等。即使在 TACE 等治疗后肿瘤血管被栓塞，部分肿瘤细胞可能会利用周围组织的血管形成微小的侧支循环，从而延长其存活时间。肿瘤细胞的异质性也使得不同细胞对缺血的耐受性不同，很难用一个固定的天数来判断所有肿瘤细胞的死亡时间。当然，不只是肿瘤细胞残留，肿瘤微环境因素中血管生成与再通，炎症反应促进，缺氧诱导的肿瘤干细胞活性增强，免疫逃逸机制，全身肿瘤负荷及转移潜能等也是 TACE 后肿瘤复发的原因。

TACE 必须遵循规范化和个体化的方案，提倡精细 TACE 治疗，以减少肿瘤异质性导致 TACE 疗效的差异。

十二、精细 TACE 上的复杂难点应对策略

1. 肿瘤血供丰富且存在动-静脉瘘的情况　在这种情况下，单纯使用传统的栓塞材料可能会导致化疗药物迅速通过瘘口流失，不能在肿瘤内充分发挥作用，而且可能会引起一些严重的并发症，如肺栓塞。明胶海绵颗粒可以先用于封堵动-静脉瘘，使血流动力学恢复相对正常，之后再结合其他栓塞材料和化疗药物进行后续的 TACE 操作，这样有助于提高治疗的安全性和有效性。

2. 患者肝功能储备较差的情况　对于肝功能 Child-Pugh 分级 B 级或 C 级的肝癌患者，其肝功能储备有限，对长时间、完全的血管栓塞耐受性较低。明胶海绵颗粒的可吸收性在这种情况下就具有优势。因为它在栓塞一段时间后会被吸收，血管可以逐渐再通，这样能够避免因长时间缺血导致的肝功能进一步恶化。在使用明胶海绵颗粒进行 TACE 时，可以通过

控制颗粒的大小、数量和注射速度等因素，在有效控制肿瘤血供的同时，最大程度地减少对肝功能的损害。

3. 肿瘤血管迂曲、难以精准栓塞的情况 当肿瘤血管形态复杂、迂曲程度高，使得精准地将栓塞材料输送到目标血管位置比较困难时，明胶海绵颗粒可以作为一种选择。它的颗粒状形态和压缩变形性好，在注射过程中能够随着血流在一定程度上适应血管的迂曲走向，有更大的机会到达并栓塞肿瘤血管。虽然它可能会存在非选择性栓塞的风险，但在一些复杂血管解剖结构的情况下，这种优势可以帮助实现对肿瘤的部分栓塞，然后再结合其他手段，如调整患者体位、使用特殊的导管技术等来进一步优化栓塞效果。

4. 姑息治疗以缓解症状为主的情况 在一些晚期肝癌患者中，治疗目的主要是缓解因肿瘤引起的疼痛、压迫等症状，而不是追求根治。明胶海绵颗粒可以用于姑息性的 TACE 治疗，通过暂时减少肿瘤血供，使肿瘤体积在一定程度上缩小，减轻对周围组织的压迫。而且由于其可吸收性，对于这类预期寿命有限的患者来说，在后续治疗中如果出现新的情况（如需要再次栓塞或者其他治疗干预），血管的再通也为调整治疗方案提供了可能。

十三、TACE 联合治疗

1. TACE 联合消融治疗 消融治疗主要包括射频、微波、冷冻、高强度聚焦超声消融、不可逆电穿孔以及无水乙醇注射治疗等。超声、CT、CBCT、透视、MRI 等均可作为消融治疗的影像引导方式。TACE 联合消融治疗的方式包括：①序贯消融，即先行 TACE 治疗，术后 1～4 周内加用消融治疗；②同步（同期）消融，即在 TACE 治疗的同时给予消融治疗。联合消融治疗可提高 TACE 疗效，对不能手术切除的 CNLC Ⅰ b、Ⅱ a 期直径 3～7 cm 的单发或多发肿瘤，效果优于单纯 TACE 或消融治疗。

联合治疗还可提高 CNLC Ⅱ b，Ⅲ b 期患者肝内关键区域（如邻近胆管、门静脉）病灶的局部控制率，减少因肿瘤进展侵及胆管、肝静脉、门静脉等概率。对于肝脏特殊部位，临近肝内重要结构和肝外重要脏器的 CNLC Ⅰ a 期病灶，单纯消融治疗常难以达到根治效果，消融前 TACE 可使病灶显示更加清晰，辅助以多模态影像手段引导，使消融治疗更加精准、彻底，降低并发症发生率。

2. TACE 联合放射治疗 TACE 联合放射治疗可提高肿瘤局部缓解率。TACE 联合外放射治疗常用于肿瘤体积大、伴有门静脉或下腔静脉癌栓及肝外转移的 CNLC Ⅲ 期肝癌。I-125 粒子内放射治疗可作为 TACE 的补充治疗。

3. TACE 联合系统抗肿瘤治疗 系统抗肿瘤治疗包括分子靶向药物治疗、免疫治疗、全身化疗和中医中药治疗等，其中以分子靶向药物和免疫治疗为主。可有效延缓疾病进展，延长患者 OS，在中晚期肝癌治疗中发挥着重要作用。《原发性肝癌诊疗指南（2024 年版）》

推荐系统抗肿瘤治疗用于 CNLC Ⅱ b，Ⅲ b 期肝癌。目前我国获批的一线治疗方案：阿替利珠单抗联合贝伐珠单抗、信迪利单抗联合贝伐珠单抗类似物、卡瑞丽珠单抗联合甲磺酸阿帕替尼、替雷利珠单克隆抗体、多纳非尼、仑伐替尼、索拉非尼、FOLFOX4 等；二线方案：瑞戈非尼、阿帕替尼、卡瑞利珠单抗、替雷利珠单抗、帕博利珠单抗、雷莫西尤单抗等。TACE 联合系统抗肿瘤的综合治疗是中晚期肝癌治疗领域新兴的研究热点，在提升 TACE 疗效以及患者 OS 方面具有重要的价值。

（1）TACE 联合分子靶向药物：分子靶向药物主要是酪氨酸激酶抑制剂（TKI）。国内外临床研究或荟萃分析表明 TACE 联合 TKI 治疗整体安全、有效，但联合治疗与单一 TACE 或 TKI 疗效临床对照研究结果仍存在差异。TACE 联合 TKI 治疗的时机应根据肿瘤分期进行选择，同时注意药物不良反应的处理和效价比。对于低肿瘤负荷患者，接受单纯 TACE 治疗即可得到显著的临床获益；对于中或高肿瘤负荷、单纯 TACE 疗效欠佳患者，应尽早联合 TKI 治疗。

目前对于 TACE 联合 TKI 治疗的策略尚无定论。对于中负荷和肝功能 ALBI 1 分的肝癌患者，TACE 联合索拉非尼可改善患者的 OS 和 PFS。对于超越 uptoseven 标准的中期肝癌患者，可选择在系统抗肿瘤治疗的基础上序贯或联合按需 TACE。

（2）TACE 联合靶向和免疫治疗：肝癌免疫治疗主要为免疫检查点抑制剂，包括程序性细胞死亡受体 1（PD1）/程序性细胞死亡配体 1（PDL1）抑制剂、细胞毒性 T 淋巴细胞相关蛋白 4（CTLA4）抑制剂等，均有协同 TACE 治疗肝癌的潜在价值。肝癌的介入与靶向免疫联合治疗肝癌是近年来最重要的进展之一，为肝癌的系统治疗展示了光明的前景。现阶段的靶向免疫联合疗法一线治疗适用人群仍有限，通过 TACE 介入治疗能增强肿瘤对免疫治疗的应答率，可将对免疫治疗无效的"冷肿瘤"转化为对免疫治疗有效的"热肿瘤"，是近年来的研究热点。有研究表明与单纯靶免治疗相比 TACE 联合靶免治疗对晚期肝癌患者有显著的生存获益，并且具有可接受的安全性。

4. 其他辅助用药 槐耳颗粒可部分缓解肝癌症状，增强免疫功能，抑制肝癌复发，延长患者 OS。胸腺肽 α_1 作为免疫调节剂，可增强免疫系统反应性，延缓 TACE 术后肝癌复发，尤其是合并 HBV 感染者。α-干扰素是一种免疫调节剂，兼具抗病毒和抗肿瘤的作用，有助于抑制肝癌复发、延长患者 OS。阿可拉定是一种中药小分子免疫调节剂，可改善特殊肝癌患者［至少符合以下两项检测指标：AFP≥400 μg/L、肿瘤坏死因子 α（TNF-α）＜2.5 pg/ml、γ 干扰素（IFNγ）≥7.0 pg/ml］的预后。

十四、TACE 的疗效评价

TACE 治疗的疗效评价分为短期疗效和长期疗效。短期疗效的评价指标为手术至疾病进展时间（time to progress，TTP），长期疗效的评价指标为患者总生存时间（overall survival，OS）。根据实体瘤治疗疗效评价标准的修订标准（mRECIST）评估肝癌疗效：①完全缓解（complete response，CR），CT 或 MRI 显示所有目标病灶内动脉期无增强显影；②部分缓解（partial response，PR），目标病灶（动脉期增强显影）的直径总和减少 30%；③进展（progressive disease，PD），目标病灶（动脉期增强显影）的直径总和增加 20% 或出现新病灶；④稳定（SD），目标病灶（动脉期增强显影）的直径总和缩小未达 PR 或增加未达到 PD。

十五、TACE 常见不良反应、并发症及其处理

1. 常见不良反应及处理

（1）栓塞后综合征：最常见，主要表现为发热、恶心、呕吐、肝区闷痛、腹胀、厌食等症状。围术期可短程使用激素类药物预防；可给予对症支持治疗，如吸氧、退热、止吐、镇痛和小剂量激素等。

（2）过敏反应：主要由对比剂或化疗药物引起，多为急性过敏反应。高危患者可术前给予糖皮质激素预防；一旦出现急性重度过敏反应，应给予吸氧、肾上腺素；支气管痉挛者可给予 β_2 受体激动剂气雾剂吸入或糖皮质激素。

（3）胆心反射：因胆道血管丛的迷走神经受刺激引起。表现为心率减慢、血压下降，严重者可因反射性冠状动脉痉挛导致心肌缺血、心律失常等，甚至心脏骤停。术前可给予阿托品或山莨菪碱预防。如患者出现胆心反射症状，需给予吸氧、阿托品、多巴胺等治疗。

2. 常见并发症及处理

（1）肝脓肿、胆汁瘤：一旦出现肝脓肿，需给予抗菌药物治疗，必要时经皮穿刺引流。对于小的无症状胆汁瘤，可随访观察，较大有症状或继发感染者可经皮穿刺引流。

（2）肝衰竭：术前严格掌握适应证，术中减少对正常肝组织的损伤，术后给予保肝治疗及能量支持。出现肝衰竭者，需调整和加强保肝用药，必要时人工肝治疗。

（3）肾衰竭：可能与对比剂、化疗药物及肿瘤坏死崩解有关，术前应充分询问病史，根据患者病情调整用药；术中注意控制对比剂总量；术后应充分碱化尿液和水化，必要时进行血液透析治疗。

（4）骨髓抑制：多由化疗药物所致，表现为白细胞、血小板或全血细胞减少。可使用升白细胞和血小板药物，必要时输成分血或全血。

（5）异位栓塞：可因微导管头端未避开正常器官/组织供血动脉（如胆囊动脉）、未在透视下缓慢注射栓塞剂、单次栓塞剂用量过大等原因引起。对于巨大、血管丰富的肿瘤，cTACE 术中需加用颗粒型栓塞剂栓塞，避免血流冲刷使碘化油廓清。存在肝动脉-肝静脉分

流、有肝外危险侧支供血（如膈下动脉、肋间动脉等）、先天性心脏病（如房间隔缺损、室间隔缺损）者，使用栓塞剂要慎重，以免产生肺、脑等部位的异位栓塞。一旦怀疑发生肺/脑异位栓塞，应立即终止操作，完善相应检查，及时明确并积极对症处理。

十六、TACE 的随访和影响疗效因素

1. TACE 的随访　一般推荐介入治疗间隔时间为患者介入术后至少 3 周以上，根据患者的体能状态与治疗的耐受性、疗效和需要决定后续的治疗。建议首次 TACE 术后 5~7 周时行 CT 和/或 MR、肿瘤相关标志物、肝肾功能和血常规检查。若影像结果显示肝癌碘化油沉积浓密或肿瘤组织坏死且病灶无增大和无新发病灶，暂时不继续行 TACE 治疗，反之则需要进行后续的 TACE 治疗。

出现以下表现应视为 TACE 抵抗：①肝内病灶连续≥2 次超选择的 TACE 治疗后 1~3 个月内，CT 或 MRI 复查提示原病灶进展或有新发病灶；②术后 AFP 持续升高；③出现血管侵犯；④出现肝外转移。出现 TACE 抵抗后应当及时调整治疗方案，采取综合治疗的方案，如联合消融、靶向药物或免疫治疗。原治疗病灶出现进展或其他肝区出现新的病灶时应及时予以追加 TACE 治疗。

2. 影响 TACE 疗效的因素　现已公认 TACE 是肝癌非手术治疗方法中疗效最好的一种，最终疗效决定于生存期的长短。通过肝动脉碘油化疗栓塞，可使肝癌缺血、坏死、缩小，AFP 降低或转阴，累积生存率 1 年为 40%~60%，2 年为 20%~40%。且部分中晚期肝癌经此治疗使肿瘤缩小后获二期切除的机会，使生存率进一步提高。

根据多项研究分析表明，以下因素是影响 HCC 患者 TACE 预后的独立影响因素：①HbeAg 状态、肝硬化程度、肝功能状态；②血清 AFP 水平；③肿瘤负荷；④肿瘤包膜的完整性；⑤门静脉有无癌栓；⑥肿瘤血供情况；⑦微血管内瘤栓；⑧肿瘤的病理学分型；⑨肿瘤临床分期；⑩患者 ECOG 状态；⑪TACE 是否联合消融、放疗、肝动脉化疗、分子靶向药物等综合治疗。总而言之，介入治疗是不能切除肝癌治疗常用的非手术治疗手段，介入作为局部治疗的手段还可与系统治疗（靶向及免疫治疗）相结合，有效控制肿瘤，延长患者的生存期。在部分患者经过介入治疗肿瘤缩小，可接受手术切除，达到根治性的治疗效果。

十七、TACE 的护理

1. TACE 术前准备
（1）戒烟戒酒：减少肺部及心血管等方面的并发症。
（2）住院期间停止服用靶向药（索拉非尼、仑伐替尼等），出院后继续服用。

（3）配合医生做好血常规、肝肾功能、凝血功能、心电图、B超等检查，注意各项检查结果，判断有无禁忌证。向患者解释介入治疗的目的、方法及治疗的重要性和优点。

（4）备皮：术前一天备皮（剃去两侧腹股沟区体毛），并做好个人卫生。如剪指甲、洗澡、洗头等，术前更换患者衣裤，勿穿内裤，进手术室前取下饰物、活动义齿。

（5）准备尿壶、便盆：由于术后当日需卧床休息，需提前准备大、小便器各1个，并在医务人员指导下提前练习床上大小便。

（6）术前告诫患者饮食以清淡易消化为主，避免油腻食物和进食过饱的情况发生，局部麻醉术前1 h禁食禁水，防止术中出现呕吐、窒息，术晨更换病服。全身麻醉患者术前8 h禁食，4 h禁饮。

（7）建立静脉通道，备好所需物品及药品。

（8）术前测生命体征，如有异常及时与医生沟通并处理。

（9）等候通知：送入介入手术室。

2. TACE术中护理

（1）生命体征监测：术中密切观察患者的生命体征，如心率、血压、呼吸等，确保患者安全。同时，注意患者的意识状态和皮肤色泽变化，及时发现并处理异常情况。

（2）配合医生操作：护理人员需熟练掌握介入治疗操作流程，积极配合医生完成治疗。在传递器械、药物等过程中保持无菌操作，避免感染发生。

3. TACE术后护理

（1）TACE术后一般护理：随着介入技术的进步，应用超选择性和节段性栓塞后，TACE的并发症明显减少和术后不适症状明显减轻。

1）穿刺点护理：①卧床休息，用手压迫穿刺点30 min后，穿刺侧肢体砂袋压迫6 h，适当加压，避免过分用力；或动脉压迫器加压包扎6 h，保持穿刺侧肢体伸直，协助取舒适体位。②观察股动脉穿刺点情况，术侧下肢制动，观察术肢的血液循环，皮肤颜色、温度及足背动脉搏动，并与健侧做对比；如觉得穿刺肢体麻木、感觉迟钝请及时告知医护人员。穿刺侧肢体不能用力、弯曲如有轻微瘀斑、血肿的形成，多见于多次穿刺及有出血倾向者，1周左右会消失。若穿刺点压迫过程中患者有屈腿或压迫点移位等情况，表现为局部瘀血、肿胀、下肢活动受限，如出现局部瘀斑增大、血肿或出血，应立刻压迫穿刺点，通知医生处理。此时需再次压迫止血，加压包扎，重新固定。如血肿较大压迫动脉，则协助医生切开引流，消除积血。穿刺点24 h内禁止触碰水，无异常可24 h后解除包扎。③6 h内避免下蹲及增加腹压的活动，如用力排便、咳嗽等，若患者要打喷嚏等增大负压动作，需提前用手紧按穿刺处，防止出血。防止局部压力增高引起并发症。如果发现异常情况，及时通知医生给予处理。

2）给予一级护理，平卧位休息，头部偏向一侧，以防呕吐物误入呼吸道。

3）监护心电、血压、血氧饱和度 12～24 h；观察患者的神志、面色和尿量等，防止尿潴留。这些观察有助于及时发现并处理可能出现的并发症，确保患者的安全。

4）平卧位 12～24 h，术肢伸直髋关节制动 6 h，可行踝泵运动，指导家属按摩穿刺侧肢体，6 h 后可翻身等床上活动，促进下肢血液循环，预防深静脉血栓形成及压力性损伤。3 天内避免剧烈运动。

5）胃肠道的护理：①进食易消化清淡饮食，以适量流质饮食为宜，第 2 d 给予高热量、优质蛋白、高维生素的清淡易消化的半流质饮食，如鱼汤、面条、鸡蛋汤、新鲜的水果蔬菜等，保证良好的胃肠道功能。避免进或少进奶类、豆类等胀气食物及辛辣油腻食物。进食 2～3 d 以后根据患者的消化功能情况逐渐至普食。保持大便通畅。②呕吐时将头偏向一侧，以免误吸引起呛咳和窒息。③观察呕吐物的颜色、性状和量，并要做好护理记录。④必要时药物处理。给予护肝、抑制胃酸治疗，必要时可给予抗生素。

6）其他护理：①防止肝衰竭及肝性脑病。密切观察患者病情，如出现肝功能异常，皮肤、巩膜黄染，尿少、纳差等，加强看护，必要时告知医师对症处理。②做好心理护理，讲解术后发生并发症的原因，消除焦虑，避免增加心理负担。③鼓励患者多饮水，保持每天尿量在 2 000 ml 以上，减轻药物及造影剂对肾脏的损伤。④使用奥沙利铂等有神经毒性药物禁冷 1 周。奥沙利铂，优点是对骨髓抑制轻、胃肠道反应小，但同时其外周神经毒性发生率却高达 90%。急性神经毒性即迅速发作的对寒冷刺激的末梢神经感觉异常或感觉障碍，如指趾末端麻木或感觉减退、口腔咽喉部位感觉迟钝，偶见喉和腭的紧缩感、舌部感觉异常及随后出现的语言障碍、肢体末端或腭强直性肌肉收缩、腿痛性痉挛、蚁走感等。速发型感觉异常比较常见，发生在用药的几小时或 1～2 d 内，一般 14 d 内消退，暴露于低温或冰冷物体可加速或恶化这些症状。患者应用奥沙利铂治疗 1 周内，须注意保暖，减少冷刺激，进冷食易诱发患者喉头痉挛。忌食生冷食物，禁冷食、冷饮，水果用温热水加热后食用；禁用冷水洗手洗脸，盥洗水温以 40 ℃左右为宜，夏季用药时不得使用空调及冷风，冬季用药时避免户外活动，避免冷风刺激咽喉部，尤其是如厕时应先关好卫生间窗户；当出现这些症状时能及时报告，以便得到及时有效的处理。外出须戴口罩、手套，注意保暖，禁止接触冷及金属物体，静脉输注时，若出现手脚麻木或酸麻时可输液侧手臂衣服外贴暖宝宝，预防肢体麻木发生。出现肢体麻木的患者，及时告知医护人员。⑤体重上升。确保自己是在排空大、小便，且着装与上次一样的情况下如出现体重上升，可能出现腹腔积液，及时告知医生并进行相关检查。

4. TACE 术后并发症的护理　经皮肝动脉化疗栓塞术是标准的治疗方法之一，大部分患者常在术后出现不同程度的不良反应，栓塞后综合征是 TACE 术后最为常见的并发症之一，包括疲劳、发热、腹痛、恶心呕吐上腹部疼痛、黄疸，以及转氨酶升高等肝功能指标的异常等。其发生率高，合理的护理方式可有效地降低栓塞综合征对患者的影响，提高患者术后的生活质量。

1）TACE 术后并发栓塞综合征的概念：至今没有明确的概念来定义 TACE 术后并发栓塞综合征，但包含的内容及其相关概念在不断地发展。20 世纪 90 年代原发性肝癌患者在 TACE 术后出现的肝区疼痛、转氨酶升高、胃肠道反应、发热、黄疸等症状被统称为 TACE 术后并发栓塞综合征。部分学者也将栓塞部位不适或疼痛、发热、短时间内实验室指标异常统称为栓塞后综合征。21 世纪初期，栓塞后综合征包括部分生理指标异常、恶心呕吐、发热、腹痛、肠梗阻、疲乏等症状。TACE 栓塞后综合征发病时的症状和严重程度与患者化疗剂量、最初肿瘤直径和患者体质有很大的关系。目前 TACE 术后栓塞的病因并不清楚，最普遍的说法是在 TACE 术中不可避免的非靶血管栓塞所致，或局部栓塞后组织缺血，同时被栓塞血管的肿瘤也会因缺血而发热等。

2）TACE 术后并发栓塞综合征的发病因素及发生率：有学者认为，门静脉和肝动脉为肝脏的供血途径，大部分的血量由门静脉提供，肝癌肿瘤细胞的主要供血途径是肝动脉，TACE 通过化疗药物来杀死肿瘤细胞，阻断肿瘤细胞的供血来加速肿瘤细胞的凋亡。肝脏动脉被栓塞后，肝脏的血量需门静脉提供，门静脉的供血量增大，同时患者肝脏动脉栓塞区则会逐渐恶化直至坏死，或者肝癌患者在术中机体受到化疗药物刺激，致使出现 TACE 术后栓塞综合征。有研究表明，90% 以上的进行过 TACE 手术的肝癌患者在术后均出现了不同程度的栓塞后综合征，病症主要在肝癌患者术后 3 d 出现，常在 1 周后消失。文献报道 TACE 术后出现发热占 49.3%～82.4%，恶心呕吐占 37.5%～100%，上腹部疼痛占 50.0%～90.4%，肝功能指标有一项以上异常占 2.9%～45.8%。

3）TACE 术后并发栓塞综合征的症状：①发热。排除感染引起的发热，患者的体温在 TACE 术后 3 d 内超过 38 ℃。当肝动脉血管被栓塞，肿瘤细胞缺血、缺氧，引起肿瘤组织坏死，进而引起体温升高，表明手术的治疗效果好。体积越大的肿瘤，因其坏死所引起的热量越大，故持续时间更长。王艳红等人选取了 180 例 TACE 术后并发栓塞综合征患者，其中发热患者有 31 例。据研究，肿瘤组织缺血坏死、人体对毒素的吸收等都能引起发热，短期发热原因主要为栓塞物反应和炎症反应所致，术中操作不规范致使导管被感染也能引起发热。谢一娜等人研究了 51 例 TACE 术后并发栓塞综合征患者，发热患者有 21 例，研究认为肿瘤组织坏死产生的抗原，促使前列腺素合成增加，使血管舒缩中枢散热功能受影响进而引发发热，碘油剂量和丙氨酸氨基转移酶剂量≥7 ml 也能影响发热，血糖控制效果不好也是危险因素之一。TACE 术后发热并非炎症引起，且常在短期内消失，故可不用特殊治疗，对于病情严重或体质虚弱的患者需制定合理的护理措施。②恶心、呕吐。常在术后早期出现，轻者恶心、干呕，重者频繁呕吐，甚至吐出胆汁，常在术后 48 h 内出现，48 h 后出现缓解，且多为阵发性，持续时间基本为 1 周。化疗药物的毒副作用使迷走神经兴奋是肝癌患者在 TACE 术后出现恶心、呕吐的主要原因。Liu JB 等人选取了 80 例肝癌患者，通过对肝癌术后出现恶心、呕吐症状的患者相关临床指标进行多因素筛选发现，TACE 术前碱性磷酸酶（alkaline phosphatase，ALP）>100 IU/L 是 TACE 术后呕吐的独立危险因素，其可能与术前 ALP 偏高的患者其肝脏存在一定的损伤导致 ALP 反流入血液所致，对于此类患者术前需对饮食方面进行干预并视情况给予肝保护、抗病毒等治疗；患者的肝功能分级、肝功能储备、肿瘤供血、肿瘤形态等对于肝癌患者的术后恶心、呕吐不良反应也具有一定的影响，其原因可能在于，此类患者在术前自身的各项临床指标就处于较差的水平及手术对机体的损伤相互作用使得其更易在术后出现恶心、呕吐，对于此类患者需在术后给予积极的干预，进而来改善患者的预后；临床上较为有效的预防方法为术前对所有肝癌患者行吲哚菁绿清除率检测或对患者的肝功能分级各项评价指标进行检测，进而选择更有利于患者预后的手术方法，降低患者术后恶心、呕吐不良反应的发生率。此外对于化疗药物的种类、药液的推进速度等导致的患者术后恶心、呕吐等情况发生，可通过更换更适合患者的药物或适当减少用药剂量等进行干预。③疼痛。多数患者 TACE 术后常伴有疼痛，主要是腹部疼痛，症状为持续性钝痛、胀痛，部分患者出现剧烈疼痛，疼痛部位主要发生在右上腹，可波及至右肩背或腰部。甚至部分患者因疼痛而无法维持正常生活，无法耐受而难以完成后续治疗或因恐惧疼痛而影响后续治疗的依从性，不利于预后和病情的好转。

最近的研究中，发现年龄≥60 岁、肿瘤直径≥5 cm、血管入侵、合并肝硬化、加用明胶海绵、至肝包膜距离<2 cm、HAMA 评分≥14 分、HAMD 评分≥17 分是中、晚期原发性肝癌 TACE 术后中、重度疼痛的危险因素（均 $P<0.05$），疼痛管理是其保护因素（$P<0.05$）。①患者术后出现腹痛的主要因素为栓塞剂造成肿瘤组织缺血性坏死，坏死引起的肝包膜膨胀、牵拉、肝区肿胀等引发腹痛。另外抗肿瘤药物与碘油混合物对肝动脉的化学刺激和邻近胆囊等正常脏器的误栓也可能引起术后疼痛。②年龄≥60 岁是术后中、重度疼痛的危险因素，原因在于老年患者机体功能降低，疼痛适应性下降，更易感到疼痛，故针对老年人群，围术期应加强疼痛管理，及时采取有效措施预防或减轻疼痛。③从手术操作方面分析，加用明胶海绵在脾脏栓塞中，采用明胶海绵可强化栓塞，但会严重影响栓塞部位周围血供，加重缺血性疼痛。④从病情方面分析，肿瘤直径≥5 cm、至肝包膜距离<2 cm、血管入侵均为术后疼痛的危险因素，TACE 术中对于病情严重者栓塞药物剂量大，化疗药物对血管产生刺激而引起痉挛，加重术后疼痛感；肿瘤越靠近肝包膜，术后造成的缺血性疼痛越明显。⑤肝癌常继发于肝硬化，肝硬化患者的肝脏储备功能明显下降，肝脏组织再生能力衰弱及营养障碍，此类患者 TACE 术后疼痛更为严重。研究表明，有肝硬化史的患者比无肝

硬化史的患者更容易引发疼痛。这可能与肝硬化患者肝脏功能差，修复能力弱，对缺血和炎症反应更敏感；肝硬化患者肝脏弹性差，肿胀时更易牵拉肝包膜，增加疼痛。⑥有肝癌手术移植史及糖尿病史的患者疼痛严重度较低。这可能是患者肝移植过程中，肝脏的神经被切断，术后神经再生不完全，导致肝脏对疼痛的敏感性降低；肝移植患者长期使用免疫抑制剂，可能减轻炎症反应，从而减少术后疼痛；移植后的肝脏通常功能良好，修复能力较强，缺血和炎症反应较轻，疼痛感较低。糖尿病患者常伴有周围神经病变，导致痛觉敏感性下降，术后疼痛感知较弱；糖尿病患者的微血管病变可能使肝脏对缺血的耐受性增加，从而减轻疼痛；糖尿病患者可能存在免疫功能障碍，导致术后炎症反应相对较弱。而炎症反应是疼痛产生的重要机制之一，因此炎症反应减弱可能伴随疼痛程度的降低。糖尿病可能引起疼痛调节机制的异常，包括内源性镇痛系统的功能改变。这种异常可能使得患者对疼痛的感知和响应发生变化；糖尿病患者的代谢状态可能改变疼痛相关物质的合成、释放和代谢过程，从而影响疼痛的感知和程度；糖尿病涉及多种内分泌激素的异常，这些激素可能参与疼痛的调节。例如，胰岛素、胰高血糖素等激素水平的改变可能影响疼痛信号的传导和处理。⑦疼痛与情绪具有相互影响、相互作用的关系。焦虑、抑郁等负性情绪会激活下丘脑-垂体-肾上腺轴过度活跃而产生应激反应，造成机体对疼痛的感知放大和增强。

4）TACE 术后并发栓塞综合征的预防及护理措施：①术前预防。肝癌患者在术后出现的发热情况大多是由于肿瘤组织缺血引起的，较少部分患者的发热是由感染引起的，故在术前不用给予肝癌患者抗生素治疗。术前 30 min 使用地塞米松和盐酸托烷司琼来起到抗炎、减轻患者外科术后恶心、呕吐症状的作用；术前应用非甾体抗炎药对肿瘤病灶坏死后产生的炎性疼痛有较好的抑制作用，可以提高患者的疼痛阈值，减轻患者术中及术后疼痛程度，减少镇痛药的应用；此外多与患者进行交流，指导患者进行呼吸训练，缓解患者围术期的紧张焦虑等负面情绪，进而起到对患者术后可能出现的腹痛等症状进行预见性干预的作用；此外对即将行手术的患者，于术前 4～6 h 禁食，对于术后的恶心、呕吐等症状也具有一定的预防作用。研究表明，肝癌患者的心理和情绪与患者术后出现栓塞综合征有一定的关系，且患者紧张度越高，腹痛、呕吐等症状越明显。术前心理护理是重点，给患者讲解手术相关情况，缓解患者紧张和焦虑的情绪，过度恐慌的患者可以给予镇静药。②术中预防与护理。对于通常会出现的症状进行提前干预，较为常见的临床预见性干预主要有对于围术期可能出现的栓塞等症状，在术前给予导管注射 2％利多卡因 2～5 ml，对于可能出现的疼痛等症状，给予口服氢考酮缓释片、肌内注射盐酸布桂嗪 100 mg 或盐酸吗啡注射液 10 mg 来进行预防及缓解；肝脏肿瘤介入术中单独应用瑞芬太尼可达到满意的清醒镇痛效果，但呼吸抑制作用较明显；单独应用右美托咪定，其镇痛作用并不能完全满足手术要求，需要较大剂量的阿片类药物来辅助镇痛，在术中联合应用右美托咪定和瑞芬太尼，可避免单独用药的不足，为

TACE 术中提供较为满意的镇静、镇痛效果。对于围术期可能出现的恶心、呕吐等症状，给予胃黏膜保护剂来进行预防；除上述方法外，还需在患者手术期间对患者的各项生命体征等进行密切关注，以便出现异常时，及时采取有效措施。③术后护理，a. 发热：术中严格按照无菌要求，术后观察患者的体温变化，为每位患者制订合适的护理方案。根据患者临床术后的发热程度，具体可分为以下几种：体温≤38 ℃的患者，不使用药物进行治疗，告知患者及其家属多休息，补充适量的水分，若出现严重的呕吐现象可通过静脉补充水分，进而改善患者术后体温偏高的症状，提高患者术后的生活质量；体温＞38 ℃的患者，可口服退热药，或采取物理降温等措施，同时注意补充水分，并保持手术创口清洁干燥，防止术后创口感染的发生；对于体温＞38.5 ℃的患者，可采用吲哚美辛栓塞肛降温，顽固性发热的患者，先排除机体感染、肝脓肿等因素，然后采用激素类药物降温。b. 恶心、呕吐：对于呕吐的患者术后的体位管理极其重要，可适当地垫高患者头部，使得头部侧向一边，对患者的内关穴进行按揉止吐处理，并及时清理呕吐物，进而防止因呕吐物而导致窒息现象的发生。进行饮食指导，告知患者及其家属少食多餐，多饮水，饮食清淡，保持口腔卫生。呕吐较剧烈时，进行静脉补液来维持患者体内水电解质的平衡。人参皂苷和地塞米松联合降低呕吐、恶心、疼痛的发生率，也可采用格拉司琼、恩丹西酮等进行止吐，必要时可采取静脉注射止吐药物的方法来止吐。可以让患者尝试喝一些生姜陈皮茶、山楂茶、甘草姜茶等带酸味的饮品来缓解。c. 疼痛的管理：后腹部疼痛是中晚期原发性肝癌患者行介入栓塞术后的主要不良反应，有研究认为 TACE 由于栓塞效果好，肿瘤病灶坏死率高，其术后疼痛程度也较高。严重的术后疼痛可引发一系列其他并发症，影响术后患者的舒适度。有学者通过多学科疼痛管理干预，发现能明显减轻 TACE 术后上腹部疼痛，提升患者舒适度。针对对于疼痛不耐受的患者，可予以盐酸布桂嗪进行肌内注射或者予以吗啡进行皮下注射，以帮助缓解患者的疼痛感。芬太尼透皮贴剂也可用于止腹痛，但部分患者在使用过程中会出现便秘、排尿困难、呼吸抑制、呕吐等不良反应。联合药物镇痛能明显减轻 TACE 术后上腹部疼痛，TACE 术后镇痛药物选择包括针对炎性痛的 NSAIDS 药物帕瑞昔布以及针对内脏痛的阿片类受体激动-拮抗药物布托啡诺，同时为防止术后恶心、呕吐，预防性使用 5-羟色胺和受体拮抗剂阿扎司琼，通过联合用药减轻患者的腹痛程度及降低恶心、呕吐发生率。进行心理干预，通过与患者沟通的方式缓解肝癌患者的紧张情绪，分散患者的注意力，指导进行全身放松训练和深呼吸来缓解患者的恐慌和焦虑。积极的护理干预和心理疏导可提高患者术后的舒适感和满意度，术后恢复相对较快。除药物干预外，术后护理干预也强调了对患者的主动宣教及主动的周期性观察而非患者主诉后的被动性观察，对疼痛的及时发现和早期干预有重要的意义。d. 白细胞下降：白细胞减少会导致患者的机体免疫力下降，严重的时候还会导致继发感染，影响治疗进度。可以选择在医生的指导下，口服升白药物，如利可君、鲨肝醇、维生素 B₄、地榆升白片、生血宝合剂、生白合剂等；可以使用升白针，有长效和短效之分。常用的升白针有非格司亭、新瑞白和津优力；但不能长期使用。e. 胆道损伤：TACE 术后胆道并发症在临床上常有报道，包括急性胆囊炎、胆道梗阻、弥散性肝内胆管扩张、胆结石、胆汁瘤以及肝动脉-胆管瘘等。胆道并发症机制主要是因为胆管的营养血管多次被栓塞而没有及时建立起有效的侧支循环，胆管缺血，管壁发生无菌性炎性增生，上级胆管扩张、胆汁淤积、胆石形成所致。动脉胆管瘘则是由于胆管缺血性改变以及动脉内灌注时血流压力过大，栓塞药物分流进入胆管引起。f. 严重并发症：一是肝衰竭。中晚期肝癌患者都有不同程度的肝功能不全，肝癌 TACE 术有加剧肝功能恶化的风险。肝动脉化疗栓塞后，90%患者出现不同程度的慢性肝功能损害，表现为血清白蛋白下降，70%患者可出现肝硬化或肝硬化程度加重。发生肝衰竭多因术前未充分估计患者肝功能储备能力；患者肝癌病灶广泛而术者未采取超选择性插管技术，造成肝脏大面积受损，肝功能急剧下降；或合并糖尿病、高血压、冠心病患者，TACE 后早期阶段由于细胞大量坏死，生物活性物质大量释放产生应激反应过程，可能使这些合并症加重，继而全身状况恶化，诱发肝性脑病，也可因合并症直接导致死亡。另外，肝癌介入间隔时间与肝衰竭也存在相关性，TACE 周期太短可以促进肝功能恶化。二是肝破裂。肝破裂的发生多由于肝癌为弥漫型和巨块型病灶，未应用超选择性插管技术，导致栓塞范围较广，对正常肝脏损害程度重，肝包膜内肝组织迅速坏死肿胀；肝肿瘤巨大时化疗栓塞剂推注过量，肝内压急剧升高超过肝包膜张力导致肝破裂。另外 TACE 术后活动过多也能可诱发肝破裂。三是上消化道大出血。这是 TACE 术后严重的并发症，其死亡率较高。随着 TACE 次数的增加，食管静脉曲张破裂出血的机会也增多。上消化道出血多因化疗后胃肠道反应剧烈，频繁恶心、呕吐导致食管贲门黏膜血管破裂；TACE 导致肝功能进一步受损，凝血功能异常；TACE 后门脉压增高，加重原有肝硬化形成的食管胃底静脉曲张、出血；化疗药经胃十二指肠动脉进入胃肠道引起溃疡而出血。也有学者认为大量碘油进入肝血窦引起肝脏微循环改变，碘油逆流入门静脉引起门脉高压或是加重原有门静脉高压是出血的主要原因。四是肺梗死。肺梗死临床少见，一旦发生往往危及患者生命。典型肺梗死症状表现为突发极度呼吸困难、发绀，心率 120～140 次/min。发生肺梗死原因是肝肺有交通支，部分药物可经由肝动脉-肝静脉瘘途径直接达到肺部，引起急性的类似于间质性肺炎的肺损伤，甚至呼吸暂停；肝癌有动静脉瘘，合并有门静脉癌栓者，介入治疗时加压推注碘油及药物，使癌栓脱落通过肝内短路（动静脉瘘）进入肺部导致肺梗死；介入时损伤动脉壁和导管壁表面血小板沉积均可形成血栓，介入后患者过早起床活动，促使血栓脱落进入肺内引起梗死。因此 TACE 术后几天内对患者肺部体征进行严密的观察对预防肺梗死十分有必要。五是肝脓肿。肝脓肿的发生率为 2.0%，并认为肝切除后行胆肠吻合术是 TACE 术后发生肝脓肿的危险因素。化疗栓塞后肿瘤液化坏死是脓肿形成的基础，在此基础上由肠道回流肝脏或介入操作带入的细菌在坏死的癌组织中生长繁殖可形成肝脓肿。六是心脏损害。杜端明等人报道 4 例原发性肝癌患者经导管肝动脉化疗栓塞治疗后所有患者出现心前区不适感，T 波轻度改变，心型肌酸激酶（CK-MB）升高，提示有心肌受损现象。其原因可能为：化疗药物对心肌的毒性；碘油的栓塞作用，部分碘油可通过肝窦、肝动脉-（门）静脉瘘进入门静脉和肝静脉分支内，小部分进入冠状动脉末梢分支内，出现末梢分支栓塞作用而引起心肌缺血性损伤。七是腹壁皮肤损伤。腹壁皮肤损伤在临床也有报道。其机制为反复肝动脉栓塞治疗使乳腺动脉成为肝癌的侧支循环，提供癌灶的血供，栓塞剂进入乳腺动脉，使其供血区域的腹壁皮肤发生缺血性损伤。

TACE 术后栓塞综合征发生率高，影响因素较多，症状多样化，给患者的身心都造成了伤害，因此术后的专业化护理是不可缺少的。可通过分析 TACE 术后患者并发栓塞综合征的危险因素，并对其预防手段进行分析，以便临床上针对该影响因素进行对应的专业化护理。目前对于 TACE 术后综合征的治疗主要是术前预防，术后缓解患者的症状，以达到缩短患者住院天数的目的。随着介入放射学科和技术不断发展，采用更为有效且微创技术解决临床问题是必然的发展方向。临床诊疗不应仅局限于诊治尤其是手术顺利进行，还应更多地考虑诊治全过程中患者无痛与舒适感受，无痛介入我们仍需做得更多。

5. TACE 并发症的防治

（1）严格掌握 TACE 适应证：晚期肿瘤（明显黄疸、腹腔积液或远处转移），严重肝功能障碍，严重门脉高压或近期曾有食管胃底静脉破裂出血，严重的门脉癌栓，严重骨髓抑制以及心、肺、肾等脏器功能不全者，应属 TACE 的禁忌证。

（2）有针对性地进行术前、术后防治：如肝功能异常可先进行保肝治疗，待肝功能好转后再进行 TACE 治疗，如通过使用抑酸剂、保肝药物等防治 TACE 术后上消化道出血、肝功能损害等并发症。

（3）合理使用化疗药物和栓塞剂：选择恰当的化疗药物和栓塞剂，避免使用能加剧患者基础疾病的药物，如肝癌合并冠心病者避免使用阿霉素等心脏毒性药。肝肿瘤巨大时栓塞剂不能使用太多，可分次分段栓塞。目前研制出的新材料栓塞剂，在肿瘤血管栓塞的靶向性以及对化疗药物的控释方面优于传统碘油、明胶海绵，对于减少 TACE 并发症具有重要意义。

（4）提高介入操作技术：加强 TACE 无菌操作观念，严格消毒，穿刺准确。医学影像学的发展为介入的超选择性插管提供了硬件支持，能充分显示肝组织的末梢血管情况，可发现有无肝动脉-肝静脉瘘和肝动脉-门静脉瘘等危险因素。

（5）加强术后观察和护理：加强术后护理，密切观察患者生命体征，对于已发生并发症患者进行积极治疗。

如何最大限度地减小 TACE 毒副作用、降低并发症的发生率，同时尽可能提高 TACE

对肝癌治疗的效果，是目前肝癌介入治疗亟待解决的问题。近年来运用 TACE 术进行中药介入治疗肝癌的报道逐渐增多，基础研究也日益加强，如发现莪术油、白及胶、鸦胆子油、华蟾素、去甲斑蝥素、蜂毒素等不但有较好的抗肿瘤作用，而且对机体的毒副作用少，同时具有提高全身免疫功能的作用，有的本身有末梢血管栓塞的功效。中西医综合治疗对于肝动脉化疗栓塞术并发症的防治具有广阔的发展前途。

6. TACE 治疗出院指导

（1）饮食指导：以清淡，易消化的食物为主，多吃水果，蔬菜以及富含蛋白质的食物，如鸡蛋，牛奶，瘦肉，豆制品等。忌红参、羊肉等温热食物。

（2）药物指导：以保肝支持治疗为主，定时服用护肝药，抗乙肝病毒药物，肿瘤靶向药物，避免使用对肝脏功能有损伤的药物。一定要严格遵医嘱按时、按量服药，不可自行增减药量或者停药，避免因不规范用药影响治疗效果或者引发不良反应。如果在服药过程中出现了不适症状，比如恶心、呕吐、皮疹等，也要及时向医生反馈，以便医生判断是否需要调整用药方案。可辅以"扶正固本，健脾理气"中药。不可随意应用偏方秘方以免延误，加重疾病。

（3）需养成良好的生活习惯：要避免喝酒、吸烟、熬夜等不良行为，这些都可能进一步损害肝脏功能以及影响身体整体的健康状态。如果身体状况允许，适当进行一些体育活动，如每天到室外散步等轻松的锻炼方式，劳逸结合，可因人而异，以不疲劳为度，对于增强体质、提高机体免疫力也有一定的帮助。

（4）保持大便通畅：便秘患者应吃些富含纤维素的食物，如韭菜、芹菜、火龙果、猕猴桃等，还可以每天喝一些蜂蜜。避免快速下蹲动作，避免重力撞击肝区，防止肝破裂发生。

（5）情绪调节同样不容忽视：肝癌患者往往会存在不同程度的紧张、焦虑情绪，这对病情恢复是不利的。家人要多陪伴、多开导，给予精神上的支持，同时医护人员也可根据患者情况必要时进行心理疏导，帮助患者保持心情舒畅，培养积极乐观的心态，避免情绪激动，让患者以良好的心理状态面对后续的康复过程。

（6）定期随访：①TACE 术后随访非常重要，术后肝功能正常者可在术后 1 个月门诊随访，一般建议前 3 个月每月复查 1 次，之后每 3 个月复查 1 次，超过 2 年可延长至半年。不过具体的复查时间还需要谨遵医嘱，因为不同患者的个体情况存在差异，做好病情的监测和管理。肝功能异常者应积极保肝治疗的同时多次复查肝功能、血常规、肿瘤标志物、异常凝血酶原、病毒量、CT 或者 MRI 检查等。当白细胞低于正常时应进行升白治疗，并注意预防感染。②TACE 术后 CT 检查非常重要，不仅为判断疗效而且对下次的介入治疗的时间选择及用药有指导作用，医师可以及时了解患者的病情变化，调整治疗方案，预防并发症的发生，是必不可少检查。③不适随诊：做好延续护理，利用电话、微信公众平台等电子网络工

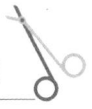

具与医护定期沟通病情变化。

7. TACE 术后护理中的人文关怀

（1）倾听与理解：倾听与理解是肿瘤介入护理中人文关怀的重要体现。护理人员需用温柔的语言和耐心的态度去倾听患者的诉说、理解他们的痛苦和困惑，从而为他们提供更有针对性的护理和心理支持。通过倾听与理解护理人员能够成为患者心灵的慰藉者，陪伴他们走过这段艰难的时光。

（2）个性化护理：每一位肿瘤患者都是独一无二的个体，他们的病情、身体状况和心理需求各不相同。因此个性化护理在肿瘤介入护理中显得尤为重要。护理人员需综合考虑患者的年龄、性别、病情等因素为其量身定制护理计划。关注患者的每一个细节，从饮食、睡眠到日常活动都力求做到周到细致。同时特别关注患者的心理需求，通过耐心的沟通与交流深入了解他们的内心世界，为他们提供个性化的心理支持。

（3）团队协作：肿瘤介入护理是一个多学科紧密协作的团队工程。在这个团队中护士、医生、药师、康复师等人员齐心协力共同为患者的生命健康保驾护航。通过团队协作不仅提高了工作效率，还增强了团队的凝聚力和向心力，使得在面对复杂多变的病情时能够迅速作出反应共同应对挑战。

（4）健康教育：在肿瘤介入护理中同样扮演着举足轻重的角色。护理人员需向患者和家属提供全面实用的健康教育内容，帮助他们增强对疾病的认知，提高自我管理能力，有效预防疾病的复发和转移。通过健康教育患者和家属能够更好地了解自身病情掌握自我护理的方法，从而改善生活质量并减轻家庭和社会的负担。

随着肝癌局部治疗和系统抗肿瘤治疗等的发展，肝癌 MDT 治疗模式的应用和推广，目前已形成早期肝癌以外科治疗为主，中晚期肝癌以 TACE 为主的综合治疗模式。随着中国 TACE 理念进步、栓塞剂种类增加以及 TACE 综合治疗等发展，使中国肝癌 TACE 治疗规范得以进一步发展，TACE 治疗已从单一治疗转变成有序组合的个体化、规范化综合疗法，MDT 已成为标准治疗模式。

TACE 围术期护理作为介入治疗的重要组成部分，在提高治疗精准性和安全性方面发挥着不可替代的作用。通过加强术前准备、术中监测和术后康复等措施，可以确保患者安全度过手术关键时刻，促进身体的恢复和功能的提高。同时，护理人员也应具备丰富的专业知识和实践经验，不断提高自身的护理水平和技术能力，为患者提供更加安全、规范、有效的护理服务。患者及其家属也应积极配合治疗和护理工作，共同促进患者的康复。

● 第六节　肝动脉灌注化疗及护理

肝癌局部介入治疗手段多种多样，在肝癌综合治疗中发挥着不可替代的作用。其中经导管动脉化疗栓塞术（transcatheter arterial chemoembolization，TACE）是国内外指南强烈推荐的不可切除中期肝癌的首选治疗方法，以 TACE 为主导的局部治疗结合全身治疗策略，已成为不可切除肝细胞癌的主要治疗方案。经导管动脉内灌注术（transcatheter arterial infusion，TAI）是肿瘤介入治疗的重要手段。肝动脉灌注化疗（hepatic artery infusion chemotherapy，HAIC）由 TAI 演变而来，TAI 通过靶肝动脉经皮导管延长和维持化疗药物的灌注，从而提高药物的局部药物浓度和肿瘤摄取率，并将全身毒性降至最低。HAIC 是治疗肝癌的另一种有效介入手段。作为一种新兴的治疗方法，正逐渐受到业界的广泛关注。总体来说，TACE 的适应证较为广泛，而 HAIC 的适应证与 TACE 治疗有较大重叠，两者之间互为补充。

一、HAIC 的发展历史

HAIC 的发展根据针对不同化疗方案的尝试可分为 3 个阶段。

第一阶段：以表柔比星为基础的化疗方案。自 1985 年起，以表柔比星为基础的 HAIC 相关研究在日本、韩国、希腊等国陆续报道，但整体效果不太理想，基本已被弃用。

第二阶段：2000 年左右，日本、韩国的研究者开始尝试以顺铂为基础的化疗方案，其中顺铂联合 5-氟尿嘧啶（PF）方案的客观缓解率（ORR）达到 27.6%～40.5%，成为日本最常用的 HAIC 方案。但是相较于索拉非尼标准治疗，HAIC-PF 方案能否延长晚期肝癌患者的生存时间，目前仍存在很大争议。

第三阶段：以奥沙利铂为基础的化疗方案。2013 年 Ⅲ 期 EACH 研究首次证实 FOLFOX（奥沙利铂＋氟尿嘧啶＋亚叶酸钙）全身化疗方案在肝癌治疗中的有效性和安全性，并获批用于晚期肝癌的治疗。2014 年中山大学肿瘤防治中心赵明教授团队基于 EACH 研究率先探索将 FOLFOX 方案用于肝癌 HAIC 治疗的临床安全性和技术可行性，并初步证实该方案疗效较好且安全性高。2021 年全球首个将 HAIC-FOLFOX 与标准治疗索拉非尼进行头对头比较的 Ⅲ 期研究 FOHAIC-1 取得阳性结果，HAIC-FOLFOX 无论是疗效还是安全性上均明显优于索拉非尼。尽管 HAIC 的发展已有三十多年历史，但 HAIC-FOLFOX 方案在国内普及应用时间尚短，在适应证、操作规范、剂量选择等方面尚存在不同的认识，缺乏统一规范。即使已有Ⅲ期临床研究证实 HAIC-FOLFOX 显著优于索拉非尼，但自 2017 年以来，免疫治疗已成为晚期肝癌领域的又一里程碑式突破。目前晚期肝癌的一线首选治疗为免疫治疗联合靶向治疗（如阿替利珠单抗联合贝伐珠单抗、信迪利单抗联合贝伐珠单抗类似物、卡瑞利珠单抗联合阿帕替尼等）。因此，HAIC-FOLFOX 与靶免治疗的疗效比较仍需进一步研究探索。

目前，美国肝病研究协会、美国国立综合癌症网络、欧洲肝病学会、亚太肝脏研究协会肝癌指南和巴塞罗那肝癌分期诊疗指南均未将 HAIC 作为中晚期肝癌的治疗推荐。然而在亚洲，尤其是在日本和韩国，HAIC 已作为一种有效的治疗手段用于中晚期肝癌并写入指南。日本肝病学会的肝癌指南将 HAIC 推荐为肝癌伴门静脉癌栓患者的标准治疗。在韩国肝癌指南中，HAIC 被推荐用于无肝外转移、系统治疗失败或不适合接受系统治疗的晚期肝癌患者。在中国《原发性肝癌诊疗指南（2024 年版）》和中国临床肿瘤学会《原发性肝癌诊疗指南 2024 年》中均推荐 HAIC-FOLFOX 方案作为晚期肝癌患者的可选治疗方案之一。

二、HAIC 的概念

肝动脉灌注化疗定义为采用介入插管法经皮穿刺股动脉或桡动脉，引入导丝插入导管，肝动脉造影后超选至靶动脉，通过肝动脉留置导管将化疗药物长时间、稳定地泵入肝脏及肿瘤组织的一种治疗方法。一般灌注时间是 26～48 h。区别于 TACE 的精准超选择栓塞，HAIC 通过留置导管长时间灌注化疗药物为主。与全身化疗相比，在肝动脉里灌注化疗药物能够增加肿瘤组织局部药物的浓度，同时减少化疗药物在其他器官的分布，产生较强的抗肿瘤作用且降低全身副作用，从而更好地杀死癌细胞。

三、HAIC 的适应证

1. HAIC 作为一种经动脉介入治疗方式，目前尚未形成统一治疗技术标准。根据《肝动脉灌注化疗治疗肝细胞癌中国专家共识（2021 年版）》，HAIC 的适应证为：肝功能分级为 Child-Pugh A 级或 B 级且 PS 评分为 0～2 分的下列肿瘤情况：①CNLC Ⅱb 期、Ⅲa 期和Ⅲb 期患者；②因各种原因无法手术的 CNLC Ⅰb 期和Ⅱa 期患者；③肝癌切除术后高危复发患者，可考虑行辅助性 HAIC 预防复发。

2. HAIC 治疗优势人群

（1）作为经动脉全肝局部治疗，HAIC 通常推荐给具有大肿瘤、高肿瘤负荷或弥漫性肿瘤的局部晚期肝细胞癌患者，尤其是伴有门静脉/肝静脉/胆道肿瘤癌栓的患者，前提是肿瘤局限于肝脏内或仅表现出有限的肝外转移。

（2）近年来，HAIC 已被推荐为伴有高复发风险因素，如高肿瘤负荷和/或微血管侵犯的肝细胞癌患者的新辅助治疗/辅助治疗。包括：肿瘤破裂、肿瘤直径＞5 cm、多发肿瘤、微血管侵犯、大血管侵犯、淋巴结转移、切缘阳性或窄切缘、组织分化 Edmondson Ⅲ～Ⅳ级等。

（3）对于肝功能受损（Child-Pugh B 级）或总胆红素水平升高（但不超过正常上限的 5 倍）且不适合系统治疗的患者，HAIC 也可能是一个更好的选择。

（4）对于局部晚期肝内胆管癌、肝外胆管癌或胆囊癌无论是否伴有肝转移，HAIC 被推荐作为系统化疗的替代和挽救治疗方案。

（5）肝动脉化疗栓塞术抵抗的患者，可尝试 HAIC 治疗。

（6）对于系统治疗无效的患者，也可尝试联合 HAIC 治疗。

HAIC 一方面能直接控制肿瘤，另一方面可能改变肿瘤局部微环境，激活或者提高了机体对于靶向、免疫治疗的敏感度，从而发挥抗肿瘤作用。

四、HAIC 禁忌证

1. 肝功能严重障碍（Child-Pugh C 级），或明显黄疸、肝性脑病、难治性腹腔积液或肝肾综合征的患者。

2. 凝血功能严重减退，且无法纠正。

3. 合并活动性肝炎或严重感染且不能同时治疗。

4. 肿瘤远处广泛转移，估计生存时间＜3 个月。

5. 恶病质或多器官功能衰竭。

6. 外周血白细胞（white blood cell，WBC）和血小板（platelet，PLT）显著减少，WBC＜3.0×10 L（非绝对禁忌证，如脾功能亢进者，与化疗性 WBC 减少不同），PLT＜$50 \times 10\%$ L。

7. 肾功能障碍：肌酐＞2 mg/dL 或者肌酐清除率＜30 ml/min。

五、HAIC 技术操作细节

1. 与常规的 TACE 相似，经皮穿刺股动脉/或其他动脉如桡动脉、锁骨下动脉置管，将导管插入并分别在腹腔干和肠系膜上动脉进行动脉造影；因为 5-FU 需要灌注 48 h，传统股动脉入路需要患者部分制动卧床 48 h，对于患者是非常大的考验，体验非常不好；桡动脉入路 HAIC 能明显改善患者治疗期间的生活质量，但桡动脉相对纤细，长时间置管存在桡动脉闭塞的风险。

2. 注意寻找肿瘤的侧支供血动脉，必要时加做其他动脉造影，如膈动脉、肋间动脉、右肾动脉及右侧胸廓内动脉等，以全面了解肿瘤的供血动脉情况。根据肿瘤的供血动脉情况，选择性地将导管置入肿瘤的主要供血动脉。

3. 如果肿瘤同时接受腹腔干和肠系膜上动脉的供血，或有其他来源的供血动脉，可将部分非主要供血动脉进行栓塞处理，再将导管置于肿瘤最主要供血动脉；或者分次灌注不同的供血动脉。

4. 导管放置完成后，以 100∶1 的肝素液（10 000 U 肝素溶于 100 ml 0.9％氯化钠溶液稀释）5～10 ml 团注冲管防止导管堵塞。

5. 导管外露部分用无菌医用纱布覆盖，用透明敷贴固定在周边皮肤上。然后，患者卧床接受持续的化疗药物动脉灌注，其间置管侧肢体应避免弯曲、用力，以免导管移位。

6. 严格按照化疗方案的剂量和时间注入化疗药物，药物全部输注完毕后，拔除鞘组、导管等，穿刺点加压包扎，无出血后患者可下床活动。

注：目前国内 HAIC 多采用常规置管至合适位置，注入药物后拔管，需要反复插管，操作较烦琐，费用较高，但每次能调整导管位置达到最佳的治疗效果。此外对于多条血供的肿瘤，反复插管均可顾及。亦有研究报道采取皮下植入动脉港技术，此方法操作简便，只需做 1 次介入操作，费用较低。但此方法的严重导管相关不良反应发生率为 12％，且有不能及时调整导管位置、导管易阻塞等缺点，不推荐常规使用。

六、并发症处理

HAIC 的不良反应与常规 TACE 治疗基本相似（见第五节 TACE 治疗适应证和禁忌证）。

1. 化疗药物持续动脉灌注引起的动脉痉挛等导致腹上区疼痛。通常较轻微，较严重者可暂停化疗药物灌注或采用解痉、止痛等对症处理，多可缓解。部分患者无法耐受可暂停灌注，并给予利多卡因 2 ml 经导管缓慢注射，待疼痛缓解后再恢复给药。

2. 导管脱落移位　置管操作时需保证无菌操作，导管外露部分用透明敷贴仔细固定于穿刺点周围皮肤，X 线显影检查确定导管位置无误之后再返回病房；确有导管脱落移位者，需留意脱出导管的完整性，并在 DSA 下重新置管。

3. 导管堵塞　导管放置完成后，应立即注入 100∶1 的肝素液 5～10 ml 团注冲管，防止导管凝血堵管。输注过程中若输液泵报警、怀疑有导管堵塞时，可再次用肝素液团注冲管，确有堵管且不能复通时，应重新置管。

4. 插管导致的血管闭塞、狭窄、夹层、假性动脉瘤、皮下血肿或淤血等　应注意操作动作轻柔、规范。下肢长时间制动有可能出现静脉血栓等问题，应注意观察，必要时给予利伐沙班等抗凝药物治疗。

5. 化疗相关的不良反应　如骨髓毒性、肝肾毒性等。FOLFOX-HAIC 引起的化疗相关不良反应较全身化疗轻，通常对症处理后可好转，如升高 WBC 和/或 PLT、退热、止呕、护肝、抗过敏、补充 Alb 等。

6. 肾毒性　部分患者由于治疗期间摄入过少或肿瘤细胞大量崩解坏死可能出现少尿或肾功能损害，故每次 HAIC 治疗第 1~2 d 需注意水化，保证尿量>2 000 ml/d，促进化疗药物排泄，减少化疗药物对正常组织的毒性而引起不良反应。对于 HAIC 相关不良反应的处理原则：1~2 级不良事件，对症处理，无需调整剂量；3 级或 4 级不良事件，终止当次灌注并进行积极对症处理，下一个疗程治疗时应相应调整化疗药物剂量，必要时终止 HAIC 治疗。

七、疗效评估标准

1. 肝癌 HAIC 治疗常规每 3 周重复 1 次，建议每 2~3 次 HAIC 后复查影像学进行疗效评估。

2. 疗效评估首选实体瘤疗效评价标准（RECIST 1.1 标准），建议行肝脏 MRI 检查和胸部 CT 检查。

3. 目前研究结果显示：FOLFOX-HAIC 的中位显效时间为 4 个疗程，首次评价病灶没有明显进展的情况下，建议 HAIC 治疗维持至少 4 个疗程以上；如果在肝内病灶获得控制的同时，肝外病灶进展，建议在维持 HAIC 治疗的基础上联合系统性治疗。如果肝内病灶明显进展，或者出现不可耐受的不良反应，建议停止 HAIC 治疗。

八、影响 HAIC 疗效的主要因素

1. 肝硬化程度和/或肝功能状态。肝功能差者，不良反应大，疗效欠佳。

2. 肿瘤的体积和负荷量。肿瘤负荷过大>3/4 肝脏，或合并多器官转移者，通常治疗效果欠佳。

3. 门静脉、肝静脉、胆道系统是否有癌栓，合并脉管主干癌栓通常效果较差。

4. 肿瘤类型，巨块型肿瘤通常疗效较好而弥漫型肿瘤疗效较差。

5. 肿瘤供血动脉是否多来源，多血供来源的肿瘤通常效果较差。

6. 是否接受过栓塞等影响肿瘤血供的治疗。

7. 联合治疗策略：HAIC + 系统性药物（靶向、免疫）、HAIC + TACE、HAIC + 放疗等。

九、HAIC 的优势

相对于传统的 TACE，HAIC 具有以下优势：①不良反应发生率较低，适应证更广。

HAIC 不用任何栓塞剂，可以杜绝栓塞综合征及异位栓塞等不良事件的发生，具有更好的安全性，减少栓塞所致的不良反应；同时对于合并门静脉主干癌栓、动静脉瘘的患者，HAIC 也同样适用。②对后续手术操作影响小。HAIC 通常不会造成肿瘤与邻近器官如膈肌、胆囊、胃肠等的粘连，减少后续手术的操作困难及出血风险。③易操作，易普及。HAIC 多数只需置管于肝右动脉或肝左动脉，超选要求较低，在各级别医院都可按照统一标准执行。

十、HAIC 的联合治疗

HAIC 联合全身治疗的基本原理：HAIC 由于首过效应，能直接将高浓度的化疗药物输送到肝胆肿瘤中，实现局部肿瘤控制，但对肝外肿瘤的疗效非常有限。2006 年，Kemeny 等人的研究表明，与系统治疗相比，HAIC 可以延长肝脏进展的时间，而系统治疗则与肝外进展时间延长相关。此外，多项 II/III 期临床试验证明，与单独使用系统治疗相比，HAIC 联合系统治疗可使原发性肝癌患者的生存期更长。因此，对于伴有肝外转移的晚期原发性肝癌患者，建议将 HAIC 与系统治疗相结合。同时，抗血管内皮生长因子靶向治疗可以改善血管正常化和血管通透性，这有利于化疗药物的输送。化疗药物还可以通过直接免疫刺激机制、下调免疫抑制微环境和增加免疫原性来调节免疫系统。最近的研究表明，在肺癌以及食管癌和胃癌中，化疗与免疫治疗的联合使用比单独使用化疗或免疫治疗更有效。此外，Mei 等人的研究证明，HAIC 联合 PD-1 抑制剂对晚期肝细胞癌有效，中位无进展生存期（PFS）和中位总生存期（OS）分别为 10 个月和 18 个月。

1. 以 HAIC 为基础的联合治疗　依靠单一的治疗手段通常难以获得满意的疗效，多学科联合治疗是目前肝癌治疗的主要模式。以 HAIC 为基础的联合治疗包括 HAIC＋系统性药物（靶向、免疫）、HAIC＋TACE、HAIC＋放疗等。

2. HAIC 联合系统性药物治疗　既往以顺铂为基础的 HAIC 联合靶向药物未能表现出明显获益。而近期基于 FOLFOX 方案的 HAIC 联合靶向药物显示出明显优势。

3. iTACE　HAIC 联合 TACE 对于肿瘤数目多且位于不同肝叶的患者，可采取 TACE 联合 HAIC 的治疗方案；如果肿瘤动脉有多血供来源，可以行 TACE 栓塞非主要供血动脉，HAIC 灌注主要供血动脉；如果肿瘤血供异常丰富，可先行 TACE 栓塞部分供血动脉（不完全去血管化），再联合 HAIC；若多次行 HAIC 后，仍残留部分活性肿瘤，可联合 TACE 行栓塞治疗。对于不可切除的肝癌，TACE 联合 HAIC 的治疗方案较单纯 TACE 具有更高的手术转化率、客观缓解率和更长的无进展生存时间和总体生存时间；而 3 级和/或 4 级不良反应发生率无明显差异。

TACE 是中晚期肝癌治疗的基石，HAIC 为难治性肝癌的新希望，TACE 和 HAIC 各有优势，但也存在局限性。TACE 对于大型肝癌疗效有限，且一次性完全栓塞可能增加严重并发症风险；而 HAIC 虽对大型肝癌疗效显著，但易产生耐药现象。因此，研究者们开始探索 TACE 联合 HAIC 的治疗方案。联合治疗中，TACE 通过栓塞肿瘤供血动脉导致肿瘤缺血坏死，同时 HAIC 将高浓度化疗药物作用于残存肿瘤组织，从而减小栓塞范围，降低复发和并发症风险。TACE 联合 HAIC 优势互补，疗效更佳。

4. HAIC 联合放疗　对于合并门静脉癌栓的肝癌患者，HAIC 联合放疗可以改善疗效。已有的研究结果显示：联合治疗基本安全、可耐受，严重不良反应发生率低；另外，联合治疗多数可以提高短期疗效，但远期疗效还有待观察。因此，以 HAIC 为基础的联合治疗方案，有可能成为中晚期肝癌的主流治疗模式之一。

十一、HAIC 围术期的应用

肝癌不可切除原因可分为外科学原因和肿瘤学原因。外科学原因是指不能实施安全的手术切除；而肿瘤学原因是指切除后的疗效不能超越其他治疗方式。

1. 转化治疗　转化治疗的目标是实现从不可切除肝癌向可切除肝癌转化。中山大学肿瘤防治中心在前期临床研究的基础上，提出肝癌转化治疗的"中肿标准"（SYSU Criterion）：推荐符合以下标准的肝癌患者进行以 FOLFOX-HAIC 为主的转化治疗。

（1）单发肿瘤，或多发肿瘤但位于肝脏一叶。

（2）无门静脉主干或下腔静脉癌栓，无肝外转移。

（3）ECOG PS 评分为 0～1 分，Child-Pugh 为 A 级。

不作为优先推荐有合并以下情况的患者通常转化成功率较低：

（1）严重肝硬化和/或肝功能情况不佳。

（2）弥漫型肝癌和/或多发肿瘤分散于肝脏各叶。

（3）门静脉主干或下腔静脉有癌栓。

（4）肝外转移。

2. 转化治疗的评估　转化治疗过程中建议每 2～3 次 HAIC 后进行评估，达到以下标准时，可考虑行手术切除：

（1）疗效评估为完全缓解或部分缓解，或肿瘤无增大的稳定状态持续＞3 个月。

（2）残留肝脏体积达到手术要求。

（3）可达到 R0 切除。

（4）无其他手术禁忌证。

重点强调，HAIC 转化后手术可行性的评估应基于肝癌多学科治疗团队的讨论，转化切除仅是中晚期肝癌治疗的阶段性目标，实现长期生存才是最终目标。具体后续治疗抉择可参考《中国肝癌多学科综合治疗专家共识》。

3. 转化治疗成功后的手术时机把握　　如果仅单纯行 HAIC 转化治疗，切除手术建议在末次 HAIC 治疗 3～4 周后施行；如果 HAIC 联合其他治疗手段（如靶向治疗、免疫治疗等），尤其是安维汀等抗血管生成药物，手术时间建议适当延长至末次联合治疗后 6 周以上。

总而言之，HAIC 治疗作为 HCC 的重要介入治疗手段，在晚期 HCC 治疗中循证医学证据充分，以奥沙利铂为基础的 FOLFOX-HAIC 治疗可作为晚期肝癌一线治疗推荐，也可作为其他治疗方式无效或失败的补救治疗手段。无论作为 HCC 切除术前的新辅助或转化治疗、外科术后辅助治疗，还是中晚期 HCC 的局部治疗，都体现了一定的有效性。在 BCLC C 期肝癌或伴高肿瘤负荷 HCC 中，HAIC 可作为推荐治疗，此外，也可作为系统治疗无效或失败后的一种补救治疗方法。虽然 FOLFOX-HAIC 治疗已入选 2022 年中国临床肿瘤学会（Chinese Society of Clinical Oncology，CSCO）肝癌诊疗指南。但由于 HAIC 临床证据有限，在转移性及其他非 HCC 肝脏恶性肿瘤方面，目前尚未被指南推荐为一线治疗手段，缺乏大规模随机对照的Ⅲ期临床研究，可作为标准治疗失败后的一种补充治疗选择。HAIC 局部治疗联合分子靶向药物和免疫治疗初步研究效果显著，但三者之间如何应用布局，如何在患者初诊时筛选出优势人群、根据患者的病情特点做到个体化用药，仍需深入探讨，也需要全球多中心随机对照研究的验证。而这种联合治疗能否转变成患者更长的生存获益仍需要长时间的随访观察。随着多中心 HAIC 相关临床研究的相继开展，有理由期待将有更高级别的循证医学证据为 HCC 患者提供关于以 FOLFOX-HAIC 为核心的介入治疗联合系统治疗方案提供选择。

《肝动脉灌注化疗治疗肝细胞癌中国专家共识（2021 年版）》为肝细胞癌治疗提供指引。肝胆外科医师关注 HAIC 的转化治疗潜力及与手术衔接，介入医师侧重 HAIC 技术细节与联合治疗。TACE 适用于中晚期肝癌，可联合其他治疗提高疗效。多学科合作将推动肝细胞癌治疗不断进步。

十二、HAIC 围术期护理

1. 治疗前准备

（1）皮肤准备：在手术前一天，医护人员会对患者的手术部位进行备皮，即剃除手术区域的毛发，并进行清洁，以降低术后感染的风险。

（2）床上排二便训练：由于手术后需要卧床休息，患者需要在术前进行床上排大、小便的训练，以便术后能够顺利在床上排二便。

（3）饮食调整：手术前一天，建议患者选择易消化的食物，避免油腻和刺激性的食物。手术当天可以吃些半流质或流质食物，但不要吃得过饱，以防术中或术后呕吐。

2. 治疗中注意事项

（1）卧床休息：HAIC 治疗后，患者需要严格卧床休息，术侧的下肢要保持伸直，不要弯曲，尤其术侧的髋关节。术后 6 h，如果没有异常情况，可以在保持术侧肢体伸直的情况下左右翻身。术侧踝关节，掌趾关节可进行活动，踝关节可进行跖屈、背伸、内翻、外翻活动。指导股动脉入路手术患者卧床期间做踝泵运动，促进血液回流，预防深静脉血栓形成。桡动脉入路手术患者下肢无需制动，为促进静脉回流，可将术侧前臂置于软枕上；手腕处伸直，避免旋转、弯曲、持重物，指导手指握拳、手指操等活动，避免回流不畅导致手指肿胀、麻木感。

（2）导管护理：治疗中，肝动脉导管会留置在体内，外接肝素帽，并用透明敷料固定在皮肤上。注意不要触碰或拉扯导管，保持管道通畅，防止导管扭曲打折，防止肝素帽脱离造成出血。

动脉置管常见入路包括股动脉入路、桡动脉入路等，动脉导管包括普通导管和微导管，动脉入路不同、导管类型不同，导管固定方法也存在差异。

1）股动脉导管固定：①透明敷料固定法（适用于普通导管）。动脉留置导管成功后，使用一张 10 cm×12 cm 自黏性透明薄膜敷料覆盖穿刺点并保留体内导管鞘末端，再用第 2 张自黏性透明薄膜敷料将外露导管呈 S 形或 U 形盘曲在周边皮肤上，并用弹力敷料加固。透明薄膜敷料便于观察穿刺处情况，渗血时可在穿刺口加盖无菌纱布后再使用透明敷料，固定完毕后粘贴动脉导管标识。②自黏性外科敷料粘贴固定法（适用于微导管）。动脉留置导管成功后，准备 3 块自黏性外科敷料，1 块覆盖股动脉穿刺点及保留体内的导管鞘末端，将其固定于皮肤上防止导管鞘滑动；1 块粘贴于导管鞘与造影导管相连处，防止造影导管滑动；另 1 块粘贴于造影导管与微导管相连处，防止微导管滑动（3 块敷料固定各个部件，使同轴穿行的各个部件位置相对固定，以防止体内动脉导管尖端移位）；轻柔盘曲导管与微导管呈椭圆形，用纱布上下包裹，自黏性外科敷料粘贴固定导管-微导管盘曲环，从穿刺点近心端向远心端逐个重叠粘贴（通常需要 3 块），直至将盘曲环完全覆盖于无菌敷料内，且稳妥固定在大腿前侧皮肤上。在上述固定导管-微导管盘曲环时，要注意留出微导管末段（7～10 cm）为游离段，朝向患者头端，以双层纱布包裹并固定，以便于连接给药输注设备，同时将导管鞘侧方连接管盘曲固定于皮肤上，固定完毕后粘贴动脉导管标识。③导管固定贴固定法（适用于微导管）。动脉留置导管成功后，准备自黏性透明薄膜敷料（6 cm×7 cm）2块，1 块粘贴于导管鞘与造影导管相连处，防止造影导管滑动；另 1 块粘贴于造影导管与微导管相连处，防止微导管滑动。轻柔盘曲导管和微导管呈椭圆形状，将纱布垫于盘曲导管下方，并折叠覆盖于导管上方，用一块自黏性透明薄膜敷料（10 cm×12 cm）将纱布、盘曲导管和微导管、导管鞘侧方的连接管固定于大腿前侧；用导管固定贴将微导管末端及导管鞘侧方的连接管再次固定，用 2 块纱布将导管鞘侧方连接管末端、微导管末端的正压接头分别

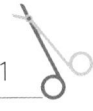

包裹，防止损伤皮肤，并用胶条固定于大腿前侧，固定完毕后粘贴动脉导管标识。

2）桡动脉导管固定：动脉留置导管成功置管后，以穿刺点为中心，用 1 张 10 cm×12 cm 自黏性透明薄膜敷料固定，第 2 张透明敷料将外露导管部分呈"S"形固定在前臂，并用弹力敷料二次固定；若使用微导管，再增加固定敷料；敷料固定后予桡动脉导管固定网套，起到固定导管和保暖的作用。

（3）避免用力咳嗽、排便，移动身体时按压穿刺口，防止导管脱出。若需要改变体位或增加腹压（如打喷嚏、咳嗽、恶心、呕吐等情况），应用手按压穿刺处，避免局部压力改变导致的出血。

（4）返回病房后，在接下来的 24～48 h 内会持续泵入化疗药物，泵入过程中如有任何不适，患者须及时告知医护人员。

（5）密切观察患者意识、生命体征，检查穿刺点有无渗血、渗液、皮下血肿，敷料及管路固定情况，评估置管部位远端肢体颜色、皮肤温度、毛细血管充盈度、神经感觉及动脉搏动情况，记录动脉给药期间患者出入量。评估患者术后腹部体征、不良反应等，完成实验室检查，监测术后血常规、肝肾功能、凝血功能情况。

（6）给药期间动脉管路通畅、无移位，股动脉入路留置导管，患者严格卧床、术侧肢体避免大幅度活动；可在术侧肢体保持平直情况下，为患者更换护理垫、床单、放置便盆等。床头可抬高≤30°，患者取平卧位时置管侧肢体抬离床面应≤20°。指导患者每 2～3 h 翻身 1次，床面与患者背部呈 30°，可将软枕垫于腰背部提高舒适度。

（7）给药输注设备使用规范：HAIC 动脉持续给药过程需保证正确、顺利、剂量及速度准确。

1）保证用药正确：动脉导管属于高危导管，要求红色标识，同时应将导管鞘、导管或微导管分别准确标识，避免将两者混淆误从导管鞘注入药物；严格执行经动脉导管给药双人床旁核对制度。

2）评估：术后 30 min 内评估动脉导管并记录，之后按照护理级别巡视和观察，至少每班次记录 1 次管路评估结果；动态观察输入和剩余药量与时间是否符合，做好床边交接；动态观察管路是否通畅、有无受压折叠、固定是否妥善等情况。

3）培训：应对临床护理人员做好 HAIC 持续动脉给药相关知识培训，以保证规范给药。

目前使用的输注设备主要有输液泵、电子注药泵、机械化疗泵等。据调查，各医院选择的动脉给药输注设备不尽相同，可能与临床中动脉给药相对较少、并无专用动脉给药输注设备有关。①输液泵：使用前检查输液泵功能，将其固定在输液架上，将输液袋与专用输液器相连后固定于输液泵中，输液器连接动脉置管，根据医嘱设定给药总量和速度，再次检查管路是否密闭，启动输液泵给药。输液泵特点是床旁需放置输液架，给药中必须连接电源，患者活动受限。②电子注药泵：检查驱动装置功能及药盒有效期，安装电池。安装药盒在驱动装置上，确认管路连接紧密，设置驱动装置参数，确认后锁屏并启动，药液开始输注。电子注药泵特点是管路密闭性好，参数调整方便，无需输液架电源线，携带方便不影响患者活动，尤其是桡动脉入路患者可随意走动；缺点是电池使用一次即废弃，造成资源浪费。③机械化疗泵：基于医嘱选择适合的机械化疗泵并配置药液。将化疗泵与动脉置管连接后药液可自动泵入。机械化疗泵特点是自动给药，无需设置操作；缺点是不能调整给药速度，不能精确观察注入和剩余药液量。

（8）每次 HAIC 治疗第 1~2 d 需注意水化，保证尿量＞2 000 ml/d，促进化疗药物排泄，减少化疗药物对正常组织的毒性而引起不良反应。

（9）化疗药物持续动脉灌注可能会引起的动脉痉挛等导致上腹部疼痛，一般较轻微，较严重时可以采用解痉、止痛等对症处理，多可缓解。肿瘤坏死导致轻微发热，一般可自行缓解或对症处理即可。

（10）观察化疗后有无全身副作用，出现不适症状（如消化道症状：恶心、呕吐等）及时告知医务人员进行对症处理。

（11）术后可进低脂流食或半流食清淡饮食。

（12）发热：如果体温在 38.5 ℃以下，可以通过物理降温的方法来处理，如喝温水、冰敷或温水擦浴。体温超过 38.5 ℃时，医生会考虑使用药物退热。

3. HAIC 治疗结束后的护理

（1）经动脉置管持续给药患者药物全部输注完并冲管后，护士协助医师以无菌技术将鞘管组、导管等拔除，穿刺点压迫止血方法与经动脉化疗栓塞术后压迫方法相同。

（2）经导管药盒系统动脉持续给药患者药物输注完后，用 0.9%氯化钠溶液将导管和附加装置内化疗药物冲洗干净，以脉冲法用肝素 0.9%氯化钠溶液正压封管、拔除针头，无菌敷料覆盖加压 10 min。封管液用高浓度肝素 0.9%氯化钠溶液（500~1 000 U/ml），最小量应为导管和附加装置（导管＋药盒＋延长管）容量的 2 倍。

4. HAIC 持续动脉给药管路相关并发症及护理

（1）导管移位：Barnett 等人回顾 4 580 例结肠癌肝转移患者接受 HAIC 治疗相关并发症，结果显示动脉导管移位发生率为 7%，位于管路相关并发症之首。导管移位与管路类型、材料、导管涂层、尖端位置、尖端是否固定以及置管人员技术经验有关。术中置管完毕后导管外露部分应妥善固定于穿刺点周围皮肤，造影检查确定导管位置无误后再返回病房。动脉给药过程中，护理人员应评估导管外露部分固定是否良好，敷料是否完整、干燥。另外，导管尖端移位会导致化疗药物肝外灌注，可能发生胃或十二指肠黏膜刺激和损伤，表现为腹痛、恶心、呕吐等，护士应及时评估和识别并告知医师，必要时注射对比剂重新定位。

（2）导管阻塞：动脉置管堵塞与导管移位、扭曲、血栓堵塞等有关。术中导管放置完成后，应立即用肝素 0.9％氯化钠溶液团注冲管，防止导管堵塞。动脉化疗持续给药期间，指导患者卧床、合理活动，在翻身、排便、更衣时防止导管扭曲，护士若发现输液泵报警、给药不畅、导管扭曲、打折等情况应及时处理，让管路始终保持正压，防止导管堵塞。护理人员应根据护理级别按时巡视，避免更换药液不及时导致的回血凝固堵塞导管，换液时可先加压使回血快速进入动脉，再按要求准确调节速度。此外，肝动脉狭窄或闭塞也会导致导管堵塞。在反复动脉内灌注化疗使肝动脉狭窄情况下，留置导管可能会楔入肝动脉，导致阻塞，因此尖端不应放置在肝动脉弯曲部分。有研究提示置管方式改良和技术进步，使得管路阻塞发生率降低。若可疑血凝块堵塞导管，使用 10 ml 肝素 0.9％氯化钠溶液或尿激酶溶液轻轻抽吸，每隔 5～10 min 重复一次直至导管通畅；若始终无法复通，告知医师，移除该导管。参考有关静脉血管通道并发症处理方法，尿激酶溶液浓度推荐使用 5 000 U/ml。

（3）非计划性拔管：动脉置管后应评估患者意识状态、心理精神状况，有无疼痛、高热、皮肤瘙痒等伴随症状，镇痛、镇静、平喘等特殊用药情况，患者依从性，既往脱管史等，识别非计划性拔管高危人群，对高危人群加强预防。脱管的预防措施包括加强管路固定、倾听患者对置管感受并积极沟通、加强宣教、提高患者及家属的管道护理能力，明确约束指征、对极高危患者进行合理约束，加强护理人员专业知识培训等。若确定导管脱出，须评估脱出导管完整性，并重新置管。

（4）动脉痉挛或闭塞：动脉痉挛是介入诊疗中常见并发症之一，因术中操作不当或持续输注化疗药物引起，主要表现为动脉搏动消失、患肢疼痛、导管推送困难和回撤受阻等，其中桡动脉痉挛最为常见。前臂血肿所致筋膜综合征是桡动脉痉挛最严重并发症。经动脉鞘管注入酚妥拉明、维拉帕米、尼可地尔、硝酸甘油等血管解痉药物是处理桡动脉痉挛的常用方法。HAIC 术后肢体主动运动和按摩也可帮助缓解动脉痉挛的疼痛、麻木、水肿等症状。桡动脉闭塞常由持续、严重动脉痉挛所致，也与术中选择鞘管大小、动脉内径、肝素用量、术后压迫强度及压迫时间等因素有关。术后压迫止血不当是桡动脉损伤及闭塞的主要危险因素。研究提示桡动脉压迫止血的同时会压迫同侧尺动脉，监测术肢拇指经皮血氧饱和度，根据血氧饱和度调整压迫强度可降低桡动脉闭塞发生率，且不增加出血可能性。

（5）感染：动脉置管相关感染包括穿刺处局部皮肤感染和导管本身直接感染。术前皮肤准备对预防感染非常重要，护理人员应根据 HAIC 术不同入路选择毛发去除方式。此外，动脉置管、动脉给药过程中应严格确保无菌操作。患者灌注化疗后骨髓抑制、抵抗力低下，应观察患者穿刺处有无红、肿、热、痛及有无发热表现。若发生严重感染情况，应遵医嘱应用抗生素或移除导管。

（6）导管药盒系统常见并发症及护理导管药盒系统管路阻塞、移位、感染等并发症发生原因、预防及处理与肝动脉留管并发症相似，但药盒系统构造与动脉置管不同且需长期留置，因此相关并发症也有特殊之处。周期性肝素化不足可导致堵塞。为避免回血滞留盒体或导管造成堵塞，穿刺或封管时禁止抽回血。每次化疗完毕，足量 0.9% 氯化钠溶液冲洗导管后用肝素 0.9% 氯化钠溶液正压封管，化疗间歇期应每 4 周用肝素 0.9% 氯化钠溶液冲封管 1 次。此外，经导管药盒系统持续动脉给药时需外接穿刺针，有药液外渗风险。注药前检查输液管路、穿刺针、药盒连接是否紧密，并确认导管通畅，如发现导管阻塞则不可注药。注药过程中观察药盒周围皮肤有无红、肿胀、疼痛或灼烧样表现，倾听患者主诉。一旦发生药液外渗，立即停止输注药液，并用原针头尽可能抽回药液，同时用利多卡因和地塞米松环形封闭，根据化疗药物性质，使用相应解毒剂，严密观察肿胀皮肤变化，防止皮下组织坏死。

另外要做好 HAIC 患者围术期心理护理。卧床期间可听音乐，家属多陪伴，给予情感支持；医护人员随时巡视观察，及时了解病情变化，有效沟通，及时处理，鼓励患者保持积极的心态，密切配合医护人员的治疗和护理，为有效治疗肝癌奠定基础，保证医疗护理安全，促进早日康复。

第七节　肝动脉放射栓塞术及护理

钇-90 微球选择性内放射治疗（^{90}Y-SIRT）是基于钇-90（^{90}Y）放射微球经导管靶向肿瘤的放疗技术。钇-90（Yttrium 90，简写为 ^{90}Y）微球选择性内放射治疗（^{90}Y selective internal radiation therapy，^{90}Y-SIRT）和经导管动脉化疗栓塞术（transarterial chemoembolization，TACE）类似，都是作为治疗中、晚期肝癌的经动脉治疗方式，后者更为常见，而前者可以作为后者的替代，是一种依靠肿瘤血供特点使钇-90 放射微球在肿瘤区域聚集，释放高能量纯 β 射线产生的电离辐射引起肿瘤的上皮细胞、基质和内皮细胞形成不可逆的损伤致使肿瘤坏死，而不仅是依赖微栓塞导致肿瘤组织缺血缺氧或化疗药物的杀伤作用抑制肿瘤，同时可以很好地保护健康肝脏组织，达到控制肿瘤的目的。它属于近距放射治疗范畴，又称选择性内放射治疗（selective internal radiation therapy，SIRT），也称为肝动脉放射栓塞术（transarterial radioembolisation，TARE），TARE 即经动脉放射栓塞术。

基于以上原理，伴有门静脉癌栓的晚期肝癌患者亦可通过此种方式得到治疗。虽然这种

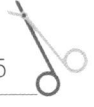

治疗方式还未被国内的指南列入肝癌的标准治疗方式，但在国外已经有 20 年的发展历史，并已经被欧洲肝脏研究学会、欧洲肿瘤内科学会、美国国立综合癌症网络等机构发布的指南推荐作为治疗原发性肝癌及结直肠癌等肝转移瘤的方式之一。

钇-90 微球内照射（SIRT，或 TARE）治疗肝癌源于 20 世纪 70 年代，90 年代也曾在我国进行临床研究。随着产品的完善和研究的进展，该项技术被广泛应用于肝脏恶性肿瘤的选择性体内放疗中，成为治疗肝癌（包括转移性肝癌）的重要技术。

一、放射剂量学和钇-90 微球的基础

尽管通常称为 TARE，但 ^{90}Y 微球通过提供微观的近距离放疗实现疗效，而不是通过产生显著的栓塞效应。动物研究表明，使用 $20\sim60~\mu m$ 范围内的树脂微球进行动脉停滞治疗的肝脏几乎不会出现缺血或缺氧损伤。其杀瘤效果源于钇-90（半衰期为 64.2 h）衰变为稳定的、非放射性的锆-90 时几乎是纯粹的 β 粒子发射（自由电子发射的平均能量为 933.7 kV）。大约 2/3 的 β 粒子将在肝组织中传播约 2.5 mm（90％的能量在 5 mm 内沉积），最大穿透深度为 11 mm。通俗地说是将放射性物质 ^{90}Y，附着在了很小的珠子上，这些珠子的直径有 $20\sim60~\mu m$，相当于头发丝的 1/2 到 1/3，它们在肝动脉和大一些的血管中畅行无阻，但是等碰到肿瘤中那些直径不到 $10~\mu m$ 的毛细血管，就会当场卡住。这样一来带有放射性物质钇-90 的小珠子就能在肿瘤处堆积起来，给肿瘤细胞足够杀伤了。

钇-90 的优势包括发射纯 β 射线，能量高半衰期短，体内穿透距离短易于防护；稳定性好，衰变产物无危害性，两周内释放 95％的能量；生物相容性好，能与递送载体稳定结合等。相比于其他的介入治疗，术前评估更为复杂，尤其是在剂量的计算上。在兼顾安全性基础上，肿瘤吸收剂量与病理完全坏死率、肿瘤反应率及组织学应答均呈正相关。因此要在最大限度增加肿瘤细胞辐射剂量（保证效果）的同时，最大限度减少正常细胞的辐射剂量（保障安全）。

选择钇-90 治疗前要先进行肝肺分流的评估，常于肝动脉造影结束后，将 ^{99m}Tc-MAA（锝-99m 聚合白蛋白）由肝动脉直接注入后，进行 SPECT 扫描获得 ^{99m}Tc-MAA 的分布，然后计算出肺分流的百分比。在此操作中同时可以观察是否存在侧支血管分流。通过选择性经动脉注射钇-90（^{90}Y），可减小肿瘤，提高客观缓解率。2002 年，^{90}Y 树脂微球获得美国食品药品监督管理局批准上市，用于结肠癌肝转移的治疗。2004 年 ^{90}Y 玻璃微球在不可切除肝癌患者中的安全性被证实。对于局限性肝癌，放射性肝段切除术也在逐步开展应用，即根据肿瘤负荷、部位等因素计算放射剂量后，通过 TARE 达到类似消融或手术切除的根治性疗效，放射性肝段切除术的肿瘤局部控制率高于 TACE。此外，放射性肝段切除术在发挥局部肿瘤控制的基础上，还能促进残余肝脏的代偿增生，增加手术根治的可行性和术后生

存率。

二、介入治疗的优缺点

1. 优点

（1）提高疗效：医学影像技术引导使得整个治疗过程变得高度可见，从而提高了诊断的准确度，并可以通过有针对性的治疗提高患者的治疗效果。

（2）降低风险：与传统手术相比，介入治疗可以降低出血量和感染的发生风险以及避免开放手术带来的常见并发症。此外，由于仅使用局部麻醉和/或中度镇静，麻醉风险较高的患者也会受益。最后，由于精准引导，降低了对周围健康身体部位造成损害的可能性。

（3）减少疼痛：介入手术通过小切口进行，因此不需要缝线、缝合钉或大绷带。使用局部麻醉，因此在手术过程中或手术后疼痛相对轻微。

（4）更短的恢复时间：由于介入治疗的微创本质，介入治疗后只需要很短的恢复时间。一般来说，与传统手术相比，介入治疗后患者能够更快地恢复日常生活。

（5）可以进行门诊手术：由于介入治疗的微创本质，许多介入治疗可以在门诊完成，能够使患者在接受治疗的同一天回家。

（6）医疗费用降低：门诊手术通常比住院手术费用低很多。

2. 缺点　肿瘤介入治疗往往不是根治性的治疗，而是一种相对姑息性的治疗，单纯应用这种血管介入治疗不能完全达到根治肿瘤的效果，因此往往需要联合其他局部或全身性治疗手段。血管介入治疗通常需要在射线透视下完成，患者会遭受一定的辐射危害。

三、适应证和禁忌证

无论是肝动脉化疗栓塞还是放射性微球栓塞，肝脏肿瘤局部治疗的成功都取决于治疗适应证的选择，以确保患者接受安全、有效的治疗。因为原发性和转移性肝癌性质不同，所以应针对不同性质的肿瘤采取适当的治疗。参考临床实践和众多临床研究结果，^{90}Y-SIRT 的适应证和禁忌证如下。

1. 适应证需要满足以下条件（ⅡA 类推荐）　①确诊为不可手术切除的原发性或转移性肝癌，以肝脏肿瘤为主；②年龄≥18 岁；③体力状况评分 ECOG≤2 分；④预计生存期超过 3 个月；⑤满足治疗的血液学指标：血红蛋白≥90 g/L、绝对中性粒细胞计数＞1 500/mm³、血小板计数≥80×10⁹/L、ALT 和 AST＜5 倍正常值上限（ULN）、总胆红素＜3×ULN、血肌酐＜1.5×ULN，PT 或 INR、APTT＜1.5×ULN；⑥适合动脉选择性插管和血管造影。对于结直肠癌肝转移，^{90}Y-SIRT 作为一线治疗时应与全身化疗或肝动脉灌注化疗联合应用，一线化疗失败的患者可单独行 ^{90}Y-SIRT。

2. 禁忌证　主要从患者一般状态、介入操作及核医学辐射安全性方面评估为以下任意条件：①肝功能严重障碍，包括严重黄疸肝性脑病、难治性腹腔积液或肝肾综合征等，Child-Pugh 分级 C；②无法纠正的凝血功能障碍；③肾功能障碍，肌酐＞176.8 μmol/L 或者肌酐清除率＜30 ml/min；④合并活动性肝炎或严重感染；⑤肿瘤弥漫或远处广泛转移，预期生存期＜3 个月；⑥ECOG 评分＞2 分、恶病质或多脏器功能衰竭；⑦肝动脉血管解剖结构异常，或存在严重的不可纠正的肝动脉-门静脉瘘、肝动脉-肝静脉分流；⑧门静脉主干癌栓、栓塞，侧支血管形成少，且不能行门静脉支架复通门静脉主干恢复向肝血流；⑨不可纠正的肝动脉-胃肠道动脉分流；⑩严重碘对比剂过敏；⑪肺分流百分数（lung shunt fraction，LSF）超过安全阈值（＞20%），或单次肺部辐射剂量超过 30 Gy，或累计肺部辐射剂量超过 50 Gy；⑫其他：包括孕妇或哺乳期妇女等。

四、治疗流程

1. 完善术前检查与评估　治疗前常规行 CT 检查及肿瘤标记物、肝功能检测，并行 ^{99}Tc^m 标记大颗粒聚合白蛋白（^{99}Tc^m labeled macroaggregated albumin，^{99}Tc^m-MAA）模拟手术，具体方法：在 DSA 引导下经肝动脉插管注入 ^{99}Tc^m-MAA，且对潜在的可能导致异位分流的血管进行栓塞，注入后通过 SPECT 验证，计算放射活性物到达肺部的分流比例及肿瘤组织和正常组织接收剂量比例，用于计算拟注入钇-90 微球的放射性活度。植入钇-90 微球时，导管位置需尽量与模拟手术相同。

2. ^{90}Y-SIRT 团队的要求　由介入放射科、放射肿瘤科、核医学科、肿瘤内科和肿瘤外科等专家组成的独立的肿瘤 ^{90}Y-SIRT 多学科团队。通过团队协作共同完成原发性肝癌及转移性肝癌患者的治疗。团队成员的专业能力应能够满足：①确保癌症患者的综合治疗；②可进行动脉导管介入术；③可进行相关影像学检查；④具备 ^{90}Y 微球的保存及使用资质；⑤熟悉 ^{90}Y-SIRT 剂量计算；⑥监测辐射安全性。在不同中心由各学科的专业人员组建合作团队，如介入放射科、放射肿瘤科、核医学科、肝病专科、肿瘤外科、医用物理学及辐射安全人员等，具体取决于各中心的学科组成。团队所在医疗机构应具备辐射安全许可证和从事放射性诊疗工作资质，直接参与人员应具有相应放射性核素治疗资质要求。

TARE 代表了一种从根本上独特的经动脉治疗形式，具有广泛的应用前景，可以扩展原发性和转移性肝癌患者的治疗选择。与其将血管造影栓塞作为终点，应该广泛考虑辐射活性的区室沉积情况。为了提高安全性和有效性，必须不断努力增加对剂量的理解，包括与患者选择、导管评估及血管区优化技术相关的方面。强调多种治疗技术和剂量学方法，以改善对原发性和转移性肝癌患者的治疗效果。

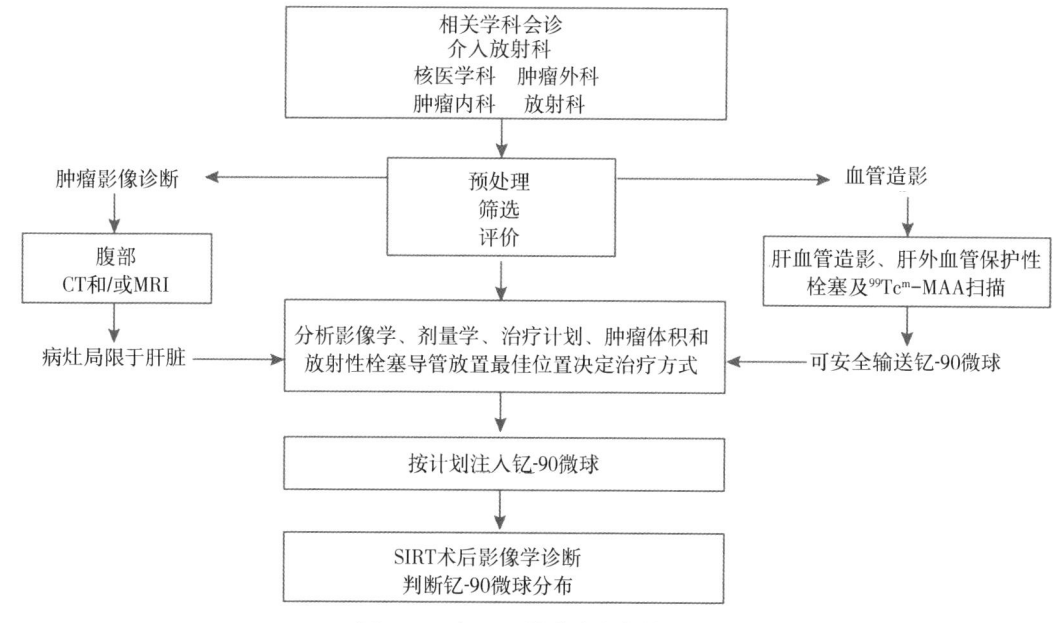

图 4 - 3　钇 - 90 微球治疗整体流程

五、肝动脉放射栓塞术（^{90}Y-SIRT）的护理

相比 TACE，^{90}Y-SIRT 栓塞作用轻，没有化疗毒性，不良反应少，症状大多轻微且能在数日内自愈，放射性损伤也较为罕见。

1. 术前一般护理　①术前常规备皮；②手术前 1 d 签署知情同意书，禁食 6～8 h；③手术当天建立静脉通道，排空膀胱。

2. 辐射安全护理

（1）只有通过放射性核素操作和安全培训，且得到授权的专业技术人员才能对 ^{90}Y 微球注射液进行购买、保管和处理。从注射液运输至研究中心后直到使用之前都是由核医学专业技术人员进行存储及管理。^{90}Y-SIRT 手术当日，依据所在地区卫生及环保要求在所批准的场地开展治疗。

（2）通过术前血管造影和 ^{99}Tc^{M}-MAA 注射能发现是否有异常的胃肠道血管分流以及肺血管分流，避免急性放射性损伤如放射性胃肠道溃疡、胰腺炎、胆囊炎、脐周放射性皮炎，以及迟发性放射性损伤如放射性肺炎等。术前 2 周内完成术前评估非常重要，如有异常分流道需进行栓塞，肺分流分数＜20％方可实施该治疗。术前评估使用的 ^{99}Tc 半衰期为 6.02 h，模拟治疗后 1～3 h 内为最佳显像时间，对于外界的照射剂量远远小于国家规定限值（≤ 1 mSv）。

（3）辐射有累积效应，为避免不必要的辐射，仍应采取时间、距离、屏蔽等防护措施：

1）术前进行操作模拟培训，各项流程和操作熟练准确，可以减少术中暴露时间。

2）所有参与手术人员铅服、铅围脖、护目镜防护；药瓶始终置于有机玻璃防护瓶内，并使用铅瓶或有机玻璃防护箱进行二次屏蔽。

3）给药过程药品流经无防护的体外微导管，术者站于防护箱后面，其他手术人员距离管路 1 m 以上。

4）术后在核素半衰期内给患者肝区覆盖铅毯，其他人员尽量远离患者肝区、减少接触时间。

5）^{90}Y 树脂微球治疗患者排泄物中的 ^{90}Y 核素水平低于国家排放限值。有学者对 45 例患者术后 48 h 内的排泄物进行检测，发现排泄物中 ^{90}Y 极少，且药品液体中的游离 ^{90}Y 决定了排泄量。因此，术中给药要避免使用 0.9% NaCl 溶液导致 ^{90}Y 微球产生游离放射性核素非常重要；术后对排泄物无需进行特殊处理，但护理人员为患者倾倒排泄物时注意戴手套以防沾染。

（4）^{90}Y 树脂微球是混悬液状态，术中还应重点防止放射性污染，应注意做到以下几点。

1）药品轻拿轻发，避免泼洒。

2）术前在地面铺吸水地垫，在踏板上覆盖塑料罩，所有参与手术人员戴双层手套、鞋套和护目镜；给药前在导管连接口下垫无菌巾，以防止放射性污染；给药后始终不要断开微导管与输出管之间的连接，以防意外或不慎导致的药液渗漏或滴落。注射人员必须始终位于装有 ^{90}Y 微球的注射装置后面。参与治疗人员均应远离与输出管相连的导管。取出导管后，所有其他潜在的污染物（如剂量瓶的出口管、三通阀、连接输出管的微导管、针头、手套、纱布、止血钳和铺巾）按照放射性污染物处置。注射和冲洗的导管、注射器及导管鞘不属于放射性污染物，不需要按照放射性污物处置。但是，在常规处置前应检查其放射性。

3）术毕需对室内所有人员及物表进行核污染监测，若检测有疑似污染，戴双层手套使用长镊夹起并卷好污染物后，连同外层手套一同放入双层黄色垃圾袋内，再置入放射性污物回收罐中，统一交由核医学科处理。所有污染物和患者转移出造影室之后，检查血管造影室的放射性污染。

由于 ^{90}Y 的辐射范围小、半衰期短，大部分能量在 1 周内释放，无论是门诊患者还是住院患者，在治疗剂量范围内不需要特殊的防护措施及特殊医嘱即可出院。出院时应给患者提供告知函，告知接受了 ^{90}Y-SIRT 治疗。此外，在腕带上注明给予的同位素、注射日期，及答疑电话。要求患者出院后佩戴腕带 1 周。

3. 术后护理

（1）术后将患者送入观察室平卧 4～6 h，观察有无不良反应，单人病房无需特殊防护设备。

（2）患者对工作人员造成的辐射危害微小，但如需更换植入部位/伤口敷料，工作人员应佩戴手套。

（3）无需对患者进行监护，但可在床头及床边放置胶片式射线测量计。

（4）床头放置标牌，患者佩戴腕带，提示电离辐射危害。

（5）手术后可以恢复正常饮食，并应在接下来 24 h 内，饮用至少 6 杯水（250 ml 为 1 杯），以促进血管摄影使用的造影剂排出。

（6）若有发热、恶心、呕吐、腹痛、腹泻等不适，及时告知医生。

（7）妊娠期工作人员不应护理患者。

（8）允许 30～40 min 探视，但应避免 15 岁以下及妊娠期家属长时间接触患者。

（9）无需将床单、生活垃圾或服装物品作为放射性固体废物处理。

（10）接受 ^{90}Y-SIRT 治疗后暴露剂量较小，无需限制患者行动。

4. 出院指导

（1）为尽可能降低对他人的影响，应建议患者术后 24 h 内采用坐便，便后冲刷马桶至少 2 次。

（2）1 周内与其他人保持 2 m 以上距离，并注意避免以下情形：①搭乘须与邻座乘客共乘 2 h 以上的交通工具；②与伴侣共枕；③与儿童或孕妇密切接触。

（3）清淡饮食，均衡营养，规律作息，适度锻炼，保持良好情绪。

（4）^{90}Y-SIRT 治疗属于微创介入手术，无需进行特殊康复治疗。一般建议由专业医师评估是否应联合靶向或免疫药物等抗肿瘤治疗。

5. 不良反应和并发症

（1）^{90}Y-SIRT 治疗的不良反应是指治疗后出现的非特异性临床症状或实验室检查指标异常，临床上将上述异常称为放射性栓塞后综合征，症状包括疲劳、发热、恶心、呕吐和腹痛，还可出现肝功能异常（生化指标变化），症状大多轻微且能在数日内自愈，但部分患者的症状可持续长达 2 周，治疗措施主要为对症处理。

（2）并发症是指非靶血管栓塞所引起的组织器官放射性损伤，包括急性和慢性放射性损伤，受损部位常为肝外组织器官。常见的急性放射性损伤包括上消化道放射性损伤、放射性胰腺炎和胆囊炎、放射性肺炎等。慢性放射性损伤又称为迟发性毒性反应（治疗后 30～90 d），具体表现常为肝功能异常，伴有肝纤维化或硬化、腹腔积液、门静脉高压和静脉曲张，如果肝功能指标永久性升高，则称为放射性肝病。完善的术前准备可使胃肠道溃疡、胰腺炎等并发症控制在 5％以下，症状较重时应考虑禁食、胃肠减压、质子泵抑制剂等治疗方法。此外，严格遵守肺部辐射剂量的可接受限值（＜30 Gy）可使放射性肺炎发生率低于 1％。尽管放射性肝病总体发生率低于 4％，但仍是潜在的严重放射性损伤疾病，常见于合并术前肝功能不全的患者。对于肝功能严重受损患者应考虑利尿剂、去纤维蛋白原治疗；对于肝功能衰竭患者，除药物治疗外还应考虑经颈静脉肝内门体静脉分流术（简称 TIPS）。

6. 术后随访　^{90}Y-SIRT 治疗术后需进行实验室检查和影像学检查评价疗效及安全性。实验室检查主要包括肝功能及肿瘤标志物。影像学评估包括 CT、MRI 及 PET/CT 显像，推荐术后每 3 个月进行一次影像学评估。术后疗效评价根据实体瘤治疗疗效评价标准的修订标准（mRECIST）评估肝癌疗效。

综上所述，医务人员应提高对 ^{90}Y 的认知水平，责任护士向患者和家属做好相关宣教消除核恐惧；介入手术室护士规范给药箱护理操作，提高工作效率；团队合理防护管理，确保该项新技术的顺利实施，为患者和所有参与人员提供安全保障。

●第八节　肝癌的放射治疗

肝癌细胞对放射线不敏感，而正常肝组织细胞对放射线的耐受性又较差，当达到治疗剂量时对正常肝细胞损伤较大，故传统观点认为肝癌不适用于放射治疗，但随着放疗设备、计算机技术的发展及对肝癌生物学特性认识的不断加深，放射治疗在肝癌的综合治疗中的作用已经愈发重要。目前放射治疗主要包括内照射和外照射治疗，内照射又包括经皮放射性粒子植入和放射性栓塞，例如碘-131 粒子植入和 Y-90 放射微球栓塞。

一、局部放射治疗（碘-125 粒子植入术）

放射性碘-125 粒子植入治疗技术已被广泛应用各种恶性肿瘤的综合治疗中。近年来核医学开展的放射性碘-125 粒子植入治疗量逐年增加，成为核素治疗的重要项目。放射性粒子植入是指通过影像学引导技术（超声、CT/MRI）将具有放射性的核素直接植入肿瘤靶体积内或肿瘤周围，通过放射性核素持续释放射线对肿瘤细胞进行杀伤，达到治疗肿瘤的目的。传统的外照射因为放射视野大、正常组织耐受量低，其疗效常受到一定的限制。局部放射性粒子植入技术作为传统外照射放疗及化疗的一种补充治疗手段，具有近期疗效好、微创、副作用小、安全性高的特点。

从 2002 年国内正式开展放射性 I 粒子植入治疗技术以来，碘-125 粒子植入术技术在恶性肿瘤多学科治疗中的作用及地位日趋突显，已被广泛应用于各种恶性肿瘤的综合治疗中。为规范放射性 I 粒子植入治疗的临床应用，国家卫生主管部门早在 2009 年就将该治疗技术纳入第 3 类医疗技术管理，并制定相应的准入及应用管理规范。为了进一步保障放射性 I 粒子植入治疗技术在临床应用中的安全性，2017 年国家卫生和计划生育委员会（现称国家卫生健康委员会）将放射性 ^{125}I 粒子植入治疗技术改为限制类医疗技术，并出台了《放射性粒子植入治疗技术管理规范》《放射性粒子植入治疗技术临床应用质量控制指标》2 个文件规范临床治疗。

1. 一般要求

（1）医疗机构基本要求：具有卫生健康及环保行政部门核准登记的核医学科，具有粒子插植治疗许可科目《放射诊疗许可证》、二类以上的（含二类）《放射性药品使用许可证》、《辐射安全许可证》等相关资质证明文件，同时具有放射性粒子专用病房或病床，以及相关辅助科室和设备。

（2）人员要求：①具有副高及以上职称的核医学执业医师，在经过省级及以上卫生健康委员会行政部门指定的培训基地，接受至少 3 个月的系统培训，考试合格，并在指导老师指导下系统完成 30 例粒子植入治疗；②与核医学一起共同开展粒子植入治疗相关专业的医师必须具备副高及以上职称，且与开展粒子技术相适应的执业资质，在经过及以上卫生健康委员会行政部门指的培基地接受至少 3 个月的粒子治疗系统培训，考试合格，并在指导老师指导下系统完成 30 例粒子植入治疗；③非核医学专业技术人员还需经核医学相关知识培训，才能从事放射性粒子植入工作；④具有熟练操作影像设备技术的技术人员；⑤经过独立核医学专业工作培训的护士。

（3）设备基本要求：①多普勒超声、CT 或 MRI、SPECT/CT 以及医学影像图像传输、存储与管理系统；②粒子治疗计划系统（treatment planning system，TPS）及相关配套定位模板等设施；③粒子植入枪、穿刺针及相关配套设备；④急救设备及药品；⑤防护产品：铅衣、铅帽、铅围脖、铅毯等；⑥表面沾污仪；⑦个人剂量监测仪；⑧粒子剂量测量仪器（如井形电离室），测量仪器应定期校准；⑨探测光子能量下限低于 27 KeV 的辐射防护监测仪；⑩卡式压力蒸汽灭菌器；⑪储存粒子的保险柜或储源室。

（4）场所要求：①拥有 I 粒子装枪操作间；②I 粒子储存场所，要求同放射源储存场所一致；③I 粒子植入技术操作场地及无菌操作间；④独立的消毒灭菌及设备清洗间；⑤粒子入病床一般要求为单间或双人间，双人间床间距大于 1.5 m，病房应划为临时控制区，控制区入口有电离辐射警示标识，有条件的房间设立专用浴室和卫生间。

（5）^{125}I 粒子的管理：①参照放射性药品管理相关规定制定相关规章制度，如 "^{125}I 粒子订购，取、保管使用制度""^{125}I 粒子治疗质量保证方案""^{125}I 粒子治疗技术操作流程""^{125}I 粒子遗失、泄漏应急预案""^{125}I 粒子管理制度"等；②使用粒子的单位必须具有《放射性品使用许可证》（二类及以上）、《辐射安全许可证》经环保部门审批含 ^{125}I 粒子的《放射性药品转让批表》；③订购具有 ^{125}I 粒子《生产许可证》《经营许可证》《辐射安全许可证》的单位的粒子，并附不出厂合格证；④遵照《放射性物品道路运输管理规定》要求运输粒子；⑤指定专人管理，建立放射性粒子出入、使用、回收等管理台账，内容包括粒子生产厂家、生产日期、出厂活度、数量、领取和使用情况、管理人、核对人等内容；⑥粒子储存：待用的粒子应装入屏蔽容器内，并存放储源室，储源室应防火、防盗、防潮湿，应建立粒子出入登记制度，植入详细记录从容器中取出粒子的编号、日期、源名称入库活度/数量、送货人、接受人等，应定期检查粒子的实际库存数量及储存场所；⑦质量控制监测：又植入治疗的粒子源，应至少抽取 10％作为源活度的质量检测，活度计应定时校准。

2. 质量控制

（1）治疗医师质量控制的术前质量控制：①严格掌握适应证和禁忌证。适应证：细胞或病理学诊断的原发、复发或转移的恶性实体肿瘤；术后病灶；放化疗或其他治疗失败病例。相对禁忌证：恶病质，一般情况差，不能耐受粒子治疗者；严重出凝血功能障碍；严重糖尿病；严重感染病灶。②签订知情同意书。包括疗效、手术风险、可能的及不可预知的不良反应、注意事项等。③完成术前检查，包括血常规，出凝血功能、乙肝病毒检测、梅毒及 HIV 抗体、肝肾功能、心肺功能、粒子植入部 CT 增强扫描等常规检查，必要时行全身骨显像 PET/CT 等其他影像检查。④粒子质量控制及验证：至少验证 10％的粒子（不能少于 3 粒）或全部（植入颗数＜5 粒），确保粒子质量合格；由医院工作人员完成装枪、消毒。

（2）术中质量控制：①根据 TPS 制定治疗术前计划，并根据影像学图像制定及实施粒子治疗计划：根据临床检查结果，分析及确定肿瘤体积，应正确勾画实际肿瘤靶区，根据治疗计划报告，确定所需的粒子总活度及靶区所需粒子的个数；和技术人员一起完成摆位，术中严格按照计划进行粒子植入；在影像设备引导下，准确无误地将粒子植入肿瘤靶区，保护靶区相邻的重要器官；粒子植入后应对手术区域进行清点，确认植入的粒子个数；手术结束后应对手术区域进行检测，以排除粒子在手术植入过程中遗漏的可能。②植入方式：建议模板引导下粒子植入，特殊部位建议使用三维打印模板引导粒子植入治疗，在保证质量的前提下不排斥徒手操作。③执行术前计划，术中/术后验证标准化流程，同时为保证粒子植入计划的同质化，强调术中剂量验证，确保肿瘤得到精确的处方剂量。④TPS 计划质量控制：剂量学评估参数包括 90％靶体积受照剂量（Dgg）≥100％处方剂量、100％靶体积受照剂量（Digg）≥90％处方剂量，接受 100％处方剂量的肿瘤体积百分比（V10g）≥95％，接受 90％处方剂量的肿瘤体积百分比（Vo）＝100％，接受 150％处方剂量的肿瘤体积百分比（Visg）＜60％，接受 200％处方剂量的肿瘤体积百分比（V2b）＜40％，此外还可采用适形指数（conformal index，CI）＞50％（CI 为 1 最佳）、靶区外体积指数（external index，El）＜100％、均匀性指数（homogeneity index，HI）＞50％越接近 100％说明大体肿瘤靶区（gross tumor volume，GTV）剂量分布越均匀。

（3）术后质量控制：①做好患者记录，包括姓名、性别、年龄、住院号、病理诊断、粒子植入部位、粒子植入时间、数量、剂量、登记人等信息。②注意并发症的处理：常见的并发症有出血、感染、胸膜腔内积气、胸膜腔内积血、肺栓塞等。③手术结束后 4～6 周，通过 CT 薄层或 SPECT 扫描，验证治疗计划，必要时实施补充治疗。④进行定期术后随访，术后第 1 d，第 4～6 周应进行随访，以后每间隔 3 个月随访 1 次，随访时间不少于 2 年；随访内容包括生活质量评分、疼痛评分、肿瘤大小变化情况、相应肿瘤标志物变化情况、SPECT 全身显像观察有无粒子移位、不良反应的发生情况等；统计无进展生存期、疾病控制率、客观缓解率、缓解持续时间等肿瘤疗效评价指标。

（4）操作技师质量控制：①完成影像设备质量控制，使设备达到最佳运行状态；②和粒子治疗医师一起完成摆位，选择最佳进针体位，患者采用最舒服姿势，真空固定垫固定患者；③将检查床升高至中心位，整个植入过程影像设备扫描床高应保持一致，图像对比更加直观，依据植入部位选择最佳的影像设备曝光条件；④在图像上按 TPS 方案完成植入针穿刺工作，并进行术中计划验证，按照 TPS 完成粒子植入治疗工作，并完成粒子植入部位粒子 CT 扫描，三维重建进行术后剂量验证；⑤复查随访建议使用 SPECT，使用低能高分辨准直器，能峰 29 keV，窗宽 50%，256×1 024 矩阵，采集速度 20 cm/min，采集全身图像，判断是否有粒子移位。

（5）护理质量控制：

1）术前质量控制：评估患者生命体征、意识状态、饮食、睡眠、配合情况、自理能力、心理状况；评估肿瘤大小、部位、性质等，了解血常规、出凝血时间、心电图等检查结果；指导患者适当休息，避免劳累，饮食清淡易消化；根据患者心理状况给予心理疏导，解除恐慌；术前指导患者进行体位训练和呼吸训练，保证术中患者能正确配合；遵医嘱及时准备所需药品及其他物品，准备必要的防护设备；和医师一起检查核对粒子消毒包，包括内容物、粒子数量、剂量、消毒日期等均应在消毒包上标明，送消毒室进行灭菌消毒，做好交接核对并记录；手术间做好空气和物体表面的消毒；根据医嘱做好药物过敏试验，体表贴好标识，签好知情同意书；术前皮肤准备，根据手术需要按医嘱备皮。

2）术中质量控制：手术人员准备并穿戴好放射防护用品、口罩、无菌手术衣帽、手套及个人剂量计；帮助患者取合适体位，协助医师皮肤消毒、麻醉、铺无菌手术单；密切配合医师操作，准确传递器械，保障随时供应台上所需物品并记录；密切观察患者生命体征，询问患者有无不适，出现异常及时报告医师并协助处理；术中加强粒子管理，手术完毕和植入医师一起核对植入粒子数量，检测有无粒子遗漏，手术台面有无污染等，严格做好粒子清点登记和交接，清理物品，做好垃圾分类处理和环境监测。

3）术后质量控制：①一般护理。协助患者穿衣、过床，护送患者入住有辐射防护标识的专用病房，完成交接；密切观察生命体征变化如有异常及时通知医师并对症处理；对于血管丰富、解剖部位特殊的手术部位，注意观察伤口出血及肿胀情况；穿刺部位可有轻微疼痛，一般不需处理，对于疼痛严重者，可根据医嘱给予止痛药物；发热主要表现为低热，一般不超过 38.0 ℃，大多为术后机体吸收肿瘤组织面产生吸收热，应与术后感染导致的发热相鉴别，观察体温的变化，向患者解释发热的原因，消除顾虑，对于体温低于 38.5 ℃ 的患者，一般无需特殊处理，如果患者体温超过 38.5 ℃，可给予物理降温，必要时予口服解热镇痛药。②专科护理。根据患者病情实行个体化的健康教育，使患者掌握相关疾病护理要点。③放射防护宣教。患者不随意互串病房，粒子植入部位，覆盖处 0.5 mm 铅当量的铅毯或其他防护产品。④观察有无粒子脱落，发现有粒子脱落时，使用长柄镊夹起后放入铅防护罐中保存并作妥善处理。

3. 放射性粒子治疗防护要求　开展放射性粒子工作的医疗机构应对放射工作人员、患者及公众的防护与安全负责，主要包括应制定全面的质量保证大纲，制定并落实放射防护管理制度，应建立健全包括患者防护在内的管理制度和操作流程；应保障放射工作人员、患者及公众的放射防护安全与健康，对工作人员所受的职业照射应加以限制；应针对实施诊疗时可能出现的故障或失误，制定应急预案，并进行应急培训和演练，将可能出现的故障或失误所致后果减到最小；应制定人员培训计划，对人员的专业技能、放射防护知识和有关法律知识进行培训，使之满足放射工作人员的工作岗位要求。具体要求如下。

（1）放射性粒子植入操作中工作人员的放射防护：①治疗室与储存室应分开，粒子储存使用铅容器，当容器密闭时，容器表面的辐射水平应低于 20 μSv/h，粒子分装前应使用铅板屏蔽，并在屏蔽铅板前放置防护铅屏风，屏风上方应有 0.5 mm 铅当量的铅玻璃，操作人员应站在屏风后实施操作；②应为放射性粒子内部运输配备有足够屏蔽的储存、转运等容器，容器表面应设置电离辐射标志；③操作人员操作前要穿戴好防护用品，防护衣厚度不应小于 0.25 mm 铅当量，对性腺敏感器官，可考虑穿 0.5 mm 铅当量防护的三角裤或三角巾；④在实施治疗前，应制定详细可行的实施计划，并准备好所需治疗设备，尽可能缩短操作时间；⑤拿取粒子应使用长柄器具，如镊子，尽可能增加粒子与操作人员之间的距离，在整个工作期间，所有人员应尽可能远离放射源，快速完成必要的操作程序；⑥使用前应至少抽取 2% 粒子，采用试纸擦拭法等适当方法进行泄漏检查，确认其完整性和安全性，如发现泄漏，应将同批次粒子退回厂家；⑦如粒子破损引起泄漏面发生污染，应封闭工作场所，将源密封在一个容器中，控制人员走动，以避免放射性污染扩散，并进行场所和人员去污；⑧工作人员佩戴个人剂量卡，并进行年度总受照剂量监测，按照我国辐射防护规定，保证放射工作人员年剂量限值，眼晶状体连续 5 年期间，年平均当量剂量不超过 20 mSv，任何 1 年中的当量剂量不超过 50 mSv。

（2）粒子植入后的放射防护要求：①植入粒子术后的患者，在植入部位可穿戴 0.5 mm 铅当量的防护用品；②植入粒子的患者宜使用专用粒子病房，如无专用病房，患者床边 1.5 m 处应划为临时控制区，控制区入口处应有电离辐射警示标志，除医护人员外，其他无关人员不得入内，医护人员查房、家属成员如需长时间陪护应与患者保持 1 m 以上的距离；③植入粒子术后，若患者需进一步进行其他临床治疗，工作人员可穿戴必要的防护用品进行操作；④植入粒子的患者住院期间需在医院其他科室进行检查或治疗，为保证公众的辐射安全，主管医师应告知患者穿戴适当的防护用品；⑤接受植入粒子治疗的前列腺患者和胃肠道患者应使用专用便器或专用浴室和厕所；⑥前列腺植入粒子的患者为防止随尿液排出，在植入后 2 周内，应使用专用容器接尿液，如果发现植入的粒子流失到患者的膀胱或尿道，应用膀胱内镜收回粒子并放入铅罐中储存；⑦日常生活中，患者在植入粒子后的 2 个月内，应尽量在植入部位穿戴 0.25 mm 铅当量的防护用品；⑧当患者或家庭成员发现患者体外有粒子时，不应用手拿，应当用镊子取夹粒子，放在预先准备好的铅容器内（主管医师事先给予指导），同时通知主管医师回收；⑨如患者出现危机情况或死亡应立即通知治疗医师。

（3）出院患者的管理：①出院患者应建立登记制度，信息卡内容包括患者姓名、住址、电话、年龄、身份证号码、植入部位、医院及电话、植入粒子个数、陪护者姓名、植入时间、出院粒子数量、检查日期等；②患者出院时，医师应给患者佩戴一张信息卡，其内容应包括患者姓名、出生年月、照片，植入粒子的位置、时间、活度、个数以及治疗医院电话等；③粒子植入前列腺患者在 2～3 周后可以过性生活，宜使用避孕套；④除了粒子植入第 1 d 及第 4～6 周时的随访外，其余每 3 个月随访 1 次，共随访 2 年；⑤患者出院 2 个月内，陪护者或探护者与患者长时间接触时距离至少应保持在 1 m 以外；⑥患者在接受治疗期间，对家庭和家属成员的剂量约束值应控制在 5 mSv/年以下，妊娠妇女及儿童尽量不近距离接触患者，同时剂量约束值应控制在 1 mSv/年以下；⑦6 个月内，除到医院复诊外，应尽量避免到公众场所活动。

二、门静脉（粒子）支架植入术

针对门脉主干因癌栓形成闭塞的肝癌患者，放置支架作为天桥跨越病变狭窄段。为了对门脉癌栓有更好的治疗作用，"门静脉粒子支架"应运而生。在门静脉主干癌栓部位植入一枚"粒子支架"，该支架"外挂"碘-125 放射性粒子，在打通门静脉改善肝功能的同时，有持续近距离放射治疗抑制癌栓生长的作用，可谓"一箭双雕"。门静脉癌栓（portal vein tumor thrombus，PVTT）一直都是肝癌治疗中的难点，特别是门静脉Ⅲ/Ⅳ癌栓，没有特别的推荐治疗手段。目前，TIPS、粒子植入、门静脉支架等手段的出现，为这类晚期患者带来了新的希望。

PVTT 发生率是 44.0%~62.2%，也有报道是 40%~90.2%；Ⅲ/Ⅳ癌栓是晚期肝癌的重要并发症，自然生存期仅 2.7~4.0 个月。PVTT 的主要病因是肝癌肝内转移至门静脉内；主要危害是导致门静脉高压、肝功能恶化、肝内广泛转移以及术后复发；主要死亡原因是消化道大出血、顽固性腹腔积液、肝衰竭。

国际上关于 PVTT 诊治标准还未达成共识，欧美指南提出巴塞罗那肝癌分期，进展期患者直接推荐分子靶向药物，而我国及东南亚国家推荐外科手术、TACE、放疗等联合治疗。由此可见，PVTT 依然是一个棘手的国际难度，有待于临床探索。

目前，国内总体的治疗原则是病灶联合 PVTT 治疗，具体方式如下：①外科手术-肝癌切除联合 PVTT 取栓术：手术治疗的死亡率（0%~11%）、5 年生存率（0%~39%）报道不一，Vp0、1、2 及 Vp 3~4 手术后 5 年累积生存率分别为 59.0%、39.1%、23.3% 和 18.3%；②手术 + TACE：3 年及 5 年生存率分别为 38.9%~45.2%、26.8%；③TACE；④TACE 联合 PVE；⑤消融术；⑥TACE 联合 RFA；⑦全身化疗；⑧分子靶向治疗；⑨放疗；⑩放疗联合 TACE；⑪癌栓内无水乙醇注射；⑫高强度聚焦超声消融；⑬HIFU + TACE + PVE。

此外，目前关于 PVTT 合并症的治疗主要是 TIPS 治疗和门静脉支架植入治疗。TIPS 治疗的成功率高达 97%~100%，可以将门体的压力梯度平均降低 14 mmHg，使难治性腹腔积液及出血得到很好控制，但是，单纯 TIPS 整体生存期没有明显延长。门静脉支架植入具有一定的指征，要求门静脉近远端有较大（一般血管直径大于 5 mm）分支或侧支、无腹腔积液或少量腹腔积液、肝功能需要达到 CTP A~B 级。

对于肝癌门静脉Ⅲ/Ⅳ癌栓患者采取不同的治疗方式：合并门静脉症，有 TIPS 适应证的患者，研究结果显示：单纯 TIPS 治疗 2 年生存率仅 5.7%，与单纯 TIPS 相比，TIPS + 游离放射粒子植入治疗的患者 2 年生存率可提高至 20%。TIPS + 放射粒子条的患者 2 年生存率为 21.8%；门静脉支架 + 放射粒子植入术仅用于 CTP 评级在 A~B 级的患者，2 年生存率为 22.2%；单纯粒子 2 年生存率为 13%。上述治疗主要针对癌栓和门静脉高压，关于肝癌治疗，根据患者的不同情况采取 TACE、消融、靶向、免疫等综合治疗。

上述研究结果表明，放射粒子可抑制癌栓进展及治疗癌栓，可以根据实际情况，采用游离放射粒子或粒子条，以便适当调整粒子的位置、数量及覆盖面。门静脉植入支架可迅速恢复部分入肝门脉血流，改善肝功能。TIPS 后建立的分流道能显著降低门静脉压力，有效预防或治疗消化道出血并纠正胸腹腔积液情况，同时有助于患者肝功能的恢复，为原发肿瘤提供进一步 TACE、射频等治疗的机会。支架的膨胀力可以将植入的粒子固定在癌栓与支架之间，防止移位。抗支架内膜增生作用，可以有效延长支架通畅期。如果放射粒子不在癌栓中心，可能会影响治疗效果，相关的放射剂量、适应证及禁忌证仍然有待于进一步研究。

因此，根据不同患者自身情况，可选择不同手术方式，具体手术方式与其对应的适应证大致总结如下：

1. 有 TIPS 适应证的患者（CTP 分级为 A/B/C）　粒子植入（游离或条）+ TIPS。

2. 近远端门静脉通畅（CTP 分级为 A/B）：粒子植入 + 门静脉支架。

3. 近端门静脉分支闭塞（或有血流），门静脉主干侧支血流明显，预估粒子无法固定（CTP 分级为 A/B）：粒子植入条。

4. 门静脉分支及主干血流不明显，粒子能够固定（CTP 分级为 A/B）：游离粒子植入。

5. 粒子植入 + TIPS 可能成为未来癌栓导致门静脉高压症患者最有效的治疗方法之一，很大程度改善患者的生存质量，控制癌栓和缓解门静脉高压症，为针对肿瘤病灶的进一步治疗提供条件，延长生存期。

6. 根据肿瘤病灶特点、癌栓分型、肝功状态、全身情况等，多方法的联合治疗模式（粒子植入、介入、靶向等）将大大提高治疗效果，各治疗方法的最优组合有赖于更多循证医学证据阐明。

三、脾动脉栓塞术

脾脏是人体内最大的淋巴器官，具有造血、储血、免疫、内分泌等多种功能，其中免疫功能被认为是脾脏最重要的功能之一，并且在肿瘤发生发展过程中起着重要的作用。正常脾脏位于左上腹部，在膈肌之下，呈卵圆形，重 150～250 g，是人体重要的免疫器官，主要有以下生理功能：①吞噬破坏衰老的血细胞；②储存血液；③血液滤过；④具有免疫功能。而脾功能亢进是由多种疾病引起的、可导致一种或多种血细胞减少，产生严重后果的一种并发症，最常见的是白细胞和血小板数量减少，有的同时还有红细胞数量的减少和血色素的降低。传统的治疗方法是外科脾切除术，但由于脾切除术往往伴有机体免疫功能下降，易并发感染和出血，因此该方法的应用受到一定的限制。随着介入放射学的发展，现多采用部分脾动脉栓塞术作为代替疗法。1973 年，Madisom 首先报道脾动脉栓塞治疗脾功能亢进，得到了脾脏缩小、外周血细胞迅速改善的结果。

部分脾栓塞术（partial splenic embolization，PSE）指的是通过置入脾动脉的导管在脾内血管床注入栓塞材料而进行部分性脾实质栓塞，达到部分脾"切除"的效果。PSE 后，栓塞以远的脾脏血供中断，组织缺血梗死，最终使该部组织皱缩，正常脾脏组织缩小，吞噬作用减低，使外周血常规升高，脾功能亢进得以纠正。PSE 已经成为现代化医院治疗脾大、脾功能亢进的最先进的、首选的治疗方法。其具体方法是经皮肤穿刺股动脉后，插入一根很细的导管，在 X 线透视观察下，将导管插入到脾动脉后，经导管注入适量特制的小栓塞颗粒，栓塞脾脏部分的小动脉，使相应部位的脾组织缺血、梗死、固缩，进入脾脏的血液减

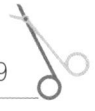

少。这样既纠正了脾功能亢进，又保留了正常的脾脏功能。具有损伤小，疗效好，恢复快，可重复治疗等优势。部分性脾动脉栓塞术所起的作用包括以下几个方面：①脾脏缩小，并形成纤维包膜，可限制脾脏再生；②白细胞、血小板和红细胞升高；③肝功能改善，胆红素水平下降；④血清白蛋白、总胆固醇水平升高；⑤门静脉压力明显降低；⑥在一定程度上预防、缓解或延缓肝硬化晚期的一系列并发症，如门静脉高压性胃肠道疾病，食管胃底静脉曲张、大出血，顽固性腹腔积液，感染，肝肾综合征，肝性脑病等。

1. 病因　原发性的脾脏肿大比较罕见，至今没有公认的明确病因，往往导致原发性粒细胞减少症、原发性血小板减少等，此外脾脏本身发生的动脉瘤及海绵状血管瘤也可造成一定程度的功能亢进。绝大部分的脾功能亢进是继发的，也就是说并不是脾脏有问题。主要病因包括：

（1）门静脉高压症导致的淤血性脾肿大，这是目前临床最多见的脾功能亢进类型。门静脉高压症也是一种临床综合征，多继发于各种原因造成的肝硬化、病毒性肝炎、酒精性肝损伤、肝吸虫或血吸虫病、自身免疫性肝炎、布加综合征、门静脉血栓或海绵状血管变性等均是较为常见的病因。

（2）慢性溶血性疾病如遗传性球形红细胞增多症、自身免疫性溶血及海洋性贫血等。

（3）各种感染伴随的脾肿大，急性感染常见于病毒性肝炎或传染性单核细胞增多症，慢性感染多见于结核、布氏杆菌病、疟疾、血吸虫病、肝吸虫病等。

（4）各种免疫系统疾病、炎症性肉芽肿，如系统性红斑狼疮、类风湿关节炎、Felty 综合征及结节病等。

（5）恶性肿瘤如淋巴瘤、白血病及转移性脾肿瘤等。

（6）遗传性类脂质沉积症，如戈谢病及尼曼-匹克病。

（7）骨髓增生症如真性红细胞增多症、慢性粒细胞白血病及骨髓纤维化等。

2. 症状　脾功能亢进的主要危害在两方面。首先脾大造成的占位效应，会造成一定程度上的不适，主要以腹胀和进食后饱胀感为主。但是患者对此往往能够耐受，临床上可以见到"巨脾"患者，甚至整个左侧腹部都被脾脏所占据。生理上的影响主要和脾脏的功能相关，血液在经过脾脏时，血细胞过度遭到毁损，造成红细胞、白细胞和血小板计数减少，伴随一系列的症状。简言之，粒细胞减少，容易造成感染，红细胞减少，即贫血，会有面色苍白、虚弱乏力等表现，血小板减少容易造成出血。在脾功能亢进时，如果伴随骨髓抑制，造血功能可能得以加强，免疫和分泌功能也会受到影响。但相对血细胞计数减少，往往容易被忽略。

临床表现主要包括：

（1）贫血症状：如头晕、脸色苍白、乏力等，这是由于红细胞减少所致。

（2）易感染：白细胞减少导致免疫力下降，使得患者更容易受到感染。

（3）出血倾向：血小板减少可引起皮肤瘀斑、牙龈出血等症状。

（4）脾脏肿大：患者左上腹部可能感到胀满，脾脏肿大严重时甚至可达脐下，压迫周围组织，引发一系列症状。

脾功能亢进的常见原因在我国主要包括乙型肝炎后肝硬化、酒精性肝硬化、血液疾病及自身免疫疾病等。脾功能亢进是一种以脾大、功能过度活跃为特征的临床疾病。主要是由于肝硬化引起，其中慢性肝炎肝纤维化造成的肝硬化是引起脾功能亢进最重要因素之一。肝硬化病情发展可引起门静脉高压，继而引起脾脏充血性肿大，导致脾脏内大量血细胞滞留。同时脾脏中单核-巨噬细胞系统功能异常活跃，血细胞流经肿大脾脏时被大量吞噬和破坏，从而造成血中的红细胞及血小板数量明显减少。另外还可造成机体抗感染能力下降及凝血机制异常，进而使感染风险和出血机会增加。

3. 辅助检查　很多脾功能亢进是隐匿性的，即因骨髓代偿性增生，一定程度上地弥补了血细胞的消耗，临床表现可以不明显。脾功能亢进诊断方法很常用，腹腔彩超/或 CT 结合血常规检查，提示脾脏体积增大同时伴有血细胞和/或血小板计数减少，基本就可诊断。需要注意的是经常会有体检结果提示"脾脏增大"，这是医师根据正常人平均值做出的判断，并不一定就表明脾功能亢进，需要结合临床做出诊断。此外 ECT，PET-CT 及病理活检等都是可以考虑的诊断途径。但针对脾功能亢进的诊断，最重要的是找出原发病因，方能进行针对性的治疗。

4. 介入脾动脉栓塞术　对于继发性的脾功能亢进，需要针对原发病进行积极治疗。比如感染得到控制，白血病得到缓解，门静脉高压降低等，脾功能亢进多数能够得到一定程度的缓解。但通过非手术治疗后依旧难以控制的脾脏肿大，因为没有特异性药物能够遏制，一旦造成重度贫血、血小板减少导致严重的出血等，则需考虑外科手术切脾或介入动脉栓塞治疗。一般除原发性脾功能亢进症和脾脏本身疾病如脾肿瘤适合行脾切除术外，介入治疗（部分脾动脉栓塞术 PSE）可作为首选的治疗方式。部分脾动脉栓塞对于脾功能亢进治疗的有效性及安全性已得到肯定。是将一定剂量栓塞剂栓塞一部分的脾脏血管，使栓塞区域脾组织缺血坏死，而没有被栓塞部分保留脾脏正常功能达到部分性脾切除效果，从而减少血细胞及血小板在脾脏内被破坏，缓解脾功能亢进症状。

部分性脾动脉栓塞术所起的作用包括以下几个方面：①脾脏缩小，并形成纤维包膜，可限制脾脏再生；②白细胞、血小板和红细胞升高；③肝功能改善，胆红素水平下降；④血清白蛋白、总胆固醇水平升高；⑤门静脉压力明显降低；⑥在一定程度上预防、缓解或推迟发生晚期肝硬化一系列的并发症，如门静脉高压性胃肠道疾病，食管胃底静脉曲张、大出血，顽固性腹腔积液，感染，肝肾综合征，肝性脑病等。

如果需要抗病毒（干扰素）治疗，部分性脾动脉栓塞可使白细胞、血小板升高，避免治疗期间血细胞进一步降低。脾动脉栓塞术与脾切除相比，因其具有保留脾脏、创伤小、术后恢复快、可重复等优点。术后各项指标不会像直接脾切除那样发生急剧性升高而导致相关并发症的出现。

5. 适应证与禁忌证

（1）适应证如下：①肝硬化门静脉高压并脾功能亢进；②α珠蛋白生成障碍性贫血；③遗传性球形红细胞增多症；④遗传性椭圆形红细胞增多症；⑤特发性血小板减少性紫癜；⑥自身免疫性溶血性贫血，β＋珠蛋白生成障碍性贫血，霍奇金病，慢性白血病，戈谢病患者，如血细胞在脾脏破坏可以使用 PSE 治疗。

（2）禁忌证：无绝对禁忌证。

（3）相对禁忌证：①对比剂过敏；②严重感染或顽固性感染；③严重心肺功能不全和肝肾功能损害等常见介入手术禁忌证。

6. 术前准备

（1）器材准备：数字减影血管造影机，高压注射器，脾动脉造影导管导丝，穿刺针，造影剂，明胶海绵或不锈钢螺圈等栓塞材料。

（2）常规术前检查，明确肝功能、肾功能、凝血酶原时间、血常规及脾脏肿大程度。

（3）术前 2 d 预防性应用广谱抗生素。

7. 治疗要点　研究显示中直径微球（300～500 μm）治疗脾功能亢进疗效最好，且术后并发症及不良反应也较少。可能原因是小直径栓塞剂无法对脾脏较大动脉进行栓塞，大直径栓塞剂仅栓塞脾动脉近端较大血管时可导致其后远端侧支的建立。

非选择性全脾外周性栓塞：将导管插至脾动脉主干，栓塞剂随血液流动至细小分支对皮质进行栓塞。优点是保留髓质，使脾脏周围梗死进而发生纤维化限制脾脏继续增大，并减少脾功能亢进复发率。缺点是对栓塞体积把控不佳，并发症的发生率更高。

超选择性中下极脾动脉栓塞：优点是可以提高栓塞体积的可控制率，且防止误栓塞供应胰腺和胃的动脉分支；脾脏各叶、各段之间存在"相对无血管区"，能够有效减少梗死区域侧支循环的形成，降低脾功能亢进复发率；能够有效减轻左上腹疼痛、左侧胸膜反应、肺炎等术后并发症的发生。

（1）脾功能亢进的栓塞：各种原因引起的脾功能亢进及具有切脾指征的血液病多选用部分性脾栓塞，以明胶海绵条栓塞脾段动脉为好，栓塞范围控制在 40％～60％。部分性脾栓塞既达部分性"脾切除"以缓解临床症状，又保留了脾脏的免疫功能。当患者体质较弱或临床症状缓解不满意时，可多次重复进行，是目前公认的安全有效方法。

（2）脾肿瘤的栓塞：分手术前栓塞和晚期肿瘤姑息性栓塞两种。术前栓塞可致肿瘤缺血坏死，减少术中出血，防止肿瘤细胞播散。术前栓塞可用明胶海绵细小颗粒做全脾栓塞，栓塞 3 d 即可手术切除。晚期肿瘤姑息性栓塞也采用全脾栓塞，除用明胶海绵颗粒或无水乙醇做末梢栓塞外，脾动脉近端也作栓塞，可导致全脾梗死。全脾栓塞后严重并发症及病死率很高，仅限于脾肿瘤栓塞。

（3）脾外伤和脾动脉瘤栓塞：只做脾动脉近端栓塞。栓塞材料多选用体积较大的不锈钢螺圈，也可采用大的明胶海绵条或可脱性球囊等。脾动脉主干栓塞后，脾脏可经胃短动脉、胃左动脉及胃网膜动脉形成的侧支循环获得足够的血供，一般不产生梗死，故仅用于脾外伤和脾动脉瘤的栓塞治疗。若脾脏栓塞体积过小，虽术后并发症发生率明显降低，但对脾功能亢进治疗效果不显著，且易导致脾功能亢进复发；若栓塞体积过大，虽然疗效增加，但术后并发症发生率及严重程度也会随之增加。多数学者认为栓塞体积达 50%～70% 为佳。当栓塞体积大于 70% 时，术后剧烈腹痛、左下肺肺炎、大量胸腹腔积液，甚至脾脓肿等并发症发生的概率及严重程度增加。

8. **手术方法** 患者局部麻醉，平卧位（常用股动脉穿刺）。

（1）采用 Seldinger 技术经股动脉或肱动脉穿刺插管行腹腔动脉造影，以每秒 8 ml，总量 15～20 ml 注入造影剂，观察脾动脉走行。

（2）借助导丝将导管超选至脾动脉造影，以每秒 5～8 ml，总量 15～30 ml 注入造影剂，观察脾脏的大小及脾内病变情况，脾破裂可见造影剂外渗、血管离断等影像改变。

（3）根据脾脏病变及不同的栓塞方法选择栓塞材料。部分脾动脉栓塞多采用明胶海绵颗粒，约 2 mm³，浸入含青霉素和庆大霉霉素的生理盐水中；也有主张用明胶海绵短条，约 2 mm×8 mm 大小，插入 2 ml 注射器乳头中注入，一般为 6～8 条。栓塞时导管尽量超选至深处，最好越过胰背动脉，以防误栓造成医源性胰腺炎。术中通常根据脾动脉的血流来判断脾脏栓塞程度，笔者的经验是脾动脉血流稍减慢栓塞范围为 30%～40%，明显减慢为 50%～60%，若短暂停流后呈蠕动前进为 70%～80%。全脾栓塞时多采用明胶海绵粉末或无水乙醇，导管超选应更为准确、深入，必要时可通过 3F 微导管或球囊导管注入无水乙醇等液态栓塞剂，以免反流。脾动脉主干栓塞时多选用不锈钢螺圈，栓子直径应略大于脾动脉管径，导管置于脾动脉近端，但仍应越过胰背动脉开口。

（4）再次脾动脉造影，明确脾栓塞程度。若感不足，可补加栓塞，直至满意为止。退出导管，穿刺处压迫止血后加压包扎，平卧 24 h。

9. 术后可能的并发症及护理

（1）脾栓塞后综合征：最为常见，表现为腹痛腹胀、恶心、呕吐、间歇性发热等。腹痛多位于左上腹，栓塞面积大小与疼痛程度直接相关，建议栓塞面积＜50%，一般不超过 70%。轻微腹痛予止痛对症治疗。腹胀、恶心、呕吐可予禁食、补液。发热一般发生于栓塞

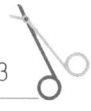

后 3 d 左右，多为脾脏组织坏死和血肿吸收热，可采取物理降温。

（2）严重感染：脾脏栓塞面积过大、脾栓塞后免疫功能受损可能引起脾脓肿。若出现严重感染，必要时可行穿刺引流或冲洗，甚至需要外科手术治疗。

（3）肺部并发症：包括肺炎、肺不张和胸腔积液。主要出现在左侧，尤其是脾脏上极栓塞后，由于左上腹部疼痛加重，呼吸受限，胸膜炎性反应及淋巴引流不足导致渗出液增加，引起肺部感染、肺不张、胸腔积液。因此应该尽量选择中下极脾脏栓塞。肺炎及轻中度胸腔积液可予有效抗生素和止痛治疗后吸收，大量胸腔积液需要行胸腔穿刺引流治疗。

（4）异位栓塞：胰腺动脉意外栓塞和对比剂应用可能导致脾动脉手术后发生胰腺炎，甚至少见的肠道血运障碍，引起急性肠梗阻、急性腹膜炎等。通常可通过禁食、抗感染、补液等保守治疗缓解。必要时及时外科处理。

（5）门静脉血栓形成：脾动脉栓塞术后门静脉血流减少，血小板迅速增多，可能导致门静脉血液处于高凝状态，进而门静脉血栓形成。若无抗凝禁忌，可予低分子肝素或口服抗凝药物抗凝治疗。

需要特别强调的是脾切除术或脾动脉栓塞仅能解除脾脏对血液系统的影响，不能根治原发病。尤其有些血液系统疾病如红白血病的脾功能亢进对疾病本身的症状有缓解作用，慢性骨髓纤维化症的患者在骨髓硬化时造血功能可以转移至脾脏，或者戈谢病在切除脾脏后肝脏病变或可加重，切除脾脏可能弊大于利。另外，门静脉高压症患者脾切除后更易发生门静脉系统血栓，国内文献报道发生率为 37.5%～43.5%。对于适合切除脾脏的患者，自身条件是否可行，是否有手术禁忌证，也需要在正规医院专科进行评估。如果无法耐受手术治疗，通过创伤较小的介入治疗，不失为合适的选择。

● 第九节 肝癌非血管性介入治疗

非血管性介入治疗同样是肝癌治疗领域不可或缺的一部分，有着多种不同的具体方法，各自依据独特的原理来对肝癌病灶进行干预。肿瘤非血管介入治疗是指通过影像设备（CT 或 B 超）实时引导，精准穿刺至肿瘤部位，通过物理、化学、内照射等手段，达到灭活肿瘤，减轻瘤负荷的目的。同时，该方法还可联合放化疗与分子靶向治疗，并可有效提高手术切除成功率和远期疗效，其代表技术主要有消融技术，主要包括：射频消融、微波消融、冷冻消融、高强度超声聚焦消融、激光消融和不可逆电穿孔技术、经皮无水乙醇注射（PEI）、经皮瘤内无水乙酸注射治疗等。目前，射频和微波消融技术、经皮无水乙醇注射等在临床上较为常用。

一、肝癌的射频消融术

肝癌的消融治疗分为化学消融和物理消融，其中微波消融、射频消融和冷冻消融均属于物理消融；经皮无水乙醇注射、经皮瘤内无水乙酸注射治疗属于化学消融。射频消融（radio frequency ablation，RFA）是目前常用的物理消融治疗方法之一，治疗原发性肝癌患者的过程中，是通过患者肝癌肿瘤组织中导入频率＜30 MHz 的电磁波（通常在 375～500 kHz 间）所产生的电磁热能，使电极周边组织不断进行变相运动，在摩擦作用下产生局部高温现象，并诱导组织内外部水分产生汽化反应，导致组织蛋白质成分变形，最终造成肝癌组织的凝固、变性和坏死。治疗途径有经皮、经腹腔镜和开腹手术 3 种。经皮 RFA 是在影像引导下对肿瘤进行消融治疗，影像引导方式包括 X 线透视、超声、CT 和 MRI 等，具有微创、相对安全、疗效确切、康复快、可重复应用等优点，是不适合外科切除或肝移植的早期原发性肝癌首选治疗方法；对不适合外科切除的中晚期原发性肝癌及肝脏转移癌，RFA 也是综合治疗方法之一。另外，RFA 也可应用于肝脏良性实体肿瘤的消融治疗。

（一）射频消融的历史

射频消融术在肿瘤领域的应用始于 20 世纪初，当时克罗地亚科学家尼古拉·特斯拉首次发现了射频电流对生物组织产生热能的现象。随后，在物理学家博维和外科医生哈维·库什英的合作下，第一台射频发生器被成功研制。

1908 年，美国医生比尔通过经尿道射频消融的方式治疗膀胱癌，并取得了良好的治疗效果，这标志着射频消融术在肿瘤治疗中的起步阶段。

1976 年，勒文首次成功地采用射频消融术治疗了肺癌、肠癌和肾癌等深部肿瘤。

1990 年，罗西提出经皮间质热疗的可能性，并进行了动物实验来消融肝脏肿瘤。

1993 年，手术在当时被认为肝癌的唯一治疗方法，但很少有肝细胞癌患者可以接受手术。罗西等人评估了射频消融术在治疗没有手术前景的肝细胞癌患者方面的效果。研究表明，对于小于 3 cm 的肝细胞癌和肝转移瘤，射频消融术作为一种局部治疗手段，可以有效地控制肿瘤的生长。

2000 年，杜普伊等人报告了 3 例经皮射频消融术治疗肺部肿瘤的病例，同时，国内程庆书等人首次报道了 105 例采用 CT 引导下的射频消融术治疗肺部肿瘤的患者。

2000 年，第一篇将射频消融术用于胰腺癌患者治疗的研究被发表。研究人员对 20 名不可进行手术治疗的胰腺癌患者进行了射频消融术治疗的安全性和有效性评估。结果表明，射频消融术被认为可以有效减少射频治疗部位的肿瘤细胞数量并具有临床试验的合理性。

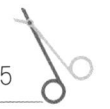

甲状腺乳头状癌是最常见的甲状腺癌类型。该病总体预后良好，但经常发生局部扩散并通过转移至局部颈部淋巴结而复发。大部分接受过手术的患者在复发后适合再次手术。如果患者的疾病在手术侧复发，瘢痕组织的形成和再次手术的难度可能导致这类患者不能再次进行手术治疗。2001 年，杜普伊等人在 Journal of Bone Oncology 上首次发表了以射频消融术治疗高分化甲状腺恶性肿瘤区域复发的研究。结果显示，75％的患者在接受治疗后症状得到了明显缓解。射频消融术因此被作为一种新的治疗方式，在局部复发性甲状腺癌中发挥作用。

2015 年，刘宝东等人制定了第一份《影像引导射频消融术治疗肺部肿瘤专家共识》并于 2018 年进行了更新。

自首次临床应用射频消融治疗肝癌以来，肝癌的消融治疗成为继腹腔镜手术后微创治疗的又一进展，如射频、冷冻、微波、激光消融、不可逆电穿孔等，均已在临床成功应用，具有疗效稳定、创伤小、操作简便、患者易耐受、住院时间短、恢复快、并发症少等优点，其中以影像引导射频和微波经皮消融应用最为成熟。整个过程通过影像引导（如超声、CT 或 MRI）实时监控，确保相对精确、安全地破坏肿瘤组织。消融治疗已被美国国立综合癌症网络指南、欧洲巴塞罗那指南和我国国家卫生健康委员会《原发性肝癌诊疗指南》等国内外权威指南推荐为临床早期肝癌的根治性治疗策略。

（二）RFA 治疗机制

中、高射频波通过组织时产生阻抗，激发细胞内产生等离子振荡，离子对碰撞击产生热量。热能积累超过组织细胞的耐受而引起细胞热凝固死亡，即细胞被破坏的原理在于细胞质和线粒体酶以及核酸组蛋白复合物的蛋白质凝固变性。当肿瘤细胞加热超过 45 ℃～50 ℃时，细胞内蛋白质产生变性，细胞的双脂膜被溶解导致细胞破坏。射频产生的热量达到 60 ℃以上时，可达到完全破坏肿瘤细胞的目的，同时使肿瘤周围血管凝固形成一个反应带。射频的热损伤范围的直径与电极的直径及射频持续的时间相关，但消融范围的长度则仅与电极外露尖端的长度有关。

含水量丰富组织产生的阻抗小，而乏水组织的阻抗大，由于阻抗的不同无法用阻抗来控制组织结痂炭化，而利用温度控制输出功率，可达到理想的温度范围（60 ℃～90 ℃）。控制在 100 ℃以下，不会产生结痂。现在已经设计出自动调节射频消融的输出功率的治疗仪，包括射频发生源、测控单元、消融电极、外接电极和计算机控制系统 5 个部分，根据组织温度的变化自动调控输出功率，达到肿瘤热消融的目的。

（三）RFA 治疗预案设计

应用 RFA 治疗要事先设计治疗方案，对进针的线路、角度、方向要做预案设计，保证治疗时所有的病灶均在治疗的范围内，包括肿瘤-正常组织间 0.5～1.0 cm 的癌旁组织。肝癌的三维大体形态，多为球形病灶。在组织病理学上，可分为有包膜和无包膜两种病灶。热消融灶，单针（天线/电极）常为水滴状，多电极多呈类球形灶。研究表明，热量破坏肿瘤体积的最大值，随着目标肿瘤直径而增大，肿瘤完全消融率急剧下降。

目前临床上应用热消融的范围，常根据 B 超和 CT 或 MRI 的二维平面图设计。如果消融范围达不到治疗目的，不可避免地存在术后复发，或促进邻近范围转移。因此，初始治疗要保证有足够大的消融范围，必须多次多点完成消融，形成热效应灶呈棱柱形多面体。依据热消融治疗的基本原则，治疗前要有针对性地设计科学性预案，指导术中的治疗。

（四）RFA 适应证和禁忌证

RFA 的主要适应证是直径≤5.0 cm（最好直径≤3.0 cm）的肿瘤及手术后复发性或转移性小肝癌，这部分患者能够取得较满意的效果。

1. 适应证

（1）不适合或不愿意手术的患者，且肿瘤直径≤5.0 cm（最好直径≤3.0 cm）。

（2）单发肿瘤≤5.0 cm，或≤3.0 cm 的 3 个以内多发结节，无血管和胆管侵犯或远处转移者。

（3）在肝实质的深处，靠近大血管不能手术切除的小肝癌。

（4）肝功能相对较差不适合手术者。

（5）手术后复发性或转移性小肝癌。

（6）与其他微创介入治疗相配合的小肝癌治疗。

（7）肝功能 Child-Pugh 分级虽然为 A 级或 B 级，但不能进行手术的患者。

2. 禁忌证

（1）位于肝脏脏面，其中 1/3 以上外裸的肿瘤。

（2）肝功能 Child-Pugh 分级 C 级，肿瘤为Ⅳ期，呈浸润状。

（3）肝脏显著萎缩，需要消融的范围达 1/3 肝脏体积者。

（4）近期食管胃底静脉曲张破裂出血。

（5）弥漫性肝癌，合并门静脉主干、二级分支及肝静脉血栓。

（6）邻近肝内主要血管和胆管。

（7）有严重心、肺、肾功能障碍者。

（8）活动性或胆系感染。

（9）PLT≤$50×10^9$/L、凝血酶原时间延长 6 s 以上。

在充分利用温度监控、人工注水、球囊隔离、无水乙醇注射、粒子植入技术等其他措施的条件下，对于紧邻肝门部大胆管、胆囊、胃肠道、膈肌和肺等重要解剖结构的肿瘤，或凸出于肝表面的肿瘤，也可实现根治性消融。

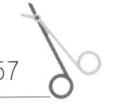

姑息性消融：对于不能实现根治性消融的原发性肝癌，消融治疗可以作为综合治疗中的一种局部治疗策略，联合免疫或靶向治疗，降低肿瘤负荷、缓解压迫症状、提高生活质量、延长总生存期，但目前仍缺少充分的循证医学依据。

（五）RFA 的影像引导

X 线透视、超声、CT 和 MRI 等均可用于经皮肝脏肿瘤 RFA 治疗的引导及监控，目前多应用超声和 CT 引导及监控，不推荐 X 线透视引导。

1. X 线透视引导　X 线透视引导穿刺定位，需结合术前动脉化疗栓塞或动脉栓塞（transeatheter arterial chemoembolization or transcatheter arterial embolization，TACE 或 TAE），通过碘化油标记肿瘤后再行 RFA 治疗。缺点是术中难以评估消融效果，操作者及患者均受到一定剂量的 X 线辐射。

2. 超声引导　超声引导的优点是实时引导穿刺，操作简单；可根据消融过程中产生的一过性高回声区评估肿瘤损毁大概范围；超声造影还可即刻评价肿瘤的灭活情况。超声引导的缺点是影像引导存在盲区：图像质量易受消融过程中产生的气泡伪影干扰，影响下一位点的消融治疗。应用超声与 CT 或超声与 MRI 影像融合技术可在一定程度上弥补单纯超声引导的不足。

3. CT 引导　CT 图像密度分辨率高，可清晰显示进针路径、射频电极针与肿瘤及周围组织的关系，定位精准，无盲区；可根据消融后组织坏死产生的低密度区评价肿瘤损毁的大概范围，并可应用增强扫描评价肿瘤灭活情况。缺点是穿刺存在一定盲目性，进针过程不能实时引导，常需反复穿刺、扫描；此外，患者受到一定剂量的 X 线辐射。

4. MRI 引导　MRI 引导的优点是软组织对比度及空间分辨率较高，肿瘤位置及与周围组织关系显示清晰、定位精准；可任意平面成像，有利于选择最佳进针路径；无 X 线辐射；能实时监测消融区温度场变化，评价肿瘤损毁的大概范围。MRI 引导的缺点主要是需使用磁兼容器械，价格相对较高。

5. 融合成像导航　目前多采用超声与 CT 或者超声与 MRI 融合影像引导，结合了 CT 或 MRI 的高图像分辨率与超声影像的实时动态优势，有利于准确定位及引导穿刺普通超声难以显示的肿瘤病灶，已经在肝癌的临床治疗中展示出良好的应用价值。

6. 肝特异性对比剂成像引导　无论超声、CT、MRI，增强扫描的病灶识别率均高于平扫，但常规对比剂在肝脏内显示时间短，仅数分钟。超声与 MRI 均具备肝特异性对比剂的优点，增加肝癌病灶与正常肝组织的对比，显示时间可持续 2 h，为引导肝肿瘤消融提供足够的时间窗。

在实际工作中可根据具体情况选择合适的引导方式，也可将多种引导方式结合使用。

（六）射频电极针

目前射频电极针可分为单极和双极 2 种类型。可使用单个或多个电极针直接穿刺至肿瘤内进行单点或多点叠加适形 RFA 治疗。

1. 单极射频电极针　有 1 个活性电极，同时拥有 1 个或几个回路电极板。包括多针尖伸展型、冷循环型和灌注型等不同的设计。

（1）多针尖伸展型：具有一个较粗的套管针。其内可伸出多个子电极针。

（2）冷循环型：电极针内部有一个密闭的管腔，可通过向管腔内注射冷却生理盐水等对电极针活性端进行冷却，防止射频电极针活性端周围组织炭化。冷循环型射频电极针可分为单束型和三针集束型，后者较前者单点消融体积大。

（3）灌注型：射频电极针的尖端有小孔，可通过小孔向消融组织内注射液体（常为生理盐水）防止组织炭化，增大消融体积。

2. 双极射频电极针　由 2 根电极针组成（分别为活性电极和回路电极）或在 1 根电极针的尖端同时具有活性电极和回路电极，无需回路电极板。体内有金属植入物及心脏起搏器的患者宜选择双极射频电极针。

（七）术前准备

1. 设备和材料　射频消融治疗仪、射频电极针、穿刺架或定位导航系统、引导针（CT或 MRI 引导用）等。保证影像引导设备及射频消融治疗仪处于正常工作状态。MRl 引导时，需使用磁兼容设备及耗材。全身麻醉需配备呼吸机及相关设备。

2. 常规检查　患者需在 2 周内接受血、尿、大便常规，肝、肾功能，凝血功能，肿瘤标志物，血型检查和感染筛查，心电图、X 线胸片等检查。

3. 影像检查　患者需在 2 周内行肝脏超声（有条件者可行超声造影）、增强 CT 或增强MR 检查，也可行 PET-CT 检查，观察肿瘤位置、大小、数目、形状，与大血管、胆管及周围脏器的关系，指导进针路径。推荐术前至少进行增强 CT 或增强 MRI 一项检查。

4. 病理检查　为明确诊断，建议行病灶穿刺活检病理检查。

5. 制定消融方案　根据患者病情和医院条件确定适宜的引导方式、射频电极针类型及型号。确定穿刺点、进针路径及布针方案。

6. 药品准备　术前应准备麻醉、镇静、镇痛、止吐、止血等药物，急救设备和药品。

7. 患者准备　①患者及家属（被委托人）签署手术知情同意书；②局部麻醉前 4 h 禁饮食，全身麻醉前 12 h 禁食、4 h 禁水；③手术区常规备皮；④建立静脉通道。

8. 邻近肠道的肿瘤患者，术前需清洁肠道；对于有胆道感染风险的患者，术前需要预防性使用抗生素。

9. 穿刺活检　尽可能通过穿刺活检明确病理诊断，一般可在术前通过影像引导以 16 G或 18 G 针穿刺活检获取病灶标本 2~3 条进行，或在术中消融治疗前行穿刺活检，推荐活检时使用同轴针。

（八）操作方法

1. 制定术前治疗规划　术前治疗规划是保证消融是否有效的关键环节，主要包括：①确定肿瘤边界。其是指影像学能界定的病变区域，即确定病灶的位置、大小、形态、数量及与邻近重要脏器的关系。②空间热场规划。较大肿瘤需要多针组合热场覆盖，应结合不同消融技术参数的消融区形态及肿瘤边界完成设计，尽量以较少的布针次数覆盖肿瘤及其周边5 mm 的癌旁组织（如情况允许）。③消融顺序制定。多发肿瘤应根据肿瘤部位分布制定合理的消融顺序。④进针点及路径。针对肿瘤特点选择合适的患者体位、恰当的进针点和穿刺路径，测量进针深度，确认路径上不经过重要结构。计算机辅助三维可视化技术有助于介入医师制定合理的术前规划。⑤麻醉方式的选择需根据患者的一般状况及肿瘤特点，由麻醉医师和介入医师共同商量后，最终由麻醉医师确定麻醉方式。

2. 消融操作　执行术前治疗规划，影像引导下将消融针穿刺至预定的肿瘤部位，之后固定消融针，并标记深度，避免消融针移位。根据病灶大小、位置及与邻近脏器的关系，设定消融时间、功率，使消融范围能够完全覆盖病灶及其周边5 mm 的癌旁组织。所使用的消融参数（温度、功率、时间、循环等）根据不同的设备进行不同选择（消融技术对比如表4-3所示）。

表4-3　消融治疗技术对比

项目	射频	微波	冷冻	激光	纳米刀
机制	电磁波致组织离子震荡	电磁波致极性分子联合离子震荡	氩气制冷联合氦气复温	光子能量致组织离子震荡	超短高压电脉冲导致细胞膜发生不可逆电穿孔
传输频率	400～600 kHz	915、2450 MHz	NA	波长1 064 nm	纳秒级高压脉冲
单针消融范围/cm	3.2×1.6	6.5×3.7（915 MHz） 4.5×3.5（2 450 MHz）	4.3×2.2	1.8×1.0	双针：2.5×1.3 三针：2.5×2.5 四针：2.5×2.5
温升速度	＋＋	＋＋＋	最低-185 ℃，最高40 ℃	＋＋	不产热
凝血管能力	＋＋	＋＋＋	＋＋	＋	―
凝固形态	血管影响大 充血带较宽	血管影响小 充血带较窄	充血带较宽	形态规整 充血带较窄	无
消融针直径	15～17 G	15～18 G	17 G	22 G（引导针）	19 G
热效率	＋＋＋	＋＋＋＋	―	＋＋（受血性污染）	―
适用范围	各种实体病（体内无金属）常用方法	各种实体瘤常用方法	各种实体瘤	小肿瘤、危险部位肿瘤（胰腺、腹膜后）	胆管肝门等危险部位肿瘤
麻醉方式	静脉麻醉为主	静脉麻醉为主	局部麻醉为主	局部麻醉为主	全身麻醉＋肌肉松弛

注：不同功率和时间，消融范围有所不同，不同厂家设备有不同，NA：数据缺失，"＋"增多代表速度增快/能力上升。

（1）微波消融频率为 2 450 MHz 或 915 MHz，消融针规格多为 15～17 G，型号分为辐射尖端长度 5 mm、11 mm 和 22 mm 3 种，常用功率 50～60 W，一般消融时间 5～10 min；可根据肿瘤大小、位置选择使用的微波天线数目，较大肿瘤（最大径＞3 cm 至＜ 5 cm）可逐步退针或多平面布针多点消融，实现三维空间完全扩大消融。微波消融设备配有测温针，可根据需要放置。治疗性测温，应将测温针置于设定的肿瘤灭活的边界外缘；保护性测温可将测温针置于临近胆道、胃肠等需要保护的部位，可根据温度的变化适当调控辐射能量。

（2）常用的射频消融频率为 200～750 kHz，消融针包括单电极消融针、双电极消融针、伞状电极及集束电极等消融针。单电极消融针需要在患者体表贴负极板才可以工作，而双电极消融针则不需要。射频消融针规格一般为 15 G 或 17 G，根据辐射尖端长度不同又可分为不同型号，常用的有辐射尖端长度包括 20 mm、30 mm、40 mm。针对较大肿瘤，需要两针或多针组合消融，使得消融范围尽量覆盖全部肿瘤及其周边 5 mm 的癌旁组织。

（3）激光光纤最常用的类型为钕：钇铝石榴石（Nd：YAG）和半导体激光器（diode），激光光纤的外径很细，约为 300 μm，经 21 G 的 PTC 针鞘引导进入靶目标内，与其他热消融比较相对安全，出血的概率低、对周围结构的损伤小、针道种植的发生率更小。激光消融范围较小且稳定，激光凝固的范围为直径1.5 cm，一般输入 1 800 J 能量后，消融范围增幅极为有限。对于直径＞3 cm 的肿瘤，则需双光纤多点多次作用。

（4）冷冻消融针具有多种型号，不同型号消融针用于冷冻消融所形成的冰球形状及范围不同。进口氩氦刀常用外径有 1.47 mm、1.70 mm、2.00 mm，在病灶较小（最大径≤3 cm）时采用 2～3 根消融针分布于病灶边缘进行夹击冷冻；病灶较大（最大径＞3 cm 至＜5 cm）时采用4～6 根消融针按照 2.0 cm 间距排列，使消融范围尽量涵盖全部肿瘤，根据影像学显示"冰球"大小情况决定是否增加冷冻时间。国产康博刀、靶向刀等外径有1.50 mm、2.50 mm、2.60 mm、3.50 mm 等，冷冻范围较大，多采用 2 针消融治疗。

（九）RFA 治疗方法

RFA 电极有单极、双极、多极（9～14 个），就其形态可分为伞形、树形和扁球形。这些电极形成的凝固性坏死区域为半球形、卵圆形和扁球形。单极消融病灶为 1.6 cm，多极消融病灶为 3.0～3.5 cm，新型 RFA 电极一次可产生直径 5.0 cm 的凝固灶。使用 40～500 kHz 的射频波，产生热量足以使 5.0 cm 以下的肿瘤消融坏死。工作频率在 200～500 kHz，输出功率为 200～400 W。

1. 治疗方式　目前在临床上应用 RFA 治疗肝癌有 3 种方式。

（1）按术前的 RFA 治疗预案，B超或 CT 导向下，经皮、经肝的肿瘤穿刺。

（2）通过腹腔镜手术，对凸出肝包膜的肿瘤进行直视下的 RFA 治疗。

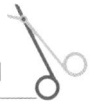

（3）在开腹手术过程中，发现不能完整切除的肿瘤，在 B 超引导下使用 RFA 毁损残余病灶。

2. 治疗程序　在 B 超的引导下，经皮刺入射频电极，在合适的位置打开伞形电极，启动射频治疗仪。不同的射频治疗仪，工作程序不一样。Rta 射频仪电极刺入肿瘤打开伞后，由 20 W 开始，每 2 min 增加能量 10～20 W，10 min 增至 90 W，完成一次治疗后，换方向继续治疗。Hitt 射频仪的电极刺入肿瘤的底部，使用 60 W 的输出功率，开动生理盐水微泵 20 ml/min 的流量，完成消融后自动停止，继续多次消融治疗。Coop-tip 启动后，可自动设定输出功率、治疗时间、组织阻抗、电极温度、开启冷循环水泵等功能。输出功率 0～200 W，治疗 12 min，自动停止治疗。完成消融治疗、收回伞形电极，在拔出电极过程中，对针道进行凝固，防止出血和针道转移。局部包扎，送归病室继续监护。

对直径≥3.0 cm 的肿瘤使用多导电极时，按预先的设计可先将电极刺入肿瘤的底部，第一次治疗后再拔出 1.0 cm，或将电极换个方向刺入继续治疗，达到多点位、多层次地完全损毁肿瘤。

（十）操作步骤

1. 麻醉　目前最常用的方式为穿刺点局部麻醉联合术中静脉镇静、镇痛。这种麻醉方法的优点是操作简单、风险小，术中患者配合好。对于儿童、术中不能配合、预计手术时间长、肿瘤位于疼痛敏感部位的患者，采用全身麻醉。麻醉前评估可参照美国麻醉医师协会（American Society of Anesthesiologists，ASA）的分级标准，≤Ⅲ级的患者方可进行 RFA 治疗，术中监测患者的生命体征、血氧饱和度等。

2. 术前定位　术前行影像定位，选择最佳治疗体位及进针路径，进针路径须经过部分肝组织，避开大血管、胆管及重要脏器，标记穿刺点。

3. RFA 治疗　手术区域常规消毒、铺巾，穿刺点局部麻醉。在影像引导下，射频电极针沿进针路径穿刺至消融靶区。CT 及 MRI 引导时，射频电极针可在引导针引导下穿刺或直接穿刺，应分步进针，根据预消融靶点调整穿刺角度及深度，扫描确认射频电极针活性端到达预消融靶点后固定射频电极针。并记录射频电极针的角度、深度，避免手术过程中射频电极针移位。

RFA 时根据射频消融治疗仪的类型、射频电极针的型号、肿瘤大小及其与周围组织结构的关系设置治疗参数。超声引导应先消融较深部位肿瘤，再消融较浅部位肿瘤。为确保肿瘤消融治疗效果，消融范围应包括肿瘤及瘤周 0.5～1.0 cm 肝组织，以获取消融边缘。具体如下：

（1）小肿瘤：肿瘤个数≤3 个、直径<3 cm 者，单次完成 RFA 治疗。

（2）中肿瘤：直径 3～5 cm 的肿瘤，单次多点叠加完成 RFA 治疗。

（3）大肿瘤：对直径＞5 cm 的肿瘤，推荐 RFA 前应用 TACE 或 TAE 治疗。大肿瘤 RFA 治疗，采用多点叠加适形消融治疗，根据肿瘤情况并结合患者的肝功能及体能状况制定治疗方案，可单次也可分次完成消融治疗。

（4）邻近胆囊、胃肠道、膈肌的肿瘤：在引导方式的选择上，尽量选择肿瘤显示清晰的引导方式。首先消融邻近重要脏器的肿瘤，对该部分肿瘤也可联合化学消融，必要时采取一定的保护措施，避免邻近脏器的热损伤。

（5）凸出于肝脏表面的肿瘤：对这一部位的肿瘤，应避免直接穿刺，进针路径需经过肝组织到达肿瘤。推荐术前进行 TACE 或 TAE 治疗，肿瘤内碘化油沉积密实后可直接穿刺肿瘤。

（6）肝脏尾状叶肿瘤：避开下腔静脉、门静脉、主要胆管及胃肠道等重要器官，经右肝或左肝入路穿刺至肿瘤。治疗中麻醉医师或介入医师通过监护仪连续监测患者的血压、心率、心电图、呼吸和血氧饱和度，及时调整麻醉药量。超声影像可实时监测消融时局部回声的改变，同时观察肝脏周围及腹腔内有无异常积液。CT 影像可以清楚显示消融针位置，可以反映肝脏全貌情况，但缺乏实时性。根据术前规划所设定的能量及术中影像监视初步判定肿瘤局部消融是否满意（如病灶整体被超声强回声覆盖或 CT 值降低）。消融结束后退出消融针时，行针道凝固。退针后彩色多普勒血流显像观察针道有无活动性出血，必要时可针道消融止血。回病房后继续监测患者生命体征变化情况，及时发现并处理并发症。

4. 治疗结束后处理　治疗中麻醉医师或介入医师通过监护仪连续监测患者的血压、心率、心电图、呼吸和血氧饱和度，及时调整麻醉药量。超声影像可实时监测消融时局部回声的改变，同时观察肝脏周围及腹腔内有无异常积液。CT 影像可以清楚显示消融针位置，可以反映肝脏全貌情况，但缺乏实时性。根据术前规划所设定的能量及术中影像监视初步判定肿瘤局部消融是否满意（如病灶整体被超声强回声覆盖或 CT 值降低）。肿瘤消融时超声显示的一过性高回声区、CT 显示的低密度区及 MR 显示的温度场评估肿瘤损毁大概范围；也可行超声造影、增强 CT、增强 MRI 检查评估。确认消融区达到预消融范围后撤出射频电极针，同时行针道消融，退针后彩色多普勒血流显像观察针道有无活动性出血，必要时可针道消融止血。并行影像检查确认有无出血、气胸等并发症。回病房后继续监测患者生命体征变化情况，及时发现并处理并发症。

5. 辅助技术　对于临近胃肠道、胆囊、肺及膈肌等危险部位的肿瘤，可采取辅助技术以提高肿瘤完全灭活率并降低严重并发症发生率。包括在肿瘤危险或重要结构之间穿刺置管进行水（或气）灌注，进行隔离保护这些重要结构；对于受肺气干扰显示不清的肿瘤，可采用人工胸腔积液或人工腹腔积液的方法提高病灶显示率。对于压迫肝门部胆管者可经皮穿刺受压扩张的胆管，滴注冷盐水降温保护胆管。对于体积较大、复杂位置、超声影像显示不清的肝癌，可采用多模态影像融合导航技术辅助消融。危险部位肿瘤，必要时可使用腔镜辅助技术。

6. 治疗过程中注意事项

（1）穿刺前对患者进行呼吸及屏气训练，确保进针路径与肿瘤位置关系相对一致。

（2）穿刺路径应经过部分肝组织，尽可能避免直接穿刺肿瘤。

（3）穿刺时应准确定位，避免多次穿刺导致肿瘤种植、邻近组织损伤或肿瘤破裂出血等。

（4）如果射频电极针已穿刺至肿瘤内但需调整位置时，应原位消融后再进行调整，避免肿瘤种植。

（5）对多个肿瘤 RFA 时，射频电极针如需离开肝包膜重新穿刺定位。须行针道消融。

（十一）术后处理

术后用无菌纱布覆盖穿刺部位，24 h 心电监护，如有必要可延长监护时间。术后常规禁食 4 h。邻近胃肠道的肿瘤消融治疗后，应根据情况适当延长禁食时间。术后 3 d 内进行血常规，肝、肾功能，尿常规检查。根据情况补液、保肝、对症治疗。

（十二）注意事项

1. 应尽可能地避免患者在深吸气或深呼气状态下穿刺进针，最好是在平静呼吸过程中穿刺，所贯通形成的腹壁腹膜穿刺点与肝表面穿刺点在其后的正常呼吸状态下移动错位较小，也有利于超声声像图的观察。穿刺路径应避开较大血管、胆管、胆囊和胃肠道、肺等重要结构。

2. 建议超声引导下治疗时，在启动消融前先将本次治疗所需的全部穿刺针置入肿瘤内预定部位，否则组织受热时声像图上形成的强回声区会使再次穿刺的针尖位置难以辨别。对于较大肿瘤，应先消融沿肿瘤深部，然后退针消融浅部。

3. 穿刺针位置不合适需要调整时，应先凝固针道再退针重置。或是设计穿刺第二支消融针，达到互补消融作用。

4. 消融治疗后要密切注意患者血常规及肝肾功能情况，注意有无感染或肝肾功能严重损伤发生。

5. 糖尿病患者围消融期控制空腹血糖水平在 <8 mmol/L，以减少感染的并发症。

（十三）不良反应、并发症及处理

消融治疗肝癌安全性较高。不良反应主要为消融后综合征，如局部疼痛，低热等，多数可耐受并逐渐缓解，疼痛明显者可服用镇痛药物。总体严重并发症发生率在 5% 以下，其主要发生种类及处理包括：

1. 出血　发生率约为 0.8%。轻微出血予以止血药物多可控制，如药物控制不理想且影像提示活动性出血时，可考虑彩色多普勒超声或超声造影引导下局部热消融或者介入栓塞止血等治疗，如止血效果不佳应及时采取腔镜或开放外科手术。

2. 感染　发生率约为 0.6%。多因合并糖尿病、胆肠吻合术后、肠道感染、消融范围过大或患者体质虚弱抵抗力差等。一般早期抗生素治疗可获得较好的控制。对于感染较重、形成脓肿者，需进一步行置管引流，并根据细菌培养结果应用敏感抗生素，仍难以控制者需要外科手术干预。

3. 邻近器官组织损伤　发生率约为 0.7%。此类并发症发生率较低，但较严重，如肠穿孔、胰腺损伤、膈肌损伤等，肠道损伤一般需要手术治疗。

4. 胆道损伤　发生率约为 0.2%，主要包括胆道狭窄、胆汁瘤、胆囊炎、胆漏及胆汁性腹膜炎等。主要由于消融热场累及胆道导致，无症状者可选择观察，肝内 $1\sim 2$ 级胆管狭窄致胆道扩张并严重黄疸时，需置管引流或胆管支架置入。胆汁瘤合并感染者需行置管引流，胆囊炎、胆漏及胆汁性腹膜炎需抗感染治疗，必要时外科治疗。

5. 大量胸腔积液或血气胸　发生率约为 0.2%。多因消融伤及膈肌或肺组织，或患者合并严重肝硬化所致，可行置管引流治疗。

6. 针道种植　发生率约为 0.3%。研究者认为种植多与穿刺活检相关。发生种植转移后可选择消融、手术切除、放射治疗等。

7. 肝功能不全　发生率约为 0.2%。多因肝功能较差或发生严重并发症，或肝硬化患者多次治疗，或消融范围较大所致。需积极保肝治疗，术前严格掌握适应证。

（十四）术后处理及随访

消融后密切观察患者症状和生命体征，以便及时发现出血、胃肠道损伤等严重并发症。一般术后第 2 d 复查肝肾功能（生物化学指标）和血、尿、大便常规，消融后 1 个月内复查增强 CT/MRI，肾功能异常者可复查超声造影和/或平扫 MRI，判断消融技术是否有效、有无残留。消融后 3 个月、6 个月、9 个月、12 个月，以及之后每 $3\sim 6$ 个月进行复查，以超声、血常规、肝功能及肿瘤标志物指标为基线检查，必要时进行超声造影和增强 CT/MRI检查。如有远处转移风险，可结合肺 CT、骨扫描、PET-CT 等检查明确。增强影像显示消融区完全覆盖肿瘤且周边无肿瘤样增强表明肿瘤完全坏死。推荐肿瘤消融治疗流程见图 4-4，消融疗效评价主要根据以下标准：

1. 技术成功　指肿瘤按照预定消融方案完成治疗，且消融区完全覆盖肿瘤。

2. 技术有效　指消融后 1 个月增强影像评价肿瘤完全灭活。

3. 肿瘤残存　消融后 1 个月内的 $1\sim 2$ 种增强影像评判消融区边缘仍有肿瘤样增强，定义为肿瘤残存，需进行补充治疗。

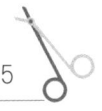

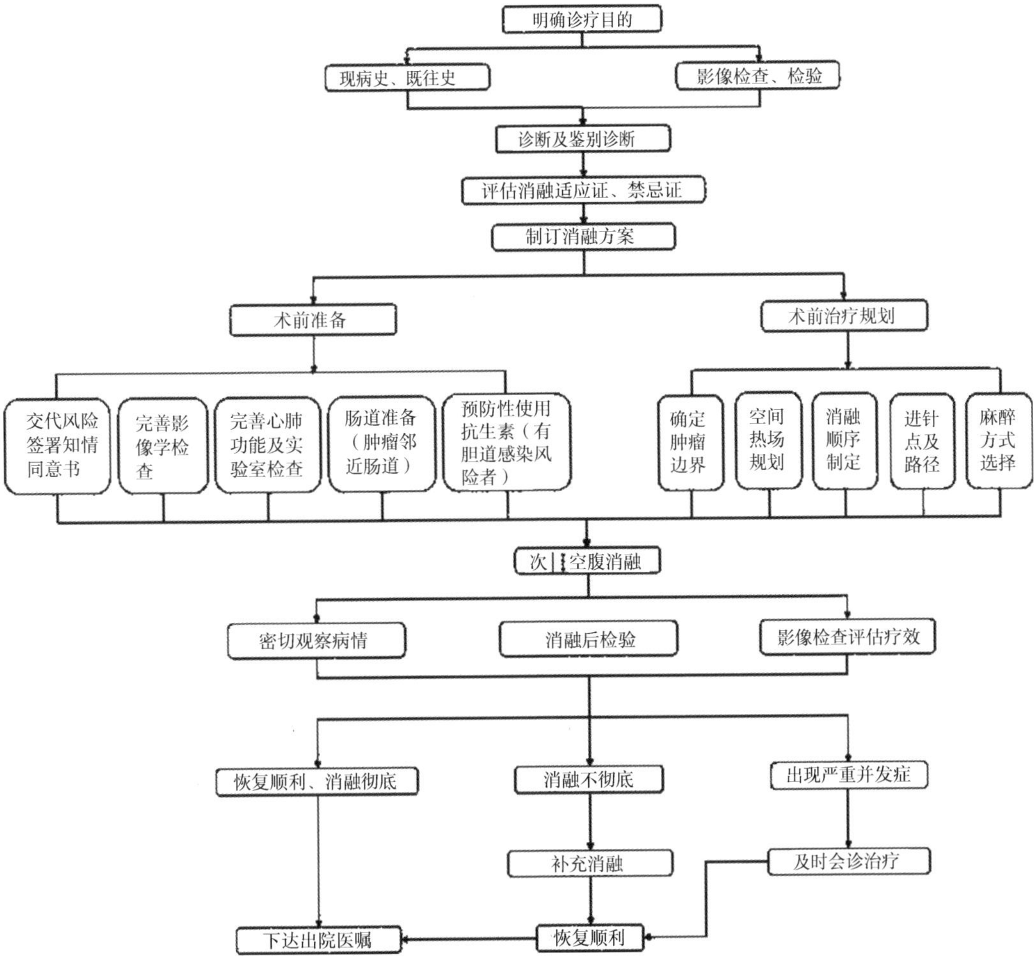

```
                        ┌──────────────┐
                        │  明确诊疗目的  │
                        └──────┬───────┘
              ┌────────────────┴────────────────┐
      ┌───────┴────────┐              ┌──────────┴───────┐
      │  现病史、既往史  │              │  影像检查、检验   │
      └───────┬────────┘              └──────────┬───────┘
              └────────────────┬────────────────┘
                       ┌───────┴────────┐
                       │  诊断及鉴别诊断  │
                       └───────┬────────┘
                    ┌──────────┴──────────┐
                    │  评估消融适应证、禁忌证 │
                    └──────────┬──────────┘
                       ┌───────┴────────┐
                       │  制订消融方案    │
                       └───────┬────────┘
         ┌─────────────────────┴────────────────────┐
   ┌─────┴─────┐                              ┌──────┴──────┐
   │  术前准备  │                              │ 术前治疗规划 │
   └─────┬─────┘                              └──────┬──────┘
```

交代风险签署知情同意书　｜　完善影像学检查　｜　完善心肺功能及实验室检查　｜　肠道准备（肿瘤邻近肠道）　｜　预防性使用抗生素（有胆道感染风险者）

确定肿瘤边界　｜　空间热场规划　｜　消融顺序制定　｜　进针点及路径　｜　麻醉方式选择

```
                       ┌───────┴────────┐
                       │  次日空腹消融    │
                       └───────┬────────┘
         ┌─────────────────────┼────────────────────┐
   ┌─────┴──────┐       ┌───────┴────────┐    ┌──────┴───────┐
   │ 密切观察病情 │       │   消融后检验    │    │ 影像检查评估疗效 │
   └─────┬──────┘       └───────┬────────┘    └──────┬───────┘
         └─────────────────────┼────────────────────┘
   ┌──────────────┐    ┌────────────┐    ┌────────────┐
   │ 恢复顺利、消融彻底 │    │  消融不彻底  │    │ 出现严重并发症 │
   └──────┬───────┘    └──────┬─────┘    └──────┬─────┘
          │              ┌────┴────┐       ┌────┴────┐
          │              │ 补充消融 │       │ 及时会诊治疗 │
          │              └────┬────┘       └────┬────┘
          │              ┌────┴──────────────────┘
   ┌──────┴──────┐    ┌───┴────┐
   │ 下达出院医嘱 │    │ 恢复顺利 │
   └─────────────┘    └────────┘
```

图4-4　肿瘤消融治疗流程图

4. 肿瘤局部进展　消融后 1 个月增强影像评价肿瘤完全灭活，患者进入随访期，在随访过程中如果消融区边缘出现肿瘤样增强，定义为肿瘤局部进展。

（十五）临床评价

影像引导经皮射频、冷冻、微波、激光消融治疗肝癌中，以射频消融肝癌报道最多、应用最为成熟。目前，热消融治疗小肝癌已被列入多部国际指南，对于小肝癌来说是与手术、肝移植并列的根治性治疗方法。肝癌消融的影像引导技术以超声和 CT 为主，对于部分灰阶超声显示不清的病灶，使用超声造影引导可提高消融成功率、减少治疗次数（推荐等级高），对于普通超声显示困难的病灶，还可采用融合成像导航引导穿刺。MRI 在肿瘤与周边组织的侵袭关系鉴别中最为敏感，有研究提示 MRI 引导消融较 CT 引导有更高的技术有效率，但由于成像时间长、引导耗时多且对消融针有防磁要求，MRI 作为影像引导技术在肝癌消融中应用较少，在消融术前术后评估中的应用价值更值得推荐（推荐等级低）。总体而言，对于单发肿瘤最大径<5 cm、3 个以内肿瘤最大径<3 cm，术后局部肿瘤进展率在 20％以内，5 年肿瘤相关生存率达到 50％以上，严重并发症多数控制在 5％以内，因此，影像引导消融治疗是一种安全、有效的治疗方式；但对于中等及较大肝癌消融的研究仍缺乏高级别循证医学证据。紧邻大血管、胃肠道、胆囊、膈肌和肺等危险部位的肝癌消融治疗，可取得与非危险部位肿瘤消融治疗后相似的生存率，但紧邻危险部位的肿瘤消融后局部肿瘤进展率更高。此类肿瘤消融的研究文献证据等级以 3～4 级为主，缺乏前瞻、随机对照的研究结果。

射频消融是目前小肝癌的主要消融技术，研究证据等级为高级，随机对照研究已充分论证其在小肝癌治疗中具有较高的疗效。在 3～5 cm 较大肝癌的治疗中，射频消融也取得较好的疗效。国内陈敏华教授团队研究报道了对于肿瘤最大径<5 cm、肿瘤数目<3 个的原发性肝癌射频消融治疗的 10 年生存情况，5 年、10 年生存率为 49.7％和 28.4％，5 年、10 年无疾病进展率为 42.7％和 19.5％。国外的一项多中心研究提示，射频消融治疗应该将肿瘤大小控制在 3 cm 以内，对于>3 cm 的肿瘤应当采用手术或移植治疗。由于缺乏高质量随机对照研究，对于 3～5 cm 较大肝癌的射频消融治疗疗效尚存争议。

微波是继射频之后的主要消融技术，研究证据等级主要为 3～4 级。由于微波较射频消融的致热效率更高，其在较大肿瘤的应用中被寄予厚望。最大样本量的多中心研究来自中国梁萍教授团队，研究共纳入 1 007 例患者 1 363 个肝癌病灶，肿瘤直径（2.96±1.80）cm，超声引导经皮微波消融治疗后，在中位 17.3 个月的随访时间内，治疗相关病死率为 0.4％，严重并发症发生率为 2.2％，总体 1 年、3 年、5 年生存率分别为 91.2％、72.5％、59.8％。梁萍教授牵头中国 12 家医院对 2008—2019 年 1 289 例初诊单发 3～5 cm 肝细胞癌患者进行了 35.8 个月的中位随访，微波消融后患者可获得与腹腔镜肝切除相似的总生存期（HR = 0.88，$P = 0.420$）及无病生存期（HR = 1.33，$P = 0.071$）。虽然两种治疗方式所导致的严重并发症相似，但接受微波消融治疗的患者住院时间更短、住院总花费更低。目前，对于微波消融治疗肝癌仍缺乏前瞻性与手术切除的对比研究。

与射频和微波消融相比，冷冻消融治疗肝癌报道相对较少，研究证据等级主要为 3～4 级。最大样本量、较长随访的单中心报道来自中国的杨永平教授团队，报道了 2003—2013 这 11 年期间共计 1 595 例患者、2 313 个肝癌病灶共进行了 2 958 次冷冻消融治疗的结果，完全消融率为 99.4％（<3 cm）、94.4％（<5 cm）、45.6％（>5 cm），严重并发症发生率为 3.4％，在平均 33.4 个月的随访期内，5 年和 10 年的总体生存率为 25.7％和 9.2％。近年来未检索到冷冻消融的相关综述，目前研究不能证实其在肝癌中的疗效和安全性。冷冻消融治疗肝癌的相关研究较少，暂不宜给出推荐意见。

激光消融在小肝癌治疗中也取得良好疗效。随机对照研究证实，激光消融小肝癌的疗效不劣于射频消融，射频和激光的完全消融率分别为 97.4％和 95.7％，射频组的 1 年和 3 年生存率为 94% 和 89%，激光组为 94% 和 80%。激光光纤外径更细，灵活性好，穿刺并发症发生率低；消融范围较射频和微波小，消融区精准。近年来在腹腔镜引导下的激光消融治疗获得更多关注，对于高危复杂肝癌的消融展现出一定优势。

不可逆电穿孔技术是近年来新出现的消融技术，它通过极短但强的电脉冲作用于肿瘤细胞膜，在细胞膜上形成不可逆"纳米级"孔道，从而诱导肿瘤细胞凋亡；而构成血管、胆管和神经等的"骨架成分"因不含脂质双分子层可得以保留，这种选择性灭活肿瘤而不损伤周围重要结构的特性，使得不可逆电穿孔在位于高风险部位（血管、胆管、胃肠道、膈肌等）的肝癌治疗中展现出独特的优势。但不可逆电穿孔技术消融的操作技术要求较高，临床应用尚不成熟，目前小样本研究证实它在肝癌治疗中的安全性和有效性，长期应用效果还需要大样本、长时间的随访研究证实。

目前针对不同消融技术疗效和安全性的对比研究报道较多，大部分为围绕射频消融的对比研究，研究证据等级主要为中-高级，包括不同消融技术之间对比、经皮消融与腹腔镜消融、经皮消融与手术切除的对比评价。通过随机对照研究及大样本、长时间随访研究证实，射频消融在小肝癌的治疗上与外科手术相比，在无疾病进展及总体生存率上差异无统计学意义，但并发症发生率更低，住院时间明显缩短；而对于较大肿瘤，手术切除疗效更佳。但也有 Meta 分析结果提示，对于小肝癌手术切除的总体生存率和无疾病进展率更高。多项微波和射频消融随机对照研究的 Meta 分析结果提示，两者在总体生存率、局部进展率及并发症发生率方面差异无统计学意义，而微波消融初步展现了更佳的无疾病进展率。目前，大部分研究提示，不同消融技术在小肝癌中疗效类似，但也有随机对照研究提示冷冻消融较射频消融局部进展率更低。Meta 分析提示微波消融对较大肿瘤更有优势，激光消融的并发症发生率更低。由于检索策略及纳入标准不同，且缺乏高质量的随机对照研究来论证不同治疗模式在肿瘤相关死亡和病因死亡上的差异，不同消融技术的疗效差异尚需进一步研究论证。

（十六）消融联合治疗

目前，肝癌的综合治疗进展迅速，阿替利珠单抗联合贝伐单抗、索拉非尼、仑伐替尼、瑞戈非尼、纳武利尤单克隆抗体等的临床应用，显著地改善了患者的预后。消融联合治疗在进展期肝癌治疗中的地位和作用正在被逐步揭示。消融与栓塞、放疗、靶向药物索拉非尼等的联合治疗已有大量研究报道，以射频消融联合治疗的相关报道最多，但缺乏多中心、大样本随机对照研究结果。对于较大肿瘤，消融联合栓塞治疗可提高患者的总体生存。随机对照研究也证实消融联合栓塞治疗可提高肿瘤灭活率，降低并发症发生率，且以微波消融疗效更佳，但尚未明确合适的两种治疗间期；此外，联合治疗可使部分较大肿瘤在栓塞治疗后降期到符合"米兰标准"，进而实现射频消融完全灭活肿瘤，总体生存率与小肝癌疗效差异无统计学意义。

对于索拉非尼联合消融治疗中等及大肝癌的疗效，Meta 分析结果提示射频消融联合索拉非尼并不能提高总体生存率和无疾病进展率（推荐等级中）。近年来有研究提示索拉非尼联合射频消融及栓塞治疗可提高中晚期大肝癌的总体生存率及无疾病进展（推荐等级低）。其他消融技术联合治疗的报道也得出类似结论，但研究文献证据等级较低。总体而言，对于较大肿瘤及中晚期肿瘤，推荐多学科联合治疗以提高患者总体疗效（推荐等级低）。

在肝癌的系统治疗中，酪氨酸激酶抑制剂、血管生成抑制剂、免疫检查点抑制剂等系统治疗在进展期肝癌中已取得可喜疗效。消融联合免疫检查点抑制剂对晚期肝癌的疗效已被学者报道，消融后的免疫微环境的改变可以促进免疫检查点抑制剂的作用效果，进而提高患者生存率。研究提示血管生成抑制剂可以降低肿瘤本身对免疫检查点抑制剂的抵抗并调控肿瘤免疫微环境，为两者的联合治疗提供理论依据。一项全球多中心、前瞻、随机对照研究证实阿替利珠单抗联合贝伐珠单克隆抗体（IMbrave 150 试验）可以显著提高不可切除肝癌患者的总体生存率及无疾病进展率，充分肯定了血管生成抑制剂及免疫检查点抑制剂在晚期肝癌的疗效。消融可以提高血管内皮生长因子在肿瘤局部的表达、诱发肿瘤抗原释放及免疫炎症因子表达，有理由相信消融联合血管生成抑制剂及免疫检查点抑制剂的系统治疗方案将进一步提高疗效，待目前正在进行的众多临床研究结果发布后，将会开辟肝癌治疗新局面。

总之，影像引导消融治疗是小肝癌的一线治疗方法，良好的安全性和有效性使其作为一种新技术具有广阔的应用前景。随着仪器设备的改进、热场范围的扩大、三维规划的推广应用及在联合治疗中价值的逐步展现，热消融治疗肝癌的广度和深度将进一步拓展。随着未来研究的逐步成熟和循证医学证据等级的提高，该治疗方法会在肝癌治疗中发挥更大的临床应用价值。

二、肝癌射频消融的护理

（一）完善术前检查

1. 实验室检查　包括血常规、尿粪常规、凝血功能、肝肾功能、电解质、肿瘤标志物（甲胎蛋白、异常凝血酶原等）、HBV DNA 滴度测定、术前传染性疾病筛查、血型鉴定等。

2. 辅助检查　胸片、心电图、必要的超声和内镜检查，完善对心肺功能的评估。

3. 影像学检查　消融前 2 周内的肝脏增强磁共振或者增强 CT，明确病灶大小、形态、内部结构、位置及其与邻近重要器官、血管、门脉或胆管的关系。

（二）术前专科评估

1. 全身状况系统评估　患者基本信息包括年龄、病情、治疗方案和过敏史等；疾病发展史及治疗史包括腹部手术史、消化道出血史、放疗史、化疗史、用药史（如抗凝药、靶向药、免疫药物等）；评估患者对 RFA 治疗知识的了解程度；心理状态评估。尤其注意高龄、高血压、心脏病、糖尿病等病史以及近期是否存在抗凝治疗。

2. 护理风险评估　术前完善营养风险筛查、血栓风险因素评估、疼痛评估、跌倒风险评估、自理能力和压力性损伤风险评估等。

3. 出血倾向评估　观察出血征象（皮肤紫癜、瘀斑，黏膜出血，牙龈出血等）；追踪凝血功能，包括血小板分布、纤维蛋白原、血小板计数、凝血酶原时间等，特别是不可纠正的凝血功能障碍。

4. 腹部症状及体征评估　包括腹痛、腹胀、腹部膨隆等，查体见腹部膨隆、腹壁静脉曲张、移动性浊音阳性提示腹腔内积液。

（三）术前准备

1. 健康宣教　向患者解释说明射频消融治疗的目的、手术流程、相关注意事项、术后不良反应及应对方式。

2. 患者准备　根据患者的病情及治疗需求选择麻醉方式，局麻患者禁食禁饮 2 h，全麻患者禁食 8 h、禁饮 4 h；建立静脉通道；呼吸训练，训练患者深呼吸、憋气，目标为做到深呼吸后可屏气 15～20 s，每次吸气保持的幅度基本一致，降低术中呼吸运动对手术的影响。

3. 基础疾病的管理　确认术前 1 周停用抗血小板凝聚药物、活血化瘀药物；根据出血倾向评估结果给予相关药物治疗，改善患者凝血功能；加强高血压患者血压监测及糖尿病患者血糖的监测。

4. 易感人群的管理　高龄，全身营养状况差，长期应用化疗药物或激素等治疗，胆管支架、外科手术病史造成 Oddi 括约肌功能不全的患者，或合并严重糖尿病、肝硬化、胆石症等高危状态患者，消融术中或术后易诱发感染甚至严重的肝脓肿，术前应做好肠道准备（给予清洁灌肠或口服抗生素预防感染）。

5. 人文关怀　术前心理护理可有效缓解患者术前负性情绪，提高患者的依从性。如激励式信念干预联合心理疏导可改善肝癌消融术患者的心理状况、睡眠质量及应对方式，也可采用个性化、多模式的方法，例如通过宣教手册、多媒体视频或动画等形式，让患者充分了解手术操作的流程与意义，消除紧张情绪并提高知识水平，明确自己在诊疗过程中发挥的作用，增强心理安全感。

（四）术中护理

1. 遵循无菌操作原则，做好术中仪器、物品、药品、耗材、患者准备。

2. 指导患者配合医生，全程给予心电监护、持续低流量吸氧，保持静脉通路通畅。

3. 术中严密监测患者生命体征，观察有无术中出血、疼痛等不良反应。

（五）术后护理

1. 持续低流量吸氧　床边采用心电监护仪监测生命体征及血氧饱和度变化，根据病情变化确定监护的时长；全麻患者需去枕平卧 6 h，局麻患者术后 6 h 后可适量下床活动，术后 24 h 内应注意休息。

2. 观察患者神志变化　穿刺点敷料有无渗血、渗液；穿刺点周围皮肤有无红肿、水疱、灼痛等冻伤症状；观察有无发热、疼痛、胃肠道反应、胸闷、气促等，予对症处理。

3. 全麻患者术后 6 h、局麻患者术后 2 h 可恢复正常饮食，可饮用温水，进食高蛋白、高碳水化合物、高维生素、低脂肪饮食或半流质饮食，少食多餐，进食后观察患者有无恶心、呕吐、腹痛、腹胀等发生。

4. 术后护士应经常用亲切柔和的话语关心、安慰、鼓励患者，以稳定其情绪，尊重并保护患者隐私，做好患者的心理护理，提高患者的心理弹性，有助于促进患者的康复。

（六）主要并发症的预防与干预

1. 消融后综合征　为术后常见的并发症之一，患者表现出流感样症状，主要为发热、全身不适、发冷及恶心等胃肠道反应，最常见的症状是发热和全身不适，寒战和恶心的发生率较低。多为一过性、自限性，在 2 周内能够自行缓解，是肿瘤消融后组织坏死吸收和炎症因子释放所致。护理措施如下：

（1）体温监测：密切监测体温变化，体温一般在 37.5 ℃～38.5 ℃。

（2）保持舒适：保持室内通风，协助患者更换汗湿衣物，保持皮肤干燥，促进舒适。

（3）物理降温：给予温水擦浴、冰袋降温等。

（4）药物降温：体温高于 38.5 ℃时给予解热镇痛药物，告知患者及家属药物的正确使用方法、剂量和注意事项。

（5）实验室检查监测：持续高热患者予定期监测感染指标，警惕感染的发生。

（6）饮食指导：进食清淡、易消化、营养丰富的食物，避免辛辣、油腻、刺激性食物。

（7）胃肠道反应：呕吐时指导患者头偏向一侧，防止误吸，必要时给予止吐药物治疗。

2. 疼痛　疼痛多在手术当日及次日较明显，持续 1～3 d 后逐渐减轻。与手术创伤、肿瘤组织缺血坏死导致的局部肿胀、肿瘤坏死释放致痛炎性介质、肝脏包膜张力增高或穿刺针刺激肝包膜等有关，对症使用止痛药物后可得到缓解控制。护理措施如下：

（1）疼痛评估：全面评估患者疼痛的性质、部位、强度及疼痛发生的原因等，推荐使用数字分级法（numeric rating scales，NRS）或面部表情评估量表法（faces pain scale，FPS）评估患者疼痛程度。

（2）轻度疼痛缓解方式：协助患者选择舒适的体位；通过转移注意力来帮助患者减轻疼痛，指导其学会放松的方法（如缓慢呼吸、听音乐等）。

（3）中重度疼痛者给予止痛药物，向患者及家属讲解药物相关知识，并观察止痛效果及药物不良反应的发生。

（4）心理护理：关注患者的心理变化，安慰患者，给予正向鼓励，保持良好心理状态，间接减轻疼痛引起的不适。

3. 出血　出血是复合式冷热消融治疗肝肿瘤最严重的并发症之一，严重者会引起患者死亡。

（1）肝内出血：主要包括肝包膜下出血、肝破裂和胆道出血等，多发生在术后 48 h 内，主要原因有冷冻复温过程中冰球内外温度差较大导致冰球断裂而造成血管或肿瘤破裂、冷冻消融治疗损害肝功能使血小板减少或消耗凝血因子导致患者凝血功能异常、消融针道渗血、穿刺损伤肝内胆管等。护理措施如下：

1）术前做好患者出血倾向评估，对于凝血功能差的患者，在治疗前进行纠正。

2）术中发生出血时给予止血药物，同时发挥复合式冷热消融的优势，进行热消融止血；大量出血可参照《致命性大出血急救护理专家共识（2019）》，视病情紧急和严重程度及时予以干预。

3）术后 24 h 内密切观察生命体征变化，观察出血征象及腹部症状；监测患者血常规变化，特别是血小板计数和血红蛋白浓度的变化；出血患者应绝对卧床休息，避免剧烈运动。

4）肝包膜下出血：早期多无典型临床表现，出血大部分情况为自限性；出血量较大时可出现渐进性腹痛、血压下降、心率加快、烦躁甚至休克等失血症状，术后即刻增强 CT 能及时发现大多数出血，若对比剂外溢且逐渐增多则提示动脉活动性出血，一旦发生动脉活动性出血，患者自行止血的概率较小，应尽早做好动脉栓塞止血的术前准备。

5）肝破裂：可表现为患者突发肝区剧烈疼痛，出血量大时可伴有休克表现；确诊出血后应积极止血及对症治疗，必要时输血、抗休克治疗；内科保守治疗效果不佳，做好栓塞止血或外科手术止血的准备。

6）胆道出血：手术损伤肝内胆管及其伴行的肝动脉或门静脉分支，造成血液流入胆道系统，主要表现为呕血及血便，发生时应注意观察呕血和黑便的次数、量、颜色及性状，呕血时指导患者头偏向一侧，防止窒息。

（2）上消化道出血：少见，主要原因是食管胃底曲张静脉破裂出血、急性胃黏膜出血以及应激性溃疡出血。护理措施如下：

1）对于存在门静脉高压伴食管胃底静脉曲张的患者，术前、术后给予胃黏膜保护剂，并指导患者进食软食、避免食物温度过高，禁止食用坚果等坚硬食物。

2）密切观察病情，如患者出现严重呕吐，应及时控制，避免诱发食管胃底曲张静脉破裂出血。

3）发生出血时，可根据食管胃底静脉破裂出血的处理原则处理。

4. 感染　消融灶感染多由消融区组织液化坏死继发感染，或经由胆道感染诱发，如合并胆管损伤发生胆汁积聚，则容易发展为肝脓肿。主要表现为无规律寒战、高热，伴有白细胞、中性粒细胞总数或比例升高。护理措施如下：

（1）术前做好易感人群管理。

（2）术后密切观察体温变化、动态监测感染指标，消融后 3～5 d 出现不明原因畏寒、高热，尤其伴有寒战时，应高度怀疑感染的发生，及时进行诊断尤为重要。

（3）尽早合理应用抗生素。

（4）嘱患者卧床休息，大量出汗或持续高温患者，嘱多饮水，防止体液丢失过多，适当补液维持体液平衡，预防电解质紊乱。

（5）肝脓肿：超声和 CT 可明确诊断，脓肿较大时行肝穿刺，并放置引流管行脓液引流，必要时对脓液行细菌培养及药敏试验，以便针对性使用抗生素；保持引流管的通畅是治疗的关键，避免引流管脱落、打折、受压、扭曲及堵塞；脓液稠厚引流不畅时可行脓腔冲洗，并注意严格执行无菌操作；观察脓液的性质、颜色、量的变化并做好记录。

（6）观察患者神志、生命体征、皮肤、尿量等变化，警惕感染性休克的发生。

5. 肝功能损害　复合式冷热消融治疗可引起肿瘤及周围肝组织坏死，坏死组织的吸收可加重肝脏负担；消融术后 24 h 或 5～7 d 内患者会出现肝酶（总胆红素、丙氨酸转氨酶、天冬氨酸转氨酶等）一过性升高等肝功能受损的表现，2 周后多数患者的肝功能开始呈现好转趋势，并在随后的 1～2 个月内基本恢复至术前水平；冷冻范围广可引起肝功能较差患者肝细胞性黄疸、腹腔积液，予保肝、降黄、利尿治疗。护理措施如下：

（1）术后不宜过早下床活动，术后 1～2 d 以卧床休息为主，保证充足睡眠。

（2）鼓励患者多进食高热量、高维生素、易消化的营养饮食。

（3）观察皮肤、巩膜有无黄染，定期进行肝功能及电解质的监测。

（4）观察患者腹胀、腹痛及下肢水肿情况，记录 24 h 尿量。

（5）腹水患者，定期监测腹围，密切观察腹水情况，必要时使用利尿剂。

（6）保持大便通畅，术后 3 d 未排便者，可给予乳果糖口服或予乳果糖、开塞露等药物保留灌肠，避免血氨增高。

6. 血小板减少　复合式冷热消融时可引起肝细胞破坏导致血小板生成素分泌减少，血小板水平降低，成熟巨核细胞数量减少，血小板生成减少；全身炎性反应或冷冻区域对血小板的聚集及隔离也可导致血小板减少；也可能与冷冻后释放的炎性细胞因子直接激活血小板凋亡蛋白酶，导致血小板破碎及减少有关。护理措施如下：

（1）当血小板计数 $<50\times10^9$/L，严格卧床休息，避免剧烈活动。

（2）进行有创操作时适当延长穿刺点按压时间。

（3）密切观察患者皮肤黏膜的变化，特别是皮肤出现瘀斑、瘀点时，需及时做好标识与记录，评估牙龈出血情况，如有出血倾向，应及时给予干预措施，如局部压迫止血等。

（4）密切关注患者尿液和粪便的颜色及性状、腹部症状及体征等，及时发现消化道及内部脏器出血的征兆。

（5）警惕颅内出血的风险，监测患者生命体征，观察意识、瞳孔、四肢肌力等变化。

（6）密切监测血常规变化，存在急性血小板下降（低于血小板计数 $10 \times 10^9/L$）且有出血倾向时可输注血小板，严格执行血小板输注流程，做好输血管理。

7. 肾功能损伤　冷冻消融靶区较大者，大量液化代谢产物释放到血液中，可在肾盂内弥漫性沉淀，导致肾内梗阻，引起肾功能损害，严重者可并发急性肾衰竭。少数患者于术后 $1 \sim 3$ d 可出现酱油色尿。护理措施如下：

（1）鼓励患者多饮水，加快代谢产物排出，减少肾脏损害；必要时给予 5％碳酸氢钠静脉输注碱化尿液，并给予足量输液及利尿处理。

（2）术后 $1 \sim 3$ d 密切观察患者尿量、颜色等，24 h 尿量保持在 2 000 ml 以上，如患者出现酱油色尿，或尿量 < 30 ml/h，给予利尿及检查肾功能等相应处理。

（3）定期复查肾功能、尿常规、电解质等，及时了解肾功能状态。

8. 胸部并发症　多发生于膈顶部肿瘤的治疗，由于肿瘤位置高，消融针可能穿透膈肌进入胸腔，或直接贴近膈肌，使膈肌或肺部发生损伤，造成肺部感染、气胸、反应性胸腔积液；消融针在穿刺过程中可能直接损伤肺内血管或肋间动脉，造成血胸。护理措施如下：

（1）术后密切观察患者的呼吸情况，注意呼吸节律、频率、双肺呼吸音变化，注意有无呼吸困难、胸闷、气促等症状发生。

（2）密切观察患者生命体征变化，根据血氧饱和度情况给予吸氧。

（3）少量气胸及胸腔积液者不必处理，在 1 周左右多能自行吸收，中到大量气胸或胸腔积液者可行胸腔穿刺抽液或行胸腔闭式引流。

（4）对于行胸腔闭式引流者，行胸腔引流管护理，指导患者早期进行肺功能锻炼。

9. 空腔脏器损伤　主要为肿瘤靠近或直接与胆管、胆囊、胃肠道等空腔脏器粘连时，消融过程中容易损伤上述脏器，严重可造成破裂穿孔，胆汁或肠液发生内漏或外漏，引起化学性或细菌性腹膜炎，严重者发生感染性休克甚至造成死亡。护理措施如下：

（1）肿瘤邻近胃肠道的患者、有腹部手术史的患者，术前做好胃肠道准备如灌肠、留置胃管等。

（2）术中必要时可采用人工腹腔积液技术对邻近脏器进行隔离保护。

（3）术后密切观察腹部症状与体征，有无腹部压痛、反跳痛、腹肌紧张等腹膜刺激征表现，有无腹部剧烈疼痛、腹胀等；注意观察发热的特点（是否为寒战高热），及时进行鉴别与干预。

（4）监测感染指标，必要时协助行 B 超或 CT 检查明确诊断。

（5）胃肠道损伤者，予禁食禁水，必要时给予留置胃管行胃肠减压并保持引流通畅、加强胃肠外营养支持。

（6）胆瘘者，行穿刺引流并做好管道护理，观察引流液的性质与量。

（7）必要时做好紧急剖腹探查术术前准备。

10. 膈肌损伤　复合式冷热消融用于治疗邻近膈肌的肝肿瘤，可能造成不同程度膈肌损伤，轻者表现为胸腔积液，予以引流及抗感染治疗可好转；严重者发生膈肌穿孔、膈疝、膈肌出血、胆道胸膜瘘和胆道支气管瘘等并发症，主要表现为胸闷、咳嗽、咳黄色脓痰，也可呈腹痛、腹胀及腹腔出血征象，必要时需行手术治疗。护理措施如下：

（1）严格执行无菌操作，避免交叉感染，预防和控制肺部感染等发生。

（2）保持呼吸道通畅。

（3）留置管道者，做好管道引流护理。

（4）鼓励患者适当活动，配合肺功能锻炼，预防肺不张。

（5）密切监测病情变化，动态观察生命体征，及时发现并发症并积极处理。

（七）出院指导与随访管理

1. 饮食指导保持食物多样性，鼓励高蛋白、高碳水化合物、高维生素和易于消化的食物（鱼、瘦肉、禽、蛋），避免辛辣刺激性及高脂肪食物，少食多餐；多食新鲜蔬菜、水果。

2. 用药指导指导正确服用抗病毒药物、护肝药物等，并学会观察药物不良反应，定期复查血常规，告知若有不适或血常规异常时随诊。

3. 生活指导术后 1 周以休息为主，避免剧烈运动和重体力活动，劳逸结合，适当增加活动，如散步、打太极拳、练八段锦等；保证充足睡眠；保持大便通畅；戒烟戒酒。

4. 心理指导保持良好的心态，引导患者学会自我护理、自我调节的方法，积极面对疾病，树立战胜疾病的信心。

（八）随访管理

1. 完全消融后应定期随访复查，通常情况下每隔 2～3 个月复查超声、MRI 或 CT、肿瘤标志物（甲胎蛋白、异常凝血酶原等），以便及时发现可能的局部复发病灶和肝内新发病灶。1 年后复查时间间隔可延长 3～6 个月。

2. 可利用电话或微信等途径定期随访，加强指导患者居家自我护理，并及时发现患者不良反应的发生，做到早发现早治疗；督促患者按时复诊。

RFA 具有许多优点。首先，它是一种局部治疗方法，可以直接作用于肿瘤组织，最大限度地保留周围健康组织。其次，RFA 是一种微创技术，通常只需要小切口或穿刺，减少了手术创伤和术后恢复时间。此外，RFA 通常在局部麻醉下进行，患者的耐受性较好。尽管 RFA 在肿瘤治疗中具有许多优点，但它也有一些限制。尤其是对于较大或位于特殊位置的肿瘤，射频消融术的效果可能不佳。总之，射频消融术作为一种有效的局部肿瘤治疗方法，在肿瘤领域得到广泛应用。它的发展历史可以追溯到 20 世纪初，经过多年的研究和实践，射频消融术在肝癌、胰腺癌、甲状腺癌等多个肿瘤类型的治疗中取得了显著的成果。随着技术的不断改进和临床经验的积累，射频消融术有望为患者提供更好的治疗选择，为肿瘤治疗领域的发展做出更大的贡献。

三、射频、微波、冷冻消融治疗肿瘤的临床应用对比

肿瘤消融治疗因具有微创、安全、可操作性高及重复性好等优点，在肿瘤的临床治疗中得到越来越广泛的应用，国内外常见的消融手段主要是微波消融、射频消融和冷冻消融，其中微波消融和射频消融属于热消融。三种消融方式因其原理的差别而各有其临床特点，在肿瘤的消融治疗中能够优势互补。

（一）三种消融技术的原理

1. 射频消融原理　　射频消融的治疗原理是利用高频电流（＞10 kHz）使活体中组织离子随电流变化的方向振动，从而使电极周围有电流作用的组织离子相互摩擦产生热量，而导致组织的凝固性坏死。通过影像引导将射频电极针准确穿刺到肿瘤靶区，消融开始后电极针周围的离子在交替电流的激发下发生高频振荡，离子相互摩擦、碰撞产生热量，射频消融温度可达到 80 ℃～ 100 ℃，在局部温度达到 45 ℃～50 ℃时组织脱水，活体细胞蛋白质变性，细胞膜崩解，达到 70 ℃时热量的沉积超过肿瘤细胞所耐受的温度，致使细胞胞浆内和线粒体酶以及核酸组蛋白复合物的蛋白质凝固变性，细胞产生凝固性坏死，达到杀死肿瘤细胞的目的。

2. 微波消融原理　　微波是一种高频电磁波，微波消融常用的频率为 915 MHz 和 2 450 MHz，微波作用于组织时由于组织自身吸收大量的微波能，使得被作用组织内部迅速产生大量的热量，肿瘤因高热而瞬间热凝固坏死。由于人体主要是由水、碳水化合物、蛋白质等极性分子和大量细胞内外液中的钾、钠、氯等带电粒子组成，极性分子和带电粒子是在微波场作用下产生热效应的物质基础。极性分子的转动可产生位移电流，而带电离子的振动产生传导电流。极性分子和带电粒子在微波场的状态、运动形式和产热方式有一定的不同，组织中的水分子、蛋白质分子等极性分子在微波电场作用下激烈振动，造成分子之间的相互碰撞、摩擦，将一部分动能转化为热能，使组织温度升高，此称为生物的偶极子加热。细胞内外液中的钾、钠、氯离子等带电粒子在外电场作用下会受电磁力的作用而产生位移，带电粒子受到微波交变电场作用后，随微波频率而产生振动，在振动过程中与周围其他离子或分子相互碰撞而产热，称为生物体的离子加热。在活体组织内的微波消融主要是通过水、蛋白

质等极性分子的旋转摩擦产热来进行热消融的。作为两种热消融，微波消融较射频消融具有升温快、瘤内温度高、用时短、受碳化血流影响小、不受阻抗影响等特点，故在临床应用中得到了长足的发展。

3. 冷冻消融的原理　冷冻消融的治疗原理是基于气体节流效应（焦耳-汤姆逊原理），即高压气体流经小孔后，在膨胀空间内产生急剧膨胀，吸收周围的热量，使其周围温度发生显著降低。通过冷冻及复温对肿瘤组织、细胞进行物理性杀灭。冷冻消融治疗的机制可分为冷冻破坏、升温破坏、微血管破坏和免疫调控机制。冷冻初期，细胞外冰晶形成，细胞内水分进入细胞外，引起细胞内渗透压上升，细胞内脱水。失去水分的细胞变得皱缩，细胞膜和细胞器因此而受损。随着冷冻的继续加深，细胞内形成冰晶，细胞器（如线粒体、内质网）相继发生不可逆性损伤，当温度降低到 $-15\ ℃$ 或以下时，细胞内出现不均匀性冰核，当温度降至 $-40\ ℃$ 时，细胞内形成均质性冰晶，细胞膜也损伤，最后导致细胞死亡。因不同组织细胞对冷冻的抵抗力不同，所耐受的温度不同，一般认为，引起细胞死亡的临界温度是 $-40\ ℃$。细胞内冰晶形成是致死性的，冰晶越大，破坏越严重。升温过程中，细胞外间隙冰晶溶解，成为低渗状态，水再进入细胞内，引起细胞肿胀，导致细胞膜破坏。冷冻导致血管收缩，血流减缓，血小板凝集，微血栓形成，阻断血流，造成组织缺血缺氧，导致肿瘤细胞缺血坏死。肿瘤细胞反复冻融后，细胞破裂、细胞膜溶解，促使细胞内处于遮蔽状态的抗原释放，刺激机体产生抗体；肿瘤细胞死亡，肿瘤对机体的免疫抑制状态解除，提高了机体抗肿瘤免疫的能力，从而启动对肿瘤细胞的免疫杀伤作用。影响冷冻灭活的要素主要有冷冻温度、冷冻时间、冷冻次数、冷冻速率以及复温方式。多针组合冷冻消融可使冷冻区域达到足够大小，更适合肿瘤形状。

（二）三种消融技术的临床应用

在各种消融方法中，国内外应用最广泛的是射频消融和微波消融。对于 ≤3 cm 的小肝癌，微波消融和射频消融已取得和手术相同的临床疗效，且其具有微创、安全、经济、并发症少等优点。微波消融和射频消融在肝肿瘤的治疗中均获得了显著疗效，可明显延长患者生存时间，提高患者的生存质量。

（三）三种消融技术的优势对比

微波消融和射频消融在肿瘤的治疗中都取得了满意的治疗效果，但两者在消融原理、场强分布、加热速度及消融范围等方面都存在差异。微波消融系统属于开放系统，无需体外电极板、消融频率高（915 MHz 或 2 450 MHz）且穿透力强、多针联合消融具有协同作用、受碳化及血流灌注影响小，因此微波消融产热快、瘤内温度高、消融时间短且消融范围大。而射频消融系统属于闭合系统，需要体外电极板形成闭合回路（双极针不需要）、消融频率低（300～400 kHz）且穿透力差、射频电流局限于消融电极周围、受阻抗及血流灌注影响大，因此射频消融的加热速度慢、瘤内温度低，消融时间长且消融范围小。

单针微波消融的体积较射频消融大，可减少穿刺次数，减少并发症的发生。对于直径≥5 cm 的肿瘤，微波消融可多针联合，明显扩大消融体积，因此对于体积大的肿瘤，微波消融较射频消融更有优势。但通过对射频消融电极的改进，不仅增大了消融范围，而且适形性更好，在消融邻近危险脏器的肿瘤时，通过调节消融电极辐射端或伞形针的长短，可适形杀灭肿瘤，同时避免邻近脏器受到热损伤。

冷冻消融通过多针组合可使冷冻区域达到足够大小，更适合肿瘤形状，从而达到适形消融的目的，且治疗位置广，对周围正常组织的损伤更小，更安全，可治疗离大血管等危险部位较近的肿瘤；其温度分布均匀，细胞死亡率更高，不存在高温引起的疼痛感，不需要术中全身麻醉，可以降低麻醉带来的风险；且可同时治疗多个肿瘤，治疗过程和治疗效果易于监测，穿刺针更细，穿刺损伤更小，并发症更少。虽然三种消融方式均能应用于各种实体瘤的局部治疗，但这三者各有优势，在临床治疗中，要合理选择治疗方式，取长补短，以便达到满意的治疗效果。对于直径≤3 cm 的肿瘤，使用三种消融技术均可达到良好的治疗效果。而对于直径>3 cm，尤其是>5 cm 的肿瘤，微波消融因其消融范围广，明显优于其他两种消融方式。且微波消融受血流灌注的影响小，对于治疗邻近大血管的肿瘤更加适合。但对于邻近危险脏器的肿瘤建议选用冷冻消融或射频消融，而冷冻消融形成的冰球边界清晰，易于监测，可判断冰球是否覆盖肿瘤及是否累及邻近脏器，且邻近脏器（如胃肠道、胆囊、膈肌等）对冷损伤的耐受性好于热损伤。而射频消融电极的适形性好，可以通过调节消融电极的辐射端或伞形针的长短来保护邻近脏器。冷冻消融的止痛效果明显，对于肿瘤距离胸膜或腹膜≤1 cm 或有骨转移引起骨质破坏的肿瘤患者，冷冻消融优于微波和射频消融。冷冻消融利用氩气和氦气的气体节流效应，无电流或磁场形成，更加适用于植入心脏起搏器的肿瘤患者。但冷冻消融在治疗过程中会消耗患者血小板，对于凝血功能差的患者，应避免使用冷冻消融。

（四）其他消融治疗

1. 高强度聚焦超声治疗肝癌　高强度聚焦超声治疗肿瘤的原理主要是利用高频机械振动的超声波具有可聚焦性、组织穿透性和能量沉积性的特点，于焦点部位能够形成一定的高温（65 ℃～100 ℃），对组织和细胞产生杀伤作用，此外，超声波的机械效应、空化效应和声化学效应，也能使靶区组织和细胞发生结构或功能的改变，对组织和细胞的杀伤也起着一定的作用。

2. 不可逆电穿孔治疗肝癌　不可逆电穿孔是一种新型的非热肿瘤消融技术，也称为纳米刀。其原理为透过精细的探针将超短高压电脉冲传送到目标区域，以产生的强大外部电场，导致细胞膜发生电穿孔（即在细胞膜中形成可渗透离子的纳米大小孔道），导致细胞膜失去生理功能而引起细胞凋亡，最后人体再通过免疫系统清除细胞碎片。由于不可逆电穿孔技术可避免身体组织暴露于极端的高低温，因此对周围组织的潜在伤害可降至最低。

3. 激光消融治疗肝癌　将激光辐射生物组织，光子能量入射到组织内后光能转化为组织分子动能振动摩擦，从而使被照射组织温度升高而导致局部生物组织凝固坏死、炭化、气化甚至蒸发。

肿瘤的消融治疗是一种微创、有效的治疗手段，有着广阔的发展前景。在临床的消融治疗中，需要根据肿瘤的大小、部位及与邻近脏器的关系、患者的自身状况，合理和规范地选用消融方式，在最大限度完全灭活肿瘤组织的同时，尽量减少对正常组织的损伤。

四、肝癌的经皮无水乙醇注射

肝癌的化学消融术以经皮无水乙醇注射（percutaneous ethanol injection，PEI）为代表。PEI 以超声为引导对肝癌细胞进行穿刺处理，并将 95% 高浓度无水乙醇注射至肿瘤瘤体内，通过乙醇渗透作用的方式使癌细胞脱水、蛋白质凝固而破坏肿瘤细胞，且肿瘤组织中的血管壁内皮细胞变性、坏死，继而血栓形成，发挥小血管栓塞功效，导致肿瘤缺血坏死，并对肿瘤病变恶性程度进行有效抑制。

1983 年，日本杉浦等首先报道经皮穿刺注射乙醇治疗小肝癌的成功经验，开拓了肝癌超声引导下介入性治疗的新途径。该方法在临床得到广泛的应用并且不断发展完善。三孔针的应用增强了乙醇弥散的均匀性并扩大了范围。用加热乙醇注入则提高了扩散和灭活能力。

（一）适应证和禁忌证

适应证主要是小肝癌（直径≤3 cm），尤适用于因肝硬化，或心、肝、肺、肾功能不全，或肿瘤位置不当等，或是因病灶多而不能手术切除的患者。对于＞3 cm 以上的肝癌，具有较完整的包膜者，可作为相对适应证。经皮注射乙醇治疗肝癌几乎没有绝对禁忌证。但是，晚期的巨大肝癌，或复发，或弥漫浸润，或合并门静脉、肝静脉出现癌栓及远处转移等应视为禁忌。此外，严重出血倾向患者，肝功能失代偿有黄疸及大量腹腔积液者，均属禁忌证范畴。

治疗前须完成以下检查：对肿瘤作活检，以确定组织病理诊断；完成以下常规检查：肝功能、肾功能及出凝血时间；AFP，以及对肝肿瘤作彩超、增强 CT 或 MRI 检查，以便于治疗后疗效判断的对比。

（二）治疗方法和疗程

操作方法：患者多仰卧位，垫高患侧，力求病灶区位于最高点。消毒铺巾局部麻醉后，在超声引导下先将 18G 引导针刺入腹壁，接着将 Chiba 针或 PEIT 专用针通过引导针直接刺入肿块深部。然后将针尖退至肿块中心和浅表，分别在这三点缓慢注入适量的无水乙醇。同时注意整个结节回声弥漫增强，手感觉稍有压力，即可停止推注。最后拔出穿刺针。近年来，多数作者倾向于用 PEIT 专用针穿刺肿瘤的周边区，或是包膜下注入乙醇，着重于使周边区完全饱和，能获得较佳效果。并且要求一次量打足，以肿瘤的体积为限。考虑到实际注射时要包括结节外 5 mm，故体积量大致公式如下每周可注射 2～3 次，一般每 4～6 次为 1 个疗程。具体视肿瘤的大小、灭活的情况、肝功及全身有关状况控制疗程的进行。

（三）术后并发症

PEI 的术后并发症的总发生率为 1.39%～2.3%。

1. 疼痛　主要发生在术中乙醇注射时，给予止痛药物即可缓解。

2. 发热　一般≤38.5 ℃，1～3 天可自行缓解。持续性发热多为注射 30～50 ml 或以上，要注意感染和肿瘤的坏死。

3. 肝功能损害　可能出现一过性损害。为减少酒精的副作用，可给予 1,6-二磷酸果糖 1 500 mg、谷胱甘肽 1 200 mg，静脉输入。

4. 罕见的并发症　有出血、腹腔脏器损伤等，需要对症处理。

（四）PEI 的不足之处

PE 的主要缺陷实际上也是所有液性药剂局部注射共同存在的弊病。

1. 乙醇在瘤内分布的不均匀性，肝内癌组织之间往往有纤维隔带，这就限制了液性制剂在瘤内的弥散，没有乙醇浸润的瘤组织难以达到坏死。通过多点多方位穿刺有助于提高疗效。

2. 肝癌的包膜往往是不完整的，液性制剂的推注打破了肿瘤内在的平衡，从而极易沿着血管或组织间隙外溢到周围肝组织，引起肝损害。同时加压推注也可造成乙醇沿门静脉播散，造成小的门静脉支栓塞。有人认为这也是液性药剂造成肿瘤播散转移的一个重要原因。

3. 有较高的复发率。可以表现为局部复发或是新发病灶。乙醇对肝脏的损害作用是不容忽视的，对于严重肝硬化的患者，乙醇应慎用。

（五）常见并发症及处理

1. 在无水乙醇介入治疗中一般患者不会出现异常反应，但也有少数患者出现疼痛、灼热感、发热、头晕、恶心、心率加快等轻微醉酒样反应，极少数出现严重的酒精中毒症状。

2. 出现刺激性疼痛多是由于乙醇对瘤壁的刺激所致，建议在注入无水乙醇前，先用盐酸利多卡因麻醉一下囊壁，以减缓患者疼痛。穿刺完毕后平卧 30 min，可防止乙醇的溢出，必要时可加用镇静药。

3. 灼热感或一过性头晕，多因乙醇进入血管所致，一般不需特殊处理，穿刺针到达瘤内应注意避开血管。

4. 治疗后 3 d 内可能存在发热现象，一般在 38.5 ℃以下，是因为组织凝固坏死吸收所致。一般不需特殊处理。

5. 若治疗后患者出现醉酒样反应，要密切观察患者的各种生命体征：血压、脉搏、呼吸和体温。轻者嘱患者大量饮水，降低血液中酒精浓度，通过血液循环在肾脏产生尿液并带动酒精排泄。症状较重时要通过静脉补液降低血液中酒精浓度。若出现严重休克、昏迷等严重的酒精中毒表现时，立刻要求临床进行抗休克处理。临床处理时，要考虑止痛、升压、抗过敏治疗。

相较于其他介入治疗手段而言，PEI 操作简便、并发症少，尤其对于合并存在肝硬化症状且难以手术的小肝癌患者有良好的适用价值。但在临床实践应用中，本方法也存在一定的局限性，如对于面积较大的原发性肝癌，由于缺乏针对肝癌边界细胞的良好控制，PEI 治疗效果不甚理想。在物理消融治疗开展之前，PEI 治疗是肝癌消融的唯一治疗手段。然而近20 年来，物理消融治疗发展很快，并且疗效更好、损伤更少，治疗时间短、性价比高，复发率也低。因此，PEI 治疗已被逐渐取代，变成为辅助治疗的手段之一，用以辅佐介入和物理消融治疗。

肝癌从开始进行介入治疗发展至今已经衍生出多种治疗手段，并且凭借其创伤小、适应症广、并发症少、经济便捷、术后恢复快、可重复及疗效肯定等优点被越来越多的患者所接受，但是目前肝癌的介入治疗仍面临着许多问题，比如肝癌介入术后病情易复发、肿瘤细胞易发生转移等问题仍极大地影响着手术效果及患者的生存率，虽然近年来肝癌的治疗越来越多地使用多种介入治疗方法联合或者序贯治疗，并且大量研究表明综合介入治疗的疗效要明显优于单一的介入治疗，但是目前国内外标准的分期和指南作为临床治疗的依据和参考依然很少，使得肝癌的综合介入治疗很难规范化，因此目前还需要大量临床研究来寻找更加规范化的及个体化的综合介入治疗方案，相信随着对肝癌生物学特性研究的深入，设备的革新、技术的改进以及材料的不断发展能够进一步提高肝癌综合介入治疗的疗效，所以对于肝癌的治疗要充分发挥自身优势，不断提高疗效，为肝癌患者提供一个可以信赖的选择。

●第十节　肝癌经动脉化疗栓塞的综合治疗

肝细胞癌（hepatocellular carcinoma，HCC）是肝脏最常见的恶性肿瘤，发病率在实体瘤中排第 6 位，是第 3 位致死性恶性肿瘤。原发性肝癌中 80%～85% 为肝细胞癌，其次为肝内胆管细胞癌（intrahepatic cholangio ccarcinoma，ICC）。目前，全球仍以每年 90 万病例

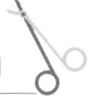

新增，其中，我国患者占一半以上。HCC通常是一种富血供肿瘤，TACE治疗一方面阻断肿瘤血供，同时在肿瘤局部聚集高浓度的化疗药物，对肿瘤细胞发挥最大限度的杀伤作用，被公认为是不可切除HCC治疗的首要治疗方法。

肝移植、部分肝切除、消融技术（包括射频、微波、冷冻及不可逆电穿孔等）仅对部分小肝癌，或经过精心筛选的患者带来较好的预后，消融技术因其独有的创伤性小、疗效确切，被广泛应用于肝癌的治疗。对于小肝癌而言，可或继发肿瘤达到与外科切除的长期生存，而对于大肝癌、靠近危险部位的病灶及双叶多原发，消融技术难以起到根治作用。对于晚期肝癌而言，指南推荐应在TACE局部治疗的基础上联合靶向及免疫治疗。由于我国的大部分患者被诊断时已处于晚期，失去根治性治疗的机会，中位生存期仅为半年左右。

近年来，肝癌的治疗方法取得了显著进展，包括手术、介入治疗、放射治疗和系统治疗，特别是靶向药物和免疫检查点抑制剂的出现，为晚期肝癌患者的转化切除提供了更多可能。然而，单一治疗策略仍存在局限性，建立肝癌系统性治疗的多学科诊疗（multidisciplinary team，MDT）策略，整合多学科专家的意见和建议，为患者提供规范化、标准化和同质化的诊疗方案，从而实现最佳疗效，已成为当前亟待解决的临床问题。

一、肝癌合并门静脉癌栓

对于癌栓未完全阻塞门静脉主干，或完全阻塞但已形成向肝性侧支循环的患者可视为TACE相对适应证。TACE、HAIC、分子靶向药物治疗、三维调强适形放疗或X刀治疗、SBRT、^{125}I放射性粒子条内放射或粒子支架治疗及局部消融治疗可提高门静脉癌栓的疗效。对于门脉主干癌栓或一级分支癌栓者，可行门脉支架植入术，恢复门静脉向肝血流，缓解门静脉高压、拓宽治疗选择。

二、肝癌合并肝动脉-门静脉或肝静脉分流

根据术中造影时肝动脉-门静脉显影的速度，可分为快速型（显影时间2 s之内）、中速型（显影时间2~3 s）、慢速型（显影时间3 s以上）肝动脉-门静脉瘘。对于快速型和中速型不宜采用碘化油化疗乳剂栓塞，推荐选用直径较大（500~700 μm以上）的颗粒型栓塞剂或弹簧圈、无水乙醇、PVA、氰基丙烯酸异丁酯胶等栓塞瘘口；对于中慢速型推荐超选择的插管后再使用300~500 μm直径的颗粒栓塞剂行栓塞治疗。合并肝动脉-肝静脉分流的肝癌患者多数合并肝静脉癌栓，直接使用碘化油化疗乳剂可增加碘化油肺栓塞的发生率，应根据血流速度选择颗粒型栓塞剂或弹簧圈进行栓塞。

三、肝癌合并下腔静脉癌栓或梗阻

肝癌合并下腔静脉癌栓时，若患者无临床症状，下腔静脉狭窄程度<50%，对肝内肿瘤按常规 TACE 治疗后栓塞范围>50%，并伴有大量腹腔积液、腹壁静脉曲张等下腔静脉梗阻表现时，应先放置金属内支架以开通下腔静脉。针对局限性下腔静脉癌栓，可考虑联合放疗或 ^{125}I 粒子条治疗。

四、肝癌破裂出血

手术切除与 TACE 对于 HCC 破裂出血均有较好的效果，但是手术受到多种因素的影响，应根据患者一般情况、肝功能状态等，积极地进行介入栓塞治疗。

五、肝癌术后预防性 TACE

对存在高危复发因素如术前肿瘤破裂，直径>5 cm，病理检查显示微血管侵犯、脉管瘤栓、切缘阳性、组织分化差、术后肿瘤标志物水平未降至正常的患者，推荐外科术后预防性 TACE 治疗。推荐肝癌切除术后 1 个月左右行首次肝动脉造影，若未发现复发灶，先行灌注化疗，再酌情注入 2~5 ml 碘化油并栓塞。4 周后行 CT 检查，以期达到早期发现和治疗小的复发灶作用。若无复发灶，则推荐间隔 6~8 周后行第 2 次肝动脉预防性灌注化疗。

六、肝移植前桥接或手术前降期治疗

TACE 通过物理阻断肿瘤血供及化疗药物局部杀伤的共同作用导致肿瘤坏死，减轻肿瘤负荷，可将一部分不可手术的患者转化至符合手术标准。一项单中心随机对照研究报道，在 73 例肝移植患者中有 21 例（28.8%）在初诊时超米兰标准，经过 TACE 治疗降期后接受了肝移植，尽管转化治疗后再行肝移植的患者有着较高复发率（9.5% vs 1.9%，$P>$0.05），但总生存与米兰标准内的肝移植患者相似。其他的 RCT 数据也表明，TACE 为初始不可切除肝癌患者创造潜在手术切除机会，并能够转化为生存获益。一项纳入 831 例中国肝癌患者的回顾性研究发现，对于其中 82 例经 TACE 治疗后获得 PR 的患者，手术切除组较继续保守治疗组有更长的总生存期（49 个月 vs 31 个月），显著提高 5 年生存率（26% vs 10%）。目前文献报道的 TACE 治疗中晚期 HCC 手术治疗转化率在 11.9%~24.0%，未来通过联合治疗转化率有望进一步得到提高。

七、TACE 联合局部消融

局部消融治疗是在影像引导下，采用物理或化学的方法直接杀灭肿瘤组织的治疗手段，

主要包括射频、微波、冷冻、高强度聚焦超声消融、不可逆电穿孔（纳米刀）以及无水乙醇注射治疗等。超声、CT、DSA、MR 等均可作为实施消融治疗的影像引导方式。TACE 联合消融多用于不能手术切除的直径 3～7 cm 的单发肿瘤或多发肿瘤，效果优于单纯的 TACE 或消融治疗。且经 c-TACE 治疗后的肝内病灶，更易在 CT 引导下消融时显示。

八、TACE 联合外放射与内放射治疗

1. 外放射治疗　常用于大体积肿瘤、伴有门静脉或下腔静脉癌栓及肝外转移的Ⅲa 期、Ⅲb 期肝癌，多属于姑息性放疗。由于此类患者的特殊性，外放射治疗与 TACE 治疗无明确序贯要求，可在 TACE 前、TACE 后或与 TACE 交替进行，但现有研究更多是在 TACE 后使用外放射治疗。部分患者通过治疗可使肿瘤降期，重新获得手术切除机会。

2. 内放射治疗　包括 ^{90}Y 微球、^{131}I 单克隆抗体、放射性碘化油、^{125}I 放射性粒子植入等。其中，如 ^{90}Y 微球、放射性碘化油等放射源本身具有栓塞材料特性，故在 TAE 术中即同步给药，有助于治疗肝内病灶、门静脉癌栓、下腔静脉癌栓和胆管癌栓。

九、TACE 联合分子靶向药物

分子靶向药物如索拉非尼、仑伐替尼、阿帕替尼、瑞戈非尼、多纳非尼等可延长晚期肝癌生存期，已被《原发性肝癌诊疗规范（2019 年版）》推荐为Ⅱb～Ⅲb 期患者的一线及二线治疗方法。既往的临床研究在 TACE 联合靶向药物治疗的探索结果均不理想。有研究表明，TACE 联合索拉非尼治疗安全、有效，对早、中期，肝功能 Child-Pugh A、B 级的患者 TACE 联合索拉非尼可改善总体生存率和 PFS。TACTICS Ⅱ期研究表明，TACE 联合索拉非尼对比单纯 TACE，PFS 明显改善（13.5 个月 vs 25.2 个月），但后续更新的生存数据并未体现出 TACE 联合索拉非尼在生存方面的优势。国内外回顾性研究或荟萃分析证实 TACE 联合分子靶向治疗有效。目前对于靶向和 TACE 的联合策略尚没有统一的结论。有学者认为：对于超越 Up-to-seven 标准的中期肝癌患者，可在一线使用仑伐替尼分子靶向治疗的基础序贯联合按需 TACE 治疗；也有学者认为：对于中负荷和肝功能 ALBI 1 分的肝癌患者，TACE 联合索拉非尼可改善患者的 OS 和 TTP。进一步的结论，尚待大样本、多中心临床随机对照研究证实。

对于低肿瘤负荷的肝癌患者，接受单纯 TACE 治疗即可得到明显的临床获益，对于单纯 TACE 疗效欠佳的中等瘤负荷或者高负荷的患者，应尽早开始 TACE 与分子靶向药物联合治疗。未来的 TACE 联合治疗研究探索方向，应着眼于细化入组标准，并进行分层分析找到联合治疗的最佳适宜人群，从而提高中晚期肝癌的治疗效果。

十、TACE 联合免疫

单克隆抗体如利卡汀与 TACE 联合治疗有望提高晚期 HCC 患者或外科切除术后复发患者的总体生存率。其他肝癌免疫治疗主要还包括免疫调节剂（干扰素-α、胸腺肽 α_1 等）、免疫检查点阻断剂（CTLA－4 阻断剂、PD－1/PD-L1 阻断剂等）、肿瘤疫苗（树突细胞疫苗等）、细胞免疫治疗（细胞因子诱导的杀伤细胞，即 CIK），均有协同肝癌 TACE 治疗的潜在价值。系列研究提示 TACE 有可能会增强免疫治疗疗效，然而目前仍无高级别循证学证据支持。

十一、TACE 联合靶向及免疫

PD－1/PD-L1 抑制剂＋抗血管生成及酪氨酸激酶抑制剂（tyrosine kinase inhibitors，TKI）可协同改变肿瘤微环境。IMbrave150、RESCUE、KEYNOTE－524 等系列临床研究结果显示：PD－1/PD-L1 抑制剂＋TKI 联合治疗晚期肝癌具有较好的抗肿瘤活性和可控的安全性。但是迄今，无论是 PD－1/PD-L1 抑制剂，或 TKI 单独及联合使用，都有需要进一步提高疗效的空间，将那些对靶向免疫治疗应答低的"冷肿瘤"患者转化成应答高的"热肿瘤"。而 TACE 可能在改善肿瘤免疫微环境和提升免疫治疗作用方面发挥巨大作用；同样，靶向和免疫治疗的抗肿瘤血管生成作用将有助于消除 TACE 后肿瘤血管生成致肿瘤复发因素。但是，如何合理地 TACE 联合靶向免疫治疗，包括患者亚组选择、系统药物剂量、序贯顺序、不良反应管理等一系列临床实际问题，需要通过开展临床研究进行摸索，寻找优化治疗方案。目前，一系列的联合应用临床研究仍在进行中。

十二、围术期辅助用药

槐耳颗粒等中药制剂能够部分缓解肝癌症状，增强免疫功能，减轻放化疗不适，改善生活质量。胸腺肽 α_1 作为免疫调节剂，可增强免疫系统反应性，改善患者生活质量，加快 TACE 术后恢复。

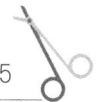

●第十一节　经导管动脉代疗栓塞联合靶向、免疫药物治疗肝癌的研究进展

肝细胞癌的治疗因分期不同而呈现多元化的治疗模式，经导管动脉化疗栓塞（transcatheter arterial chemoembolization，TACE）在肝癌的综合治疗中占据重要地位。近些年随着靶向和免疫药物的进展，系统抗肿瘤治疗在中晚期肝癌患者中取得鼓舞人心的疗效。基于化疗和栓塞对肿瘤微环境的影响，TACE 联合靶向或免疫药物初步显示出良好的应用前景。TACE 联合靶向或免疫药物治疗中晚期肝细胞癌是未来应用趋势和研究热点，但有部分相关问题仍待明确，需要更多的大规模临床研究进一步探索。

TACE 是目前治疗肝癌最主要的局部治疗手段。然而，单纯 TACE 治疗往往不能取得理想的治疗效果。近年来，系统治疗在肝癌的全身治疗中发挥着越来越重要的作用，但单药的总体疗效仍有限。多项研究显示靶向和免疫的联合治疗初步取得了令人鼓舞的结果，其中 IMbrave 150 研究显示阿替利珠单抗联合贝伐珠单抗对比索拉非尼明显改善了 HCC 患者的无疾病进展生存期及总生存期，并被纳入晚期 HCC 一线方案中的首选。靶向、免疫以及 TACE 在对肿瘤微环境产生的影响中存在相互协同作用，因此 TACE 联合靶向、免疫被认为是具有巨大潜力的组合方案。

一、TACE 联合靶向治疗

1. TACE 联合靶向治疗的理论依据　TACE 除导致肿瘤因缺血和细胞毒性作用而坏死外，还可通过形成缺氧环境激活缺氧诱导因子-1α（hypoxia inducible factor-1α，HIF-1α），诱导内皮生长因子（vascular endothelial growth factor，VEGF）转录，使其表达上调，促进新生肿瘤血管形成。有研究报道 TACE 后 1 d 血清中 HIF-1α 水平显著升高，在 TACE 后第 7 d 达到峰值，随后下降，但仍高于治疗前。而在肿瘤组织中，促血管生成因子的增加所促进生成的新生血管是混乱、扭曲且不具备正常血管壁功能的，这种结构既不能支持 T 细胞的贴壁滚动，也无法促使初始和效应 CD8 + T 细胞的迁移，进而形成"恶性循环"，引起局部复发甚至远处转移，导致患者的不良预后。缺氧环境中，肿瘤内促血管生成因子与抗血管生成因子的失衡可导致血管结构功能失调，所形成的微环境为一些抑制免疫反应的细胞亚群提供了优势的生长条件，这些细胞能够通过削弱免疫效应细胞的杀伤潜能和抑制 T 淋巴细胞的活性来逃避免疫系统。在这种背景下，若可以改善肿瘤微环境和血管条件，则可极大改善化学物质的传递并促进免疫应答细胞的浸润。肿瘤细胞通过多激酶级联途径分化和增殖，并通过产生新生血管来维持生长。使用酪氨酸激酶抑制剂和血管生成抑制剂作用于这些通路来抑制肿瘤新生血管的生长，近十余年来一直是晚期 HCC 治疗的重要手段。靶向药物与 TACE 联合应用有望抑制 TACE 诱导的 VEGF 上调后的肿瘤血管新生作用、调整血管因子的失衡、改善肿瘤微环境，延缓肿瘤进展或复发，从而改善患者的 OS。

2. TACE 联合靶向治疗的研究进展　自索拉非尼进入 BCLC 指南后，多项研究将 TACE 与索拉非尼的联合治疗与单纯 TACE 或索拉非尼单药治疗中晚期 HCC 进行对比，但均未证明联合治疗的更优疗效。2014 年，一项 Meta 分析也表示 TACE 联合索拉非尼较单纯 TACE 治疗不可切除 HCC，可能改善患者的疾病进展时间，但不会改善 OS，同时研究发现，按时 TACE 而不是按需 TACE 可能会影响治疗效果。目前为止唯一一项取得 TACE 与索拉非尼联合治疗阳性结果的研究是 KUDO 教授发起的 TACTICS 试验，该研究报告了 TACE 联合索拉非尼治疗相比单纯 TACE 在 PFS 上的显著差异（25.2 个月 vs 13.5 个月），并将 OS 延长至超过 3 年的时间。但因其未采用 PFS 的标准定义且根据肝癌反应评估标准来评估病灶的进展情况，故有学者对 TACTICS 试验的阳性结果持保守态度。2020 年 KAWAMURA 等人发表了令人鼓舞的试验结果，表示在仑伐替尼治疗期间，出现进展后使用 Lenvatinib 联合 TACE 序贯治疗可改善进展后的预后情况（HR = 0.08；95% CI：0.01~0.71；P = 0.023）。提示单纯靶向药物治疗进展后，继续联合 TACE 治疗仍然能使患者生存获益。另有报道称，TACE 联合阿帕替尼与 TACE 单独治疗或最佳支持治疗相比，可提高疾病控制率（disease control rate，DCR）、TTP 和 OS。阿帕替尼相对于索拉非尼是新型 TKI，虽单药治疗的疗效已被证实，但与 TACE 联合的更优方案尚未明确。对此也有学者进行了多中心的回顾性研究，分析 TACE 联合阿帕替尼与 TACE 联合索拉非尼治疗晚期 HCC 的疗效，结果显示在常规剂量亚组中，两者的 PFS 与 OS 均无明显差异，在剂量减低的亚组中，索拉非尼组的 PFS 则明显优于阿帕替尼组，且阿帕替尼组严重不良反应的发生率较高。根据此研究的结果，TACE 联合阿帕替尼的安全性较联合索拉非尼低，且降低靶向药物剂量是独立危险因素，故对于晚期 HCC 的联合治疗，或许 TACE 联合索拉非尼是更优选择。然而，同样需要扩大样本量研究来证实这一观点。虽然贝伐珠单抗和阿帕替尼都是抗血管生成药物，但一项研究显示，贝伐珠单抗联合 TACE 治疗的肝细胞癌患者的肿瘤影像学评估和 OS 没有改善，并伴有严重的败血症和血管副作用。因此，不宜将贝伐珠单抗作为 TACE 的辅助治疗。

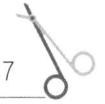

二、TACE 联合免疫治疗的理论依据

免疫检查点抑制剂（immune checkpoint inhibitor，ICI）的出现彻底改变了大部分血液系统肿瘤和实体恶性肿瘤的治疗模式，程序性细胞死亡蛋白 1（PD-1）、细胞毒性 T 淋巴细胞相关抗原 4（CTLA-4）等抑制免疫检查点可以避免免疫衰竭，并导致抗癌免疫反应的重新激活。然而，HCC 患者肿瘤微环境中免疫抑制细胞数量的增加，如调节性 T 细胞（T-reg）、M2 巨噬细胞或骨髓来源的抑制性细胞（MDSCs），以及肿瘤固有的免疫耐药机制，可能共同作用导致免疫单药治疗的失败。因此，学者们研究各种策略，从机制上增强肝癌患者对免疫治疗的应答。局部治疗包括 TACE，通过促进局部炎症和触发肿瘤抗原的释放来激活宿主免疫系统。一项从肝癌手术切除标本中综合评价 TACE 对肿瘤免疫微环境影响的研究，表示 TACE 后瘤内免疫毒性细胞和 T-reg 细胞密度降低，促炎通路显著上调，但同时富集了 IRF2 表达（$P = 0.01$），IRF2 是一种干扰素调节的转录因子，与肿瘤免疫逃避有关。这突出了 TACE 在调节肿瘤微环境方面的多效性效应，重新强调了在 TACE 干预下，减少 T-reg 细胞和控制 T-reg 细胞功能以增加抗肿瘤免疫反应，并为 TACE 联合免疫治疗提供了理论基础。晚期 HCC 的治疗策略大多侧重于免疫微环境的干预，而通过联合 TACE 治疗修复肝癌免疫微环境可能是提高晚期 HCC 免疫治疗疗效的有效手段。基于 DANIEL 等人于 2013 年提出的肿瘤免疫循环概念，肝癌免疫微环境的恢复有望使具有免疫抑制作用的"冷肿瘤"转变为"热肿瘤"，这可能是提高肝癌免疫治疗效果的关键。

三、TACE 联合靶向及免疫治疗

1. TACE 联合靶向及免疫治疗的理论依据　尽管 ICI 诱导的抗肿瘤免疫反应较强，但仅有少数患者能获得客观缓解。新近的证据表明，VEGF 不仅是促血管生成因子，而且在免疫抑制肿瘤微环境的形成中也起着重要作用。VORON 等发现靶向药物可以降低 VEGF 诱导的介导 CD8 + T 细胞衰竭的抑制受体的表达。还有研究表明 VEGF/VEGFR 信号通路可抑制树突状细胞（DC）的功能和分化，诱导骨髓来源的抑制性细胞（MDSCs）。此外，VEGF 可直接诱导 tox 依赖性 T 细胞衰竭。另有一项小鼠研究表明，PD-1 联合 VEGFR 治疗可通过促进血管正常化和增强抗肿瘤免疫反应抑制肿瘤生长和生存。鉴于这些结果，抗血管生成治疗与 ICIs 的联合似乎克服了肿瘤对免疫检查点阻断的固有耐药性。前文提到，通过 TACE 等局部治疗，肿瘤细胞坏死导致肿瘤新抗原的释放，促进树突状细胞的招募和活化进入微环境，使免疫抑制微环境转变为免疫支持环境。同时也可加重缺氧，诱导肿瘤 HIF-1α、VEGF、PD-L1 的表达及 T-reg 的积累，促进肿瘤进展或导致免疫耐受。TACE 联合抗 PD-1/PD-L1 药物与酪氨酸激酶抑制剂药物是肝癌治疗的最新研究策略，为肝癌患者特别是治疗后肿瘤复发风险高或 TACE 治疗失败或难治性肝癌患者的治疗提供了新的思路。还有研究显示，接受 TACE＋靶向＋免疫三联治疗对比 TACE＋靶向治疗的 HCC 患者液化性坏死形成增多。一般情况下，肿瘤坏死组织由中性粒细胞释放或巨噬细胞吞噬的作用水解酶溶解液化，然后由外周静脉和淋巴清除。而 TACE 诱导低氧反应并可能栓塞小静脉，靶向药物抑制血管生成，两者都导致静脉减少，同时 ICIs 增强了炎性反应，与 TACE 和 TKIs 联合使用可导致短时间内液化坏死的形成。因此，探索这种联合治疗的最佳使用方法具有重要意义。TACE 联合靶向及免疫治疗的相关研究一项多中心回顾性研究显示 TACE 联合 Lenvatinib 与 PD-1 单抗治疗不可切除肝细胞癌 ORR 为 77.4%，53.2% 患者转化为可切除肝癌，Ⅲ/Ⅳ级不良反应的发生率为 14.5%，表示该联合疗法展现了较高的肿瘤应答率和可控的副作用率。CAO 等报道也显示了 TACE 联合靶向及免疫药物治疗不可切除 HCC 的良好结果。有研究进行了系统治疗联合局部治疗与单纯系统治疗的疗效对比研究，结果显示，在不可切除的 HCC 患者中，Apa-tinib 与 Camrelizumab 联合 TACE 组对比未联合 TACE 组显著改善了 OS，且不良反应在可控范围内。另一项单中心前瞻性队列研究则获得了更佳的初步结果，表示 TACE 联合 Lenvatinib 及 PD-1 单抗治疗中晚期 HCC 比较安全且可取得较高的转化切除成功率。上述研究结果提示，与单纯靶向联合免疫治疗相比，TACE 联合靶免治疗初步显示出更佳的抗肿瘤效果。目前 Pembrolizumab＋Lenvatinib 续贯 TACE 治疗的安全性和有效性（PFS 和 OS）研究（LEAP-012）正在进行中，预计 2025 年初步完成。Ramucirumab 联合伊匹单抗（Ipilimumab）（CTLA-4）续贯 TACE 联合方案（CheckMate 74W）也在研究中，主要终点是 TTP，预计将在 2026 年结束研究。这些高质量的临床研究的结果值得期待，并可能为真实世界的临床实践提供高级别的参考证据。

2. 展望 在中晚期 HCC 的治疗中，TACE、免疫治疗和靶向治疗各有其优缺点，尽管单一手段并不令人满意，但结合两种或两种以上方法的联合治疗在提高肝癌患者的客观有效性和生存期方面已经显示出了积极的效果，甚至可以挑战经典的一线和二线治疗。TACE 可调节肝癌患者的抗肿瘤免疫应答，且 TACE 治疗与系统治疗联合使用可能对肝癌患者的抗肿瘤免疫应答及临床结果有协同作用。然而，这种联合在几个方面仍存在问题：①靶向和免疫联合的时间间隔。②靶免治疗是在 TACE 前还是 TACE 后联合？③靶免治疗的起始时间与 TACE 间隔多久？④这种三联疗法的终止标准是什么？另外，还应该深入研究能反映联合治疗疗效的生物标志物。综上所述，在系统治疗中晚期 HCC 蓬勃发展的背景下，TACE 联合系统抗肿瘤治疗已是研究和发展的趋势。但目前多为小样本、回顾性、循证医学级别不高的研究，尚需要多中心、大样本、高质量的 RCT 临床研究进一步明确。目前多项大型临床试验正在开展，更深入的基础理论研究也在同时进行。然而中晚期 HCC 治疗在临床上尚未研究成熟的方面，如最优的 TACE 方案、联合治疗的顺序和时机，仍值得进一步探讨和深入研究。

四、肝癌系统性治疗的 MDT 策略

(一) TACE 应用现状

两项随机对照试验 (randomized controlled trial, RCT) 及随后的多项研究奠定了使用碘化油的传统 TACE (conventional transarterial chemoembolization, cTACE) 为中期 HCC 标准治疗的基础。Lencioni 等人报告了一项包括 101 篇文献、涉及 10 108 例接受 cTACE 治疗患者的系统评价,结果显示,接受 TACE 治疗的患者客观缓解率 (objective response rate, ORR) 为 52.5%、中位总生存期 (overall survival, OS) 为 19.4 个月。TACE 的其他适应证还包括局部晚期 HCC 伴有血管侵犯但无肝外扩散的患者、无法进行手术或消融治疗的极早期或早期 HCC 以及作为肝移植的桥接治疗。使用载药微球的 TACE (drug-eluting beads transarterial chemoembolization, DEB-TACE) 被视为 cTACE 的替代方案,其具有在肿瘤组织中持续释放化疗药物和理想药动学的特点。然而,DEB-TACE 相对于 cTACE 的优越性尚未得到充分证明。

TACE 作为中晚期肝癌标注局部治疗的重要基石,大量患者接受多次 TACE 治疗,如果患者的肿瘤负荷过大,同时 TACE 术后对肝脏功能影响较大,可能对于局部病灶的控制稍显乏力。传统不可手术的中晚期 HCC 患者的治疗方式如经肝动脉化疗栓塞 (TACE)、放化疗等疗效欠佳,日本相关学者研究提出了"TACE 抵抗"的概念,对于此类患者更需要进行系统治疗联合免疫治疗提高患者的预后。近年来以免疫检查点抑制剂 (ICIs) 为代表的免疫治疗推动 HCC 系统治疗进入了崭新的时代。但总体 OS 提高有限,仍有待进一步突破。免疫检查点抑制剂 PD-1/PD-L1 单抗获批肝癌一线适应证,打破了 HCC 系统性治疗的障碍。TACE 如何与系统药物联合让更多患者获益,是目前热门的研究方向。以靶向及免疫药物为基础的靶向免疫联合治疗已经成为中晚期 HCC 系统治疗的优选方案。

(二) 靶向免疫联合治疗进展

靶免联合治疗主要指抗血管生成靶向药物 (TKIs 或 VEGF) 与 ICIs 联合治疗方式,靶免联合治疗已在《原发性肝癌诊疗指南 (2022 年版)》中被推荐为一线抗肿瘤治疗的标准方案。ORR 和 OS 不断提升;部分不可切除 HCC 患者通过系统治疗降期转化后获得根治性手术治疗机会,远期生存与初诊可切除患者类似。抗血管生成药物主要分为两类:一类是多靶点 TKIs,如多纳非尼、仑伐替尼、索拉非尼、阿帕替尼;另一类为抗 VEGF 单克隆抗体,如贝伐珠单抗及贝伐珠单抗生物类似物。ICIs 为 PD-1/PD-L1 抑制剂,如纳武利尤单抗、帕博利珠单抗、阿替利珠单抗、信迪利单抗、卡瑞利珠单抗、替雷利珠单抗、特瑞普利单抗等。

（三）MDT 在肝癌系统性治疗中的综合决策

目前常用的靶免联合方案有"T＋A"方案（阿替利珠单抗注射液＋贝伐珠单抗注射液）、"双达"组合（信迪利单抗＋贝伐珠单抗类似物）、"双艾"组合（阿帕替尼＋卡瑞利珠单抗）、"雷管"方案（度伐利尤单抗＋曲美木单抗）。如何选择一线治疗的组合方案，MDT诊疗模式尤为重要，需联合内分泌科、外科、感染科、肿瘤科等多个学科共同决策选择治疗方案。由中国医疗保健国际交流促进会肝脏肿瘤学分会、中国医疗保健国际交流促进会免疫学分会、《靶免联合局部治疗中晚期肝细胞癌中国专家共识》协作组执笔的"靶向免疫联合局部治疗中晚期肝细胞癌中国专家共识"就靶免联合的临床综合决策进行了阐述，部分共识内容如下。

1. 靶免联合局部治疗的适用人群及管理　CNLC 分期为 Ⅰb、Ⅱa、Ⅱb、Ⅲa 期无法接受或拒绝接受根治性治疗的 HCC 患者，可在肝脏局部治疗的基础上联合靶免治疗。CNLC分期为Ⅲb期（有肝外转移）的 HCC 患者、主要肿瘤负荷在肝脏或寡转移患者、广泛转移的 HCC 患者为缓解症状、改善生活质量、维持脏器功能、解除危及生命的因素等，均可在靶免治疗的基础上联合局部治疗（参考结直肠癌肝转移的寡转移定义为转移部位≤2个，总的转移数量≤5个，转移部位主要在内脏器官，包括肝、肺、淋巴结、卵巢等）。根据肿瘤分期、患者一般情况、器官功能综合评估，经过 MDT 讨论，确定靶免联合局部治疗的应用时机；每 6～8 周复查增强 CT 或增强 MRI，结合血清学肿瘤标志物、血生化等指标，根据疾病状态动态调整治疗方案及周期；转化成功的患者，建议及时进行根治性手术。

2. HCC 靶免联合局部治疗转化为可根治性治疗的策略　HCC 靶免联合局部治疗转化为可根治性手术切除治疗：靶免联合局部转化治疗后的 HCC 切除手术，需要充分评估患者可能的获益和手术耐受能力；术中应尽可能保留更多具有功能的肝体积，并保证安全切缘。在技术成熟的中心，可以采用腹腔镜肝切除、机器人肝切除等微创肝切除手术。HCC 靶免联合治疗转化为可根治性消融治疗：靶免联合治疗后瘤栓（如果有）退缩消失、肿瘤缩小至直径≤5 cm、肿瘤数目≤3 个、肝功能 Child-PughA/B 级者，可联合消融治疗。消融治疗一般间隔 1～2 周，具体视患者肝功能、体能状况及治疗反应而定。

3. HCC 靶免联合局部治疗肿瘤进展的治疗策略　HCC 靶免联合局部治疗肿瘤进展患者，根据肝功能及一般情况，在可耐受的基础上（Child-Pugh≤B 级 7 分或 ECOG≤1 分）更换二线系统抗肿瘤治疗方案，同时在 MDT 指导下继续局部治疗控制非广泛进展病灶。对于肝功能及一般情况不佳（Child-Pugh≥B 级 8 分或 ECOG≥2 分）患者，给予最佳支持治疗及中医中药治疗，肝功能改善后再行抗肿瘤相关治疗。

4. HCC 靶免联合治疗及 HCC 靶免联合局部治疗常见不良反应（AE）管理　靶免联合治疗前需进行必要的基线评估和筛查，并全程管理监测 AEs。对于接受免疫治疗的患者，

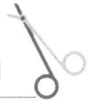

常规进行病史询问、基础疾病的管理，并全面完善血常规、肝功能、肾功能、甲状腺功能、下丘脑-垂体激素轴、心肌酶、脑钠肽、尿常规、心电图、胸部 CT 等检查。在征求内分泌科、心血管科、呼吸科、肿瘤科、消化科等意见的前提下，充分管理基础疾病，如治疗过程中出现指标的异常应及时征求相应科室意见决定是否继续使用免疫治疗。HCC 的治疗需要多学科领域的深度合作，根据每个 HCC 患者的具体情况制订个体化的治疗方案，逐步实现精准治疗。

（四）TACE 联合抗血管生成药物治疗中晚期 HCC

动物实验表明，TACE 联合抗血管生成药物，如恩度和索拉非尼，可显著抑制血管生成标志物。在过去十余年中进行了多项 RCT，以探索 TACE 联合靶向药物治疗 HCC 的安全性和有效性，但大多数研究结果均为阴性。其主要有两个方面原因：①这些 RCT 使用了多种肿瘤应答评估指标（RECIST 1.1、mRECIST、RECICL）和主要研究终点，如疾病进展时间（time to progression，TTP）、无进展生存时间（progression-free survival，PFS）、OS，使试验结果难以采取统一的标准进行评估，且传统的 TTP 和 PFS 是否能够充分反映 TACE 疗效仍不确定；②TACE 预后受到多种因素的影响，如手术医师的技术操作水平、栓塞材料的选择、化疗药物的种类以及重复 TACE 的标准等，使这类 RCT 难以保证 TACE 疗效的均质性。TACTICS 研究是一项比较 TACE 联合索拉非尼与 TACE 单药治疗的 Ⅱ 期 RCT，结果表明，TACE 联合索拉非尼相较于单纯 TACE 可显著改善中期 HCC 患者的中位 PFS（25.2 个月 vs 13.5 个月；HR = 0.59，P = 0.006）。然而，另一主要研究终点中位 OS 在联合组中未显示显著优越性（36.2 个月 vs 30.8 个月；HR = 0.861，P = 0.40）。因此，将 TACTICS 研究视为"阳性"研究是不精确的。

迄今为止，唯一达到主要研究终点的试验是 LAUNCH，这是一项在中国进行的 Ⅲ 期 RCT，共纳入 338 例患者，比较了仑伐替尼联合 TACE 与仑伐替尼单药治疗晚期 HCC 的有效性与安全性。结果显示，联合组的中位 OS 显著长于单药组（17.8 个月 vs 11.5 个月；HR = 0.45，P < 0.001）。该试验为将 TACE 加入晚期 HCC 患者的治疗提供了有力证据。

（五）TACE 联合免疫治疗中晚期 HCC

近年来，随着多项有效的 RCT，以 PD-(L)1 抑制剂为代表的免疫治疗联合靶向/抗血管生成药物方案已成为晚期肝癌的一线治疗方案。TACE 与免疫和靶向治疗机制协同，有望为 HCC 患者带来更多的生存机会，且 TACE 与 PD-(L)1 抑制剂联合治疗已得到越来越广泛地应用。为探索 TACE 联合以免疫治疗为基础的疗效和安全性，由中国医师协会介入医师分会发起的中国肝癌临床研究联盟（CHANCE）全国注册平台于 2021 年 4 月 20 日在南京启动。目前，CHANCE 已发起二十多项关于 TACE 联合免疫治疗的临床研究。

CHANCE001 是一项入组了 826 例 HCC 患者的全国多中心回顾性队列研究，比较 TACE 联合 PD-（L）1 抑制剂和分子靶向治疗与 TACE 单药治疗不可切除 HCC 的有效性与安全性。在倾向评分匹配后，联合治疗组相较于单纯 TACE 组的中位 PFS 显著延长（9.5 个月 vs 8.0 个月；HR = 0.70，P = 0.002），中位 OS 也更长（19.2 个月 vs 15.7 个月；HR = 0.63，$P<0.001$）。此外，联合治疗组的 ORR 也显著增高（60.1% vs 32.0%；$P<0.001$）。在安全性方面，3/4 级不良事件的发生率在联合治疗组和单药组分别为 15.8% 和 7.5%。CHANCE001 研究中纳入了多种 PD-（L）1 抑制剂和分子靶向药物组合，随后启动了 CHANCE2211 研究，纳入了固定组合的卡瑞利珠单抗和阿帕替尼。结果表明，与 TACE 单药治疗相比，TACE 联合卡瑞利珠单抗和阿帕替尼显著改善了中位 OS（24.1 个月 vs 15.7 个月；HR = 0.41，P = 0.008）、PFS（13.5 个月 vs 7.7 个月；HR = 0.52，P = 0.003）和 ORR（59.5% vs 37.4%；P = 0.002）。联合治疗组的 3/4 级不良事件的发生率略高于单药组（16.7% vs 8.2%）。

在进一步优化患者选择和统计分析设计后，CHANCE2201 研究比较了 TACE 联合靶免（802 例）与单纯靶免（442 例）在晚期 HCC（BCLC C 期/CNLC Ⅲa 期）的有效性及安全性，并采用了模拟目标试验框架分析。结果显示，TACE 联合靶免治疗组中位 OS 及 PFS 分别为 22.6 个月和 9.9 个月，ORR 为 47.3%，均显著优于单纯靶免治疗组的 15.9 个月和 7.4 个月，ORR 为 29.7%。安全性方面，3/4 级不良事件发生率分别为 22.2% vs 18.1%。

上述 CHANCE 系列研究从多个维度证实了 TACE 联合免疫靶向药物治疗 HCC 有协同增效作用，形成了较为完整的证据链。值得注意的是，该系列研究挑战了 BCLC 推荐的对晚期 HCC 的治疗策略，即晚期 HCC 的治疗推荐方案应该更新为 TACE＋免疫靶向治疗。我国更新的《原发性肝癌诊疗指南（2024 年版）》已将伴有血管侵犯的局部晚期（Ⅲa）HCC 患者的治疗推荐更新为 TACE/TACE＋免疫靶向治疗。

随着 TACE 联合免疫靶向药物治疗 HCC 研究的不断深入，目前已有两项 RCT 报道了其中期研究结果。EMERALD-1 比较了 TACE 联合度伐利尤单抗＋贝伐珠单抗治疗中期 HCC 的有效性和安全性。该研究达到了主要研究终点：与单独 TACE 相比，TACE 联合度伐利尤单抗及贝伐珠单抗带来了有临床意义的 PFS（基于 RECIST1.1）改善，两组的 PFS 分别为 15.0 个月及 8.2 个月（HR = 0.77，P = 0.032）。安全性方面，三联治疗组和单独 TACE 组中，分别有 45.5% 和 23.0% 的患者出现了 3/4 级不良事件。在欧洲肿瘤学年会（ESMO2024）上发布了 LEAP-012 的中期分析数据结果：与单独 TACE 相比，TACE 联合帕博利珠单抗及仑伐替尼显著提高了 PFS（基于 RECIST1.1）（14.6 个月 vs 10.0 个月；HR = 0.66，P = 0.000 2）。远期预后方面，LEAP-012 的结果与 EMERALD-1 类似，OS 数据尚未成熟，但未达到预设 P 值。安全性方面，三联治疗组和单独 TACE 组中分别有

71.3%和31.5%的患者出现了≥3级不良事件。从PFS角度分析，EMERALD-1及LEAP-012的研究结果与CHANCE系列研究的结果较为一致，但仍需进一步观察其OS的最终结果。目前，有多项TACE联合免疫治疗的系统药物治疗中晚期HCC患者的RCT正在进行中。

总之，在免疫治疗时代，TACE结合免疫治疗为基础的全身治疗在对HCC的治疗中发挥着关键作用，以TACE为基石的综合治疗已成为中晚期HCC的重要治疗方式。该联合疗法的安全性和有效性随着越来越多证据的发表被证实。TACE联合免疫靶向药物治疗挑战了BCLC对晚期HCC的治疗策略推荐，即晚期HCC的治疗推荐方案应该更新为TACE+免疫靶向治疗。

五、中晚期肝细胞癌靶向免疫联合局部治疗

（一）HCC靶免及靶免联合局部治疗的概述

HCC靶免联合局部治疗的定义：靶免联合局部治疗主要指在靶向药物［多靶点酪氨酸激酶抑制剂（TKI）或抗血管内皮生长因子（VEGF）单克隆抗体］与ICI联合的基础上，同时结合介入、放疗等局部治疗手段，以提高中晚期HCC治疗有效率的综合治疗。

（二）HCC靶免联合局部治疗的适用人群及管理

1. CNLC分期为Ⅰb、Ⅱa、Ⅱb、Ⅲa期无法接受或拒绝接受根治性治疗的HCC患者，可在肝脏局部治疗的基础上联合靶免治疗。CNLC分期为Ⅲb期（有肝外转移）的HCC患者、主要肿瘤负荷在肝脏或寡转移患者、广泛转移的HCC患者为缓解症状、改善生活质量、维持脏器功能、解除危及生命的因素等，均可在靶免治疗的基础上联合局部治疗（证据等级2，推荐A）。参考结直肠癌肝转移的寡转移定义为转移部位≤2个，总的转移数量≤5个，转移部位主要在内脏器官，包括肝、肺、淋巴结、卵巢等。

2. 根据肿瘤分期、患者一般情况、器官功能综合评估，经过多学科协作诊疗（MDT）讨论，确定靶免联合局部治疗的应用时机；每6～8周复查增强CT或增强MRI，结合血清学肿瘤标志物、血生化等指标，根据疾病状态动态调整治疗方案及周期；转化成功的患者，建议及时进行根治性手术。

（三）HCC靶免联合局部治疗方式的选择

对于靶免联合局部治疗的方式，目前尚无统一推荐。结合《原发性肝癌诊疗指南（2022年版）》推荐：临床实践中医生最常选择抗血管生成靶向药物（多靶点TKI、抗VEGF单克隆抗体）+ICI作为系统治疗组合，同时结合疾病分期及患者一般情况、经济情况等因素，选择联合TACE、HAIC、局部消融（RFA、MWA、Cryo-A）、放疗（IMRT、SBRT、射波刀、钇-90）等局部治疗。

1. HCC 靶免联合 TACE 治疗　CNLC 分期Ⅲa～Ⅲb 期不适合根治性手术的 HCC 患者在初始治疗时可进行靶免联合 TACE 治疗；CNLC 分期Ⅰb～Ⅱb 期不适合根治性手术的 HCC 患者经过 2～3 次 TACE 治疗后，肿瘤仍继续进展，应考虑联合靶免治疗。

2. HCC 靶免联合 HAIC 治疗　肿瘤负荷大和边界不清的 CNLC 分期Ⅱb 期 HCC、伴有门静脉癌栓（尤其 Vp3/Vp4 型）和/或肝静脉癌栓的 CNLC 分期Ⅲa 期 HCC、肿瘤主要局限于肝内的 CNLC 分期Ⅲb 期 HCC 患者可考虑采用靶免联合 HAIC 治疗。晚期 HCC 一线靶免联合治疗或一线靶向治疗后进展、一线 TACE 治疗后进展患者推荐靶免联合 HAIC 治疗作为挽救治疗方式。

3. HCC 靶免联合放疗

（1）CNLC 分期Ⅱa、Ⅱb、Ⅲa 期 HCC 患者可对原发病灶及门脉瘤栓/肝静脉瘤栓进行放疗同时联合靶免治疗；CNLC 分期Ⅲb 期 HCC 伴肝门和/或腹膜后淋巴结转移的患者，可针对原发灶、转移淋巴结及引流区行放疗同时联合靶免治疗；CNLC 分期Ⅲb 期寡转移患者，可针对转移灶行根治性放疗，可同时联合靶免治疗；对于上述患者已行靶免治疗有效者，酌情可在 3 个月内联合局部放疗，提高根治率和延长 PFS。

（2）SBRT 的剂量分割次数可根据正常器官与肿瘤的位置关系选择 3、5、9、10 次；对于剩余肝体积足够的患者建议采用常规分割同期加量放疗技术，即大体肿瘤体积 50～60 Gy，分 20～25 次、计划靶体积 40～50 Gy，分 20～25 次，尽量给予更高的治疗剂量甚至根治性剂量。

（四）HCC 靶免联合局部治疗转化为可根治性治疗的策略

1. HCC 靶免联合局部治疗转化为可根治性手术切除治疗　靶免联合局部转化治疗后的 HCC 切除手术，需要充分评估患者可能的获益和手术耐受能力；术中应尽可能保留更多具有功能的肝体积，并保证安全切缘。在技术成熟的中心，可以采用腹腔镜肝切除、机器人肝切除等微创肝切除手术。

2. HCC 靶免联合治疗转化为可根治性消融治疗（射频消融、微波消融、冷冻消融等）　靶免联合治疗后瘤栓如果有退缩消失、肿瘤缩小至直径≤5 cm、肿瘤数目≤3 个、肝功能 Child-Pugh A/B 级者，可联合消融治疗。消融治疗一般间隔 1～2 周，具体视患者肝功能、体能状况及治疗反应而定。

（五）HCC 靶免联合局部治疗肿瘤进展的治疗策略

HCC 靶免联合局部治疗肿瘤进展患者，根据肝功能及一般情况，在可耐受的基础上（Child-Pugh≤B 级 7 分或 ECOG≤1 分）更换二线系统抗肿瘤治疗方案，同时在 MDT 指导下继续局部治疗控制非广泛进展病灶。对于肝功能及一般情况不佳（Child-Pugh≥B 级 8 分或 ECOG≥2 分）患者，给予最佳支持治疗及中医中药治疗，肝功能改善后再行抗肿瘤相关治疗。

（六）HCC 靶免联合治疗及 HCC 靶免联合局部治疗常见 AE 管理

1. 靶免联合治疗前需进行必要的基线评估和筛查　对于接受免疫治疗的患者，常规进行病史询问、基础疾病的管理，并全面完善基线筛查，包括血常规、肝功能、肾功能、甲状腺功能、下丘脑-垂体激素轴、心肌酶、脑钠肽、尿常规、心电图、胸部 CT 等筛查。对于病史评估存在明确基础性疾病的患者，推荐 MDT 综合评估。建议充分管理基础疾病或合并症后再启动免疫治疗。对于 HBV 患者筛查基线病毒 DNA 并常规抗病毒治疗。

2. 靶免联合治疗时需全程管理监测 AEs　需要警惕有无发热、皮疹、肌无力、腹泻、呼吸困难、胸闷心悸、视力改变、手脚麻木、意识改变、下肢水肿等症状；需要常规监测血压，定期复查血常规、肝功能、肾功能、胰功能、心肌酶、脑钠肽、甲状腺功能、心电图、胸部 CT。

3. 靶免联合治疗出现 AE 的诊治要点　建议根据 AE 的临床表现、实验室检查，结合所用药物毒性谱判断其相关性及严重程度分级；根据 AE 的相关性及严重程度决定是否停用靶向药物和/或 ICI，以及是否启用糖皮质激素治疗；对于难以判定的或 3～4 级 AE，建议 MDT 综合评估管理。

4. HCC 靶免联合局部治疗常见 AE 管理　靶免联合局部治疗出现 AE 时需注意 AE 与用药及局部治疗的时间相关性，局部治疗相关 AE 以对症处理为主；靶免联合治疗如出现 AE，需待 AE 好转、脏器功能恢复至可耐受状态再考虑行局部治疗。

（七）靶向治疗的 AE 及其特点

以多纳非尼、仑伐替尼、索拉非尼、阿帕替尼为代表的小分子 TKI，以及抗 VEGF 单克隆抗体药物贝伐珠单抗，是目前 HCC 靶向治疗中的主要药物。靶向药物的常见 AE 包括高血压、蛋白尿、皮疹、手足综合征、腹泻、恶心、呕吐、腹胀、食欲下降、甲状腺功能减低、出血及血小板减少等。

1. ICI 治疗的 AE 及其特点　ICI 在解除了 T 淋巴细胞的功能抑制、诱导肿瘤免疫反应的同时，对于机体的免疫应答具有普遍的激活作用。在 ICI 治疗后，过于激活的免疫系统会导致机体自身耐受的丧失和错误的非肿瘤自身免疫反应，从而导致免疫相关 AE（irAE）。irAE 潜在的疾病谱非常广泛，可累及全身各个系统器官，临床表现多样，而且个体免疫治疗后 irAE 是否发生、发生部位、发生时间及严重程度均不确定。但具体落实到某一种特定器官的 irAE 则发病率较低，且大部分为轻到中度。由于炎症损伤机制明确，irAE 对于激素的敏感性较好，因此大部分 irAE 在治疗后可得到恢复。

发生 irAE 的常见器官或系统包括皮肤、内分泌系统、胃肠道、肝脏、肺部、心脏、血液系统、神经系统、肾脏和肌肉关节等。irAE 的总体管理原则包括 MDT、用药前筛查风险因素、做好基线评估、irAE 括关宣教，用药后严密监测 irAE，发生 irAE 后早诊断、早治疗以及合理地使用激素和/或免疫抑制剂，以及对患者进行全程管理等。不同系统肿瘤应用免疫治疗后出现 irAE 的一般分级原则和处理推荐类似，具体可参考 CSCO 的 irAE 管理指南以及 NCCN 的 irAE 管理指南。

2. HCC 局部治疗的 AE 及其特点　局部介入治疗可导致介入相关的 AE，包括疼痛、发热、局部炎症反应、感染以及血管狭窄、血管栓塞等，均与局部治疗具有明确的时间相关性，程度多为轻微到中等。灌注化疗使用的化疗药物可引起化疗相关 AE，如奥沙利铂可引起中等程度的骨髓抑制、中等程度的致吐作用、神经系统 AE 和过敏反应（均为剂量累积毒性，多于用药 5～6 个周期后出现）；氟尿嘧啶的 AE 包括中等程度的骨髓抑制、中等程度的致吐作用，偶见口腔黏膜炎、腹泻等，偶见神经系统、心血管 AE。它们的肝肾毒性均轻微。射频消融可能出现消融后综合征，包括发热、疼痛、消耗症状、感染（肝脓肿）、出血（消化道或腹腔内出血）、肝功能不全、肝衰竭，以及邻近的胆囊、胃肠、胆管、膈肌等损伤。HCC 放疗相关的 AE 包括骨髓抑制（白细胞、血小板下降）、肝脏损伤（放射性肝炎等）、骨损害（如骨质疏松）、免疫力下降、皮肤和肌肉损伤，以及消化道的恶性呕吐、食欲不振等。

3. 靶免联合治疗常见 AE 管理　由于 irAE 主要为一类炎症性的疾病，以某个脏器的炎症损伤作为病理生理基础从而产生某一特定的 irAE，大部分具有明确的临床特点，如免疫性肺炎、免疫性皮疹等，临床易于鉴别。但 irAE 和靶向药物也存在一些共同的脏器损伤，对于 >2 级的 irAE 都需要使用糖皮质激素等免疫抑制剂的治疗（内分泌系统 AE 除外），但靶向药物的 AE 则以对症处理为主，严重者需要停药。因此靶免联合治疗中出现靶向药物和 ICI 均可能相关的 AE 时，需尽量判断 AE 的相关性及准确的分级，再给予有针对性的治疗。靶免治疗中靶向药物的 AE 谱相对比较窄，而 irAE 多种多样，疾病谱广泛，治疗过程中出现其他临床表现或实验室检查异常，建议 MDT 团队开展临床诊治。靶免联合治疗中需要特别注意鉴别诊断的 AE 特点和处理要点。

4. 靶免联合局部治疗 AE 管理　靶免治疗及局部治疗后出现的发热、疼痛、出血、恶心、呕吐及血常规异常等时，根据其发生与局部治疗的时间相关性及具体表现，临床上多可进行相对明确的诊断。靶免联合局部治疗时需要重点关注和充分鉴别诊断的包括肝功能损伤、发热、血小板降低等。

（八）展望

靶免联合治疗及靶免联合局部治疗是近年来中晚期 HCC 治疗的热点，基于 ICI 为基础的联合治疗方案显著提高了中晚期 HCC 患者的疗效。然而，随着靶免联合局部治疗的普及，如何筛选免疫治疗的优势人群，采用何种联合方式，联合的时机以及如何有效预防和控制联合治疗的 AE 亟需解决。令人鼓舞的是，目前除了 PD-1、PD-L1 抗体以外，还有多种新型 ICI 的联合治疗方案处于临床探索中（如抗 CTLA-4 单抗、LAG-3 单抗、TIGIT 单抗、PD-1/CTLA-4 双抗、PD-1/VEGF 双抗等）。国内的卡度尼利单抗（PD-1/CTLA-4 双抗）已上市，另一款靶免双抗——依沃西单抗（PD-1/VEGF 双抗）也即将上市。随着更多的新型药物进入临床，各类研究的不断推进，以免疫为基础的联合治疗策略不仅可使中晚期 HCC 治疗效果进一步提升，也将为不可切除 HCC 提供更多的转化治疗机会。虽然 ORR 与 OS 的相关性仍然存在争议，但基于生活质量的生存是 HCC 治疗的终极目标已然成为共识。HCC 的治疗需要多学科领域的深度合作，根据每个 HCC 患者的具体情况制订个体化的治疗方案，逐步实现精准治疗。

六、肝癌一线、二线靶向免疫治疗方案

肝癌分为原发性和继发性两种，原发性肝癌包括肝细胞癌、肝内胆管癌和混合型肝癌；继发性肝癌包括肠癌、胰腺癌转移胆囊癌。而肝细胞癌占肝癌总体的 85%～90%，是最常见的一种病理类型。一直以来，手术是肝癌的主要治疗手段，而药物治疗往往束手无策，如何提升肝癌患者药物治疗效果成为全球性难题。直到靶向及免疫治疗出现，药物治疗才开始在肝癌的治疗中发挥更重要的作用，分子靶向治疗及免疫治疗研究是肝细胞癌近几年及未来很长一段时间最热的治疗探索领域。从 2007 年索拉非尼成为进展期 HCC 的一线治疗药物以来，经过十余年的探索，2018 年，仑伐替尼成为中国第二个获批的进展期 HCC 一线治疗药物。2017 年和 2018 年，纳武利尤单抗和帕博利珠单抗分别获得美国食品药品监督管理局批准肝细胞癌二线治疗，开启免疫治疗的新时代。

肝癌的靶向治疗药物研发迅猛。在细胞分子水平上，针对已经明确的致癌位点来设计相应的治疗药物，药物进入体内会特异地与致癌位点相结合进而发挥药理作用，使肿瘤细胞特异性死亡，而不会波及肿瘤细胞周围的正常组织细胞，所以分子靶向治疗又被称为"生物导弹"。目前在临床上常用的治疗 HCC 的分子靶向药物主要有以下几类：第一类为受体酪氨酸激酶（RTK）抑制剂，常用的有仑伐替尼、瑞戈非尼、索拉非尼等；第二类为 VEGFR 拮抗剂，例如多纳非尼；第三类为 VEGF/VEGFR 单抗，例如雷莫芦单抗。分子靶向治疗现已经成为中晚期肝癌患者临床疾病管理的一个里程碑。

免疫治疗是治疗 HCC 的一种新兴疗法，其作用机制与靶向治疗完全不同。免疫逃逸是肿瘤的基本特征，T 淋巴细胞表面免疫检查点是其逃逸的主要途径，其中程序性死亡蛋白 1 和细胞毒 T 淋巴细胞相关抗原 4 是研究热点。肝脏是一种"免疫特惠"器官，来自肠道的多种抗原汇集于门静脉，必须经过肝脏代谢，为了避免过度免疫反应，肝脏中的免疫细胞不及其他组织器官活跃，加之慢性病毒性肝炎使得肝脏免疫系统处于耐受状态，这为 HCC 细

胞发生免疫逃逸提供了天然的环境。免疫疗法是通过激活体内免疫效应细胞去杀死肿瘤细胞，或抑制肿瘤细胞的发生发展，而不是药物直接杀死或者干扰肿瘤细胞。目前在临床上常用的治疗 HCC 的免疫治疗药物包括纳武单抗、帕博利珠单抗等。不论是靶向治疗还是免疫治疗，其单药治疗的效果有限，近年来，免疫治疗联合靶向治疗是一个突破性的结合并已初步展现可喜结果，其效果优于单药治疗，已成为肝癌治疗的研究热点，也是将来新的治疗方式。

表 4 - 4 FDA 批准治疗肝细胞癌的药物

治疗方法	药物名称	上市时间	中国是否上市	医保
靶向治疗药物	索拉非尼（Sorafenib）	2007 年	是，2008 年 CFDA 批准	是
	瑞戈非尼（Regorafenib）	2017 年	是，2017 年 CFDA 批准	是
	仑伐替尼（Lenvatinib）	2018 年	是，2018 年 NMPA 批准	是
	雷莫芦单抗（Ramucirumab）	2019 年	否	否
	卡博替尼（Cabozantinib）	2018 年	否	否
	多纳非尼（Donafenib）	2021 年	是，2021 年 NMPA 批准	是
免疫治疗药物	纳武利尤单抗（Nivolumab）	2017 年	是，2018 年 NMPA 批准	否
	帕博利珠单抗（Pembrolizumab）	2018 年	是	否
	贝伐珠单抗（Bevacizumab）+ 阿替利珠单抗（Atezolizumab）	2020 年	是，2020 年 NMPA 批准	否
	伊匹单抗（Ipilimumab）	2020 年	否	否
	替西木单抗（Tremelimumab）+ 度伐利尤单抗（Durval）	2022 年	否	否

以下盘点了全球用于治疗 HCC 的靶向和免疫治疗药物或组合用药方案。

（一）一线疗法

2 大靶向药、2 种免疫联合：索拉非尼、仑伐替尼；阿替利珠单抗 + 贝伐珠单抗，替西木单抗 + 度伐利尤单抗。

1. 索拉非尼（多吉美） 首款一线治疗靶向药——索拉非尼 FDA 于 2007 年 10 月批准用于治疗无法切除的 IICC 患者的全身疗法。索拉非尼是一种口服的多靶点、多激酶抑制剂，也是第一个被证明可改善 HCC 患者生存率的一线标准治疗药物，价格便宜且安全性较好。索拉非尼是一种口服的多靶点酪氨酸激酶抑制剂，具有抗肿瘤细胞增殖及抗血管生成的作用。美国 FDA 基于 SHARP 试验的结果，于 2007 年批准索拉非尼用于不可切除 HCC 的治疗，这也是首个被批准用于不可切除 HCC 治疗的分子靶向药物。索拉非尼获批后 10 年时间内尽管分子靶向治疗蓬勃发展，但多种分子靶向药物对比索拉非尼的研究均以失败告终：5 项全球Ⅲ期临床研究（舒尼替尼、布立尼布、Linifanib、厄洛替尼联合索拉非尼，索拉非尼联合多柔比星对比索拉非尼）均未能证实 OS 不劣于或优于索拉非尼。近期的 TAC-TICS 研究表明，TACE 联合索拉非尼较单独 TACE 治疗显著延长 PFS（25.2 个月 vs 13.5 个月，HR＝0.59，95％ CI：0.41～0.87）。该研究设计是 TACE 术前 2～3 周使用索拉非尼 400 mg/d，围术期暂停 4 d，耐受良好的患者可以每天 2 次口服索拉非尼 400mg。按需进行 TACE。研究双终点为 PFS 和 OS。该研究的关键是不采用 RECIST 评价标准，肝内新发病灶不评估为疾病进展（progressive disease，PD），这样就延长了索拉非尼的使用时间。TACE 术前使用索拉非尼有助于肿瘤血管的正常化，提升 TACE 疗效。联合应用有助于 TACE 治疗次数的减少，保护肝功能，延长患者的疾病进展时间（time to progression，TTP）。该研究是世界首个索拉非尼联合 TACE 取得阳性结果的研究，同时该研究提出采用至 TACE 进展时间（time to TACE progression，TTTP）作为 TACE 相关的 TTP，采用 TACE 相关的 PFS 和 TTTP 作为 OS 的替代指标是此类研究合理的设计。同时，对于伴有微血管侵犯和门静脉癌栓高危复发风险因素的患者，索拉非尼可作为术后辅助治疗的选择之一。2019 年 ESMO Asia 公布的荟萃分析纳入 589 例 HCC 患者，分析结果显示术后接受索拉非尼治疗的患者，相较于手术组能够显著降低肿瘤复发率，延长患者总生存期。索拉非尼目前被推荐用于Ⅱb～Ⅲb 期的 HCC 患者，位列《原发性肝癌诊疗规范（2019年版）》一线系统治疗的首位，作为经历了 10 年历史的进展期 HCC 的一线药物，地位仍然无法撼动。

2. 仑伐替尼（乐卫玛）　2018 年 8 月，FDA 批准仑伐替尼用于无法手术切除的 HCC 一线治疗。仑伐替尼是 RTK 抑制剂，可抑制 VEGFR1，2，3 和其他与病理性新生血管、肿瘤生长及癌症进展相关的 RTK，包括 FGFR1，2，3，4、PDGFRα、KIT 和 RET。仑伐替尼成为继索拉非尼后又一个一线治疗无法切除 HCC 的优选药物。2018 年 9 月，仑伐替尼在中国上市。对于中国患者，仑伐替尼的总生存时间相比索拉非尼有显著提高，是目前口服靶向药中的首选。虽然仑伐替尼已经进入医保，但是仅适用于一线不可切除的晚期患者，部分患者的治疗过程还无法纳入医保。仑伐替尼是另一种具抗血管生成活性的多靶点酪氨酸激酶抑制剂，也是血管内皮生长因子受体 1～3、成纤维细胞生长因子受体 1～4、血小板衍生生长因子受体 α、RET 及 KIT 的口服抑制剂。仑伐替尼批准用于不可切除 HCC 的治疗，包括晚期 HCC 或局部治疗后疾病进展的患者。REFLECT 研究是 10 年来第一个试验结果为阳性的Ⅲ期、全球、随机、开放标签、非劣效性研究。最终研究结果显示，仑伐替尼组患者的中位生存期为 13.6 个月（95％ CI：12.1～14.9），索拉非尼组为 12.3 个月（95％ CI：10.4～13.9），研究达到非劣效终点（HR＝0.92，95％ CI：0.79～1.06），亚组分析中，观察到一致的研究结果。

3. 阿替利珠单抗（Tecentriq）+ 贝伐珠单抗（Avastin） 2020 年 5 月，FDA 批准 PD-L1 抑制剂阿替利珠单抗联合抗血管生成药贝伐珠单抗，用于一线治疗无法切除或转移性 HCC 患者。这也是 FDA 批准的首个用于肝癌一线治疗的免疫疗法。对比索拉非尼，总体人群中阿替利珠单抗 + 贝伐珠单抗（俗称 T + A）显著延长总生存期（OS），降低死亡风险 42%，降低疾病进展或死亡风险 41%；在中国亚群中，T + A 的中位 OS 长达 24 个月，降低死亡风险 47%，无进展生存期（PFS）获益也同样显著。

4. 替西木单抗 + 度伐利尤单抗 2022 年 10 月，FDA 批准替西木单抗与度伐利尤单抗联合用于无法切除的肝细胞癌（uHCC）成人患者。与索拉非尼相比，替西木单抗加度伐利尤单抗在总生存期（OS）中显示出统计学上显著和临床上有意义的改善：中位 OS 对比数据为 16.4 个月：13.8 个月；中位无进展生存期（PFS）为 3.8 个月：4.1 个月；总体反应率（ORR）在替西木单抗加度伐利尤单抗臂中为 20.1%，而用索拉非尼治疗的患者为5.1%。目前度伐利尤单抗已在中国获批局部晚期非小细胞肺癌同步放化疗后的巩固治疗、晚期小细胞肺癌联合化疗一线治疗，而替西木单抗尚未在国内获批。

（二）二线疗法

4 款靶向药：瑞戈非尼、卡博替尼、雷莫芦单抗、阿帕替尼；3 款免疫疗法：纳武利尤单抗、帕博利珠单抗、卡瑞利珠单抗；3 种免疫联合：纳武利尤单抗 + 伊匹单抗、阿替利珠单抗 + 贝伐珠单抗、信迪利单抗 + 贝伐珠单抗。

2017 年以后开启 HCC 的二线治疗：瑞戈非尼在中国获批用于索拉非尼耐药后的晚期HCC、卡博替尼和雷莫芦单抗获得美国 FDA 审批用于 HCC 二线治疗；2019 年，IMbrave150（免疫 + 抗血管靶向治疗）达到无进展生存期（progression-free survival，PFS）和总生存期（overall survival，OS）主要研究终点，打破了分子靶向治疗在晚期一线 HCC治疗的格局；2020 年 3 月，卡瑞利珠单抗 HCC 适应证获批上市，是首个在中国获批 HCC 适应证的 PD-1/PD-L1 单抗。HCC 发病机制探索及治疗发展历程见图 4-5。

1. 瑞戈非尼 2017 年 11 月，FDA 批准瑞戈非尼用于索拉非尼耐药的 HCC 患者，瑞戈非尼是治疗既往索拉非尼耐药的晚期肝细胞肝癌患者的最早的肝癌二线药物。在 Ⅲ 期 RE-SOUCE 研究中，瑞戈非尼 vs 安慰剂治疗经治晚期肝癌患者，总生存期（OS）分别为 10.6个月：7.8 个月，相比安慰剂组提升并不算多。有临床数据表明，一线使用索拉非尼的患者，二线使用瑞戈非尼作为承接数据更好。瑞戈非尼是一种口服多靶点酪氨酸激酶抑制剂，可抑制 VEGF 受体、血小板衍生的生长因子受体 β 和成纤维细胞生长因子受体 1 等血管生成激酶以及 KIT、RET 和 B-RAF 等突变的致癌激酶。全球 RESORCE 研究结果显示，瑞戈非尼用于索拉非尼治疗后出现进展的 HCC 患者，可以显著改善患者的 OS（mOS 10.6 个月 vs 7.8 个月，$P < 0.0001$）。与对照组相比，瑞戈非尼组患者死亡风险显著降低 38%，且安

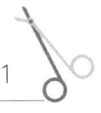

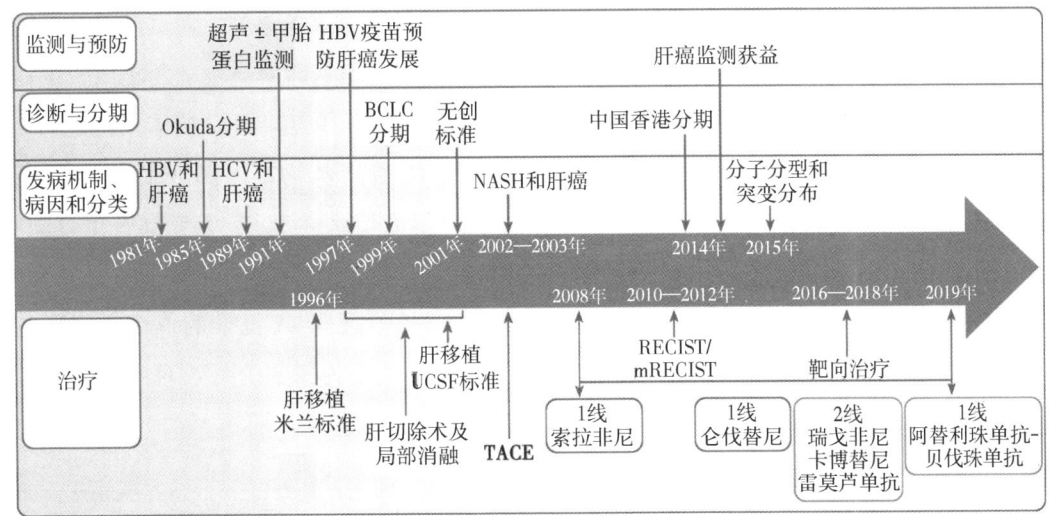

RECIST：实体瘤疗效评价标准；mRECIST：改良实体瘤疗效评价标准；BCLC：巴塞罗那临床肝癌分期系统；CSF：美国加州大学旧金山分校标准；NASH：非酒精性脂肪性肝炎；HBV：乙型病毒性肝炎；TACE：经动脉化疗栓塞术。

图 4-5　HCC 发病机制探索和治疗的历程

全性良好。索拉非尼-瑞戈非尼组自索拉非尼治疗开始的中位总生存期优于索拉非尼-安慰剂组（26.0 个月 vs 19.2 个月），这一结果表明接受一线和二线系统治疗患者的中位生存期可超过 2 年。瑞戈非尼作为首个获批用于索拉非尼治疗中出现影像学进展的不可切除性 HCC 二线治疗的药物，可显著改善患者的总生存期。

瑞戈非尼治疗组比安慰剂治疗组的 AFP 应答的比例更高（46% vs 11%）；在瑞戈非尼治疗组，AFP 应答与更长的 OS 相关（HR = 0.72）。在瑞戈非尼治疗组，有/无 AFP 缓解的患者的影像学客观缓解率相似，但无 AFP 缓解的患者疾病进展比例更高。AFP 缓解作为 HCC 治疗转归的潜在预测因子，仍需要进一步研究。

另外在分子靶向药物遗传药理学领域的探索，基因的多态性与分子靶向药物的疗效以及副作用密切相关，有待进一步深入研究及临床转化。

2. 卡博替尼　2018 年 5 月，FDA 批准卡博替尼用于晚期肝癌的二线治疗。卡博替尼是美国 Exelixis 公司研发的一种小分子多靶点抑制剂，它有一个为广大患者更熟知的名字——"XL184"。经过索拉非尼治疗后进展的晚期肝细胞癌患者，接受卡博替尼较安慰剂总生存期（OS）为 11.3 个月：7.2 个月，中位无进展生存期（PFS）为 5.5 个月：1.9 个月，在数据上似乎优于瑞戈非尼，是二线中的佼佼者。卡博替尼是一种以 c-Met、VEGFR2 和 AXL 为靶点的小分子 TKI。CELESTIAL 试验结果显示，该药物可显著改善患者的总生存期，已被 FDA 批准用于索拉非尼不可耐受/索拉非尼治疗中出现疾病进展的 HCC 患者。

3. 雷莫芦单抗（Cyramza）　2019 年 5 月，FDA 批准雷莫芦单抗用于甲胎蛋白（AFP）≥400 ng/ml 且之前已接受过索拉非尼治疗的 HCC 患者单药治疗。它属于血管生成抑制剂的一类药物，其作用是阻止新血管向癌症的生长，从而使肿瘤缺乏营养。雷莫芦单抗是第一个对生物标志物选择的肝细胞癌人群具有临床获益的药物，但是雷莫芦单抗的临床数据相比卡博替尼稍差。雷莫芦单抗（ramucirumab）是一种抗 VEGF 单克隆 IgG 抗体。也是第一个被批准基于生物标志物选择的 HCC 患者群体的系统治疗药物，该药物对于甲胎蛋白（AFP）≥400 ng/ml、索拉非尼不耐受/影像学进展的不可切除性 HCC 患者具有生存获益。其不良事件特征良好，剂量减少及停药的发生率低。美国 FDA 已批准雷莫芦单抗用于经索拉非尼治疗后且 AFP≥400 ng/ml 的 HCC 患者。这也是美国 FDA 批准的首个生物标志物驱动的 HCC 疗法。AFP≥400 ng/ml 的患者的中位总生存期为 7.8 个月，对照组为 4.2 个月。相比之下，AFP<400ng/ml 的患者中雷莫芦单抗组中位总生存期为 10.1 个月，而安慰剂组为 11.8 个月。

4. 纳武利尤单抗 2017 年 9 月，FDA 批准了 PD-1 抗体纳武利尤单抗用于索拉非尼耐药的晚期肝癌患者，这是首个 FDA 批准的肝癌免疫检查点抑制剂。免疫治疗对于肝癌的特点是有效率低，但是有效时间相对较长。2017 年 9 月美国 FDA 正式批准其二线治疗晚期 HCC 适应证。基于 I／II 期 CheckMate‐040 试验中经过索拉非尼治疗的 154 例患者，按 RECIST 1.1 标准评价，客观缓解率（objective response rate，ORR）为 14.3%，缓解持续时间（duration of response，DOR）为 3.2～38.2 个月，随访还在继续进行；mOS 分别为 15.6 个月（扩展组）和 15 个月（剂量递增组）。CheckMate‐459 为第一个发表的免疫检查点在晚期 HCC 一线治疗的 III 期研究；研究未达到预设的具有统计学意义的 OS 主要终点，但是数据显示，纳武利尤单抗一线治疗晚期 HCC 具有改善 OS 的趋势，同时 ORR 和完全缓解率（complete response，CR）较高。纳武利尤单抗组 mOS 为 16.4 个月，而索拉非尼组 mOS 则为 14.7 个月（HR=0.85，95% CI：0.72～1.02，P=0.075 2）。PD-L1 不同表达状态亚组及其他预先设定的亚组观察到的 OS 获益一致。接受纳武利尤单抗治疗患者的生活质量提高。

5. 帕博利珠单抗 2018 年 11 月，凭借 KEYNOTE‐224 研究结果，FDA 批准帕博利珠单抗用于既往索拉非尼治疗失败的原肝细胞癌的二线治疗。基于 II 期临床试验 KEY-NOTE‐224 的研究结果，2018 年 11 月帕博利珠单抗获得 FDA 批准用于索拉非尼治疗失败后的 HCC 患者。随后，随机、对照三期临床研究 KEYNOTE‐240 探究帕博利珠单抗和最佳支持治疗对接受过治疗的进展期 HCC 患者的疗效和安全性。结果显示，相比于安慰剂组，帕博利珠单抗组得到了 3 个月的 OS 延长获益（13.9 个月 vs 10.6 个月，HR=0.78，95% CI：0.611～0.998，P=0.023 8）；患者 PFS 方面也获得了改善（3 个月 vs 2.8 个月，HR=0.718，95% CI：0.570～0.904，P=0.002 2），但可惜的是 OS 和 PFS 的差异无统计学意义（分别为 0.017 4 和 0.002）。帕博利珠单抗组和安慰剂组的 ORR 分别为

18.3%和4.4%（$P = 0.00007$）；帕博利珠单抗组的疗效持久，中位 DOR 为 13.8 个月（1.5～23.6 个月）；安全性较好，包括肝炎和其他免疫相关的副作用的发生率，与先前报道的帕博利珠单抗研究基本一致。不同区域 OS 分析显示，亚洲患者的获益优于欧美患者。KEYNOTE-394 是一项帕博利珠单抗联合 BSC 对比安慰剂联合 BSC 作为二线治疗，用于既往接受过系统治疗的亚洲晚期 HCC 受试者的随机、双盲Ⅲ期研究，期待后续的结果报道。

6. Opdivo（Nivolumab）+ Yervoy（Ipilimumab） 2020 年 3 月，FDA 批准 PD-1 抑制剂 Opdivo 联合 CTLA-4 抑制剂 Yervoy 治疗既往接受过索拉非尼治疗的肝细胞癌（HCC）患者。Opdivo + Yervoy 是 FDA 批准的首个也是唯一一个针对肝癌患者的双免疫疗法，也是免疫治疗中的有效率最高的方案，现在该方案已经应用于国内患者。TGF-β 抑制剂、TGF-β 信号通路在 HCC 存在不同，甚至相反的作用机制。在肿瘤早期主要是抑制肿瘤细胞增殖。在晚期则促进肿瘤细胞的侵袭，血管生成、EMT 转变和耐药。另外 TGF-β 信号通路通过 T 细胞排斥，降低免疫检查点抑制剂疗效。现已经开展 Galunisertib（LY2157299，TGF-β 受体 1 抑制剂）单药和联合索拉非尼在 HCC Ⅰ～Ⅱ期的研究。另外还有 MET 抑制剂 tepotinib、capmatinib 应用于 HCC 的探索性研究。FGFR4 抑制剂 BLU9931 阻断 FGF19/FGFR4 信号通路，在 FGF19 高表达的 HCC 患者中进行Ⅰ期研究。相信随着基础与临床研究深入，未来 HCC 患者将有更多的分子靶向药物可供选择。

目前，中国企业自主研发的免疫检查点抑制剂，如信迪利单抗、多纳非尼等也都已经获批用于肝癌的一线或二线治疗，如 2021 年 6 月中国 NMPA 批准信迪利单抗达伯舒联合达攸同（国产贝伐珠单抗），用于不可切除或转移性肝细胞癌的一线治疗；2021 年 6 月 3 日中国 NMPA 批准多纳非尼于治疗既往未接受过全身系统性治疗的不可切除肝细胞癌患者；2023 年 1 月 31 日，中国 NMPA 批准艾瑞卡联合阿帕替尼，用于一线治疗既往未接受过系统治疗的不可切除或转移性肝细胞癌患者。二线用药中，2021 年 6 月中国 NMPA 批准替雷珠单抗（百泽安）用于至少经过一种全身治疗的肝细胞癌患者的治疗。

7. 卡瑞利珠单抗 卡瑞利珠单抗已正式获得国家药品监督管理局批准，用于 HCC 领域的治疗，获批适应证为接受过索拉非尼治疗和/或含奥沙利铂系统化疗的晚期 HCC 患者的治疗，为既往经过治疗的中国晚期 HCC 患者提供了一种新的安全有效的治疗选择，也是我国第一个在 HCC 领域获批的 PD-1 免疫治疗药。卡瑞利珠单抗获批 HCC 二线适应证是基于其临床Ⅱ期研究的结果。纳入患者的基本情况较差。AFP≥400 ng/ml 的患者占 51%，82% 患者有肝外转移，83% 患者为 HBV 感染者，23% 的患者接受过两个或更多线既往系统性治疗。这更符合我国 HCC 患者的特征和国情。根据盲态独立中心评审（BICR）评估结果，ORR 达到 14.7%（95% CI：10.3～20.2），DCR 为 44.2%（95% CI：37.5～51.1），12 个月的 OS 为 55.9%（95% CI：48.9～62.2）。进一步亚组分析结果显示，158 例索拉非尼经治人群中，ORR 为 17.1%（95% CI：11.6～23.9），6 个月 OS 为 75.8%（95% CI：68.3～81.7）。在安全性方面，患者对于卡瑞利珠单抗的耐受性良好，仅 15% 患者因治疗相关不良事件（treatment-related adverse event，TRAE）需要暂停用药，仅 4% 患者因 TRAE 停药。最常见的 TRAE 为反应性皮肤毛细血管增生症（reactive cutaneous capillary endothelial proliferation，RCCEP），均为 1 或 2 级。结果分析 RCCEP 的发生与抗肿瘤疗效具有密切的相关性，因此，有可能成为与疗效相关的生物标志。

8. 信迪利单抗　为重组全人源 IgG4 型 PD-1 单克隆抗体。临床前研究显示信迪利单抗与 PD-1 受体结合具有高亲和力和缓慢的解离速率，PD-1 受体的高占位导致了更好的抗肿瘤免疫效应。临床药效学测试显示信迪利单抗在晚期实体瘤患者体内 PD-1 受体持续占位率平均高于 95%，抗药抗体和中和抗体的低发生率和抗药抗体的低效价表明信迪利单抗的免疫原性风险低。信迪利单抗联合贝伐珠单抗生物类似药对比索拉非尼用于一线治疗晚期 HCC 的 Ⅱ/Ⅲ 期研究（ORIENT－32，CTR20182545）正在进行，目前已经完成入组。

9. 替雷利珠单抗　是一款人源化 IgG4 型抗 PD-1 单克隆抗体药物，在 HCC 领域替雷利珠单抗注射液已经开展了多项临床研究，已有两项包含 HCC 的多瘤种研究公布了初步结果，初步证实了替雷利珠单抗注射液在晚期 HCC 中的有效性与安全性。

目前，帕博利珠单抗和纳武利尤单抗在国外获批 HCC 二线治疗适应证。相比较于 HCC 二线其他治疗选择如瑞戈非尼、卡博替尼、雷莫芦单抗等，帕博利珠单抗和纳武利尤单抗在临床研究中获得了更高的 ORR（约 20%），较长的 OS，安全性良好。但 KEYNOTE－240 未达到预设的主要研究终点。这也提示为进一步提升免疫检查点抑制剂在 HCC 治疗中的价值，需要探索更为有效、安全的联合治疗模式。

免疫治疗与靶向药物、化疗药物、局部治疗的联合方案也在不断地探索中。随着肝癌多组学研究和技术的发展，肝癌的靶向和免疫治疗技术已经取得了很大的进步，未来需要更多的研究探讨靶向与免疫治疗联合治疗手段优化组合的策略，以最大限度地发挥靶向治疗与免疫治疗的潜力，从而使肝癌患者获益。

（三）HCC 免疫检查点抑制剂一线治疗的进展

CheckMate－459 研究结果显示，与索拉非尼相比，纳武利尤单抗在主要终点总生存期并未达到统计学显著性（HR＝0.85，95% CI：0.72～1.02，P＝0.075 2），即纳武利尤单抗对比索拉非尼未能显著改善患者的总生存期。由于 HCC 是一种高度异质性肿瘤，免疫微环境复杂，导致免疫检查点抑制剂单药治疗失败，联合免疫模式应当是未来的方向。

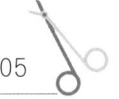

表 4-5 一线联合免疫方案汇总

免疫治疗 + 抗 VEGF		
阿替利珠单抗 + 贝伐珠单抗 （IMbrave 150；Ⅲ期） 抗 PD-Ll + 抗 VEGF	纳武利尤单抗 + 仑伐替尼 （Ⅰb 期） 抗 PD-1 + TKI	信迪利单抗 + 贝伐珠单抗生物类似药 （ORIENT-32；Ⅲ期） 抗 PD-1 + 抗 VEGF
阿替利珠单抗 + 卡博替尼 （COSMIC-312；Ⅲ期） 抗 PD-1 + TKI	纳武利尤单抗 + 索拉非尼 （Ⅱ期） 抗 PD-1 + TKI	avelumab + 阿昔替尼 （VEGF Liver 100；Ⅰb 期） 抗 PD-L1 + TKI
帕博利珠单抗 + 仑伐替尼 （LEAP-002；Ⅲ期） 抗 PD-1 + TKI	帕博利珠单抗 + 瑞戈非尼 （KN-743；Ⅰb 期） 抗 PD-1 + TKI	spartalizumab + 索拉非尼 （Ⅰb 期） 抗 PD-1 + TKI
卡瑞利珠单抗 + 阿帕替尼 （Ⅲ期） 抗 PD-1 + TKI	索拉非尼 + 帕博利珠单抗 （Ⅱ期） 抗 PD-1 + TKI	avelumab + 瑞戈非尼 （Ⅰ/Ⅱ期） 抗 PD-L1 + TKI
两种免疫检查点抑制剂联合		
纳武利尤单抗 + 伊匹木单抗 （CheckMate-9DW；Ⅲ期） 抗 PD-1 + 抗 CTLA-4	度伐利尤单抗 ± tremelimumab （HIMALAYA；Ⅲ期） 抗 PD-L1 + 抗 CTLA-4	relatlimab ± 纳武利尤单抗 （Ⅰ/Ⅱ期） 抗 LAG3 ± 抗 PD-1
其他联合方案		
卡瑞利珠单抗 + FOLFOX （Ⅲ期） 抗 PD-1 + 化疗	度伐利尤单抗 ± 贝伐珠单抗 + TACE （EMERALD Ⅰ；Ⅲ期） 抗 PD-Ll ± 抗 VEGF + TAC	纳武利尤单抗 + TACE （Ⅰ期） 抗 PD-1 + TACE

　　注：VEGF，血管内皮生长因子；PD-1，程序性细胞死亡受体-1；PD-L1，程序性细胞死亡配体-1；CTLA-4，细胞毒性 T 淋巴细胞相关蛋白 4；TKI，酪氨酸激酶抑制剂；TACE，经导管肝动脉化疗栓塞术；LAG3，淋巴细胞活化基因 3。

　　（四）免疫检查点抑制剂个体化疗效评估及预测

　　HCC 的起源是体细胞基因组和表观遗传改变累积的结果。随着全外显子组测序（wholeexome sequencing，WES）及单核苷酸多态性（single-nucleotide polymorphism，SNP）等技术的广泛应用，HCC 基因的全景图了解越发清晰。根据 HCC 主要的基因改变，国际上已将 HCC 分为增殖型和非增殖型两种分子亚型。其中增殖型的基因组特点是：基因特点与不良预后明显相关；TP53 基因突变；染色体不稳定。临床特点：HBV 感染；肿瘤细胞分化差；AFP 高表达；预后差。非增殖型的基因组特点：CTNNB1 突变；免疫排斥；基因表达与正常肝细胞类似。临床特点：HCV 感染和酒精性肝硬化；肿瘤细胞分化良好；

很少侵犯血管；预后良好。所以我们国家的 HCC 绝大部分归为增殖型。免疫类型为：免疫浸润 M2 细胞增加，免疫耗竭。根据 HCC 微环境免疫状态的免疫分类，分为免疫反应类、免疫过渡类和免疫排斥类。不同的免疫状态类型与免疫检查点抑制剂疗效的相关性还有待进一步探索。

1. 肿瘤微环境　在 HCC 中，间质细胞（库普弗细胞、树突状细胞、肝内皮细胞和肝星状细胞）和免疫抑制性细胞因子（例如 IL-10 或 TGF-β）可能有助于免疫抑制环境，而 PD-1/PD-L1 通路在 HCC 免疫抑制微环境的发展中起着重要作用。HCC 肿瘤微环境有极其复杂的细胞组成及相应差异蛋白表达。如 PD-L1 蛋白表达，肿瘤突变负荷（TMB），IFN-γmRNA 表达，微卫星不稳定性（MSI），肿瘤相关抗原特异性细胞毒性 T 淋巴细胞，肿瘤浸润淋巴细胞（TIL）等。PD-1/PD-L1 抑制剂疗效预测标志物探索和鉴定，在 HCC 免疫治疗个体化精准治疗中发挥重要作用。对免疫检查点抑制剂（immune checkpoint inhibitors，ICI）疗效的研究最广泛的预测性生物标志物是肿瘤突变负荷（tumor mutation burden，TMB）和 PD-L1 表达。但 TMB 作为 ICI 治疗 HCC 疗效的预测指标的价值仍不明确，PD-L1 表达作为连续变量是有用的预测性标志物，但并不能帮助决定哪些患者应接受抗PD-1 治疗。在基于免疫的联合治疗时代，需要更全面的生物标志物研究方法来展示肿瘤微环境中免疫调节网络的复杂相互作用以及具有不同免疫调节作用的单个药物的疗效。

2. 血清学/循环因子　为了减少对肿瘤活检病理的依赖，液态活检技术，分析 CTCs 或 ct-DNA，ct-mRNA 也是非常具有前景的疗效预测标志物。进一步深入了解信号通路与免疫状态的关系，如高表达 PTK2 信号通路与肿瘤内 T 淋巴细胞浸润减少密切相关。β-catenin（CTNNB1）信号通路的激活与 T 淋巴细胞排斥密切相关等也有助于 PD-1/PD-L1 抑制剂疗效预测标志物探索和临床转化。

3. 假性进展是免疫治疗中的一种应答情况，表现为先发生病灶的增大或新病灶的产生，可能被判断为 PD，但随着免疫治疗的继续，靶病灶和新病灶可能会出现缩小，患者出现缓解。当淋巴细胞浸润肿瘤时，肿块可能表现为增大或者新病灶的出现。由于达到适应性免疫反应需要一定的时间，假性进展可能表现为肿瘤持续增长直至达到一定程度的缓解。

（五）免疫检查点抑制剂副作用（irAEs）研究进展

随着临床上免疫药物的广泛使用，我们对 irAEs 管理的理解仍在发展。肝硬化和 Child-Pugh 改良分级评分的影响值得在 HCC 中进行深入研究，因为早期临床试验的结果表明，与其他类型的肿瘤相比，使用基于 ICI 的药物组合治疗时，HCC 患者的肝脏相关不良事件可能增加。回顾性观察发现发生 irAEs 的患者具有更好的抗肿瘤作用，表明诱导抗肿瘤免疫和自身免疫反应之间存在共同的机制。阻断免疫检查点通路减少对免疫系统抑制作用，激活抗肿瘤的免疫反应，这种免疫活化作用会降低自身免疫耐受性，从而导致 irAEs 的发生。这类 irAEs 通常是低级别的副作用，但严重或危及生命的 irAEs 也有发生，会导致 1%～2% 的患者死亡。

irAEs 的常见靶器官包括皮肤、胃肠道、肝、肺、内分泌器官，心脏、肾脏、神经、眼的 irAEs 相对少见。尽管 irAEs 的发生时间不同，大体在 1～6 个月内发生，但是大部分 irAEs 可逆。联合治疗（免疫、化疗、抗血管）毒性发生率高于单药治疗。长半衰期造成靶点的持续抑制和占据，可能导致免疫检查点抑制剂发生 irAEs。开发半衰期短且保持理想抗瘤活性的免疫检查点抑制剂，是更好管理 irAEs 的有效策略。大多数 irAEs 可以通过暂停给药 ± 类固醇皮质激素得以控制，且可以逆转。肝脏副作用发生率不高，但免疫治疗引起的肝炎通常为无症状性免疫相关性肝炎，表现谷丙转氨酶（ALT）、谷草转氨酶（AST）升高，合并或不合并胆红素升高，伴有发热。发生时间：出现转氨酶升高的中位时间为免疫治疗后 6～14 周。KEYNOTE-001 研究发现，曾有胸部放射治疗史的患者使用帕博利珠单抗后，较无胸部放射治疗史者更易出现治疗相关的肺损伤（13% vs 1%）。其他潜在的危险因素可能有基础肺部疾病、吸烟等。5 级肺炎的发生率为 0.1%。免疫性心脏毒性发生率为 6/10 000，分析发生严重心肌炎的 101 例患者，其中 46 位死亡。发生时间：中位 27 d，76% 在 6 周内出现，最短 5 d。RCCEP 即反应性皮肤毛细血管增生症（reactive cutaneous capillary endothelial proliferation），常见于卡瑞利珠单抗单药治疗的患者，是一种免疫相关性副作用。RCCEP 程度轻且具有自限性，任意级别发生率 74.1%，3 级以上发生率仅 0.6%，在发生的 RCCEP 中 1 级占大部分（60.1%），副作用可控，不影响生命安全；RCCEP 的中位发生时间为 0.9 个月，持续的中位时间 4.6 个月，用药 6 个月，部分患者可自行缓解和消退，并不留下明显瘢痕。卡瑞利珠单抗具有独特的 PD-1 结合表位，可能与引发独特的皮肤免疫反应有关。在抑制免疫逃逸的同时，可能激活了 CD4 + T 细胞，释放 IL-4，刺激具有促血管生成作用的 M2 型巨噬细胞的分化，最终导致血管内皮细胞的异常增生。卡瑞利珠单抗联合化疗或阿帕替尼治疗，可以明显降低 RCCEP 的发生率。

（六）HCC 免疫治疗开发展望

随着该领域研究的不断深入，未来还有更多 HCC 免疫治疗靶点药物出现。HCC 细胞产生多种肿瘤相关抗原（tumor-associated antigens，TAA）。肿瘤免疫的起始环节是抗原递呈细胞，如树突样细胞（DCs），获取 TAA 和肿瘤抗原，DCs 迁移至区域淋巴结，将处理的抗原递呈给 CD4 + T 细胞，从而激活 CD4 + T 增殖，诱导 IFN-γ、IL-12 和 type I IFN，相关抗原因子在 DCs 的作用下促进抗原特异性 CD8 + 细胞毒性 T 淋巴细胞（cytotoxic T lymphocytes，CTLs）的增殖活化。当 CTLs 聚集在 HCC 肿瘤组织内，这些抗原特异的 CTLs 通过分泌颗粒酶 B 穿孔素就会发挥抗肿瘤作用。局部治疗和系统化疗治疗通过肿瘤坏死可以起到暴露释放肿瘤抗原和 TAA 的作用。肿瘤疫苗可以促进抗原递呈。抗 CTLA-4 抗体主要在起始阶段促进 Th1 极化和激活 CD8＋T 细胞。免疫细胞治疗（chimeric antigen receptor T-cell immunotherapy，CAR-T）可增加外周血抗肿瘤免疫细胞的数量。

HCC 免疫治疗的病因学视角，根据不同病因导致的 HCC 采用不同的免疫治疗策略。不同病因 HCC 在局部微环境中免疫细胞的差异是采用不同免疫治疗的基础，尽管这个领域还存在许多的未知，需要进一步的探索。

根据 HCC 的病理免疫分型，探索免疫治疗的策略也是重要方向。最近的全肿瘤免疫基因组分析揭示了肿瘤内的 6 种免疫情况，它们与特定的免疫逃逸机制有关。笔者分析了 6 种免疫模式在 HCC 样本中的分布。在 HCC 中，簇 1 和簇 2 并不常见。簇 1 与血管生成基因的表达升高有关，支持在这些患者中使用血管生成抑制剂。与其他亚型相比，簇 3 与更好的生存率显著相关。簇 4 是最常见的，没有明显的有害预后影响。在 HCC 中，簇 5 和簇 6 的代表性较弱。有趣的是，预测的新抗原数量与 CD8＋T 细胞的数量呈正相关。高新抗原量在簇 2 和簇 3 中更为常见，与其他簇相比，CD8/Treg 比值更高。

（七）HCC 免疫检查点抑制剂联合治疗进展及前景

HCC 免疫检查点抑制剂联合治疗是目前研究的前沿领域，目前已存在多种联用方案，免疫与局部治疗的联合，如放射治疗、手术、介入；免疫与系统治疗的联合，如全身化疗、靶向抗血管治疗；以及与其他免疫检查点抑制剂的联合。其中免疫联合分子靶向治疗是热点。

1. HCC 分子靶向药物 + 免疫检查点抑制剂的应用进展及前景　毋庸置疑，目前该领域是联合治疗最具前景，也是正在进行临床研究最多的领域。近几年，每年开展的研究数量都在迅速增加，相信未来会有更多的联合应用组合进入 HCC 治疗一线、二线领域。

2. HCC 分子靶向药物 + 免疫检查点抑制剂联合应用的分子机制　Shigeta K 等人使用 HCC 的原位移植模型或诱导鼠模型揭示了免疫靶向与分子靶向联合治疗的作用机制：在 HCC 中，双重 PD-1 和 VEGFR-2 阻断疗法，不仅可促进血管正常化，而且可增强抗肿瘤免疫应答。免疫与靶向联合的疗法重新编程了免疫微环境，通过增加 CD8＋细胞毒性 T 细胞浸润和活化，改变肿瘤相关巨噬细胞的 M1/M2 比例，减少 HCC 组织中的 T 调节细胞（Treg）和 CCR2＋单核细胞浸润来实现。在这些模型中，VEGFR-2 在肿瘤内皮细胞中选择性表达。研究发现：内皮细胞中 VEGFR-2 被阻断时，HCC 细胞以旁分泌方式诱导 PD-L1 表达，部分表达经干扰素 γ 表达诱导；VEGFR-2 阻断还会增加肿瘤浸润 CD4＋细胞中的 PD-1 表达。

研究还发现，在抗 VEGFR-2 抗体的抗血管生成治疗中，加入抗 PD-1 治疗可使 CD4＋细胞发挥促进正常血管形成的作用。双重抑制 PD-1 和 VEGFR-2 通路，延长生存时间达 1 倍。肿瘤微环境的细胞通过释放 VEGF，TGF-β 和前列腺素 E2（PGE2）等因子进入循环，发挥全身性的免疫抑制作用；细胞因子降低抗原递呈细胞引发 T 细胞的能力，从而降低效应 T 细胞的抗癌反应；增加骨髓来源抑制细胞（myeloid-derived suppressor cell，MDSC）和调节性 T（Treg）细胞。作为小分子细胞因子，VEGF 释放可以引起肿瘤微环境的免疫抑制状态改变。VEGF-A 可以引起 MDSC 的扩增、调节性 T 细胞的增殖与分化，并且抑制树突状前体细胞的成熟，最终导致 NK 细胞和 T 细胞的功能下降。更多研究表明，免疫调节作用与分子靶向抗血管生成的药物的剂量有关，低剂量更能发挥其局部诱导激活的效应。

3. HCC 分子靶向药物＋免疫检查点抑制剂联合应用的模式探讨　不同的分子靶向抗血管生成药物作用机制不同，对免疫微环境的调节及分子机制也存在差别，如何采用合理的联合治疗模式仍有待进一步深入探讨。免疫检查点抑制剂在联合小分子 TKI 需要关注以下内容。

（1）靶向抑制通路不同，对免疫细胞效应不同。

（2）不同剂量对免疫细胞的效应不同，索拉非尼的作用可能是剂量依赖性的：较低的剂量更可能诱导血管正常化，减少缺氧并提高抗肿瘤免疫力（有益作用）。相比之下，更高的剂量可能反常地增强缺氧并促进免疫抑制（有害作用）。其他多激酶抑制剂（瑞戈非尼、仑伐替尼和卡博替尼）的剂量作用值得进一步研究。

（3）免疫检查点抑制剂如何采用序贯、间断、持续的联合模式。

（4）阐明 TKI 在免疫联合治疗中的作用，需要阐明 TKI 的抗 VEGFR 作用之外的免疫相关抗肿瘤机制，另外优化 TKI 的免疫有效剂量。

（5）其他关键免疫介质的分离鉴定对于更全面使用合理的联合治疗模式至关重要。

4. HCC 分子靶向药物＋免疫检查点抑制剂应用前景　在一些早期研究中，免疫治疗与抗血管生成治疗联合已经带来 ORR 的进一步提高。最近两年在此领域多项研究取得突破性结果，显示两者有机联合前景广阔。2018 年 7 月阿替利珠单抗与贝伐珠单抗联合用药被 FDA 授予突破性疗法认定，用于晚期或转移性 HCC 的初始治疗。其主要依据来自 GO30140 Ⅰb 期研究数据。研究比较了阿替利珠单抗联合贝伐珠单抗与阿替利珠单抗的疗效，证实联合疗法使得疾病恶化或死亡风险降低 45%（HR＝0.55，80% CI：0.40～0.74，P＝0.010 8）。2019 年 11 月发布的 IMbrave150 研究是一项全球随机多中心开放性Ⅲ期研究，在共同主要终点 OS 和 PFS 两方面都取得了阳性结果。结果证实阿替利珠单抗联合贝伐珠单抗与目前的标准治疗索拉非尼相比，显著改善了 OS 和 PFS。研究中确认的 ORR 达到了 27%。安全性方面，阿替利珠单抗＋贝伐珠单抗联合给药安全性和耐受性良好。IMbrave150 研究的中国人群分析显示：阿替利珠单抗联合贝伐珠单抗的 mOS 和 mPFS 均优于索拉非尼组，与主要研究结果一致。IMbrave150 是第一个在 HCC 一线治疗中取得阳性结果，证实优于索拉非尼的Ⅲ期研究。在中国人群中，对比索拉非尼，阿替利珠单抗联合贝伐珠单抗治疗使得患者报告生活质量的恶化明显延迟，这些发现与全球人群中的发现一致。

2019年7月，美国FDA授予帕博利珠单抗与仑伐替尼组合疗法突破性疗法认定（breakthrough therapy designation，BTD），用于一线治疗晚期不可切除的HCC患者。获批基于开放标签、单臂、Ⅰb期仑伐替尼联合帕博利珠单抗治疗晚期HCC的临床试验KEYNOTE-524的研究结果。在ESMO会上新近更新的数据截至2019年6月30日，共囊括67例患者。两药联合后，独立影像评估中心根据mRECIST标准评估的ORR达到46.3%，而PFS达到9.7个月，mOS达到20个月。并且联合方案未出现不可预期的副作用，患者的严重副作用处于可控、可耐受的范围内。这项研究成为HCC治疗领域前所未有的突破性进展，展现了仑伐替尼联合帕博利珠单抗在HCC中优异的抗肿瘤疗效。仑伐替尼联合帕博利珠单抗对比仑伐替尼一线治疗晚期HCC患者的随机、双盲、多中心、Ⅲ期临床研究（LEAP-002）正在全球102个试验中心中开展，计划招募750名HCC患者。该试验旨在评价仑伐替尼联合帕博利珠单抗对比安慰剂联合仑伐替尼一线治疗晚期HCC患者的安全性和有效性。试验的主要研究终点为OS和PFS，次要研究终点为ORR、DOR、DCR、TTP以及安全性，预计于2022年试验结束，结果值得期待。仑伐替尼联合帕博利珠单抗以及TACE对比TACE的Ⅲ期、多中心、随机双盲对照试验LEAP-012同样正在开展。该试验计划入组950例晚期无转移灶的不可切除HCC患者，结果同样值得期待。

卡瑞利珠单抗（SHR-1210）联合阿帕替尼治疗晚期HCC、胃癌或胃食管结合部癌：一项开放标签的剂量递增和扩展研究在16例可评效的HCC患者中（4例125 mg，11例250 mg，1例500 mg），ORR和DCR分别为50%（8/16）和93.8%（15/16），62.5%（10/16）的患者治疗期间靶病灶缩小。在250 mg剂量组，ORR达53.8%（7/13）。卡瑞利珠单抗联合阿帕替尼对比索拉非尼一线治疗晚期HCC是国内首个PD-1抑制剂的随机、对照、开放、国际多中心Ⅲ期临床试验，试验对象随机分为两组，一组使用卡瑞利珠单抗200 mg，每周2次+阿帕替尼，250 mg/d，另一组使用索拉非尼400 mg/d。研究的主要终点是OS和PFS。该研究已于2019年4月在上海正式启动，期待让更多HCC患者得到高质量生存获益的研究结果。相信在该领域未来可能有更多临床研究结果将会发布，期待更多的"组合"给广大HCC患者带来更安全、更长的生存获益。

5. HCC免疫检查点抑制剂＋免疫检查点抑制剂联合应用前景　目前也是免疫检查点抑制剂联合应用的热点领域之一。其中双免疫检查点联合（PD-1＋CTLA-4，CheckMate-040研究）：纳武利尤单抗（Nivo）＋伊匹木单抗（IPI）联合用于HCC二线治疗，FDA授予纳武利尤单抗与伊匹木单抗免疫组合疗法（简称"OY"组合）用于治疗既往已接受索拉非尼治疗的晚期HCC患者的突破性药物资格。此次补充生物制剂许可（sBLA）基于Ⅰ/Ⅱ

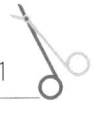

期 CheckMate - 040（NCT01658878）研究的 OY 队列结果。这是一项正在进行的开放标签、多队列研究，在先前未接受过索拉非尼治疗（索拉非尼初治）、对索拉非尼不耐受或在接受索拉非尼治疗期间病情进展、存在或不存在病毒性肝炎的晚期 HCC 患者中开展，探讨 NIVO 或基于 NIVO 的组合疗法的疗效和安全性。

NIVO＋IPI 联合治疗既往接受过索拉非尼治疗的 HCC 患者可带来强力且持久的缓解，联合治疗的 ORR（各组 ORR＞30%）均高于 NIVO 单药治疗（14%），无论基线 PD-L1 状态如何均有缓解。CheckMate - 040 研究中 NIVO＋IPI 治疗带来的持久肿瘤缓解和可控的安全性表明 NIVO＋IPI 或许可作为接受过索拉非尼治疗的进展期 HCC 的一种新的治疗选择。基于 NIVO＋IPI 良好的疗效与安全性，该联合治疗模式可在 HCC 患者中作进一步的探索。

（八）HCC 局部＋系统治疗模式及展望

虽然外科依然是 HCC 的首选治疗方法，由于大多数 HCC 患者存在基础肝病，HCC 起病隐匿，在早期没有显示出典型的症状或体征，在确诊时大多数已达中晚期，能获得手术的机会为 20%～30%。

HCC 降期转化治疗即通过局部或者联合系统治疗等手段降低分期，将不可切除手术的中晚期 HCC 患者转化为可手术切除的早中期 HCC，或者通过相关治疗手段将姑息性切除转变为根治性切除。大量研究表明，降期成功标准为米兰标准，移植成功率为 55%～78%。并且超米兰标准成功降期至米兰标准内行肝移植的患者与在米兰标准内行肝移植的患者，在移植后 5 年生存及复发情况相当。有研究表明，HCC 患者局部治疗后行二期切除 1 年生存率为 77.0%～91.4%，3 年生存率为 55.0%～77.1%，5 年生存率为 52.0%～69.6%。

随着介入技术、放射治疗技术的快速发展，目前常用的降期手段如 cTACE、DEB-TA-CE、HAIC、RFA、TARE、内放射治疗、外放射治疗等局部治疗的手段或联合应用等，通过减轻肿瘤负荷、降低分期，使超出肝移植或肝切除标准的患者重新获得肝移植或手术切除的机会。已有较多研究表明，局部治疗导致的肿瘤坏死有利于增强联合肿瘤免疫治疗效果。释放肿瘤抗原并引发与损害相关的分子诱导免疫原性细胞死亡，从而促进抗肿瘤免疫。TACE 诱导的肝肿瘤细胞坏死增强了 AFP 特异 CD4＋T 细胞的应答。一项纳入 21 例 HCC 患者的临床研究显示：TACE 后，AFP-特异 CD4＋T 细胞含量增加且对 TACE 有临床应答的患者，AFP 特异 CD4＋T 细胞含量都较高。研究表明 TACE 可明显提升肿瘤相关抗原（tumor-associated antigen，TAA）特异的 CD8＋T 细胞的反应，TACE 与 CPI 的联合具有合理性：①减少肿瘤负荷；②CPI 将在高免疫原性的肿瘤微环境中发挥作用，增强肿瘤免疫治疗效果；③联合应用表明具有激活抗肿瘤免疫效应。RFA 增强 HCC 相关抗原特异性 T 细胞应答。有研究结果显示 62.3% 的患者检测到肿瘤相关抗原特异性 T 细胞增加，RFA 后观察 T 细胞表型的改变。近距离放射治疗联合免疫治疗减少 MDSC 细胞的局部聚集，改变免疫抑制微环境。

局部治疗前开始免疫治疗的研究探索，Tremelimumab 是一种 CTLA - 4 抗体，这是一个介入联合免疫的可行性研究。于用药后第 36 周进行介入治疗。主要终点是联合治疗的可行性。总 TTP 中值为 7.4 个月；6 个月 PFS 57.1%，12 个月 PFS 33.1%；mOS 12.3 个月；安全性良好，无剂量限制性毒性。纳武利尤单抗＋DEB - TACE 治疗中期 HCC 的 Ⅱ 期临床研究- NCT03143270 研究设计，2017 年 5 月启动，仍在入组招募中，有待结果进一步的公布。

可切除 HCC 联合免疫治疗预防术后复发的研究也在进行中，该研究是一项围术期免疫联合手术切除的 Ⅱ 期随机对照研究（NCT03222076），纳武利尤单抗联合伊匹木单抗术前用于可切除 HCC，入组 9 例患者已有 3 例获得 pCR，病理证实与肿瘤局部 CD8＋T 细胞浸润显著相关。与分子靶向治疗相比，免疫治疗联合其他治疗方式不仅显著延长患者的总生存期，远期生存率也获益。帕博利珠单抗在早期 HCC 中的试验也有开展。例如，KEYNOTE - 937 试验，是一项 Ⅲ 期、双盲、平行对照试验，旨在评估 HCC 患者术后或射频消融后帕博利珠单抗辅助治疗的安全性和有效性，患者最长接受 1 年术后辅助治疗。该试验计划入组 950 例患者，目前正在患者入组当中。

随着分子靶向及免疫检查点抑制剂药物的快速发展，HCC 局部加系统治疗模式已逐步进入临床实践。深入进行 HCC 的多组学研究，确立 HCC 的不同分子分型、免疫表型，以实现个体化的精准诊断和治疗。Bio-marker 驱动的联合治疗临床研究，包括 PD-L1、TMB、MSI 和 TIL 等，积极探索疗效及安全性分子标志物，指导临床研究，从而制订个体化的整体治疗方案。创新优化以精准外科为核心的综合治疗新模式，快速提升我国 HCC 整体 5 年生存率，将从梦想转变成现实。

七、肝癌免疫抑制点相关不良反应

免疫检查点抑制剂（ICIs）的临床应用显著改善肝细胞癌（简称肝癌）患者预后。随着 ICIs 在肝癌中的广泛应用，免疫相关不良反应（irAE）越来越受到重视。肝癌复杂的疾病特征和多手段结合的治疗模式对 irAE 管理提出挑战。近年来，以程序性死亡受体 1（programmed death-1，PD-1）抗体、程序性死亡配体 1 抗体和细胞毒性 T 淋巴细胞相关抗原 4 抗体为代表的免疫检查点抑制剂在肝癌的临床治疗中取得突破性进展，但 ICIs 激活机体免疫功能的同时，常伴随免疫相关不良反应。已有的研究结果显示：肝癌与其他恶性肿瘤比较，行 ICIs 治疗后 irAE 发生率相似，但肝脏 irAE 的发生率有升高趋势。肝癌常合并肝硬化并伴有全身表现，患者肝外器官功能障碍可引起与 irAE 重叠症状和体征，或加重 irAE 严重程度。因此，在应用靶向药物获益的同时，其对肝脏的损害也已成为不容忽视的重要问题。

（一）肝癌 ICIs 治疗常见免疫相关不良反应

肝癌行 ICIs 治疗时，除 ALT 和/或 AST 升高外，患者不良反应与其他恶性肿瘤行 ICIs 治疗的免疫相关不良反应类似，范围几乎累及所有器官。免疫治疗与局部治疗（消融治疗、TACE、内外放疗等）及系统性治疗（靶向治疗、化疗、不同靶点 ICIs 联合治疗）的联合应用会增加患者不良反应发生率，对免疫相关不良反应的诊断和管理造成困难。肝癌行 ICIs 单药治疗、ICIs 联合系统性治疗（靶向治疗、不同靶点 ICIs 联合治疗）后，患者各系统免疫相关不良反应发生率见图 4-6。肝癌患者发生免疫相关不良反应最常见器官或系统包括皮肤、结肠、肝脏和内分泌系统，其他相对少见但会威胁患者生命的免疫相关不良反应包括间质性肺炎和免疫性心肌炎。不同 ICIs 对应的免疫相关不良反应谱不同，CTLA-4 抗体引起的免疫相关不良反应主要包括结肠炎和垂体炎；PD-1 和/或 PD-L1 抗体常见的 irAE 包括甲状腺功能减退和间质性肺炎。目前，肝癌行 ICIs 联合局部治疗的研究仅为小样本临床试验，患者不良反应发生率数据可能存在较大偏倚，本文不做过多阐述。

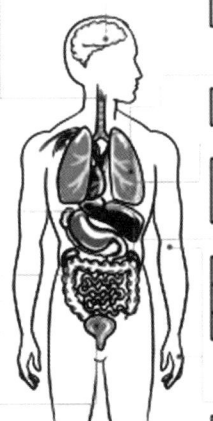

甲状腺功能亢进

抗PD-1单药、抗PD-1或PD-L1+CTLA-4抗体治疗时所有级别发生率<8.0%，无≥3级发生

甲状腺功能减退

药物	所有级别发生率	≥3级发生率
抗PD-1	5.0%~9.0%	0~0.4%
抗PD-1或PD-L1+TKI	14.0%~30.0%	0~2.0%
抗PD-1或PD-L1+CTLA-4抗体	0~20.0%	0~1.0%

肝脏毒性［AST和/或ALT升高］

药物	所有级别发生率	≥3级发生率
抗PD-1	8.0%~24.0%	1.0%~6.0%
抗PD-1或PD-L1+TKI	14.0%~63.0%	2.0%~11.0%
抗PD-1或PD-L1+CTLA-4抗体	5.0%~20.0%	0~12.0%

结肠炎

抗PD-1单药治疗时所有级别发生率为1.4%，≥3级发生率0.7%

胃肠道毒性(腹泻)

药物	所有级别发生率	≥3级发生率
抗PD-1	17.0%	1.0%
抗PD-1或PD-L1+TKI	15.0%~47.0%	2.0%~5.0%
抗PD-1或PD-L1+CTLA-4抗体	9.0%~24.0%	1.0%~9.0%

肝癌免疫相关不良反应特征

垂体炎

抗PD-1单药治疗时发生率较低，联用CTLA-4抗体治疗时发生率增高，所有级别发生率<2%

肺炎

所有级别发生率为3.0%~3.6%，≥3级发生率为1.0%~1.4%

肾上腺功能不全

抗PD-1单药治疗时所有级别发生率为0.7%，无≥3级发生，联用CTLA-4抗体治疗时所有级别发生率增高至4.0%~14.0%，≥3级发生率为0~2.0%

肾脏毒性(蛋白尿)

药物	所有级别发生率	≥3级发生率
抗PD-1	2.0%~24.0%	<1%
抗PD-1或PD-L1+TKI	20.0%~62.0%	2.0%~7.0%

皮疹或瘙痒

药物	所有级别发生率	≥3级发生率
抗PD-1	13.0%~29.0%	0.4%~2.0%
抗PD-1或PD-L1+TKI	13.0%~29.0%	0~1.0%
抗PD-1或PD-L1+CTLA-4抗体	7.0%~45.0%	0~4.0%

注：PD-1 为程序性死亡受体 1，PD-L1 为程序性死亡配体 1，TKI 为酪氨酸激酶抑制剂，CTLA-4 为细胞毒性 T 淋巴细胞相关抗原 4；彩色条框中蓝色为 PD-1、PD-L1 抗体对应不良反应占比，红色为 CTLA4 抗体对应不良反应占比，两者存在重叠。

图 4-6　各系统免疫相关不良反应发生率

（二）常见免疫相关不良反应的临床表现及管理

发生免疫相关不良反应的常见器官或系统包括肝脏、皮肤、胃肠道、胰腺、内分泌系统、心脏、肾脏和肺。

1. 肝脏　ICIs 引起的肝脏 irAE 称为免疫介导的肝炎（immune-mediated hepatitis,

IMH）。与传统治疗方式引起的直接性肝损伤或经特异性药物治疗引起的肝损伤不同，IMH
为间接性肝损伤，主要由机体免疫反应增强所致。

（1）IMH 的诊断：IMH 无特征性表现，规律随访的实验室检查有助于发现 IMH，确诊依赖于组织病理学检查。

（2）IMH 临床表现：IMH 发生较为隐匿，个体表现差异较大，通常无特殊临床表现或症状，也可伴随其他消化道症状，如纳差、乏力等。

（3）IMH 的实验室检查：IMH 实验室检查表现为 ALT、AST 升高，伴或不伴 TBil 或 ALP 升高。

（4）IMH 的影像学检查：IMH 影像学检查无特征性表现。彩色多普勒超声检查可表现为肝实质弥漫性回声信号减弱伴门静脉分支回声信号增强，且常伴有胆囊壁增厚或胆囊区水肿。CT 或 MRI 检查可显示弥漫性肝密度减低或 T2 加权成像高信号，注射造影剂后呈不均匀强化。发生严重 IMH 的患者可能有肝大、门静脉周围水肿等改变。虽然影像学检查无特征性表现，但其可排除肿瘤超进展或肿瘤压迫所致肝功能异常。

（5）肝脏穿刺活组织病理学检查：肝脏穿刺活组织病理学检查对 IMH 诊断极有帮助。PD-1 或 PD-L1 抗体单药治疗引起的 IMH 主要表现为均匀分布于肝小叶内及汇管区的炎性病变，炎性细胞以 CD8 + T 淋巴细胞为主；肝细胞水肿，伴空泡变、点灶状坏死等，部分肝细胞内胆汁淤积；可发现中央静脉内皮、小胆管炎性病变等。少数发生严重 IMH 的患者可发现门静脉纤维化改变或淋巴细胞性胆管炎致胆管缺失综合征。CTLA-4 抗体治疗引起的 IMH 多表现为广泛肝小叶病变，包括有窦组织细胞增生和中央静脉内皮炎性病变，CTLA-4 抗体治疗相关性肉芽肿性肝炎表现为组织中央有巨噬细胞环绕的脂质空泡，外围为纤维蛋白环，最外层为组织细胞。

（6）IMH 的鉴别诊断：ICIs 引起的 IMH，需要与病毒性（包括嗜肝病毒和其他病毒）肝炎复发、肝硬化失代偿导致肝功能异常、肝癌进展、自身免疫性肝炎以及其他合并用药引起的肝脏毒性进行鉴别诊断。HBV、自身抗体等实验室检查及影像学检查有助于鉴别诊断，肝脏穿刺活组织病理学检查结果可用于最终确诊。

（7）IMH 的管理：

1）分级管理：①1 级，可不中断 ICIs 治疗，每周监测 1 次肝功能。②2 级，需暂缓 ICIs 治疗，口服泼尼松 $0.5 \sim 1$ mg/（kg・d），每 3 d 监测 1 次肝功能，待肝功能好转后逐步减量。③3 级，需停止 ICIs 治疗，静脉滴注甲泼尼龙 $1 \sim 2$ mg/（kg・d），每 $1 \sim 2$ d 监测 1 次肝功能；降至 2 级后，可改为等效的泼尼松口服，并逐步减量。④4 级，需永久停用 ICIs 治疗，患者立即静脉滴注甲泼尼龙 $1 \sim 2$ mg/（kg・d）并住院治疗，每天监测 1 次肝功能；降至 2 级后，可改为等效的泼尼松口服，并逐步减量。应用激素药物治疗 IMH 过程需密切监测肝功能，激素药物治疗总疗程建议＞4 周。

2）3 级以上 IMH 经静脉滴注激素药物治疗＞3 d 仍无好转，需及时加用吗替麦考酚酯，口服 500～1 000 mg，2 次/d；加用吗替麦考酚酯仍无好转，可考虑他克莫司联合治疗；有条件的医疗中心建议请肝病专科医师会诊。英夫利昔单克隆抗体因具有潜在肝脏毒性，不推荐用于 IMH 治疗。

3）其他治疗：有研究结果提示经激素和吗替麦考酚酯治疗无效的急性重型肝炎可考虑应用抗胸腺细胞球蛋白，此外，血浆置换、IL-6 单克隆抗体、CD20 单克隆抗体也可用于危重和难治性肝毒性病例治疗。有经验的医疗中心可考虑联合应用上述方法。

目前 IMH 尚无特异性预测生物标志物，其预防较为困难。建议在开展 ICIs 治疗前，全面评估患者发生 IMH 的易感性，以便在发生 IMH 后进行评估和诊断。IMH 的处理需合理应用激素和免疫抑制剂。3 级以上 IMH 推荐行肝脏穿刺活组织病理学检查。对于有经验的医疗中心，可于 ICIs 治疗后肝功能异常早期行肝脏穿刺活组织病理学检查以确诊 IMH。需注意患者 ALT、AST 升高常伴随凝血功能异常，会增加行肝脏穿刺时出血发生率。ICIs 引起的 IMH 预后总体较好，患者较少发生肝衰竭或死亡，通常治疗 1～3 个月患者肝功能可恢复至其治疗前水平。

2. 皮肤

（1）皮肤 irAE 的诊断：

1）发疹性药疹（麻疹型或斑丘疹型药疹）：发疹性药疹最为常见，表现为对称分布于躯干、四肢的红斑、丘疹，且渐趋融合，一般于 1～2 周内自行消退。斑丘疹型药疹可能是大疱性药疹或重症药疹的早期表现，对于伴有面部水肿、黏膜受累及皮损疼痛的患者，应密切监测皮肤损伤的变化。

2）炎症性皮肤病样药物反应：可表现为皮肤瘙痒症、湿疹样药疹、银屑病样药疹、苔藓样药疹、轻型多形红斑样药疹、痤疮样药疹（丘疹脓疱性疹）、结缔组织病样药物反应等。ICIs 引起的 irAE 与原发疾病如原发性银屑病难以直接鉴别，应结合患者用药史、症状潜伏期以及相关实验室检查（血常规、肝肾功能、自身免疫抗体、皮肤损害活组织病理学检查及直接免疫荧光检查等）综合诊断。

3）大疱性药疹：大疱性类天疱疮是大疱性药疹最常见类型，常发生于 ICIs 治疗 5～6 个月后，自身水疱病抗体检查常显示 BP180 抗体阳性。少数行 CTLA-4 抗体治疗的患者可发生疱疹样皮炎性皮肤不良反应。

4）严重皮肤不良反应（severe cutaneous adverse reactions，SCARs）：主要包括急性泛发性发疹性脓疱病（acute generalized exanthematous pustulosis，AGEP）、Stevens-Johnson 综合征、Stevens-Johnson 综合征与中毒性表皮坏死松解症（toxic epidermal necrolysis，

TEN）重叠、TEN 及伴嗜酸性粒细胞增多和系统症状的药物反应（药物超敏反应综合征）。除皮肤损害外，患者可伴有明显黏膜受累、发热、淋巴结肿大和肝功能异常等内脏器官受累表现。虽然 SCARs 发病率较低，但病死率较高。

5）反应性皮肤毛细血管增生症（reactive cutaneous capillary endothelial proliferation，RCCEP）：是 PD-1 抗体卡瑞利珠单克隆抗体特有的皮肤不良反应，在肝癌患者中发生率为 67%，分级主要为 1 级和 2 级。RCCEP 的临床表现主要为红痣型，亦可呈珍珠型、桑椹型、斑片型和瘤样型改变，组织病理学表现为真皮毛细血管内皮细胞增生。有研究结果显示：卡瑞利珠单克隆抗体联合化疗或阿帕替尼治疗肝癌可降低 RCCEP 发生率。

（2）皮肤免疫相关不良反应的鉴别诊断：ICIs 引起的皮肤免疫相关不良反应需要与慢性肝病（如丙型病毒性肝炎）及原发性胆汁性肝硬化引起的皮肤瘙痒症，其他药物（如靶向药物）引起的皮肤损害以及其他原发性皮肤疾病如硬皮病、银屑病等进行鉴别诊断。

（3）皮肤免疫相关不良反应的管理：免疫相关不良反应的管理需根据其具体种类及分级进行，见表 4-6。开展 ICIs 治疗前，评估患者发生皮肤免疫相关不良反应的易感性（银屑病病史或家族史、结缔组织病史、药物过敏史等），完善实验室检查（血常规、肝肾功能、自身免疫抗体、皮肤损害活组织病理学检查和皮肤直接免疫荧光检查等），有利于后续评估和诊断。行 ICIs 治疗患者发生皮肤损害，必要时请皮肤科医师会诊以辅助诊断，难以鉴别诊断时行活组织病理学检查。大部分皮肤免疫相关不良反应经早期发现并对症治疗可及时恢复，不影响后续 ICIs 治疗。严重皮肤免疫相关不良反应需暂停或永久停用 ICIs 治疗，给予患者激素和免疫抑制剂治疗，并请皮肤科医师会诊。对于暂停 ICIs 治疗的患者，待免疫相关不良反应分级降至≤1 级后，经充分沟通可恢复 ICIs 治疗，但需密切监测随访。

表 4-6　ICIs 治疗引起皮肤免疫相关不良反应的管理

免疫相关不良反应种类	分级	临床表现	处理方式
发疹性药疹或炎症性皮肤病样药物反应	1 级	皮疹面积<10%体表面积，伴或不伴局部症状（瘙痒、灼痛或紧绷）或皮肤瘙痒为轻微或局限	继续 ICIs 治疗 避免皮肤刺激和阳光照射 局部外用保湿剂或弱、中效激素类软膏 口服抗组胺药
	2 级	皮疹面积占体表面积 10%～30%，伴或不伴局部症状（瘙痒、灼痛或紧绷）；工具性日常生活活动能力受限；或皮肤瘙痒为强烈或广泛、间歇性，搔抓继发皮肤损伤，包括水肿、丘疹、脱屑、苔藓样变、渗出和/或结痂	继续 ICLs 治疗 局部外用保湿剂及中、强效激素类软膏 口服抗组胺药 必要时系统激素治疗［泼尼松 0.5～1 mg/(kg·d)］

表 4-6（续）

免疫相关不良反应种类	分级	临床表现	处理方式
发疹性药疹或炎症性皮肤病样药物反应	3 级	皮疹面积>30%体表面积，伴或不伴局部症状（瘙痒、灼痛或紧绷）；工具性日常生活活动能力受限；或皮肤瘙痒为强烈或广泛、持续性，搔抓引发皮肤损伤，包括水肿、丘疹、脱屑、苔藓样变、渗出和（或）结痂；影响睡眠	暂停 ICIs 治疗 局部外用保湿剂及强效激素类软膏 系统激素治疗［泼尼松 0.5～1.0 mg/（kg·d），必要时增加至 2.0 mg/（kg·d）］ 难治性皮肤瘙痒可给予 γ-氨基丁酸激动剂（加巴喷丁、普瑞巴林）或奥马珠单克隆抗体（患者血液 IgE 水平升高时）
大疱性药疹或严重皮肤不良反应或瘙痒	1 级	水疱面积<10%体表面积，无症状、无炎症反应（红斑、糜烂）	继续 ICLs 治疗 局部皮损护理，预防性抗感染
	2 级	水疱面积<10%体表面积，伴疼痛或炎症反应（红斑、糜烂）；或水疱面积占体表面积 10%～30%，工具性日常生活活动能力受限；或麻疹样疹（斑丘疹）面积占体表面积 10%～30%，伴全身症状、淋巴结肿大或面部肿胀	暂停 ICIs 治疗 局部皮损护理，预防性抗感染 局部外用强效激素类软膏 系统激素治疗（泼尼松 0.5～1 mg/kg·d） 密切监测病情
	3 级	水疱面积>30%体表面积，伴疼痛或炎症反应（红斑、糜烂），日常生活活动能力受限；或皮肤剥脱面积<10%体表面积，伴黏膜受累；Stevens-Johnson 综合征、中毒性表皮坏死松解症或伴黏膜受累及患者分级≥3 级	永久停用 ICIs 治疗 局部皮损护理，预防性抗感染
	4 级	水疱面积>30%体表面积，伴电解质紊乱；或皮肤剥脱面积>10%体表面积，伴全身症状及血液学指标异常，如伴嗜酸性粒细胞增多和系统症状的药物反应或药物超敏反应综合征中肝功能异常	系统激素治疗［泼尼松 1～2 mg/（kg·d）］ 住院治疗，密切监测病情
反应性皮肤毛细血管增生症	1 级	单个或多发结节，最大径<10 mm，伴或不伴破裂出血	继续 ICIs 治疗 出血者给予局部处理并预防性抗感染
	2 级	单个或多发结节，最大径>10 mm，伴或不伴破裂出血	继续 ICIs 治疗 局部治疗（激光、外科手术切除） 出血者给予局部处理并预防性抗感染
	3 级	多发或泛发结节，合并感染	暂停 ICIs 治疗 局部治疗（激光、外科切除） 抗感染

3. 胃肠道免疫性及胰腺 以下主要介绍免疫性结肠炎及胰腺炎。

（1）免疫性结肠炎：①诊断。免疫性结肠炎的诊断主要依据临床表现和ICIs用药史，排除其他诱因如感染、药物、原发疾病等综合判断。免疫性结肠炎通常表现为腹泻、腹痛、黏液便、血便、发热等，部分患者可能合并肛周疾病（肛瘘、肛裂、肛门脓肿）。②鉴别诊断：免疫性结肠炎需与感染性结肠炎、非甾体抗炎药物相关结肠炎、放射性肠炎、缺血性肠炎等进行鉴别诊断。患者发生腹痛时需与肝癌破裂出血、肿瘤相关疼痛等进行鉴别诊断。可依据患者病史、腹部增强CT检查等结果，经消化内科医师会诊并完善结肠镜活组织病理学检查后进行鉴别诊断。③管理：建议进行分级管理。1级：24～48 h内需密切监测病情变化，若症状持续，需行粪便常规检查和血常规检查，患者需清淡饮食，必要时口服补液、使用止泻药物对症处理。2级：建议行结肠镜检查，并同时开始激素治疗［（口服泼尼松或甲泼尼龙1 mg/(kg·d)］；若激素治疗2～3 d症状无改善或加重，增加激素剂量至2 mg/(kg·d)，可考虑增加英夫利昔单克隆抗体或维多珠单克隆抗体治疗，并暂停ICIs治疗。3～4级：建议行结肠镜检查（必要时增加腹盆腔增强CT检查），并同时开始激素治疗［（静脉滴注泼尼松或甲泼尼龙1～2 mg/(kg·d)］；若激素治疗1～2 d症状无改善或加重，可考虑增加英夫利昔单克隆抗体或维多珠单克隆抗体治疗。3级患者永久停用CTLA-4抗体，不良反应得到控制后可考虑重启PD-1和/或PD-L1抗体治疗；4级患者永久停用ICIs。

免疫性结肠炎需排除其他病因后才能诊断，无法确定时行结肠镜活组织病理学检查。≥2级免疫性结肠炎无需等待结肠镜活组织病理学检查结果，尽早应用激素和对症支持治疗。

（2）免疫性胰腺炎：目前肝癌患者免疫性胰腺炎发生率尚不明确。①诊断与鉴别诊断：免疫性胰腺炎表现为脂肪酶、淀粉酶升高，伴或不伴腹痛。中度或重度淀粉酶和/或脂肪酶升高时可行腹部增强CT检查或MRCP检查，并结合病史进行诊断。免疫性胰腺炎需与炎症性肠病、肠易激综合征、肠梗阻、胃瘫、恶心及呕吐、酒精性损伤、糖尿病等进行鉴别诊断。②管理。轻度无症状伴淀粉酶和/或脂肪酶升高：排除其他因素，包括炎症性肠病、肠易激综合征、肠梗阻、胃瘫、恶心及呕吐、酒精性损伤、糖尿病等，评估并排除ICIs治疗引起的胰腺炎后，可继续ICIs治疗。中度或重度淀粉酶和/或脂肪酶升高：排除其他因素，包括炎症性肠病、肠易激综合征、肠梗阻、胃瘫、恶心及呕吐、酒精性损伤、糖尿病等，同时行腹部增强CT检查或MRCP检查，评估并排除ICIs治疗引起的胰腺炎，待症状缓解后可继续行ICIs治疗。2级：暂停ICIs治疗，请消化内科医师会诊，立即给予水化、抑制胰酶分泌等对症处理。3级：停用ICIs治疗，立即给予水化、抑制胰酶分泌等对症处理，口服或静脉滴注泼尼松或甲泼尼龙0.5～1 mg/(kg·d)。4级：永久停用ICIs治疗，立即给予水化、抑制胰酶分泌等对症处理，口服或静脉滴注泼尼松或甲泼尼龙1～2 mg/(kg·d)。排除

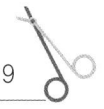

其他病因，确诊为免疫性胰腺炎后，停用 ICIs 治疗，立即给予水化、抑制胰酶分泌等对症处理，≥3 级时给予激素治疗。

4. 内分泌系统 内分泌系统 irAE 包括甲状腺功能障碍或甲状腺毒症、垂体炎、肾上腺功能不全和糖尿病等，以甲状腺功能障碍、垂体炎常见，肾上腺功能不全、糖尿病等少见。

（1）甲状腺功能障碍：是最常见内分泌系统 irAE，主要包括甲状腺功能减退症（简称甲减）、甲状腺功能亢进症（简称甲亢）和甲状腺炎。

1）诊断：①临床表现，甲减临床表现为乏力、疲劳、情绪低落、体质量轻度增加、便秘、声音嘶哑等，严重时会出现认知改变，也有部分患者几乎没有症状。甲亢临床表现为食欲亢进、心悸、易怒、多汗、失眠等。需要注意的是部分原发性甲减患者早期会出现甲状腺毒症表现。②实验室检查，主要监测患者行 ICIs 治疗前后甲状腺激素水平改变。ICIs 诱发的原发性甲状腺功能减退，患者血清促甲状腺激素升高、游离甲状腺素和/或游离三碘甲腺原氨酸降低。ICIs 诱发的甲状腺功能亢进，患者血清促甲状腺激素降低、游离甲状腺素和/或游离三碘甲腺原氨酸升高。患者血清促甲状腺激素降低或正常、游离甲状腺素和/或游离三碘甲腺原氨酸降低是继发性甲状腺功能减退的特征，但不能排除垂体前叶功能减退。促甲状腺激素受体抗体及甲状腺过氧化物酶抗体检测可呈或不呈阳性改变。

2）鉴别诊断：合并肝脏基础疾病如肝硬化、脂肪肝患者常发生甲状腺功能异常，因此，肝癌患者行 ICIs 治疗引起的甲状腺功能异常需与之进行鉴别诊断。肝硬化患者的游离甲状腺素升高、游离三碘甲腺原氨酸降低，其中游离三碘甲腺原氨酸降低水平主要与肝功能异常程度相关。完善甲状腺激素受体抗体及甲状腺过氧化物酶抗体检测有利于鉴别诊断。

3）管理：①甲状腺功能减退。1 级：无症状，继续 ICIs 治疗。2～3 级：出现严重症状时暂停 ICIs 治疗，待症状消失后重启治疗；促甲状腺激素＞10 IU/L 时，补充甲状腺素。4 级：危及生命，需紧急干预处理，可参照黏液性水肿昏迷处理，应用泼尼松治疗，永久停用 ICIs。②甲亢。1 级：无症状，继续 ICIs 治疗。2～3 级：出现严重症状时暂停 ICIs 治疗，待症状消失后重启治疗；可使用抗甲状腺药物甲巯咪唑或丙硫氧嘧啶。4 级：危及生命，需紧急干预处理，参照甲亢危象处理，应用泼尼松治疗，永久停用 ICIs。若症状明显，需使用 β-受体阻滞剂（如普萘洛尔）缓解症状。4～6 周复查甲状腺功能，若促甲状腺激素仍低于正常值，且游离甲状腺素和/或游离三碘甲腺原氨酸降低，需及时行摄碘率检查以排除 Graves 病。肝癌患者常伴甲状腺激素水平异常，需与 ICIs 治疗引起的甲状腺功能障碍相鉴别，明确诊断后及时对症处理；甲减需明确病因，需要注意由垂体炎等引起的继发性甲状腺功能减退。2～3 级甲状腺功能减退或甲状腺功能亢进可通过暂停 ICIs，予以甲状腺激素补充或抗甲状腺药物控制症状；4 级甲状腺功能减退或甲状腺功能亢进需停用 ICIs，应用糖皮质激素及时处理。

（2）垂体炎：ICIs 治疗引起的垂体炎，其临床症状先于实验室指标异常发生。

1）诊断：①临床表现。常见临床表现为头痛和疲劳，其他症状包括低血压、恶心、腹痛、厌食、体质量下降、性欲减退、多尿和多饮等。②实验室检查。ICIs 治疗引起的垂体炎常缺乏多种激素，包括性激素、胰岛素样生长因子、泌乳素、甲状腺激素、皮质醇和促肾上腺皮质激素等。③影像学检查。MRI 检查可发现垂体体积中度增大。

2）鉴别诊断：ICIs 治疗引起的垂体炎临床表现均不典型，因此，临床上需要与原发病或其他疾病引起的垂体炎进行鉴别诊断。MRI 检查的灵敏度较高，有助于鉴别肿瘤转移、感染性垂体疾病、垂体腺瘤等，但 MRI 检查结果正常不能排除亚临床垂体炎。

3）管理：1 级无症状，继续 ICIs 治疗。2～3 级暂停 ICIs 治疗，口服醋酸可的松 25.0～37.5 mg/d，待症状缓解后可考虑重启 ICIs 治疗。出现严重头痛、低钠血症或占位症状，静脉滴注治疗剂量糖皮质激素如泼尼松 1 mg/(kg·d)，同时结合患者激素水平予以相应补充，需注意激素补充顺序。4 级危及生命，需紧急干预处理，暂停 ICIs 治疗至急性症状缓解；静脉滴注大剂量糖皮质激素［泼尼松 2 mg/(kg·d) 或等效药物］，积极治疗原发病、去除诱因。头痛和疲乏是 ICIs 治疗引起垂体炎的常见症状，诊断依赖于垂体靶腺激素水平检测及垂体 MRI 检查。3～4 级患者在急性期应暂停 ICIs 治疗，定期监测激素水平并积极给予相关激素替代治疗。

（3）内分泌系统免疫相关不良反应监测筛查流程：为及早识别 ICIs 治疗引起的内分泌系统 irAE，建议于治疗前、中、后期进行监测筛查。

5. 心脏　ICIs 引起的免疫性心肌炎发生率较低，但致死率较高。目前肝癌患者免疫性心肌炎发生率尚不明确，尚未发现肝癌患者免疫性心肌炎有明显特征性。

（1）诊断：免疫性心肌炎的诊断需完善常规心血管相关指标检查和评估，包括收集病史、临床表现、体格检查资料，完善心肌损伤生物标志物、利钠肽、D-二聚体、心电图和超声心动图等检查，并进行主动检测（ICIs 首次治疗后 7 d 内及随后每次治疗前后）。①临床表现。其表现为无症状、轻微症状、明显症状或暴发性心肌炎。初始症状多为非特异性，如乏力、心悸和气短等；重症心肌炎常伴发其他免疫相关不良反应，如肌炎、呼吸功能障碍、肝功能异常、甲状腺功能异常等。典型心肌炎临床综合征包括心悸、胸痛、急性或慢性心力衰竭，以及心包炎、心包积液等表现。②心电图。约 90％ 的患者心电图检查异常，可表现为各种类型的心律失常，其中相对特异性的表现为房室传导阻滞。③心肌损伤生物标志物。约 90％ 的患者出现肌钙蛋白升高，且伴临床症状的患者通常升高明显；约 70％ 的患者出现利钠肽升高。④超声心动图。＜50％ 患者出现左心室射血分数下降，其中部分患者表现为严重左心室收缩功能异常（左心室射血分数＜35％），可能有节段室壁运动异常、弥漫性左心室收缩功能减退、心腔扩大或心室壁增厚等改变。⑤心脏 MRI 检查。有研究结果显示：

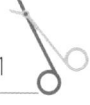

免疫性心肌炎患者出现心肌晚期钆增强的比例＜50%，低于传统病因所致的心肌炎；约40%的患者左心室射血分数＞50%，其他表现包括 T2 加权成像短时间反转恢复序列信号升高。

（2）鉴别诊断：需要与原发性心血管疾病加重、急性冠脉综合征、肺栓塞、肿瘤进展及其并发症、其他肿瘤治疗引起的心血管并发症及其他原因所致的心肌炎等进行鉴别诊断。

（3）管理。

1）1 级：亚临床心肌损伤。仅有心脏损伤生物标志物升高，无心血管症状、心电图、超声心动图改变。请心血管科医师会诊，完善检查；若心脏损伤标志物轻度异常且保持稳定，可继续 ICIs 治疗；若心脏损伤标志物进行性升高，应暂缓 ICIs 治疗，必要时给予糖皮质激素治疗；若诊断为无症状心肌炎，暂停 ICIs 治疗，立即给予甲泼尼龙治疗，初始剂量 1～4 mg/(kg·d)，持续 3～5 d 后逐渐减量。心脏损伤生物标志物恢复至治疗前水平后继续激素治疗 2～4 周，可重启 ICIs 治疗，但需加强监测。

2）2 级：轻微心血管症状，伴心脏损伤生物标志物和/或心电图异常。患者立即停止 ICIs 治疗并卧床休息，请心血管科医师会诊，心电监护，完善检查并立即给予激素治疗；若激素治疗不敏感，酌情联用其他免疫抑制剂；心脏损伤生物标志物恢复至治疗前水平后慎重重启 ICIs 治疗。

3）3～4 级：明显的心血管症状或危及生命，永久停用 ICIs。患者需住院紧急处理，多学科团队（心血管科、危重症医学科等）会诊，ICU 级别监护，完善检查；立即给予甲泼尼龙冲击治疗，500～1 000 mg/d，持续 3～5 d 后逐渐减量；心脏损伤生物标志物及心脏功能恢复至治疗前水平后继续激素治疗 4 周；心律失常患者必要时安装起搏器，危重症患者及时给予循环、呼吸支持；对于激素治疗 24 h 无改善患者，联用其他免疫抑制剂＋血浆置换＋生命支持。通过实验室检查和影像学检查及早识别心肌炎，并进行主动检测。怀疑为无症状或 2 级以上心肌炎，立即停用 ICIs 治疗，并采用激素常规治疗。激素治疗不敏感或无效，可联用其他免疫抑制剂，必要时给予血浆置换或生命支持。

6. 肾脏　急性肾损伤是 ICIs 治疗引起的最常见免疫相关不良反应，应用两种 ICIs 序贯治疗或 ICIs 联合化疗会增加急性肾损伤的发生率。

（1）诊断。

1）临床表现及检查：ICIs 治疗引起肾脏损伤临床表现为肾功能快速减退、不同程度的蛋白尿，新发高血压病或既往血压控制良好的高血压患者出现血压控制不佳。

2）组织病理学特征：急性肾小管间质性肾炎是最常见的组织病理学特征。ICIs 治疗引起肾小球病变相对少见，其中寡免疫性肾小球肾炎伴血管炎较为常见，其次为足细胞病变（包括微小病变和局灶节段肾小球硬化）和 C3 肾小球病。有研究结果显示：约 40%肾小球病变的患者合并急性肾小管间质性肾炎。目前，ICIs 治疗引起肾小球病变的发病率和类型有所增加，对于新发蛋白尿或者 24 h 尿蛋白定量＞1 g 的患者、蛋白尿合并血尿患者、疑似急性肾小管间质性肾炎但常规剂量激素治疗无反应的患者，建议尽早转诊肾内科，必要时行肾脏穿刺活组织病理学检查以明确诊断，指导治疗。

（2）鉴别诊断。

1）急性肾损伤病因鉴别诊断：经典的急性肾损伤分为 3 类。①肾脏灌注不足导致的肾前性肾损伤，如肝癌患者出现呕吐腹泻，或因纳差摄入食物较少，或合并消化道出血等，需考虑肾前性因素导致的急性肾损伤。②肾小管坏死（缺血或肾毒性物质）、肾小球肾炎或间质性肾炎所导致的肾实质损伤。ICIs 等抗肿瘤药物是引起急性肾小管间质性肾炎的最常见原因，但还需排除其他药物，如非甾体类消炎药、造影剂暴露等所致的急性肾损伤。③泌尿道梗阻引起的肾后性肾损伤，应用影像学检查可以明确诊断，但需排除外溶瘤综合征等诱发的肾脏内肾后性梗阻。

2）蛋白尿病因鉴别诊断：肝癌患者常合并 HBV 或 HCV 感染，而 HBV 或 HCV 感染是引起继发性膜性肾病、膜增生性肾小球肾炎和冷球蛋白血症相关性肾病的常见病因，因此，开展 ICIs 治疗前应全面评估患者基本情况，明确是否存在肾脏疾病。患者治疗前尿液检查和肾功能检查均正常，治疗过程中出现蛋白尿且伴随治疗疗程呈增加趋势，应考虑酪氨酸激酶抑制剂、ICIs 等药物治疗所致。此外，还需与肝肾综合征鉴别，后者主要因肝脏被肿瘤细胞大量浸润所致。肝癌患者可发展为任一类型的急性肾损伤，也可发生多种病理学类型的肾小球肾炎。详细询问病史、根据病情及时行肾脏穿刺活组织病理学检查有利于明确诊断。

3）管理：1 级可继续 ICIs 治疗，并排查是否存在其他病因，监测血肌酐和尿蛋白。2 级请肾内科医师会诊并考虑肾脏穿刺活组织病理学检查，暂停 ICIs 治疗，给予患者泼尼松 0.5～1.0 mg/（kg·d）或其他等效药物，持续治疗至病情降为 1 级或恢复正常，继续治疗 1 个月后逐渐降低药物用量。若治疗 1 周后病情无改善，增加泼尼松剂量至 1～2 mg/（kg·d）或其他同效药物。3～4 级：转诊至肾内科行肾脏穿刺活组织病理学检查，永久停用 ICIs 治疗，给予泼尼松 1～2 mg/（kg·d）或其他等效药物。若治疗 1 周后病情≥2 级，可选择硫唑嘌呤、环磷酰胺、环孢霉素、霉酚酸酯或利妥昔单克隆抗体中的 1 种药物进行联合治疗。出现不良反应时，应首先排除并纠正其他原因导致的肾损伤，包括停止使用潜在的肾脏毒性药物，纠正肾前性因素等，并在 1 周内复查肾功能和尿蛋白。≥2 级的肾脏不良反应建议行肾脏穿刺活组织病理学检查。患者发生≥2 级肾脏不良反应且病情呈持续状况时，应及时转诊至肾内科治疗。

7. 肺　虽然免疫治疗相关的肺炎较少见，但其发生后患者病情常较为严重，是导致停止免疫治疗的最常见原因之一。肝癌患者发生免疫治疗相关肺炎尚无明显的特征性。

（1）诊断与鉴别诊断：行 ICIs 治疗后，影像学检查发现不明原因肺部浸润，或发生新的呼吸道症状时，需考虑免疫治疗相关肺炎，其诊断为排他性诊断。

（2）临床表现：新发或症状恶化的咳嗽和呼吸困难是 ICIs 治疗引起肺炎最常见的症状。患者出现心动过速和缺氧，通常提示病情加重。部分患者可能会发生呼吸困难和干咳，但无影像学检查结果异常的情况。有研究结果显示：发生免疫治疗相关肺炎的患者中，>50% 合并发生肺部以外的免疫相关不良反应。上述无明显特征性的症状难以与其他合并症进行鉴别诊断，如恶性肿瘤致淋巴管炎、肺炎、肺水肿、慢性阻塞性肺疾病急性加重、肺泡出血或患者治疗前存在的肺部疾病及肺血管心血管异常。

（3）影像学检查：胸部 CT 检查是首选影像学检查。非特异性间质性肺炎是最常见的 CT 检查影像学表现，通常可见肺小叶间隔增厚、胸膜下网状影及机化性肺炎（外周分布的斑片状实变影），其他影像学表现包括提示超敏性肺炎的小叶中心性结节、支气管扩张、非特异性磨玻璃样改变和各种混合表现。更严重者可能会发现肺部蜂窝状变化的特征。目前尚无用于肺部免疫相关不良反应诊断的组织病理学检查特征，但支气管镜检查和肺穿刺活组织病理学检查仍是鉴别诊断的有力手段。

（4）支气管镜检查及支气管肺泡灌洗：支气管镜检查可用于排除肺部感染和肿瘤进展。免疫治疗相关肺炎患者支气管肺泡灌洗液以淋巴细胞改变最为典型，患者也可能出现外周血和支气管肺泡灌洗液中嗜酸性粒细胞增多。有研究结果显示：大多数药物诱导的间质性肺炎患者中，其支气管肺泡灌洗液 CD4＋/CD8＋ 比例通常会降低。

（5）肺穿刺活组织病理学检查：细胞间质性肺炎、机化性肺炎和弥漫性肺泡损伤是最常见的肺部组织病理学改变。与 ICIs 治疗相关的其他肺部不良反应还有结节病样肉芽肿反应、肿瘤假进展、肿瘤真进展、气道疾病（慢性阻塞性肺病和慢性支气管炎）、胸腔积液、心包积液、机会性感染（如真菌、分枝杆菌、病毒和寄生虫）。

（6）管理：①1 级门诊密切随访，暂停 ICIs 治疗，2～4 周内重复影像学检查，若无改变，考虑继续 ICIs 治疗。②2 级住院治疗，暂停 ICIs：治疗，同时开始全身糖皮质激素治疗，起始剂量为 1 mg/（kg·d），持续 1～2 周或待病情降至 1 级，开始逐步减量。激素逐渐减量需根据患者肺炎严重程度和对初始治疗的反应进行，常需要使用 4～6 周。若不能完全排除感染，需考虑联用经验性抗感染治疗。病情降至 1 级或治疗前水平，评估后可考虑重启 ICIs 治疗。③症状持续的 2 级和 3～4 级：住院治疗，永久停用 ICIs 治疗。建议使用更高剂量的类固醇［泼尼松 2 mg/（kg·d）或其他等效药物］治疗直至临床症状改善，随后 6～8 周内逐步减量。若类固醇治疗 48～96 h 临床症状无改善，建议联用其他免疫抑制药物，如 IL-6 单克隆抗体、英夫利昔单克隆抗体、硫唑嘌呤、霉酚酸酯、环磷酰胺或丙种球蛋白。

若不能完全排除感染，需考虑联用经验性抗感染治疗。对于采用≥20 mg/d 泼尼松或其他等效药物，治疗时间≥4 周的患者，若无禁忌证，建议使用甲氧苄啶-磺胺甲唑、喷他脒、阿托伐醌预防肺孢子菌肺炎。

行 ICIs 治疗后出现肺部症状时，应高度怀疑免疫治疗相关肺炎。胸部 CT 检查是重要影像学评估工具。通过支气管镜检查或手术获取肺部组织，行病理学检查可用以确诊。建议采用支气管镜检查以排除其他疾病如感染。肺功能、手指血氧饱和度和炎症指标红细胞沉降率、C 反应蛋白等也有提示作用。大部分免疫治疗相关肺炎，经停用 ICIs 和足量规律的激素治疗可得以控制。若不能完全排除感染，建议联用经验性抗感染治疗。

（三）ICIs 联合其他治疗发生 irAE 的诊断及管理要点

近年来，以 ICIs 治疗为基础的多种联合治疗模式，如 ICIs 联合靶向药物、化疗、局部治疗，不同种类 ICIs 联合治疗发展迅速，在提高患者临床获益同时也引起了更为复杂的不良反应，为临床管理带来挑战。

1. ICIs 联合靶向药物治疗　ICIs 联合抗血管生成靶向药物治疗是目前中晚期肝癌重要的治疗策略，但联合抗血管生成靶向药物对 ICIs 相关免疫相关不良反应的影响需引起重视。

（1）ICIs 联合靶向药物治疗致免疫相关不良反应的临床特征：各种 ICIs 联合抗血管生成靶向药物治疗肝癌引起的免疫相关不良反应，与各种 ICIs 单药治疗相关免疫相关不良反应结果一致，尚未发现其他不良反应。患者采用卡瑞利珠单克隆抗体联合阿帕替尼治疗后，其 RCCEP 发生率显著降低。

（2）ICIs 联合抗血管生成靶向药物不良反应重叠现象的鉴别诊断：ICIs 治疗和抗血管生成靶向药物治疗存在不良反应重叠现象，但两者发病机制和处理原则不同。

1）作用机制和临床表现不同：ICIs 引起的 irAE，主要是由宿主 T 细胞过度激活产生针对全身正常组织器官的免疫攻击所致，主要临床表现为炎症性改变。抗血管生成靶向药物引起的不良反应主要与宿主血管内皮细胞受抑制相关。两者临床表现不同。有研究结果显示：与仑伐替尼治疗比较，帕博利珠单克隆抗体治疗引起的肝功能损伤以 ALT 和/或 AST 升高更为多见。

2）药物半衰期不同：ICIs 半衰期一般为 20 d，而抗血管生成靶向药物半衰期为 7～45 h。因此，ICIs 治疗免疫相关不良反应持续时间较长，停药后不能很快缓解，而抗血管生成靶向药物治疗引起的不良反应在停药后几天内即可缓解。

3）不良反应发生时间不同：抗血管生成靶向药物治疗引起的不良反应发生时间较早，一般在用药后 1～2 周发生，而 ICIs 治疗免疫相关不良反应发生时间较晚，多数发生在治疗 3 个月内，也有治疗 3 个月后或停止治疗后发生的报道。

4）症状、体格检查与辅助检查：患者既往有自身免疫性疾病，行 ICIs 治疗后发生原疾病加重或出现新的自身免疫性疾病，需考虑免疫相关不良反应。出现严重肝损伤或皮肤毒性时可行活组织病理学检查进行鉴别。发生严重腹泻或肠炎可行结肠镜检查。

5）不良反应与药物暂停或重启的关系：若暂停可疑药物后患者不良反应缓解，而重启治疗后再次出现不良反应，即可判断药物和不良反应的关系。

6）排除基础疾病或肿瘤进展或其他原因引起的不良反应：ICIs 联合抗血管生成靶向药物治疗肝癌未发现预期外的不良反应，患者总免疫相关不良反应和严重免疫相关不良反应发生率无增加。ICIs 和抗血管生成靶向药物存在不良反应重叠，需从药物作用机制、临床表现、不良反应发生时间、停药后不良反应缓解时间、药物暂停或重启与不良反应关系、免疫相关基础疾病史、重要实验室和辅助检查等方面进行鉴别诊断，并排除基础疾病或肿瘤进展或其他原因引起的不良反应。发生严重不良反应，可考虑暂停 1 种药物以分析发病原因。若不良反应严重且不能明确何种药物所致，须暂停所有可疑药物，并积极查找原因和对症处理，必要时给予激素短期冲击治疗。

2. ICIs 联合化疗

（1）ICIs 联合化疗致不良反应的临床特征：血液系统毒性是 ICIs 联合化疗最常见的不良反应，主要由细胞毒性化疗药物导致。此外，肝脏毒性也需关注。一项荟萃分析研究结果显示：ICIs 联合化疗导致患者发生肝功能损伤的总体分级和高级别分级的相对风险升高，但对于肝脏毒性标志物 ALT 和 AST 升高并无显著影响。

（2）ICIs 联合化疗致不良反应的病因诊断：慢性肝病患者中中性粒细胞减少症、贫血较常见，进行病因鉴别诊断时需考虑分析。治疗期间患者发生 RBC、WBC、PLT 进行性减少或达到临床显著水平，需分析自身免疫原因。关注患者 RBC、WBC、PLT 计数的相对变化值可提高对免疫相关不良反应的鉴别诊断。化疗致中性粒细胞减少常发生在化疗停药后 7 d，至第 10～14 d 达到最低点，维持 2～3 d 后缓慢回升，至第 21～28 d 恢复正常，变化曲线呈 U 形。化疗致 PLT 减少比粒细胞减少出现时间稍晚，其变化曲线呈 V 形。化疗引起的肝脏毒性属于药物性肝损伤，分为急性药物性肝损伤和慢性药物性肝损伤。急性药物性肝损伤潜伏期个体差异较大，数日至数月不等，伴或不伴乏力、食欲减退、肝区胀痛及上腹部不适等消化道症状，胆汁淤积明显者可出现全身皮肤黄染，少数患者可有发热、皮疹、嗜酸性粒细胞增多和关节痛等过敏表现。慢性药物性肝损伤表现为慢性肝炎、肝纤维化、代偿和失代偿性肝硬化、慢性肝内胆汁淤积和胆管消失综合征等。PD-1 和/或 PD-L1 抗体通常仅引起 ALT 和/或 AST 升高，CTLA-4 抗体还可导致胆汁淤积伴 ALP、GGT 或胆红素升高，同时可能伴有其他系统免疫相关不良反应。若治疗引起肝炎病情加重，应行 B 超或 CT 检查，排除胆道梗阻和肿瘤进展，特别是门静脉或肝静脉受侵犯，必要时行肝脏穿刺活组织病理学检查以明确诊断。推荐意见：ICIs 联合化疗需关注血液系统毒性和肝脏毒性。RBC、

WBC、PLT 计数的相对变化值是判断免疫相关血液系统毒性的重要参考依据。组织病理学评估有助于识别免疫相关性肝炎与化疗引起的药物性肝损伤。

3. 两种 ICIs 联合治疗

（1）两种 ICIs 联合治疗致不良反应的临床特征：目前已获批可用于肝癌二线治疗的两种 ICIs 联合治疗方案为纳武利尤单克隆抗体联合伊匹木单克隆抗体。此外，在肝癌患者中开展大规模临床研究的两种 ICIs 联合治疗方案还包括度伐利尤单克隆抗体联合替西木单克隆抗体。上述两种联合治疗方案的研究结果显示：与 ICIs 单药治疗比较，两种 ICIs 联合治疗致不良反应的发生率更高，发生时间更早，持续时间更长，且需要激素干预的不良反应明显增加。

（2）两种 ICIs 联合治疗致不良反应的病因诊断：不同 ICIs 治疗引起的 irAE 存在差异。CTLA-4 抗体治疗以皮肤不良反应为首发症状，且与剂量呈依赖性，而结肠炎、腹泻、垂体炎、肾上腺功能不全与 CTLA-4 抗体治疗关系更为密切。PD-1 和/或 PD-L1 抗体治疗引起的甲状腺功能不全、乏力、肌炎、糖尿病及肺炎相对较多。皮疹、肝炎以及包括肾脏、神经系统、心脏、眼睛、肌肉骨骼和血液系统等罕见不良反应，在上述 2 类 ICIs 治疗中未见明显差异。CTLA-4 抗体引起的组织病理学改变为肉芽肿性肝炎，而 PD-1 和/或 PD-L1 抗体表现为小叶性肝炎。两种 ICIs 联合治疗引起的免疫相关不良反应更为严重和持久，一旦出现，停用 ICIs 需果断、及时。发生 2 级免疫相关不良反应时就需考虑暂停使用 ICIs，发生 3~4 级免疫相关不良反应则需考虑永久停用两种 ICIs 联合治疗方案（皮肤反应除外）。一旦发生需要停药的免疫相关不良反应，需同时停用两种 ICIs。

4. ICIs 联合 TACE、肝动脉灌注化疗、经动脉放射性栓塞

（1）ICIs 联合 TACE、肝动脉灌注化疗、经动脉放射性栓塞致不良反应的临床特征：目前仅有少数小样本量单中心临床研究结果提示 ICIs 联合介入治疗的免疫相关不良反应发生率与 ICIs 单药治疗基本一致。因 TACE 等局部治疗对肝功能的损伤，ICIs 联合 TACE、肝动脉灌注化疗、经动脉放射性栓塞致 IMH 的发生率升高 10%~20%。

（2）ICIs 联合 TACE、肝动脉灌注化疗、经动脉放射性栓塞致不良反应的病因诊断：TACE 引起的不良反应主要为碘油栓塞引起的栓塞后综合征，常见为 ALT 和/或 AST 异常、胆红素升高、发热、腹痛、呕吐和恶心等。肝脏相关并发症包括胆红素异常、肝脏失代偿和/或肝功能恶化、腹腔积液和肝衰竭。此外，部分患者表现出血液系统和/或骨髓毒性。肝动脉灌注化疗引起的不良反应主要为疲劳、腹痛、ALT 和/或 AST 升高、低蛋白血症、体质量减轻和 WBC 减少等。经动脉放射性栓塞引起的不良反应与 TACE 基本类似，但疲劳的发生率更高，而发热、腹痛的发生率更低。ICIs 联合 TACE、肝动脉灌注化疗、经动脉放射性栓塞致肝功能异常需鉴别是免疫相关不良反应还是介入治疗引起的不良反应。介入治

疗引起的肝损害与介入操作呈时间相关性，经积极对症治疗多数在 1 周内明显好转。PD-1 和/或 PD-L1 抗体通常仅引起 ALT 和/或 AST 升高，CTLA-4 抗体可能引起胆汁淤积伴 ALP、GGT 或胆红素升高。肝脏穿刺活组织病理学检查可明确诊断 IMH，特殊情况下 PD-1 和 CTLA-4 抗体可能导致快速进展性肝衰竭，因此，在病程早期进行鉴别诊断十分重要。

结合已发布的多项肝癌免疫治疗研究数据，若出现以下相关指标变化，并排除其他可能的原因，则考虑免疫相关肝炎：①AST 或 ALT 从＜2 倍正常值上限增加至≥5 倍正常值上限，或从≥2 倍正常值上限增加至＞3 倍治疗前水平，或直接＞500 U/L。②TBiL 从＜15 mg/L 增加至＞20 mg/L，或从≥15 mg/L 增加至≥2 倍治疗前水平，或直接＞30 mg/L。

ICIs 联合 TACE、肝动脉灌注化疗、经动脉放射性栓塞治疗前应充分评估患者基本情况，包括既往疾病史（如风湿免疫性疾病）、用药史（糖皮质激素、抗病毒药物等）和实验室检查（如 AST 和 ALT、胆红素、HBsAg、抗-HBc 和 HBV DNA 等），以及肝硬化与门静脉高压情况。对于活动性肝炎未得到有效控制、肝功能失代偿、合并风湿免疫性疾病等患者，不建议行肝动脉介入联合 ICIs 治疗。ICIs 联合 TACE、肝动脉灌注化疗、经动脉放射性栓塞治疗时应考虑用药顺序，如行 TACE 后复查肝功能，待稳定后再考虑序贯 ICIs 治疗。ICIs 联合 TACE、肝动脉灌注化疗、经动脉放射性栓塞治疗开始后需密切监测 AST 和 ALT、ALP、胆红素、Alb 及凝血酶原，对于介入治疗后的肝功能损害应给予积极护肝治疗，大部分患者在 1 周内好转。若肝损害病情加重，排除肿瘤进展后需考虑 IMH，必要时行肝脏穿刺活组织病理学检查明确诊断。

5. ICIs 联合消融治疗

（1）ICIs 联合消融治疗致不良反应的临床特征：目前 ICIs 联合消融治疗肝癌的临床试验较少。肝功能损伤是 ICIs 联合消融治疗主要不良反应之一，发生率约 35%。

（2）ICIs 联合消融治疗致不良反应的病因诊断：消融治疗引起的肝功能损伤一般在术后 1 周可恢复正常。较严重的肝功能损伤少见，可伴有黄疸。若经保肝对症治疗后肝功能损伤持续存在，或伴有胆红素持续升高，在排除消融治疗引起的周围脏器如胆管等损伤后，需考虑 IMH，必要时行肝脏穿刺活组织病理学检查明确诊断。约 1/3 患者会发生消融治疗后综合征，主要表现为发热、全身不适、疼痛等，原因可能与消融治疗引起的细胞凋亡并诱发炎症介质释放相关，经对症处理后症状可缓解。消融治疗后持续发热，须考虑局部感染的可能。ICIs 治疗也会引起发热、乏力等表现，其中发热的部分原因为输液反应，若持续性发热，或同时伴有胸闷、明显乏力、腹泻等需考虑 irAE 可能。应及时行相关检查（如胸部 CT、肠镜、心肌酶谱检查等）协助鉴别诊断。

消融治疗引起的不良反应多数发生在术后 1 周内，经对症治疗后可恢复。严重不良反应多与周围脏器损伤有关，影像学检查如胸腹部 CT 和/或 MRI、超声检查等有助于诊断。ICIs 联合消融治疗过程中发生不良反应，可结合其与两种治疗手段的时间间隔、对症治疗后症状的缓解或加重等综合判断原因。

6. ICIs 联合放疗

（1）ICIs 联合放疗致不良反应的临床特征：目前 ICIs 联合放疗在肝癌治疗中临床研究数量有限，根据前期小样本量回顾性数据和笔者正在进行的 Ⅱ 期临床试验研究结果，ICIs 联合放疗安全性较好，不会明显增加不良反应的发生率或新增其他不良反应。由于放疗导致的肝损伤和免疫炎症反应有关，临床实践中需对 ICIs 治疗引起的肝损伤和放射性肝损伤进行鉴别诊断。

（2）ICIs 联合放疗致不良反应的病因诊断：放射性肝损伤通常发生于放疗后 4～12 周，分为典型和非典型放射性肝损伤。典型放射性肝损伤可出现非肿瘤性腹腔积液、肝大和 ALP＞2 倍治疗前水平，其他肝功能指标不成比例升高。非典型放射性肝损伤表现为 AST 和 ALT＞5 倍治疗前水平，且影像学检查提示肿瘤无进展。目前也将 Child 评分较治疗前增加 2 分作为判断放射性肝损伤的指标。此外影像学肝脏密度改变区与照射野一致，与肝脏解剖结构无关，该现象在二乙烯三胺五乙酸钆造影剂的 MRI 检查上尤为明显。PD-1 和/或 PD-L1 抗体通常只引起 AST 和 ALT 升高，CTLA-4 抗体可能引起胆汁淤积伴 ALP、GGT 或胆红素升高。必要时行肝脏穿刺活组织病理学检查明确诊断。ICIs 联合放疗总体较安全，治疗期间需密切监测肝功能变化，必要时可行肝脏穿刺活组织病理学检查明确诊断。临床上也可考虑行两者序贯治疗以减少可能出现的不良反应。ICIs 与常见合并用药的联合应用管理肝癌患者多数合并基础疾病，全身状态较差，在抗肿瘤治疗时会应用其他药物。

（四）大分子药物对免疫治疗的影响

抗体类药物相互作用的可能机制包括新生儿 Fc 受体介导的抗体药物血液回收。人体内源性 IgG 总量为 50～100 g，目前多数单克隆抗体的使用剂量＜10 mg/kg，不会改变内源性 IgG 的血浆浓度，因此，抗体药物的"回收途径"不受饱和过程风险影响，抗体药物之间不存在相互作用。但大剂量补充丙种球蛋白可能影响抗体类药物代谢。推荐意见：多数情况下，ICIs 与抗体类大分子药物联用对代谢造成的影响相对有限，可联合应用。

（五）小分子药物对免疫治疗的影响

ICIs 主要依赖新生儿 Fc 受体介导的血液回收，其体内清除通过蛋白酶和抗原-抗体复合物结合，不涉及细胞色素 P450 介导的代谢或肾脏排泄，因此，ICIs 和小分子药物的药代动力学相互作用有限。但是 PD-1 抗体可引起细胞因子分泌，可能间接影响细胞色素 P450 活性。

1. 糖皮质激素对免疫治疗的影响　免疫治疗早期患者持续性暴露于糖皮质激素（≥

10 mg/d泼尼松）是否会影响 ICIs 的疗效，目前还存在争议。对于免疫相关不良反应的管理，常规治疗剂量的糖皮质激素总体上较安全，但临床实践中仍需合理评估糖皮质激素的用药适应证及剂量，尽量减少高剂量使用。应用激素治疗后发生感染的风险与血液中 CD4 + T 细胞减少明显相关，同时与患者血液情况、肺部情况等相关。临床上应注意观察激素治疗期间患者病情变化，警惕相应不良反应，尤其是感染。

不推荐常规预防性使用激素。ICIs 治疗早期应谨慎持续使用超生理剂量激素。激素种类多选择中效类激素，如泼尼松或甲泼尼龙。地塞米松抗炎作用较强，但半衰期长，长期使用时不良反应较明显，通常不选择使用。胃肠道损伤者影响口服药物的吸收，建议以静脉滴注激素治疗为主；皮肤损伤者可合并使用外用糖皮质激素。对于应用大剂量激素，尤其是冲击量激素治疗的患者或者合并消化道出血高危因素患者，考虑联用 H_2 受体拮抗剂；对于应用泼尼松≥20 mg/d，持续时间≥4 周的患者，考虑预防肺孢子菌肺炎；推荐常规补充维生素 D 和钙；应用激素治疗期间，加强患者宣传教育，避免感染或接触感染源，注意控制饮食，避免体质量大幅度增加，监测血糖等。对于合并感染者应行早期经验性抗菌药物治疗，根据患者不同免疫抑制水平覆盖特殊病原体，并积极寻找病原学证据调整治疗。

2. 抗菌药物对免疫治疗的影响　抗菌药物对免疫治疗的影响目前尚无一致性结论。抗菌药物可能影响肠道微生物菌群活性致 ICIs 的疗效降低。有研究结果显示：肝癌患者行 ICIs 治疗前后 30 d 暴露于抗菌药物，可延长其疾病无进展生存时间，但不影响治疗缓解率和总体生存时间。因此，需进一步探索影响肝癌患者行 ICIs 治疗时，影响疗效的微生物因素。行 ICIs 治疗期间，经综合考虑后可在适当时机选择合适的抗菌药物进行抗感染治疗，须谨防滥用抗菌药物。

3. 质子泵抑制剂对免疫治疗的影响　质子泵抑制剂对 ICIs 治疗肝癌的影响尚无研究数据。质子泵抑制剂可能引起肠道菌群失调，对 ICIs 治疗的生存获益有影响，但最终结局尚未明确。行 ICIs 治疗期间，尽量避免应用质子泵抑制剂。如需预防或治疗胃部疾病，谨慎、短期应用质子泵抑制剂，也可寻找其他药物如 H_2 受体拮抗剂和胃黏膜保护剂替代治疗。

（六）特殊群体患者应用 ICIs 的管理要点

特殊人群包括治疗前存在肝功能不全、自身免疫性疾病、器官移植或高龄患者等未被纳入 ICIs 治疗前瞻性临床研究，其应用 ICIs 的安全性尚不明确。临床实践中，充分考虑风险获益比后，部分特殊群体患者仍可安全、有效地应用 ICIs。

1. 肝功能不全患者的管理要点

（1）对于就诊时已存在肝功能异常的患者，需识别导致肝功能异常的原因，包括是否存在病毒性肝炎、药物性肝损伤或自身免疫性肝炎和/或肝病等，经积极针对病因治疗，待肝功能恢复至 TBil<1.5 倍正常值上限，ALT 或 AST<3 倍正常值上限后行 ICIs 治疗。

（2）对于梗阻性黄疸的患者，常见原因有肿瘤压迫或侵犯胆管等，可及时通过 PTCD 或胆道支架解除梗阻，待 TBil<1.5 倍正常值上限，ALT 或 AST<3 倍正常值上限后可考虑行 ICIs 治疗。

（3）对于轻度肝功能异常（TBil<1.5 倍正常值上限）患者，行 ICIs 治疗时需密切监测肝功能水平，如出现指标升高，须尽早完善包括血生化及肝炎病毒等检测，并可结合 CT 和/或 MRI 等影像学检查方法排除胆道梗阻、肿瘤进展等造成的肝损害，必要时可行肝脏活组织病理学检查以明确诊断。

（4）对于中、重度肝功能异常（TBil≥1.5 倍正常值上限）患者，慎重应用 ICIs。

2. 甲状腺功能减退患者的管理要点

（1）甲状腺功能减退患者需明确病因，肝癌患者常合并肝硬化、脂肪肝等疾病，伴肝功能异常会引起内分泌激素、代谢指标异常。此外，不能漏诊、误诊由垂体炎等引起的继发性甲状腺功能减退。

（2）大部分甲状腺功能减退患者可行 ICIs 治疗，同时需终身接受甲状腺激素替代治疗，每 2～6 周复查 1 次甲状腺功能，监测促甲状腺激素和游离甲状腺素，结合患者症状及实验室检查结果，调整左旋甲状腺素用药剂量。

3. HBV 相关肝癌患者的管理要点

（1）所有行 ICIs 治疗肝癌患者应在治疗前常规筛查 HBsAg、抗-HBc 和 HBV DNA。HBV DNA 阳性患者需应用恩替卡韦、富马酸替诺福韦酯或富马酸丙酚替诺福韦降低 HBV DNA 载量至<2 000 IU/ml 后再开始 ICIs 治疗。HBsAg 阳性、HBV DNA 载量<2 000 IU/ml 且尚未使用抗病毒核苷（酸）类似物治疗的患者，应在开始 ICIs 治疗前 1 周，或开始 ICIs 治疗同时，应用恩替卡韦、富马酸替诺福韦酯或富马酸丙酚替诺福韦进行抗 HBV 治疗。

（2）行 ICIs 治疗期间，定期随访和监测 HBV DNA 和肝功能指标。

（3）ICIs 治疗结束后，继续应用恩替卡韦、富马酸替诺福韦酯或富马酸丙酚替诺福韦进行长期抗 HBV 治疗。

4. HCV 相关肝癌患者的管理要点　所有行 ICIs 治疗肝癌患者应在治疗前常规筛查 HCV RNA。HCV RNA 阳性患者应在行 ICIs 治疗的同时，按照慢性丙型病毒性肝炎治疗原则给予直接抗病毒药物治疗 12 周。可选择泛基因型方案，索磷布韦维帕他韦或可洛派韦索磷布韦。对于基因 1b 型 HCV 感染者，也可选择索磷布韦雷迪帕韦或艾尔巴韦格拉瑞韦。

5. 人类免疫缺陷病毒（human immunodeficiency virus，HIV）感染患者的管理要点 ICIs 可激活 CD4+ 或 CD8+ T 细胞，但对 HIV 复制的影响不显著。此外，ICIs 可能增加

Castleman 病和 Kaposi 肉瘤相关的炎症因子综合征。HIV 阳性患者行 ICIs 治疗前应筛查 HIV 抗体、HIV RNA 载量和 CD4 + T 淋巴细胞水平。无需根据 CD4 + T 淋巴细胞水平结果，建议尽早启动高效抗逆转录病毒治疗。通常以 2 种核苷类抗病毒药物（拉米夫定或恩曲他滨 + 替诺福韦或丙酚替诺福韦）联合以下 1 种药物：非核苷类药物如依非韦伦、利匹韦林、多拉韦林；或蛋白酶抑制剂如达茹那韦或考比司他、洛匹那韦和利托那韦；或整合酶抑制剂如拉替拉韦、多替拉韦。当患者血浆 HIV RNA 载量为阴性、CD4 + T 细胞 > 200 个/mm³，可开始 ICIs 治疗，并于治疗期间监测 HIV 载量。若 HIV 控制效果不佳时，调整高效抗逆转录病毒治疗方案。

6. 肺结核患者的管理要点

（1）行 ICIs 治疗前应用 IFN-γ 释放试验或结核菌素皮肤试验筛查结核分枝杆菌。对于治疗前存在潜伏结核感染或可疑结核感染的患者，目前尚无预防性治疗的报道。

（2）ICIs 可导致急性结核感染和潜伏结核的重新激活，发生免疫相关不良反应的患者由于应用激素和免疫抑制剂治疗可引起结核机会性感染。因此，行 ICIs 治疗期间，应密切观察，及时发现结核感染，考虑暂停 ICIs 治疗，同时进行抗结核治疗。

7. 自身免疫性疾病患者的管理要点

（1）行 ICIs 治疗前需进行充分的风险评估，治疗期间密切监测患者情况。既往有炎症性肠病和风湿病的患者，治疗期间严重急性免疫相关不良反应发作风险显著升高，需重点关注。

（2）有研究提出一种个性化两步策略用于活动性自身免疫性疾病患者的 ICIs 管理，主要针对活动性系统性红斑狼疮、炎症性肠病、巨细胞动脉炎、活动性银屑病、结节病、脊椎关节炎、类风湿关节炎、风湿性多肌痛、高嗜酸性粒细胞综合征和原发性 Sjögren 综合征。

（3）自身免疫性疾病患者行 ICIs 治疗发生严重免疫相关不良反应时，可组织肿瘤科、免疫性疾病科、药学科等相关科室联合制订应对方案。

8. 器官移植患者的管理要点　有研究结果显示：器官移植受者行 ICIs 治疗后，总体异体移植排斥反应率为 25%～54%，肝移植排斥反应率为 39%，排斥反应中位发生时间为 ICIs 治疗开始后 8～19 d。

（1）拟行器官移植的患者，ICIs 治疗非绝对禁忌证，需综合评估后决定，并充分告知患者风险。

（2）应用 ICIs 治疗的器官移植患者，可考虑移植前给予患者糖皮质激素，同时给予以他克莫司为基础的治疗方案或联合免疫抑制药物，降低移植排斥反应率。此外，ICIs 治疗可引起肝移植患者供肝发生免疫相关性肝炎，因此，建议治疗前对供肝进行组织病理学检查，若 PD-L1 呈阳性表达，可考虑使用 CTLA-4 抗体治疗。

（3）目前尚无针对 ICIs 治疗患者发生急性排斥反应的具体指导方针。这部分特殊患者的治疗策略遵循一般的急性排斥指南，停用 ICIs 治疗，增加抗排斥药物剂量，静脉注射甲泼尼龙 250～500 mg 冲击治疗（连续 3 d 为常见一线策略），同时预防感染。

9. 围术期 ICIs 治疗的时间问题　目前尚无大样本量临床研究结果揭示肝癌围术期 ICIs 治疗的价值，相关临床研究正在进行中。

（1）建议行肝切除术前 4 周停止免疫治疗，术后 3 周开始免疫治疗。此外，若采用 ICIs 联合抗血管生成靶向药物治疗，需考虑抗血管生成靶向药物对手术的影响。

（2）新辅助免疫治疗可用于肝移植前肿瘤降期治疗或控制治疗，建议肝移植前 4 周停止治疗。

10. 老年患者的管理要点　老年患者是 ICIs 治疗的潜在人群。其他恶性肿瘤中，≥65 岁和<65 岁患者行 ICIs 治疗的疗效和安全性比较，差异无统计学意义。老年患者行 ICIs 治疗前需全面综合评估其身体功能状态，并充分权衡免疫治疗的获益和可能风险。治疗期间需加强监测，早期识别和有效处理出现的不良反应。

11. 育龄期、妊娠期、哺乳期患者的管理要点

（1）育龄期患者：在食蟹猴和小鼠替代模型的临床前毒理研究中未发现 ICIs 对女性生殖器官有显著影响，但由于研究中所采用的实验动物存在性成熟差异问题，因此，其研究结论对临床应用的相关性尚不明确，ICIs 对生育的负面作用不能排除。建议育龄期女性患者在治疗期间及治疗后至少 5 个月内采取避孕措施。避孕方式可采用宫内避孕器或激素类避孕药，应注意肝脏中避孕药物的代谢降解可能受到药物相互作用的影响，性伴侣需同时采用屏障避孕。

（2）妊娠期患者：动物实验研究结果显示，ICIs 可导致更高的流产、死产及早产率，尤其在晚孕期。但是有个案病例结果显示：妊娠期黑色素瘤患者，应用联合 ICIs 治疗后成功妊娠。除非临床获益大于潜在风险，不建议妊娠期间行 ICIs 治疗。建议育龄期女性患者在开始 ICIs 治疗前检查妊娠状态，告知其潜在风险。

（3）哺乳期患者：目前尚无哺乳期患者行 ICIs 治疗的研究报告。大分子蛋白质 IgG 可能会以极低含量分泌至母乳中。在获得大量临床研究结果前，建议哺乳期患者慎重开展 ICIs 治疗，尤其是喂养新生儿或早产儿期间。建议 ICIs 治疗期间和完成最后 1 次治疗后至少 5 个月内暂停母乳喂养。

（七）免疫相关不良反应后免疫治疗再挑战：免疫相关不良反应是 ICIs 激活机体免疫效应的体现。

免疫相关不良反应后免疫治疗再挑战可进一步提升疗效，但也带来更多安全性问题。免疫相关不良反应后重启 ICIs 治疗需注意安全性监测和管理。免疫相关不良反应后免疫治疗

再挑战需综合考虑 ICIs 疗效及初始免疫相关不良反应情况。

1. 初始免疫相关不良反应发生前 ICIs 治疗的疗效和治疗周期　重启 ICIs 治疗适合于前期疗效达到部分缓解、疾病稳定或尚未评估疗效的患者。对于前期达到完全缓解且已进行多周期免疫治疗的患者，根据具体情况可暂不重启 ICIs 治疗。初始免疫相关不良反应发生前发生疾病进展的患者不考虑重启 ICIs 治疗。若患者有更好的治疗方案选择，也可暂不重启 ICIs 治疗。

2. 初始免疫相关不良反应的分级及管理　根据初始免疫相关不良反应的发生部位、严重程度、免疫抑制治疗过程及转归综合考虑是否重启 ICIs 治疗。通常脏器发生 1~2 级及部分 3 级免疫相关不良反应恢复后可重启 ICIs 治疗。严重和危及生命的免疫相关不良反应、初始免疫相关不良反应对激素敏感性差或病情复杂患者、初始免疫相关不良反应治疗后患者脏器功能明显损伤（肺功能降低或心功能不全）、发生复合或多重免疫相关不良反应不考虑重启 ICIs 治疗。若重启 ICIs 治疗后再次发生免疫相关不良反应，永久停止 ICIs 治疗。

3. 不同器官或系统重启 ICIs 治疗细则

（1）消化道：

1）肝脏以 ALT 和/或 AST 升高为主的 2~3 级肝炎可在 ALT 和/或 AST 恢复至治疗前水平且激素已减量（泼尼松≤10 mg/d）时考虑重启 ICIs 治疗。发生以胆红素升高为主的≥2 级肝炎或 4 级肝炎不考虑重启 ICIs 治疗。

2）胃肠道：2~3 级结肠炎治疗至≤1 级可重启 ICIs 治疗。有炎症性肠病基础者，需要激素联合二线药物治疗的结肠炎患者，CTLA-4 抗体治疗致中、重度结肠炎患者不考虑重启 ICIs 治疗。

3）胰腺：1~2 级胰腺炎恢复后可考虑重启 ICIs 治疗，3~4 级胰腺炎不考虑重启 ICIs 治疗。

（2）皮肤：斑丘疹或瘙痒患者在恢复至≤1 级后可考虑重启 ICIs 治疗。发生严重大疱性皮疹，如 Stevens-Johnson 综合征、TEN 和伴嗜酸性粒细胞增多和系统症状的药物反应，永久停止 ICIs 治疗。

（3）内分泌系统：甲状腺功能减退者无需停止 ICIs 治疗，甲状腺功能亢进者在症状改善后可重启 ICIs 治疗。原发性肾上腺功能不全者在激素替代治疗后可重启 ICIs 治疗。垂体炎伴垂体肿大者经激素治疗症状消失后可重启 ICIs 治疗，表现为促激素缺乏但无垂体肿大者，在内分泌替代治疗同时可继续 ICIs 治疗。ICIs 相关 1 型糖尿病酮症酸中毒者在酸中毒纠正且血糖稳定后可重启 ICIs 治疗。

（4）心脏：1 级心肌炎恢复者可考虑重启 ICIs 治疗，部分 2 级不良反应在评估心脏功能后可考虑重启 ICIs 治疗，需严密监测心肌酶谱、心电图及症状变化。3～4 级不良反应需永久停止 ICIs 治疗。

（5）肾脏：已恢复至≤1 级的肾脏毒性可重启 ICIs 治疗，发生严重蛋白尿（3～4 级）时不考虑重启 ICIs 治疗。

（6）肺：1～2 级肺炎恢复至≤1 级且激素减停后可考虑重启 ICIs 治疗，3 级肺炎再治疗后恢复良好者可考虑重启 ICIs 治疗，出现严重或危及生命的 3～4 级肺炎者不考虑重启 ICIs 治疗。重启 ICIs 治疗前需评估患者胸部 CT 检查及肺功能检查结果。

4. 重启 ICIs 治疗注意事项

（1）充分的医患沟通：通过充分的医患沟通交代重启 ICIs 治疗的获益与风险情况，并宣教安全性及监测原则。

（2）重启 ICIs 治疗时机：初始免疫相关不良反应后早期重启 ICIs 治疗易再次发生免疫相关不良反应，建议至少在初始免疫相关不良反应发生 8 周后考虑重启 ICIs 治疗。

（3）重启 ICIs 治疗前评估：需评估初始免疫相关不良反应的恢复状态及对脏器功能的影响，以及免疫相关不良反应的复发风险，必要时请专科医师参与评估。

（4）重启 ICIs 治疗后免疫相关不良反应的监测：进行更加严密的免疫相关不良反应监测。

（5）重启 ICIs 治疗药物选择：多选择初始免疫相关不良反应前使用的药物进行重启治疗，更换药物尚无研究证据。PD-1 抗体联合 CTLA-4 抗体的双药免疫治疗方案发生免疫相关不良反应后，建议停用 CTLA-4 抗体，仅重启 PD-1 抗体单药治疗。

（6）预防性用药：不推荐常规使用激素预防免疫相关不良反应复发。结肠炎后重启 ICIs 治疗可考虑使用维多珠单克隆抗体预防免疫相关不良反应复发，发生肺炎或皮肤毒性患者可考虑使用托珠单克隆抗体预防免疫相关不良反应复发，但尚缺乏充分的临床试验证据。

八、HCC 靶向治疗的肝损伤管理

肝细胞癌（hepatocellular carcinoma，HCC）是临床上常见的恶性肿瘤之一，2020 年居全球癌症死因第三位，严重威胁人民健康。HCC 恶性程度高，起病隐匿且发展迅速，多数患者确诊时为晚期，失去最佳治疗时机。靶向治疗可抑制肿瘤细胞的生长增殖，控制疾病进展，延长患者生存时间，已成为治疗中晚期 HCC 的主要手段。临床上，系统/靶免治疗主要用于肝功能 Child-pigh 评分 A～B、中国肝癌分期方案（CNLC）分期Ⅱb～Ⅲb 的患者。中国医师协会肝癌专业委员会制定了《肝细胞癌靶向药物临床应用中国专家共识》，共识中提出，无论对于早期、中期还是晚期的 HCC 患者，联合靶向治疗都可以减少复发。此外，

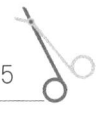

靶免治疗也可作为转化降期治疗的重要选择之一。《肝癌转化治疗中国专家共识（2021年版）》提出，抗血管生成药物、靶向治疗药物联合免疫治疗已成为不可切除或中晚期肝癌的重要治疗方式，也是潜在可切除肝癌转化治疗的主要方式之一。多数研究表明，靶免治疗后患者转化手术治疗率为30%～50%。

（一）HCC靶向药物的分类及应用原则

根据HCC靶向药物的作用靶点及性质，将其分为小分子抑制剂和单克隆抗体（简称单抗）两大类。小分子靶向药物主要是细胞信号传导通路中酪氨酸激酶抑制剂（tyrosine kinase inhibitor，TKI），常见的小分子抑制剂靶点有表皮生长因子受体、血管内皮生长因子受体（vascular endothelial growth factor receptor，VEGFR）、血小板源性生长因子受体、成纤维细胞生长因子受体（fibroblast growth factor receptor，FGFR）等，临床上常用的代表药物有索拉非尼、多纳非尼、仑伐替尼、阿帕替尼、瑞戈非尼等。目前，HCC靶向单克隆抗体临床常用药为贝伐珠单抗、雷莫芦单抗，其分别靶向血管内皮生长因子（vascular endothelial growth factor，VEGF）和VEGFR-2，通过减少肿瘤血管生成，从而减缓或阻止肿瘤细胞的生长和扩散。

在未来的肝癌治疗中，抗血管生成药物、靶向治疗药物联合免疫治疗可以贯穿早-中-晚全程。对于早期HCC（CNLC Ⅰa～Ⅰb）患者，手术是主要的治疗手段，合并高危复发因素者，推荐靶向药物作为辅助治疗；针对中期HCC（CNLC Ⅱa～Ⅱb）患者，国内指南推荐以手术或者介入治疗为主，对于合并术后高危复发因素的患者可加用靶向药物作为辅助治疗；而对于晚期HCC（CNLC Ⅲa～Ⅲb）患者，国内指南推荐以系统性治疗为主。

（二）HCC靶向药物相关肝损伤的发生情况

HCC靶向药物常见的肝损伤为转氨酶异常、高胆红素血症，部分患者可出现低蛋白血症、腹腔积液、肝性脑病等。下面分别介绍几种常见HCC靶向药物相关肝损伤的发生情况。

1. 小分子靶向药物相关肝损伤　索拉非尼是最早应用于HCC系统治疗的口服多激酶抑制剂，一项临床试验结果表明，索拉非尼400 mg（2次/d）的剂量下，≥3级的天冬氨酸转氨酶（aspartate aminotransferase，AST）升高、丙氨酸转氨酶（alanine aminotransferase，ALT）升高及高胆红素血症的发生率分别为4.8%～8.6%、3%和4.84%～20.00%。多纳非尼是一种新型的多激酶抑制剂，比较多纳非尼和索拉非尼的临床试验结果显示，多纳非尼组AST、ALT及血清胆红素升高≥3级的发生率均低于索拉非尼组；14例接受多纳非尼300 mg（2次/d）的患者1级、2级、3级及4级转氨酶升高的发生率分别为35.7%、28.6%、7.1%和7.1%。

仑伐替尼是一种选择性、多靶点的TKI，一项对比仑伐替尼和索拉非尼抗肿瘤疗效的临床试验表明，在≥3 级 AST 升高的发生率方面，仑伐替尼组（5％）低于索拉非尼组（8％），而在≥3 级高胆红素血症的发生率方面，仑伐替尼组（7％）高于索拉非尼组（5％）；此外，有报道仑伐替尼治疗的 HCC 患者，28.6％出现腹腔积液，3.4％发生低蛋白血症。

对于既往接受索拉非尼的 HCC 患者，瑞戈非尼疗效优于常见的二线治疗方案，同时具有一定的安全性：一项Ⅲ期临床试验结果表明，瑞戈非尼药物相关 3～4 级 AST 升高的发生率为 5％，3～4 级 ALT 升高的发生率为 2％，3～4 级高胆红素血症的发生率为 7％，3 级腹腔积液的发生率为 1％。阿帕替尼用于既往接受一线系统性治疗失败后或者不可耐受的晚期 HCC 患者。一项研究表明，阿帕替尼治疗的 257 例患者中，3～4 级 AST 升高的发生率为 8％，3～4 级 ALT 升高的发生率为 3％，3～4 级高胆红素血症的发生率为 5％，3～4 级结合胆红素升高的发生率为 5％。

2. 单抗靶向药物相关肝损伤　　贝伐珠单抗是一种靶向 VEGF 的单克隆抗体，IMbrave150 结果显示，阿替利珠单抗联合贝伐珠单抗治疗不可切除肝癌患者 329 例，3 级或 4 级 AST 升高、ALT 升高及高胆红素血症的发生率分别为 7％、3.6％和 2.4％。雷莫芦单抗获批用于经索拉非尼治疗后疾病进展且甲胎蛋白≥400 μg/L 的肝癌患者二线治疗。结果表明，3～5 级肝损伤/肝衰竭发生率为 3％，1～2 级腹腔积液发生率为 2％，1～2 级肝性脑病发生率为 1％，表明雷莫芦单抗对此类患者的耐受性良好，安全性可控。

（三）HCC 靶向治疗药物相关肝损伤的发生机制

目前，HCC 靶向药物导致肝损伤的具体机制尚不明确，可能通过抑制糖酵解、影响胆汁酸代谢、致线粒体功能障碍或诱导肝细胞凋亡等途径导致肝损伤，如索拉非尼可竞争性地抑制胆汁盐输出泵，导致胆汁酸在肝脏内蓄积和胆汁淤积，从而造成肝损伤。此外，索拉非尼还可诱导大鼠肝组织氧化应激标志物核因子-κBp65 升高，而减弱其抗氧化能力，同时上调凋亡标志物 Caspase-3、Bax 和 Bid，并下调抗凋亡蛋白 Bcl-2。仑伐替尼可通过增加斑马鱼的活性氧、丙二醛和过氧化氢酶水平等上调氧化应激能力导致肝组织的损伤，并可通过下调 Wnt 通路相关信号影响肝细胞的增殖和功能。瑞戈非尼引起肝损伤与其非治疗性靶点 Eph 受体 A2（Eph receptor A2，EphA2）相关，通过抑制 EphA2 Ser897 磷酸化并减少 p53 泛素化造成肝损伤。

（四）HCC 靶向治疗药物致肝损伤的危险因素

1. 联合用药　　HCC 患者常需多药联合共同治疗，药物之间的相互作用可能增加靶向药物的肝毒性；细胞色素 P450（cytochrome P450，CYP450）3A4 酶是索拉非尼、仑伐替尼等 TKI 代谢的主要肝药酶，联合应用 CYP3A4 抑制剂会导致小分子 TKI 的血浆药物浓度增加，增加其不良反应；此外，临床上常见的含对乙酰氨基酚的解热镇痛药与 HCC 靶向药物

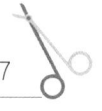

联合应用也有肝损伤的可能，对乙酰氨基酚主要通过同工酶尿苷二磷酸葡萄糖醛酸转移酶（UDP-glucuronyl transferases，UGT）1A1、UGT1A6、UGT1A9 和 UGT2B15 进行葡萄糖醛酸化，当其葡萄糖醛酸化过程受阻时会产生肝毒性的中间反应物，而索拉非尼和瑞戈非尼均是 UGT1A1 和 UGT1A9 的抑制剂，因此，联合应用可能增加肝损伤的风险。

2. 基础肝病　肝脏将大部分肿瘤药物失活或将它们转化为活性产物，因此，肝功能不全时，抗肿瘤的相关药物可能会引起毒性作用或其功效受到限制。仑伐替尼在 Child-Pugh B 级患者中引起肝损伤不良事件发生率较高，Child-Pugh 评分 6 分和低血小板计数（$<12\times10^{10}$/L）是 HCC 患者出现腹腔积液的重要危险因素。此外，在接受雷莫芦单抗的晚期 HCC 患者中，Child-Pugh 评分 7 分或 8 分的患者≥3 级腹腔积液的发生率高于 Child-Pugh 评分 5 分或 6 分的患者。

（五）肝损伤的诊断

所有靶向药物均会有不同程度的肝损伤。常见不良反应为转氨酶异常、高胆红素血症，发生率为 15%～35%，3 级以上不良事件发生率为 2%～11%，部分患者可出现低蛋白血症、腹腔积液等。常见药物不良反应分级为 1～5 级。①1 级：轻度，无症状或轻微，仅为临床或诊断所见，无需治疗；②2 级：中度，需要较小，局部或非侵入性治疗，与年龄相当的工具性日常生活活动受限；③3 级：严重或者具有重要医学意义，但不会立即危及生命，导致住院或者延长住院时间，致残，自理性日常生活活动受限；④4 级：危及生命，需要紧急治疗；⑤5 级：与不良反应相关的死亡。

目前，靶向药物引起的药物相关性肝损伤缺乏特异性的诊断标志物，当前诊断仍是排他性诊断。RUCAM 量表作为评估药物诱发肝损伤因果关系的主要方法，其包含发病时间、肝功能指标的变化、危险因子、伴随用药、除外其他肝损伤原因、药物既往肝损伤报告和再用药反应等七个方面。此外，对于鉴别及诊断困难等情况，如条件允许，建议肝穿刺活检协助诊断。

（六）肝损伤的处理

目前，在临床上常用的 HCC 靶向治疗药物均存在相关肝损伤的报道，因此，临床医师在使用靶向药物抗肿瘤治疗时，应加强用药后肝功能的监测。

1. 出现以下情况之一，建议考虑停药　①血清 ALT 或 AST>8 倍正常值上限；②ALT 或 AST>5 倍正常值上限，持续 2 周；③ALT 或 AST>3 倍正常值上限，且总胆红素>2 倍正常值上限或国际标准化比值>1.5；④ALT 或 AST>3 倍正常值上限，伴逐渐加重的疲劳、恶心、呕吐、右上腹疼痛或压痛、发热、皮疹和/或嗜酸性粒细胞增多（>5%）。此外，当患者出现≥3 级肝损伤不良事件则需要暂停靶向药物治疗，对症治疗至不良事件缓解至 1 级及以下时，减低药物剂量重新开始治疗（表 4-7）。

表 4-7　肝细胞癌靶向药物推荐剂量及调整原则

名称	推荐剂量	2～3 级肝损伤剂量调整原则
仑伐替尼	体重<60 kg，推荐剂量 8 mg/d，口服	第 1 次出现：4 mg，1 次/d
		第 2 次出现：4 mg，隔日 1 次
		第 3 次出现：停药
	体重≥60 kg，推荐剂量 12 mg/d，口服	第 1 次出现：8 mg，1 次/d
		第 2 次出现：4 mg，1 次/d
		第 3 次出现：4mg，隔日 1 次
索拉非尼	400 mg，口服，2 次/d	400 mg，1 次/d；或停药
瑞戈非尼	160 mg，1 次/d，于每个疗程的前 21 d 口服，停用 7 d，28 d 为 1 个疗程	120 mg，1 次/d；或再次减至 80 mg，1 次/d；或停药
阿帕替尼	750 mg，口服，1 次/d	500 mg。1 次/d；或再次减至至 250 mg，1 次/d；或停药

　　在肝损伤的药物治疗方面，给予常规保肝、退黄等药物，急性肝衰竭成人患者可选用 N-乙酰半胱氨酸；必要时也可使用糖皮质激素，但仅限于超敏或自身免疫征象明显，且停用靶向药后生物化学指标改善不明显甚至继续恶化的患者。越来越多的靶向药物应用于临床，给晚期 HCC 患者带来新的治疗希望，但其诱导的不良事件也应引起临床医师的重视。HCC 靶向药物治疗的患者中，药物相关的肝损伤甚至肝衰竭的情况并不少见。因此，临床医师需要对患者进行充分评估，选择合适的 HCC 靶向药物，加强用药过程中的监测，及时处理相关肝损伤的不良事件，使 HCC 患者在靶向药物的治疗中得到最大益处。

　　2. 仑伐替尼导致的肝损伤　韩国一项研究结果表明，仑伐替尼可继续用于发生可耐受的 2 级肝毒性患者；对于无法耐受的 2 级或 3 级不良反应患者应中断治疗；肝功能改善后，可应用小剂量仑伐替尼（表 4-8）；一旦发生肝衰竭应立即终止仑伐替尼。

表 4-8　仑伐替尼治疗 HCC 出现不同程度肝损伤后剂量调整

体重	起始剂量	不良反应	调整剂量	调整后剂量	4 级
		可耐受的 2 级或 3 级不良反应			
≥60 kg	12 mg，1 次/d	第 1 次	暂停至不良反应改善到 0～1 级，或者恢复至正常	8 mg，1 次/日	终止治疗
		第 2 次		4 mg，1 次/隔日	
		第 3 次		4 mg，1 次/隔日	
<60 kg	8 mg，1 次/d	第 1 次		4 mg，1 次/日	
		第 2 次		4 mg，1 次/隔日	
		第 3 次		终止治疗	

3. ICIs 导致肝损伤 《基于免疫节点抑制剂的肝细胞癌免疫联合治疗多学科中国专家共识（2021 年版）》提出，ICIs 治疗的适应人群为：①具备良好的肝功能储备。肝功能 Child-Pugh 分级 A～B/≤7 分；ECOG 体力活动状态评分：0～1 分；病毒性肝炎患者同时抗病毒治疗。②无外科手术指征的晚期 HCC。③甲状腺功能得到充分控制。④血液学和脏器功能良好：肝功能 ALB≥30 g/L、AST<5×ULN、ALT<5×ULN、TBil<3×ULN；凝血功能 INR≤2×ULN；肾功能 SCr≤1.5×ULN 或 CCr≥50 ml/min。

ICIs 会诱发 ICI 相关性肝毒性（IMH），导致肝损伤可能的机制包括：①ICIs 诱导 T 细胞活化及浸润，导致肝细胞免疫性损伤、坏死性炎症；②药物代谢所致肝毒性；③遗传因素。ICIs 肝损伤的影响因素包括药物类别和基础疾病状态。不同的 ICIs 导致 IMH 的发生率不同，PD-1 引起 IMH 的发生率为 0.7%～2.1%；PD-L1 和标准剂量 CTLA-4 引起肝损伤发生率为 0.9%～12%；CTLA-4 与 PD-L1 联合用药引起肝损伤达 13%；高剂量 CTLA-4 引起肝损伤发生率为 16%。CTLA-4 相关肝毒性的发生率高于 PD-1/PD-L1，在用药过程中，应根据患者用药种类进行密切监测。此外，一项 Meta 分析结果显示，HCC 患者 ICIs 相关肝损伤发生率及严重程度均高于肝外恶性肿瘤。HCC 肝损伤发生率为 13.3%～14.2%；肝外恶性肿瘤肝损伤发生率为 4.92%～5.38%。

（七）肝毒性（IMH）的诊断

1. IMH 的诊断要点 ①常规诊断：RUCAM 量表、ICIs 治疗后 4～12 周/1～3 个疗程、IMH 发病到肝酶正常时间为 8～104 d、除外其他诊断（病毒性肝炎，其他基础肝病）、再次应用 ICIs 可能会导致 IMH 复发；②肝组织学表现：急性肝炎伴有小叶炎症和嗜酸性小体、小叶中心坏死、CTLA-4 导致的 IMH 为肉芽肿性肝炎、有 CD8+T 淋巴细胞、PD-1/PD-L1 导致的 IMH 为小叶性炎症、汇管区周围和小叶中心坏死、有 CD8+和 CD4+T 淋巴细胞。IMH 要注意与自身免疫性肝炎（AIH）相鉴别，鉴别要点如表 4-9 所示。

表 4-9　IMH 和 AIH 的鉴别要点

	IMH	AIH
表现		
性别特征	无	女性多见
临床表现	非特异，可无临床表现	非特异
实验室检查		
AST/ALT 升高	有	有
GGT/ALP 升高	有	细胞溶解较少
TBiL 升高	少见	可能有
免疫学		
抗核抗体	约 50%阳性，散在分布	阳性、高滴度、均匀分布

表 4-9（续）

	IMH	AIH
抗平滑肌抗体	可能阳性（非抗 F 肌动蛋白）	阳性、高滴度、抗 F 肌动蛋白
抗肝肾微粒体抗体	阴性	阳性（AIH Ⅱ型）
IgG	通常正常	增高
组织学		
浆细胞	无或少见	常见
小叶炎症	有	有
汇管区炎症	有	有
融合坏死	少见	有
肉芽肿	通常存在于应用抗 CTLA-4 患者	无
胆管炎	有	很少出现
慢性肝炎/肝硬化	无	常见
CD4＋/CD20＋	少见	有
CD8＋	有	少见
治疗		
糖皮质激素	非必须	需要
长期治疗	不需要	需要
停用糖皮质激素	可停；复发风险：低	部分患者可停；复发风险：高

2. 阿替利珠单抗联合贝伐珠单抗的安全性及预后　日本一项多中心、回顾性研究纳入了 130 例应用 T＋A 治疗的不可切除 HCC 患者。研究显示肝损伤的平均发病时间为用药后 21 d；用药后出现肝损伤≥3 级、乏力≥2 级、M-ALBI 2b 级是导致停药的独立危险因素；肝损伤与生存期短显著相关；由于不良反应停药组生存时间显著低于未停药组。

3. 卡瑞利珠单抗联合阿帕替尼的安全性　解放军第五医学中心牵头的多中心、非随机对照研究纳入了 190 例接受卡瑞利珠单抗联合阿帕替尼治疗的晚期 HCC 患者。研究结果显示其治疗相关不良反应发生在 189 例患者中，占比 99.5％；63.2％患者出现 ALT 升高，61.6％出现高胆红素血症，11.6％出现 GGT 升高；出现≥3 级免疫相关不良反应患者共 14 例，占比 7.4％，出现≥3 级肝损伤的患者共 6 例，占比 3.2％。

（八）靶免相关肝损伤的管理

1. 停药　及时停用可疑的肝损伤药物是最为重要的治疗措施；下述标准是美国 FDA 在药物临床试验中建议的停药标准。出现下列情况之一建议考虑停药：①血清 ALT 或 AST＞8×ULN；②ALT/AST＞5×ULN，持续 2 周；③ALT/AST＞3×ULN，且 TBiil＞2×ULN 或 INR＞1.5；④ALT/AST＞3×ULN，伴逐渐加重的疲劳、恶心、呕吐、右上腹疼

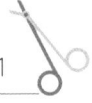

痛或压痛、发热、皮疹和/或嗜酸性粒细胞增多>5%。

2. 药物治疗 ①重型成人患者可选用 N-乙酰半胱氨酸,临床越早应用效果越好,成人一般用法为 50～150 mg/(kg·d),总疗程不低于 3 d;②糖皮质激素应仅限于超敏或自身免疫征象明显且停用靶向及免疫治疗药后生化指标改善不明显甚至继续恶化的患者;③异甘草酸镁可用于治疗 ALT 明显升高的急性肝细胞型或混合型肝损伤;④轻-中度肝细胞型和混合型肝损伤,炎症较重者可试用双环醇和甘草酸制剂,炎症较轻者可试用水飞蓟素。胆汁淤积型可选用熊去氧胆酸、腺苷蛋氨酸。

3. 免疫相关不良反应严重程度及糖皮质激素应用分层处理 免疫相关不良反应是一种免疫相关肝损伤,可以应用糖皮质激素。具体应用应根据 CTCAE 分级分层处理。

4. HCC 患者应用靶免治疗肝损伤的管理流程 综上所述,图 4-7 总结了 HCC 患者应用靶免治疗肝损伤的管理流程。在疑似诊断为靶免相关肝损伤的患者中,需要根据患者的肝损伤分级情况,结合患者肿瘤情况权衡利弊,个体化处理。

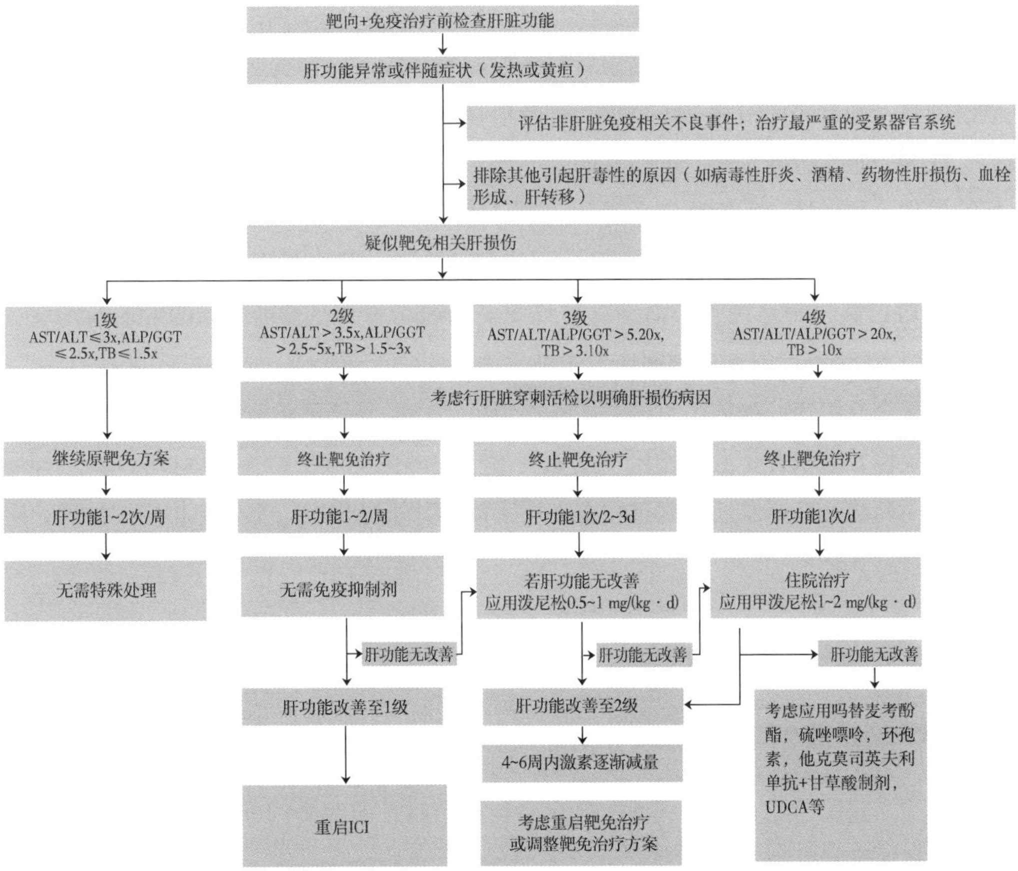

```
            靶向+免疫治疗前检查肝脏功能
                      ↓
          肝功能异常或伴随症状(发热或黄疸)
                      ↓
          评估非肝脏免疫相关不良事件;治疗最严重的受累器官系统
                      ↓
          排除其他引起肝毒性的原因(如病毒性肝炎、酒精、药物性肝损伤、血栓
          形成、肝转移)
                      ↓
              疑似靶免相关肝损伤
```

1级 AST/ALT≤3x,ALP/GGT ≤2.5x,TB≤1.5x	2级 AST/ALT>3.5x,ALP/GGT >2.5～5x,TB>1.5～3x	3级 AST/ALT/ALP/GGT>5.20x, TB>3.10x	4级 AST/ALT/ALP/GGT>20x, TB>10x

考虑行肝脏穿刺活检以明确肝损伤病因

继续原靶免方案	终止靶免治疗	终止靶免治疗	终止靶免治疗
肝功能1~2次/周	肝功能1~2/周	肝功能1次/2~3d	肝功能1次/d
无需特殊处理	无需免疫抑制剂	若肝功能无改善 应用泼尼松0.5~1 mg/(kg·d)	住院治疗 应用甲泼尼松1~2 mg/(kg·d)
	↓肝功能无改善	↓肝功能无改善	→肝功能无改善
	肝功能改善至1级	肝功能改善至2级	考虑应用吗替麦考酚酯,硫唑嘌呤,环孢素,他克莫司英夫利单抗+甘草酸制剂,UDCA等
	重启ICI	4~6周内激素逐渐减量	
		考虑重启靶免治疗 或调整靶免治疗方案	

图 4-7 HCC 患者靶免治疗肝损伤的管理流程

总结:①肝癌严重危害人类健康,靶向及免疫治疗为不可切除和晚期 HCC 患者带来更

多的选择，多个联合方案被推荐为一线治疗选择。②在进行靶免治疗前应充分评估患者基础情况，选择合适的治疗方案。③靶免治疗导致严重肝损伤相对少见（<2%），多可经保肝治疗缓解并可再次应用靶向药物和/或 ICIs 抗肿瘤治疗。④随着更多靶免联合方案的应用，治疗相关不良反应亦引起重视，及时发现及处理免疫相关重症肝炎等，是挽救患者生命的必要策略之一。

九、分子靶向药物联合免疫治疗中常见不良反应及护理

基因靶向治疗，也称"分子靶向药物治疗"，是用靶向药物瞄准癌细胞上的分子靶点，通过干扰癌细胞生长、分裂和扩散，达到精准打击癌细胞目的。相较于化疗和放疗，靶向治疗更能够针对肿瘤细胞发起攻击，而少影响甚至不影响正常细胞。在减少对正常组织破坏的前提下，实现了对肿瘤治疗的"量体裁衣"，已达到更好的疗效，提高了患者的生存质量。与中医的"治病求本"类似，靶向治疗已成为现在人们推崇的"精准治疗、高效低毒"的典范。

此外，靶向治疗使很多恶性肿瘤患者的生存期成倍增长，有些患者可达到长期生存。最让人欣喜的是，随着靶向治疗、免疫治疗等新治疗手段的出现和发展，恶性肿瘤已经从"不可治愈"成为一种"带瘤生存"的慢性病。

研究发现，程序性死亡因子 1（PD-1）是一种与细胞凋亡有关的免疫抑制分子，属于 CD28 家族的一种免疫受体，其调节的免疫反应更加广泛，并可与程序性死亡配体-1（PD-L1）结合，可抑制 T 淋巴细胞的活性，导致免疫逃逸，对于原发性肝癌的形成及发展具有重要作用。PD-1 免疫检查点抑制剂作为一种替代疗法，正逐步应用于原发性肝癌的治疗中，而联合疗法是今后治疗肝癌的一大趋势，其中免疫治疗与分子靶向药物的联合使用可提高整体治疗的有效性，但联合疗法可能比单独免疫治疗的不良反应更严重。因此，PD-1 抑制剂联合分子靶向药物治疗原发性肝癌过程中需严密观察其不良反应，并做好相应的护理，避免出现严重的并发症。

（一）常见不良反应

1. 中性粒细胞计数和血小板减少　该反应是靶向药最常见的不良反应，需定期监测血常规，必要时予以对症治疗，伴高风险因素的中性粒细胞计数和血小板减少的患者，可结合疾病情况考虑给予升白针、升血小板针预防，具体请遵医嘱。

护理措施：建议治疗开始前、每个治疗周期开始时、前两个周期的第 15 d 以及出现临床指征时进行血常规监测。

（1）中性粒细胞减少症的处理和预防：①绝大多数不需要终止用药，对于出现 3 级及以上中性粒细胞减少症的患者，通过使用升白针和/或剂量下调进行处理，请遵医嘱并进行密

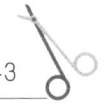

切监测。②如出现发热性中性粒细胞减少症，谨遵医嘱对症治疗。③服药后，患者应了解并及时报告任何感染的体征和症状，如发热、寒战、乏力等。④避免去密闭拥挤的场所，不要探视有感染咳嗽或发热症状的人，尤其在中性粒细胞计数和白细胞计数较低的时候。

（2）血小板减少症的处理与预防：部分靶向药物会导致血小板下降，导致出血倾向，须定期检测血常规，谨遵医嘱对症治疗，定期复查血液学指标，密切监控。

2. 皮肤反应　皮肤毒性是表皮生长因子受体抑制剂最常见的不良反应之一，发生率高达 79%～88%。表现为皮疹、手足综合征、甲沟炎、皮肤皲裂等。

（1）皮疹：从单纯的皮肤颜色改变到皮肤表面隆起或发生水疱等有多种多样的表现形式，常见的有丘疹、斑丘疹和荨麻疹等。皮疹的特点是大、小片粒红，有时会痒。

护理措施：

1）避免日晒：由于靶向药物所致皮疹具有光敏性的特点，宜使用防晒系数（SPF）≥30 的广谱防晒用品或使用物理防晒，如戴遮阳帽、打太阳伞或穿防晒衣等。

2）保持身体清洁及皮肤湿润：勿接触碱性和刺激性强的洗浴用品；勤更换衣服、床单；沐浴后涂抹温和的润肤露或维生素 E 软膏。

3）避免摩擦皮肤：衣着宽松柔软；在清洁身体丘疹脓疱部位时，应用轻拍、轻微按压方式将水分吸干，切勿采用擦、抹的方式。有趾甲倒刺（逆剥）者，治疗期间需改变足部受力习惯，穿宽松、透气性好的鞋子。

4）避免皮肤破损：出现皮疹后应及时修剪指甲，尽量避免搔抓皮肤，以防破损感染，可局部涂抹止痒剂。头皮出现丘疱疹时，使用宽齿的梳子轻柔梳理，洗头时用指腹按压清洗。用药期间不宜烫发、染发。

（2）手足综合征：是一种进行性加重的皮肤病变，手较足更易受累，手掌和足底皮肤瘙痒，手掌、指尖和足底充血，指（趾）末端疼痛感，手（足）皮肤红斑、紧张感，感觉迟钝、麻木，皮肤粗糙、皲裂并可能继发感染。患者可因剧烈疼痛而无法行走，可导致丧失生活自理能力。

护理措施：

1）不穿紧身衣物和鞋子；不接触热源，如暖手宝、电热毯；不曝晒；不接触香水、乙醇（酒精）；不接触强力清洁剂；不使用创可贴、黏性的绷带；避免长期保持单一姿势；避免从事有压力、摩擦工作；避免长时间久站或久坐。

2）经常物理防晒；穿宽松棉袜和手套；穿软底鞋子；适当局部热敷。

3）应尽量减少对手足皮肤的刺激和摩擦，一旦出现手足综合征，一定要在医生的指导下减量或停药，一些减轻疼痛、预防感染的支持治疗同样十分重要。

（3）甲沟炎：通常由趾甲根部的边缘开始出现红肿、疼痛，之后两侧甲沟逐渐发炎、溃疡，出现化脓性肉芽组织等症状，使趾甲内嵌，造成患者活动不便。

护理措施：

1）保持脚部的皮肤干燥，不要将脚浸泡在肥皂中，避免皮肤受刺激，坚持温水沐足后涂抹润肤霜，可预防足部皮疹的发生。

2）穿宽松、舒适、透气的鞋子，穿鞋时确保脚部干燥。

3）修剪趾甲时要小心，避免趾甲受伤。

（4）口腔黏膜炎：其发生后，保持口腔清洁和湿润，可用温开水或漱口液含漱，保证营养摄入，轻度可使用康复新液或将重组人成纤维细胞因子喷在溃疡处；若严重不可耐受，请及时就医，防止感染。

护理措施：

1）选择一些容易咀嚼的食物。某些食物会导致口腔疼痛，使它更难咀嚼和吞咽。为了帮助咀嚼可选择较软的食物，如奶昔、八宝粥和蛋汤。

2）把食物煮到软烂。

3）用肉汁、酱汁、肉汤或酸奶来湿润和软化食物。

4）把食物切成小块。也可以用搅拌机或食品加工机把食物打成泥。

5）用吸管喝。这可以帮助推动饮品越过口腔疼痛的部位。

6）用非常小的勺子吃，比如婴儿勺。这可以每次少咬一点，也更容易咀嚼。

7）吃冷的或室温的食物。如果食物太热，口腔可能会更疼。吃冰片，冰可以帮助麻木和舒缓口腔。

8）避免吃那些当口腔受伤时会疼痛的食物和饮品，其中包括：柑橘类水果和果汁，如橙子、柠檬和柠檬水；辛辣的食物，如辣酱、咖喱菜和辣椒；松脆的食物，如麦片、饼干、土豆和玉米片；含酒精的饮品。

（5）干燥症：指皮肤变薄、干瘪、发黑，反应迟钝，皮下组织变薄。

（6）瘙痒症：指一种强烈瘙痒的感觉，皮疹和干燥症常伴瘙痒。

3. 心血管反应　肿瘤患者在进行靶向药物治疗期间，心血管不良反应发生率也较高，常见高血压、心肌梗死、心肌缺血、左心室射血分数下降以及 QT 间期延长等。

护理措施：靶向药物导致的血压高，可以采用改善生活方式、停药或更换靶向药物、使用降压药物等方法进行处理，使血压恢复正常，减少高血压对脏器的损伤，预防并发症。

（1）非药物调理：养成良好的生活习惯，如低盐、低脂肪饮食，减少动物内脏、蛋黄、肥肉等食物的摄入；控制食物的总量，避免热量摄入过多，多吃蔬菜和含糖低的水果；不要吸烟饮酒，避免熬夜；肥胖患者增加运动量、控制体重等。以上各项措施可在一定程度上改善血压情况。

（2）停药或更换靶向药物：若原来没有高血压，使用靶向药物后造成的血压升高，如果治疗已经结束，可以尽快停用靶向药物。如果病情需要继续使用者，可在医生建议下更换副作用小的靶向药物继续治疗，并对血压进行观察。

（3）使用降血压药：血压高者可以在使用靶向药物治疗的同时选择降压药进行治疗，常用的降压药包括血管紧张素转化酶抑制剂如盐酸贝那普利、赖诺普利等；钙离子拮抗剂如硝苯地平、非洛地平、苯磺酸氨氯地平等；血管紧张素Ⅱ受体拮抗剂如坎地沙坦酯片、厄贝沙坦等。

4. 胃肠道反应　靶向治疗会导致患者出现一系列的胃肠道毒性，常见症状为恶心呕吐、食欲降低，严重者可出现腹泻、脱水。

护理措施：

（1）恶心呕吐程度轻微者，一般不作任何处理，也可行饮食调节。如清淡饮食，避免油腻食物，多进食蔬菜水果。中度恶心呕吐者遵医嘱使用甲氧氯普胺、地塞米松、氯丙嗪以改善症状。重度恶心呕吐者予以 5-羟色胺受体拮抗剂（如帕洛诺司琼）。

（2）腹泻亦是常见的不良反应，若程度轻微，无需特殊处理，密切观察；若症状较重，需要短期停药，同时使用止泻药（如洛哌丁胺），必要时静脉支持治疗。

（二）靶向治疗的服药期间护理措施

多食蔬菜、水果、全谷物、禽肉类、鱼、低脂或脱脂奶类制品，合理搭配膳食，保证充足的营养摄入，提高机体抵抗力。禁忌：①忌烟、酒、咖啡、辣椒、桂皮等辛辣刺激食物。②忌生、肥腻、油煎、霉变、腌制食物。③不吃陈旧变质的东西。④少吃熏、烤、腌泡、油炸、过咸的食品。⑤西柚汁、葡萄、石榴和杨桃等含 CYP3A4 抑制酶类水果不建议服药期间食用。

（三）靶向治疗期间的日常护理

1. 日常生活中，应注意良好的卫生习惯如勤洗手并加强护理。

2. 口腔护理　①每天观察口腔黏膜情况，注意口腔黏膜色泽、有无溃疡。②选择柔软的牙刷刷牙，避免对牙龈造成损伤。③经常做张口示齿运动，充分进行气体变换，破坏厌氧菌生长环境。

3. 呼吸道护理　①外出检查须戴口罩，防止交叉感染。②深呼吸练习，锻炼肺部功能。③翻身、拍背，及时清除呼吸道分泌物。

4. 皮肤护理　①保持全身清洁卫生，对皮肤皱褶处，如腋下、腹股沟、会阴、臀部、乳房下应特别注意；使用温和的肥皂和水溶性润滑剂可以防止皮肤干燥。②勤洗头发、擦澡、剪指（趾）甲。③定时更换床单、被套，保持舒适及床铺整洁。④有磕破伤口，立即用乙醇溶液或碘酒消毒局部。⑤肛周护理：定时排便；多饮水，多食水果及含纤维蔬菜；便后、睡前用温水清洗肛周，保持肛周皮肤清洁。

十、肝癌患者免疫治疗期间出现不良反应的护理

近年来，免疫治疗成为有望治愈肿瘤的重要手段，其中，以免疫检查点抑制剂为代表的免疫治疗在中晚期肝癌治疗中取得显著疗效。免疫检查点抑制剂是指一类在免疫反应过程中具有抑制免疫调节作用位点的单克隆抗体，可促进免疫 T 细胞的正常工作，解除免疫抑制，增强机体 T 细胞抗肿瘤效应。

目前，国内已有多种 PD-（L）1 单抗应用于肝癌患者的治疗中，如阿替利珠单抗、卡瑞利珠单抗、替雷利珠单抗、帕博利珠单抗、信迪利单抗等。但免疫检查点抑制剂在增强机体抗肿瘤效应的同时，也可能异常增强自身正常免疫反应，使机体免疫耐受失衡，导致免疫相关不良反应的发生。因此，免疫相关不良反应管理的必要性和重要性日益凸显。

（一）皮肤毒性

皮肤毒性是免疫检查点抑制剂不良反应中最常见的一个，30%～50%患者在接受免疫检查点抑制剂治疗时会发生皮肤不良反应。对于大部分患者，皮肤的不良事件也是最早出现的免疫相关不良事件，平均出现时间为治疗开始后 3.6 周。皮肤黏膜毒性反应包括斑丘疹/皮疹、瘙痒、白癜风等，但白癜风最常见于恶性黑色素瘤患者。口腔黏膜炎、口干症也有少量发生。

护理措施：大部分由免疫检查点抑制剂引起的皮疹可以使用局部糖皮质激素治疗；若瘙痒可以口服有止痒作用的药（如抗组胺药物）。若为严重皮疹（3 级或 4 级），应使用口服糖皮质激素治疗，并停用免疫治疗。

有少量不良反应报告认为免疫治疗会导致非常严重的皮疹，例如史提芬强生症候群、中毒性表皮坏死溶解症。一旦出现这类反应，患者需要住院，经皮肤科医生评估，静脉给糖皮质激素，并纠正电解质和水。任何使用局部糖皮质激素后未好转的皮疹，或起疱的皮疹，都应由皮肤科医生评估，并考虑活检。

（二）反应性毛细血管增生症

反应性毛细血管增生症是卡瑞利珠单抗最常见的皮肤免疫相关不良反应，大部分反应性毛细血管增生症出现在免疫检查点抑制剂首次用药后的 2～4 周，发生率为 78.8%。不过，虽然反应性毛细血管增生症在服用卡瑞利珠单抗后的发生率较高，但大多为轻度症状，其中 1 级反应性毛细血管增生症的发生率为 71.1%～82.2%，3 级反应性毛细血管增生症的发生率仅为 0%～4.8%。

护理措施：对于 1 级和 2 级反应性毛细血管增生症，原则上继续免疫治疗，并对易摩擦处进行适当防护，避免出血。如需要，也可进行激光或外科切除。

若为严重反应性毛细血管增生症（3级，目前还没有4～5级的报道），指南建议在恢复到1级症状之前，停用免疫治疗，同时给予举报保护措施。如需要，应进行抗感染和激光或外科切除。

反应性毛细血管增生症主要发生在颜面部和躯干的体表皮肤，其中以"红痣型"和"珍珠型"最为多见，具有自限性，大多在首次用药后3～4个月时便不再增大，停用ICIs后1～2个月可自行萎缩、消退或坏死脱落。因此患者只要正确处理，就不用过于担心。

（三）内分泌毒性

免疫检查点抑制剂治疗的常见不良反应为内分泌毒性，包括甲状腺功能减退、甲状腺功能亢进、垂体炎、原发性肾上腺功能减退和胰岛素依赖的糖尿病。垂体炎通常见于CTLA-4单抗药物治疗过程中，而PD-1/PD-L1单抗则多出现甲状腺功能异常。由于患者症状通常为非特异性，如疲劳、恶心、头痛，因此需提高警惕。

1. 甲状腺功能减退　当出现甲状腺功能减退症状时，原则上继续免疫治疗；当促甲状腺激素升高，则应该补充适量甲状腺素；如确诊为中枢性甲状腺功能减退，考虑暂停免疫治疗并予以激素治疗临床症状。

2. 甲状腺功能亢进　原则上继续免疫治疗；当出现甲状腺功能亢进症状时，口服普萘洛尔等缓解症状；复查促甲状腺激素（TSH）仍然低于正常值，游离T4/总T3升高，建议行4 h或24 h摄碘率以明确是否有甲状腺功能亢进或毒性弥漫性甲状腺肿（Graves病）等；如果TSH>10 μIU/ml，则开始补充甲状腺素。

3. 垂体炎　当出现垂体炎症状时，原则上应该暂停免疫治疗，直至急性症状缓解；伴有临床症状，可予激素治疗。

4. 原发性肾上腺功能减退　当发生原发性肾上腺功能减退时，原则上应该暂停免疫治疗；在给予其他激素替代治疗之前，首先给予糖皮质激素以避免肾上腺危象。

5. 高血糖　对于不同分级的高血糖（糖尿病）以及酮症酸中毒，应该根据检查结果给出相应的处理措施，酮症酸中毒检查阳性需暂停免疫治疗，并行酮症酸中毒管理。

（四）肝脏毒性

俗话说，是药三分毒，免疫治疗也会产生相应的肝脏毒性。PD-1抑制剂和CTLA-4抑制剂所导致的肝毒性，通常上仅有实验室指标改变（谷草转氨酶、谷丙转氨酶升高；总胆红素升高较为少见），而无临床表现。少数情况下会有患者伴随发热。

对于伴随产生的肝脏毒性，大体治疗方案以激素为主，效果不佳时可考虑加用麦考酚酯，仍不佳可选加用他克莫司，但不推荐使用英夫利西单抗，因其自身有潜在的肝脏毒性。CSCO指南中对于转氨酶（谷草转氨酶或谷丙转氨酶）升高合并胆红素水平升高类型的肝脏毒性，建议停用免疫检查点抑制剂，泼尼松剂量减至<10 mg/d。

免疫检查点抑制剂相关的肝脏损伤预后相对较好，较少发生肝衰竭和死亡，多数患者在1～3个月恢复至基线肝功能状态。

（五）胃肠毒性

胃肠毒性（腹泻/结肠炎）是免疫检查点抑制剂治疗最常见的毒性之一，3～4级免疫相关胃肠道毒性是导致免疫检查点抑制剂治疗中断的常见原因。CSCO指南根据腹泻程度将免疫相关肠炎分为G1～G4；在治疗策略上主要以激素为主，当出现效果下降时，则应该在应用激素的同时加用英夫利西单抗；对于G3～G4，如果英夫利西单抗耐药，考虑维多珠单抗。对于轻度（G1度）免疫相关肠炎建议可继续使用免疫治疗，但出现重度（G3度）免疫相关肠炎建议暂停免疫治疗，而一旦出现危及生命（G4度）免疫相关肠炎建议永久停用免疫治疗。

（六）肺毒性（肺炎）

肺毒性（肺炎）是一种罕见但有致命威胁的严重不良事件，与其他免疫相关的不良事件比较，肺炎发生的时间相对较晚，中位发生时间在2.8个月左右。比较其他免疫相关的不良事件，CSCO更重视肺毒性的诊治：G1毒性即建议暂停免疫检查点抑制剂治疗，除非影像学无明显改变。G2毒性在静脉激素治疗48～72 h后若症状无改善，按G3～G4治疗；G3～G4，永久停用免疫检查点抑制剂治疗，静脉激素治疗48 h后若症状无改善，可考虑英夫利昔单抗或吗啡麦考酚或静脉注射免疫球蛋白治疗（图4-8）。

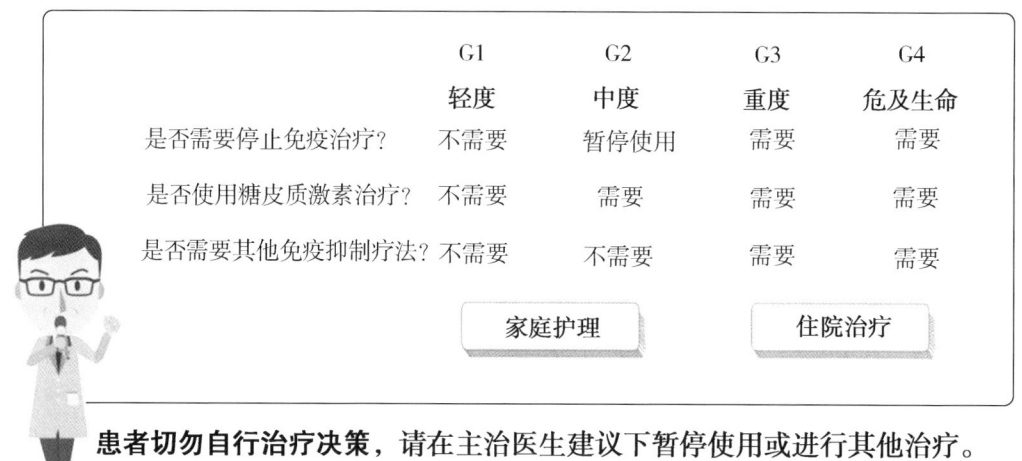

	G1	G2	G3	G4
	轻度	中度	重度	危及生命
是否需要停止免疫治疗？	不需要	暂停使用	需要	需要
是否使用糖皮质激素治疗？	不需要	需要	需要	需要
是否需要其他免疫抑制疗法？	不需要	不需要	需要	需要
		家庭护理		住院治疗

患者切勿自行治疗决策，请在主治医生建议下暂停使用或进行其他治疗。

图4-8 根据美国国立卫生研究院癌症研究所《常见不良反应事件评价标准（CTCAE）-中文版5.0》对不良反应进行毒性分级

（七）肾脏毒性

在所有接受免疫检查点抑制剂治疗的患者中，虽然出现急性肾损伤的概率约为17%，但与免疫治疗直接相关的急性肾损伤的发病率仅为2.2%（单药治疗）～5.0%（联合伊匹单

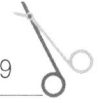

抗/纳武单抗）。因此，由于接受免疫检查点抑制剂治疗而产生的肾脏毒性被认为是一种少见不良反应。

虽然肾脏毒性少见，但指南对其用药却十分严格。

对于无症状或轻度症状（1级）和中毒症状（2级）的患者，指南就建议暂停使用免疫检查点抑制剂，并且每3～7 d就要复查一遍肌酐和尿蛋白。同时，如果需要的话，考虑进行肾活检。

对于出现重症或危及生命症状的患者，毫无疑问，建议永久停用免疫检查点抑制剂，并且从每3～7 d升级为每24 h对肌酐和尿蛋白进行检测，同时服用激素。

（八）输注反应及处理方式

免疫联合治疗可能增加输注反应的复杂性，在一项针对性研究中，帕博利珠单抗联合化疗组和化疗组G3～G4输注反应的发生率分别为2.4%和0.6%。CSCO指南中指出，对轻微或中度的输注反应需要对症治疗、减慢输液速度或暂停输液；对再次发生的输注反应也需要考虑永久停药；对严重的、危及生命的输注反应推荐参考各种输注反应指南迅速处理；对3～4级输注反应患者建议永久停药。

免疫治疗时代，免疫检查点抑制剂治疗为晚期肿瘤带来了革命性突破，有效延长晚期肿瘤患者的生存期。虽然免疫检查点抑制剂以其适应证多、疗效显著、不良反应少而屡次被冠以"神药"的称呼，但其在被广泛应用时，仍会产生严重或者不可逆的毒性反应，以上是分子靶向药物联合PD-1抑制剂治疗中常见的不良反应，少数患者也会出现其他免疫相关不良反应，包括免疫相关性肺炎、免疫相关性胰腺炎、免疫相关性心肌炎、免疫相关性神经系统不良反应等，临床上注意观察血液化验指标及其他特殊检查结果，注意观察有无相关不适症状及体征，并及时对症处理，不良反应严重者可遵医嘱考虑暂停使用药物。目前，分子靶向药物联合免疫治疗在治疗晚期肿瘤方面显示出了一定的成效，患者在用药过程中可能会出现相关不良反应，但经过精心的治疗和处理后都能有所好转。

5

Chapter Five · 第五章

经颈静脉肝内门体静脉分流术

一、概念

经颈静脉肝内门体静脉分流术（transju-gular intrahepatic portosystemic shunt，TIPS）是近 20 年发展起来的一项介入放射学治疗技术。它利用外科分流原理，在数字减影、透视导引下，通过一系列介入器具的使用，在肝实质内肝静脉与门静脉间放置支架支撑，构建起人工分流通道，使来自门静脉的血流经分流道直接进入下腔静脉，从而降低门静脉压力、减少或消除由于门静脉高压所致的食管静脉曲张破裂出血（acute esophagogastric variceal bleeding，AVB）、腹腔积液等症状。同时栓塞迂曲扩张的出血血管，实现止血与预防再出血的双重目标。

TIPS 手术因技术含量高、难度大，被业内誉为"介入手术皇冠上的明珠"，是外周介入中最难和风险最大的技术。其包括穿刺技术、插管技术、栓塞技术、支架技术的综合介入手术，最大难点在于肝静脉向门静脉的穿刺，需要术者对三维解剖结构具备精准的认识和理解。术者需根据增强 CT/MR 等影像学资料确定门静脉和肝静脉的相互位置关系，设计穿刺的点位和方向，确保尽可能地"少放空枪"，追求"一击命中"，因为穿刺的成功率直接影响到手术的疗效和预后，反复的穿刺可能会引起腹腔出血等一系列并发症。

二、门静脉高压

门静脉高压（portal hypertension，PHT）是指因血流受阻和/或血流量增加导致门静脉系统压力持久升高而引起的一系列临床综合征，在肝硬化和肝癌患者中较为常见。门静脉系统是肝的功能血管集合的统称，是由肠系膜上静脉和脾静脉汇合而成，收集了消化道、脾、胰、胆囊的血液，携带丰富的营养物质输送入肝脏，除作为肝本身的代谢能源外，还合成新的物质，供给全身组织的需要。肝炎、肝硬化是我国临床常见病。肝硬化是目前公认的肝细胞癌（hepatocellular carcinoma，HCC）的主要癌前期病变。合并门静脉高压是很多肝癌患者的常态。据统计，我国肝细胞癌患者中合并门静脉高压者占 15％～20％。门静脉高压表现为门-体静脉间交通支开放，大量门静脉血在未进入肝脏前就直接经交通支进入体循环，从而出现腹壁和食管静脉扩张、脾脏肿大和脾功能亢进、肝功能失代偿和腹腔积液等。由于门静脉高压合并 HCC 患者缺乏有效的治疗措施，长期预后较差，且术后易发生上消化道出血及肝衰竭等并发症，临床处理十分棘手。

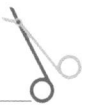

（一）门静脉高压的诊断与评估

肝静脉压力梯度（hepatic venous pressure gradient，HVPG）是目前国际上用于准确评估门静脉压力变化的金标准。其变化对食管、胃底静脉曲张的进展、破裂出血风险以及非静脉曲张并发症发生和死亡有预测价值。HVPG 正常值为 $3\sim5$ mmHg（1 mmHg = 0.133 kPa），$5\sim10$ mmHg 为轻度门静脉高压，$\geqslant10$ mmHg 为临床显著门静脉高压（clinically significant portal hypertension，CSPH）。然而，由于 HVPG 为有创检查，操作复杂，费用昂贵，临床推广应用困难。

目前，国内外诊断门静脉高压的临床替代标准主要参考以下指标：①脾大，长轴$>10\sim13$ cm，厚径>4.5 cm。②连续 3 次以上血小板计数（PLT）（$<100\times10^9/L$）或白细胞计数（WBC）（$<4\times10^9/L$）减少。③影像学或胃镜检查示食管胃底静脉曲张、迂曲。④超声检查示门静脉宽度（>14 mm）或脾静脉宽度（>10 mm）增加。符合 2 项及以上者即可诊断门静脉高压。

（二）门静脉高压的介入治疗

门静脉高压症的治疗原则主要是缓解门脉高压，降低消化道大出血的风险，同时保护肝脏功能、延缓肝硬化进展。食管静脉曲张破裂出血是肝硬化门静脉高压的严重并发症，易导致大出血休克，危及生命。AVB 的 6 周病死率为 $15\%\sim20\%$，6 周内的再出血率为 $30\%\sim40\%$。其治疗涉及多个学科，包括液体复苏、血管活性药物（特利加压素或生长抑素及类似物）、及早内镜下治疗（建议12 h 内），以及必要的预防性抗生素应用、介入、外科等多种治疗手段，治疗原则为早期、持续和终身治疗。外科开放手术有断流术、分流术和肝脏移植，分流术有几种术式，创伤及风险都很大。介入手段有 TIPS、球囊阻塞逆行曲张静脉闭塞术（balloon-occluded retrograde transvenous obliteration，BRTO）、脾动脉栓塞术、经皮经肝穿刺门腔静脉分流、经下腔静脉直接门脉分流等。其中 TIPS 手术弥补了内、外科在门脉高压症治疗上的不足，既处理了曲张静脉，又通过分流道缓解了门脉压力。由于是微创，手术风险及术后并发症较传统外科手术明显降低。药物、内镜治疗后仍有约 20% 的患者反复出血，其病死率高达 $30\%\sim50\%$。对经药物及内镜治疗不能控制的活动性出血或治疗后 5 d 内的再出血，无论三腔二囊管或覆膜支架压迫止血成功与否，均推荐及时行挽救性 TIPS，内镜治疗失败的患者 TIPS 治疗止血成功率可高达 90%。难治性或复发性腹腔积液是肝硬化的严重并发症，平均 1 年生存率为 50%。门静脉高压是腹腔积液的主要决定因素，通过 TIPS 降低门静脉压力已被证明可缓解腹腔积液。TIPS 已经成为控制门静脉高压出血、难治性腹腔积液的一种主要治疗选择。特别适合于肝硬化、门静脉高压、门静脉大量血栓所致的反复静脉曲张出血，曾行脾切除，外科门-腔静脉分流术后再出血患者的治疗。也是外周介入中最难和风险最大的技术之一。

三、TIPS 的适应证和禁忌证

（一）适应证

适应证有：①急性食管胃静脉曲张出血；②预防食管胃静脉曲张再出血；③门静脉高压性胃病；④预防异位静脉曲张再出血；⑤顽固性腹腔积液；⑥肝硬化胸腔积液；⑦肝肾综合征；⑧布加综合征；⑨特殊类型门静脉高压；⑩门静脉血栓。

（二）禁忌证

1. 绝对禁忌证　①充血性心力衰竭或重度瓣膜性心功能不全；②难以控制的全身感染或炎症；③Child-Pugh 评分＞13 分或者终末期肝病评分＞18 分；④重度肺动脉高压；⑤严重肾功能不全（肝源性肾功能不全除外）；⑥快速进展的肝衰竭；⑦肝脏弥漫性恶性肿瘤；⑧照影剂过敏。

2. 相对禁忌证　①先天性肝内胆管囊状扩张（Caroli 病）、胆道阻塞性扩张；②多囊性肝病；③门静脉海绵样变；④中度肺动脉高压；⑤重度或顽固性 HE；⑥胆红素＞51.3 μmol/L（胆汁淤积性肝硬化患者除外）；⑦重度凝血病。

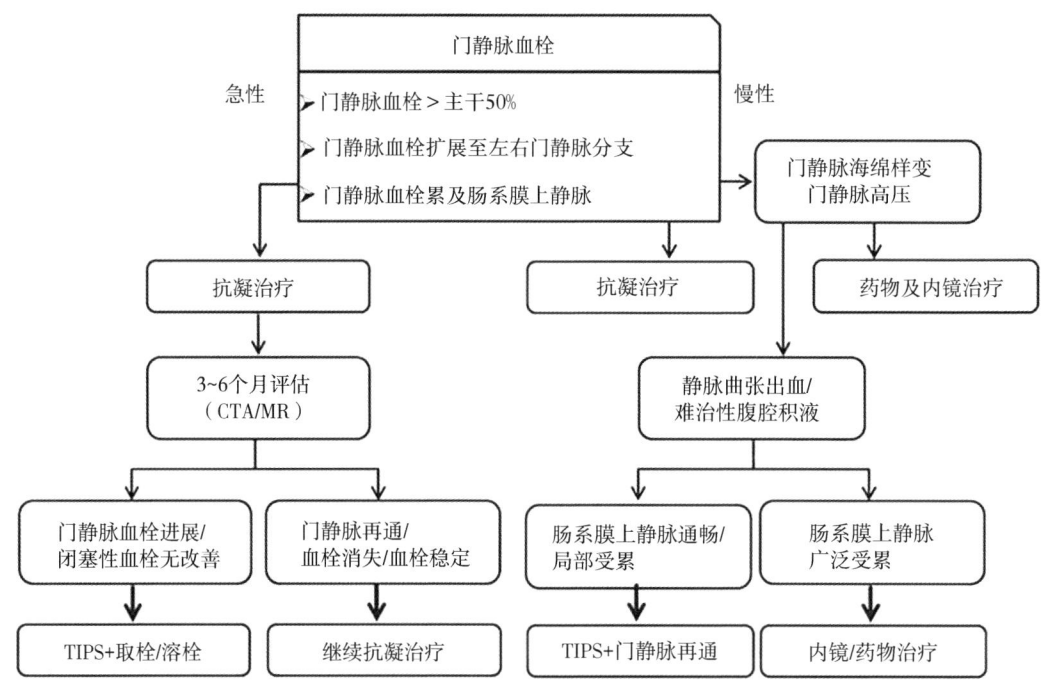

注：TIPS 表示经颈静脉肝内门体静脉分流术。

图 5-1　TIPS 治疗门静脉血栓时机与选择

四、TIPS 术前准备

（一）患者准备

1. 择期患者术前准备

（1）心肺肝肾功能检查功能不全者予以纠正。

（2）凝血时间检查，不良者予以纠正。

（3）血常规检查，失血性贫血者应予以纠正。

（4）肝脏彩色超声检查、增强 CT 及三维重建或 MR 检查，必要时可先行间接门脉造影。重点了解肝静脉与门静脉是否闭塞，两者空间关系以及拟建分流道路径情况。门脉分支的拟穿刺部位，如无肝实质包裹则不能行该手术。

（5）术前 3 d 预防性应用抗生素及做肠道清洁准备。

（6）术前 2 d 低蛋白饮食，避免应用含氨浓度高的血制品。

（7）穿刺部位备皮。

（8）术前 6 h 禁食水。

（9）向患者本人及家属说明手术目的、方法和可能出现的各种并发症并签署患者知情同意书。同时强调术后长期保肝、抗凝治疗的必要性以及随访和分流道再次介入手术修正的重要性。

（10）术前给予镇静，必要时可给予止痛处理。

2. 急诊患者术前准备　急诊患者应尽可能完成择期患者的术前准备，尤应行急诊 CT 以明确肝脏及门静脉血管情况可否行 TIPS，并于术中行间接门脉造影，以确定穿刺角度、方位。

（二）器材及药品准备

1. 门脉穿刺系统　如 RUPS100（Cook 公司）和 RTPS100（Cook 公司）肝穿装置。

2. 球囊导管　如直径 8～12 mm。

3. 管腔内支架　如目前主张选择直径 8～10mm 的激光切割或编织式钛合金自膨式支架、门静脉专用支架。

4. 造影导管等　0035 in（1 in ＝ 254 cm）的超滑导丝、超硬导丝、穿刺针、导管鞘等常规器材。

5. 术中用药　①局麻药常用 2％利多卡因。②抗凝剂常用肝素钠。③对比剂，非离子型对比剂。④止痛镇静剂。

五、主要操作步骤与方法

（一）颈内静脉穿刺术

患者仰卧头偏向左侧或右侧。以右侧或左侧胸锁乳突肌中点的外缘即胸锁乳突肌三角区的头侧角为中心，行常规皮肤的消毒和局部麻醉。在拟穿刺点皮肤横切口 3 mm 后充分扩张皮下通道，采用静脉穿刺针呈负压状态进针，行颈内静脉穿刺术。穿刺针呈 45°角进针，针尖指向同侧乳头方向进针深度 3～5 cm。穿刺成功后将导丝送入下腔静脉，并用 10～12F 扩张鞘扩张局部穿刺通道；引入静脉长鞘，通过导丝及肝静脉管选择性插入肝静脉，一般选择右肝静脉进行测压、造影，在少数情况下，选择左或中肝静脉具有优势。

（二）经肝静脉-门静脉穿刺术

当静脉长鞘送入靶肝静脉后，根据造影确定门脉穿刺点，一般选择距肝静脉开口 2 cm 左右的静脉点，此点向前距门脉右干约 15 cm，向下距门脉右干 2～3 cm；在少数肝硬化后严重肝萎缩或大量腹腔积液的患者应适时选择更高或更低的位置。根据门静脉穿刺针柄部方向调节器的指引穿刺针方向和深浅度进行门脉穿刺。当穿入肝内门脉 1 级或 2 级分支后，拔出穿刺针，穿刺成功后将导丝引入门脉主干，将 5F 穿刺针外套管沿导丝送入门脉，置换超硬导丝，沿导丝将肝穿刺装置插入门脉主干后保留带标记长鞘导管，经此导管插入带侧孔造影导管行门脉造影及压力测定。

（三）肝内分流道开通术

门静脉造影后，将超硬导丝送入肠系膜上静脉或脾静脉，沿该导丝置换球囊导管行分流道开通术，分别充分扩张门静脉入口、肝实质段、肝静脉出口。

（四）管腔内支架置入术

分流道开通后沿导丝将装有管腔内支架的输送器送入分流道，精确定位后释放，一般推荐选用直径 8～10 mm、长度 60～80 mm 的自扩式金属内支架或者门静脉专用支架。

（五）食管下段胃底静脉硬化栓塞术

肝内分流道建立后对胃冠状静脉、胃短静脉及所属食管、胃底静脉血流仍然较明显或有活动性出血患者可同时行此项治疗。其步骤为：经 TIPS 入路送入单弯导管，根据门静脉造影情况将导管插入胃冠状静脉等侧支血管，经导管注入硬化栓塞剂。常用硬化剂推荐 5％鱼肝油酸钠和/或无水乙醇；栓塞剂推荐弹簧圈、明胶海绵或聚乙烯醇颗粒。

六、术中注意事项

1. 颈内静脉穿刺　应选择三角区的顶角或颈动脉搏动外侧 2～5 mm 处作为穿刺点，并负压进针。注意回血颜色以区别于动脉；穿刺不宜过低以免引起气胸；有条件者可在超声指引下穿刺，必要时也可术中经股静脉置入导丝于颈内静脉内作为穿刺指引。

2. 肝内穿刺　入门脉后，试推对比剂观察有无门脉显示及显示哪些结构，以判断入门脉的部位。一般选择门静脉分叉部偏右侧主干 1～2cm 处，若门脉左右干均显影，可疑穿刺入分叉部或分叉下门脉，应特别小心肝外分流所致的出血；应注意与肝静脉和肝动脉的鉴

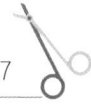

别，密切注意有无对比剂外溢。

3. 球囊　其有效长度以 4～6 cm 为宜，推荐选用长度在 4 cm 以下的超薄高压球囊：球囊的直径可根据门脉的自然分流量（侧支循环的多少）确定，一般选择 8～12 mm 必要时选用 6 mm 直径的小球囊作预扩张。球囊扩张完成后抽空球囊，但勿急于撤出，密切观察患者血压和脉搏变化：如发生肝外门脉撕裂引起大出血，则可充盈球囊止血以争取手术时间。

4. 管腔内支架所选管腔内支架的管径应与扩张分流道所用的球囊导管直径一致或略大 1～2 mm；支架应伸入门脉内 1～2 mm，伸入肝静脉内可略长或覆盖肝静脉。

5. 导管插入胃冠状静脉后应先行造影观察并充分了解血流状态和方向，再注入硬化栓塞剂。注入硬化剂的量一般为 10～15 ml，若发现有反流或血管"铸型"应立即停止注射，以防止硬化剂反流入门脉导致门脉系统栓塞。

七、TIPS 围术期并发症

（一）术中出血

1. 腹腔出血　总发生率约为 2.1%，出血原因多为穿刺损伤肝外门静脉、肝动脉或肝包膜，可通过迅速置入覆膜支架或选择性血管栓塞止血控制，无法止血应及早进行外科手术。术前充分的影像学评估（腹部增强 CT 或 MRI 门静脉血管重建）和精准穿刺门静脉，是减少穿刺相关并发症的关键。

2. 胆管出血　TIPS 术中可能损伤胆囊或胆管，从而引起胆道出血、胆管-血管瘘、化脓性胆管炎等并发症。存在胆管扩张或门静脉高压性胆病的患者，TIPS 术中胆管损伤的风险较高，术前解除胆道梗阻［经皮经肝胆管引流术（percutaneous transhepatic cholangial drainage，PTCD）或内镜下逆行胰胆管造影术（endoscopic retrograde cholangiopancreatography，ERCP）］有利于降低胆管损伤风险。

（二）术后脏器功能损害及衰竭

1. 肝功能减退与肝衰竭　TIPS 术后肝脏血供相对减少，可能进一步导致肝衰竭。TIPS 术后肝衰竭定义为术后 30 d 内出现总胆红素升高 3 倍以上，伴或不伴国际标准化比值（international normalized ratio，INR）升高 2 倍以上，合并住院时间延长、需要肝移植、缩小支架或出现死亡。术前肝功能较差（Child-Pugh 评分＞10 分或 MELD 评分＞14 分）与分流量过大（术后 PPG＜5 mmHg）是术后 3 个月内发生肝衰竭或难治性 HE 的重要危险因素。

2. 肺动脉高压与心力衰竭　TIPS 术后心脏前负荷及肺动脉压增高，研究提示术后心输出量增加约 22%，右房压力及平均肺动脉压（右心导管测压）分别增加 50% 与 40%，而术前右心房压力增高与术后发生心力衰竭密切相关。因此，对于择期行 TIPS 的患者，术前应充分评估循环系统，包括心脏病史、临床症状、心电图、超声心动图及 N 端脑钠肽前体

（N-terminal pro brain natriuretic peptide，NT-proBNP）检查。严重的右心衰竭或肺动脉高压（超声心动图检测肺动脉压力＞45 mmHg）应视为 TIPS 手术禁忌证。

3. 急性肾损伤　TIPS 能够缓解门静脉高压，改善肾脏灌注，是肝肾综合征的治疗手段之一。然而，一项纳入 402 例患者的回顾性研究报道了 7%～8% 的患者 TIPS 术后短期出现肾功能受损并需要透析治疗。此外，术中造影剂使用也可能导致急性肾损伤，常在术后 48 h 内出现，并与造影剂剂量及基础肾功能相关。因此，国外指南并不推荐存在严重慢性肾脏病的患者行 TIPS 手术。在 TIPS 手术前及手术后，均应通过血肌酐及肾小球滤过率的变化监测肾功能。

八、TIPS 术后并发症与并发症管理

（一）TIPS 术后并发症

1. 肝性脑病（hepatic encephalopathy，HE）　HE 是 TIPS 术后最常见，也是最主要的并发症，其半年内发生率为 35%～50%。发病机制主要为肠源性神经毒素入体循环、肝功能下降、血脑屏障通透性增加等因素综合作用。高龄、合并糖尿病、既往 HE 发作史、肝功能储备差（Child-Pugh 评分≥10 分或 MELD 评分＞18 分）、分流量过大（术后 PPG 过低）、低钠血症、肌肉减少症被认为是 TIPS 术后 HE 的主要危险因素。大多数 TIPS 术后 HE 通过药物治疗容易纠正，有 3%～7% 患者术后 HE 难以纠正或反复发作，极大降低患者生活质量并影响预后。

2. 支架失功能　当前普遍使用的 TIPS 专用支架，术后早期支架堵塞的发生率不足 5%，1 年支架通畅率可高达 91.5%，2 年内通畅率为 74.0%～89.2%，4 年内通畅率在 62.0%～86.2%。TIPS 术后早期支架堵塞通常与血液高凝状态或支架位置不当（盖帽，折角，顺应性不佳）有关。存在高凝状态的患者，如 BCS、脾切除病史、门静脉血栓等，推荐预防性抗凝治疗以降低支架血栓堵塞的风险。支架移位是早期支架堵塞的另一原因，文献报道 TIPS 术后支架移位最晚可能发生于术后 3 周。TIPS 术后支架远期再狭窄的原因包括支架位置不佳、高凝状态、内膜增殖等。

3. 肝性脊髓病（hepatic myelopathy，HM）　HM 是肝硬化少见的严重神经系统并发症，肝硬化本身就有一定自然发生率，TIPS 术后可诱发或加重 HM，与肝功能减退和自发门体静脉分流有关。其主要特征为缓慢进行性双下肢痉挛性截瘫，以脊髓侧索和后索脱髓鞘病变为主，发病机制尚不明确。HM 有以下诊断依据：①双侧下肢痉挛性麻痹伴低蛋白血症；②血氨显著升高；③肌电图呈上运动神经元损伤；④除外其他原因所致脊髓病变。TIPS 术后 HM 病情呈持续进展，药物保守治疗或介入封堵分流道、限流，均不能阻止疾病进展，尽早行肝移植是控制病情的有效方法。

4. 其他少见并发症

（1）支架相关溶血：TIPS 术后溶血可表现为网织红细胞升高、间接胆红素升高及血红蛋白降低。其具体原因尚不明确，可能与支架内血流速度过快，较大的剪切力导致红细胞直接破裂，或受损后被脾脏及循环中巨噬细胞清除有关。尚无特殊的治疗方法，严重时需要考虑支架封堵或肝移植。

（2）腹外疝嵌顿：难治性腹腔积液合并腹外疝的患者行 TIPS 术后，随腹腔积液的消除腹膜内各脏器位置改变，可能增加腹外疝嵌顿的风险。一项回顾性研究发现 25% 合并腹外疝的肝硬化患者在术后出现疝相关并发症，其中 93% 的患者需要行外科手术干预，其平均时间在术后 62 d。因此，对于此类患者，应考虑在 TIPS 术后提前行外科手术修补疝。

（3）支架感染：TIPS 手术后少见但严重的并发症，发生率约 1%。其诊断标准包括持续的畏寒高热、菌血症、支架堵塞（细菌赘生物或血栓），并排除其他来源的感染。可能需要终身抗感染或肝移植。在围术期内预防性抗感染是否有利于降低支架感染发生率目前尚无明确研究结论。

（二）术后并发症管理

1. HE 的评估、预防及治疗

（1）HE 的评估：根据 West Haven 标准分为 Ⅰ～Ⅳ 级（表 5-1），其中 Ⅱ～Ⅳ 级为显性 HE，而伴有神经心理相关检查异常的 Ⅱ 级以下 HE 患者可诊断为隐性 HE。对于隐性 HE 的诊断，除了作为金标准的心理测量 HE 评分（psychometric hepatic encephalopathy score，PHES）外，目前许多更简便快捷的方式已被发现具有较高的诊断效力，其中 PHES 评分及 Stroop 试验在中国人群中已有相应诊断界值供参考。当前研究已发现，TIPS 术前隐性 HE 是 TIPS 术后发生显性 HE 的重要危险因素，但 TIPS 术后患者神经心理检测及其与术前的对比是否对患者预后有预测价值尚未可知。HE 的分级及症状、体征见表 5-2。

表 5-1 修订的 HE 分级标准对照表

传统 West Haven 分级		0 级	HE 1 级	HE 2 级	HE 3 级	HE 4 级
建议修订的 HE 分级	正常	MHE	HE 1 级	HE 2 级	HE 3 级	HE 4 级

注：HE，肝性脑病；MHE，轻微肝性脑病。

表 5-2 HE 的分级及症状、体征

修订的 HE 分级	神经精神学症状[a]	神经系统体征
正常	正常	神经系统体征正常，神经心理测试正常
MHE	潜在 HE，没有能觉察的人格或行为变化	神经系统体征正常，但神经心理测试异常
HE 1 级	存在琐碎轻微临床征象，如轻微认知障碍，注意力减弱，睡眠障碍（失眠、睡眠倒错），欣快或抑郁	扑翼样震颤可引出，神经心理测试异常

表 5－2（续）

修订的 HE 分级	神经精神学症状[a]	神经系统体征
HE 2 级	明显的行为和性格变化，嗜睡或冷漠，轻微的定向力异常（时间、定向），计算能力下降，运动障碍，言语不清	扑翼样震颤易引出，不需要做神经心理测试
HE 3 级	明显定向力障碍（时间、空间定向），行为异常，半昏迷到昏迷，有应答	扑翼样震颤通常无法引出，踝阵挛、肌张力增高、腱反射亢进，不需要做神经心理测试
HE 4 级	昏迷（对言语和外界刺激无反应）	肌张力增高或中枢神经系统阳性体征，不需要做神经心理测试

注：HE，肝性脑病；MHE，轻微肝性脑病；"[a]"，神经精神学症状即认知功能表现。

（2）HE 的预防：既往认为限制蛋白质饮食可通过降低血氨预防 HE，但相关研究并未证实低蛋白饮食的好处，这可能与营养不良及肌肉减少症对 HE 的作用相关。适量的能量及蛋白质摄入配合支链氨基酸的补充可能有助于降低 HE 的发生率。建议患者保持足够的热量摄入，为 35～40 kcal/(kg·d)；蛋白质摄入量应为 1.2～1.5 g/(kg·d)，以植物性蛋白质为主；同时保持排便通畅，减少氨的吸收。乳果糖和利福昔明是治疗 HE 的重要药物，最新的 RCT 研究表明，利福昔明较安慰剂可明显降低 TIPS 术后显性 HE 的发生（34% vs 53%），获益主要来源于既往有 HE 的病史的亚组。因此，对于既往有 HE 病史的患者，推荐 TIPS 术后使用利福昔明和乳果糖预防 HE。

（3）HE 的治疗：TIPS 术后 HE 的治疗同一般 HE，一线药物是乳果糖，有研究表明联合利福昔明可有协同作用。此外，静脉使用门冬氨酸鸟氨酸可缩短严重 HE 的苏醒时间。对于反复发作，难以控制的 HE，则需要考虑缩窄或封堵支架，值得注意的是，支架缩窄可引起再出血等并发症，应谨慎评估。

2. 支架通畅功能评估与管理

（1）TIPS 术后抗凝管理：TIPS 术后抗凝的必要性目前仍有争议，目前尚无证据表明 TIPS 术后抗凝能显著获益。有研究表明，TIPS 术后抗凝治疗虽不会增加患者消化道再出血率、病死率和 HE 发生率，但并没有进一步改善支架的通畅率。若合并高凝状态，如 BCS、脾切除病史或门静脉血栓患者，术后常规抗凝可能受益，应依据患者具体情况选择。

（2）支架通畅功能检测：若患者无明显门静脉高压相关并发症复发/加重的表现，目前推荐术后 1～6 个月内行腹部彩色多普勒超声评估支架通畅状态，以后每间隔 6～12 个月复查 1 次。对于因门静脉高压出血行 TIPS 术的患者，在支架失效后一段时间内可能无明显临床症状，因此复查评估支架通畅的时间间隔应更短。若超声提示支架血流异常、复发静脉曲张出血或术后 6 周胸腹腔积液无明显好转或复发，应怀疑支架狭窄，此时应及时完善腹部增强 CT 以明确支架是否失功能及其原因，必要时行门静脉造影、压力测定及支架修复。根据

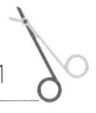

支架堵塞的位置和原因不同，支架修复的方式包括球囊血管成形、机械取栓或药物溶栓、在原支架狭窄处放置新的支架或重新置入平行 TIPS 支架。

3. 营养状况评估　肝硬化患者由于蛋白质-能量的摄入及吸收减少、分解代谢增加及合成代谢减弱等原因，普遍存在营养不良及肌少症。目前肌少症已被确认是影响肝硬化患者生存的重要因素，肝硬化患者应当常规接受营养状况的评估及指导。近期，一项纳入 1 391 例针对中国人群的前瞻性多中心研究，确立了腹部 CT 所测量的 L3 骨骼肌指数对于我国肝硬化肌少症的诊断界值，并发现其能够提示肝硬化患者腹腔积液、HE、静脉曲张出血、自发性腹膜炎及生存期。近年来，TIPS 可改善患者肌少症的情况，其原因可能与门静脉高压缓解后胃肠道营养吸收增加有关。

4. 积极治疗原发病　TIPS 不能改善原发疾病引起的肝脏损伤，TIPS 术后仍应针对原发疾病进行积极治疗，以延缓肝硬化的进展，对 TIPS 疗效起到协同作用。肝硬化的病因包括病毒、乙醇、脂肪性肝病、胆汁淤积、自身免疫、遗传代谢、药物性肝病及寄生虫病等，其中乙肝是我国肝硬化的主要病因，抗病毒治疗可减轻肝纤维化，且可减少终末期肝病和肝癌的发生。

5. TIPS 术后预后评估　一些预测模型，如 Child-Pugh 评分、MELD 评分模型或 MELD-Na 评分模型等，已被提出用于 TIPS 术后患者的预后评估。然而，近些年随着 TIPS 技术改进和覆膜支架、可控直径支架的应用，TIPS 的患者选择和适应证也发生了变化。因此，已提出的预后评估模型不能完全适用于当前需要。针对 TIPS 术后生存期的预测，2021 年 Bettinger 等人的研究将年龄、胆红素、白蛋白和肌酐纳入在一个新的风险评分中，该评分被命名为弗莱堡术后生存指数（FIPS），初步显示 FIPS 评分与 MELD 评分、MELD-Na 评分、Child-Pugh 评分以及胆红素-血小板模型评分相比，对 TIPS 术治疗的肝硬化门脉高压患者生存评估有一定优势，能够筛选出预后较差的高风险患者，但仍需进一步临床验证。

九、TIPS 术后护理

（一）注意休息

TIPS 术后患者应该注意充分的休息，静养，避免熬夜。不可从事重体力活动，包括用力解大便。待病情稳定、体力体质逐渐恢复后，患者可量力进行适当的锻炼。

（二）饮食护理

对于肝性脑病患者：24 h 内，给予完全无蛋白膳食，以藕粉、果汁、米汤为主；24～72 h 内，给予完全无动物蛋白膳食，避免肉类、鱼类、蛋类及牛奶，可适当吃植物蛋白高的食物；病情好转后，建议咨询临床医师或营养药师，结合具体情况逐渐添加蛋白类食物。TIPS 术后一个月是肝性脑病的高发阶段，这一时期饮食以清淡素菜为主，荤菜如鱼、虾、肉、蛋类是诱发肝性脑病的重要因素，应少吃；术后 1～2 周可开始少量摄入蛋白类食物，起始 1 周控制在每天 20 g 以内；之后可逐渐增加至每天 50 g，期间循序渐进，少量增加的原则。进食蛋白质应以植物蛋白如豆腐等为主，因为植物蛋白中含有支链氨基酸比较多，主要在肌肉中代谢，既能补充蛋白质，又能预防肝性脑病的出现。术后一个月后，如果没有并发肝性脑病，控制蛋白质摄入，可以开始少量吃点荤菜，吃的量以不让自己感到头晕、嗜睡为度，每天可进食 50～100 g 牛、羊、鱼肉等优质蛋白。在此基础上可以每隔一周少量缓慢加量，由于个体差异，这个过程需靠患者自己掌握。饮食护理还应做到：①定期对患者进行营养评估；②患者白天禁食时间不超过 3～6 h，进餐次数为 4～6 餐/d，包括夜间加餐；③患者夜间加餐至少包括 50 g 碳水化合物；④患者从植物和奶制品获取蛋白质多于从红肉和鱼中获取；⑤BMI 为 18～27.9 的患者每天能量摄入为 146～167.4 kJ/kg；BMI≥28 患者每天能量摄入为 104.6～146.5 kJ/kg；⑥蛋白质摄入为 1.2～1.5/(kg·d)；⑦患者每天进食新鲜蔬菜水果；⑧当经口进食摄入量不能保证足够蛋白质和能量摄入时，不足部分给予肠内营养；⑨不限制的食物：蔬菜及水果，各种豆制品，植物油（麻油、花生油、色拉油、菜籽油等），动物油，各种坚果及干果，各种菌菇类，五谷杂粮，米饭，馒头，菜包，豆沙包，各种面食，银耳汤等。适当限制的食物：各种动物来源的肉类，如鸡鸭鱼虾及牛羊猪肉等，牛奶，鸡蛋及各种蛋类食物，各种海鲜产品等。

（三）按时服用药物

根据使用支架类型不同，少数患者需要长期抗血小板治疗、抗凝治疗（具体遵医嘱，根据患者实际情况决定）。抗血小板药物，如阿司匹林（100 mg/d），氯吡格雷（75 mg/d），可维持肝脏内支架血流持续通畅不堵塞。服用抗凝药期间会有牙龈出血等症状，如果是少量出血，不用特殊处理；如果持续出血，应立即门诊就诊。另外，维生素 K 具有止血作用，因此在抗凝期间尽量避免食用含维生素 K 高的食物，如菠菜、胡萝卜、白菜、动物内脏等。有部分患者术后胃部不适，可服用奥美拉唑等质子泵抑制剂，减少胃部刺激。

（四）积极治疗肝脏原发疾病

TIPS 术后一定要继续治疗肝脏原发的疾病，可以保护肝脏功能，延续疾病的进展。

（五）应用保肝药物

TIPS 手术肝功能各项指标可能较术前略升高，可以服用一段时间的保肝药。

（六）定期复查

患者术后应定期至门诊复查肝功能、电解质、凝血功能、血常规、血氨，以及支架血流彩超，以评估病情，指导后续治疗。如患者术后 1 个月、3 个月、6 个月，及以后每隔一年都需门诊复诊。

（七）注意大便畅通

大便长期不通畅，也会诱发肝性脑病，因此患者平常应适量多喝水，多吃新鲜蔬果膳食纤维，促进排便，一旦有便秘情况，可以服用乳果糖，或者去医院进行米醋灌肠处理。

（八）发热

TIPS 术后一般不会出现严重的感染，10%～20%患者可能由于出血、胸腹腔积液等引起全身反应，通常出现在术后的 6～12 h，呈低热持续 24～72 h。

（九）其他

有部分患者术后会出现手、腿肿的现象，这时不用太过担心，可以服用利尿药物消肿，晚上睡觉时脚垫枕头以抬高脚。如果仍然肿得厉害，可以到门诊复诊治疗。

TIPS 手术创伤小、住院时间短、恢复快、安全、有效，成功开展 TIPS 不仅为肝硬化肝癌门静脉高压患者提供了一个疗效确切的治疗方法，也为门静脉高压失代偿的消化道出血、顽固性腹腔积液患者打通了"生命通道"。随着医疗技术的不断进步和临床经验的积累，TIPS 技术将在门脉高压的治疗中发挥更加重要的作用。未来，通过持续优化手术流程、改进支架材料以及加强多学科协作，TIPS 有望成为更多门脉高压患者的首选治疗方案。

6

Chapter Six ● 第六章

肺癌的经血管介入治疗

肺癌是一类起源于支气管黏膜上皮细胞或腺体的恶性肿瘤，统计显示，全球 2020 年肺癌新增 220 万例，死亡 180 万例。肺癌发病率在男性仅次于前列腺癌，在女性仅次于乳腺癌。肺癌致死率位居所有恶性肿瘤的首位。肺癌病理学上分为非小细胞肺癌（non-small cell lung cancer，NSCLC）和小细胞肺癌（small cell lung cancer，SCLC）。NSCLC 占所有肺癌的 $80\%\sim85\%$，主要组织学类型是鳞癌和腺癌。SCLC 仅占所有肺癌的 $15\%\sim20\%$，部分对放疗和化疗药物敏感，但容易复发和转移，治疗方案目前仍是以放化疗为主的综合治疗。

根据肺癌发生部位可分为中央型、周围型和其他特定部位类型。早期肺癌的治疗原则仍以手术切除为主，旨在提高患者的生活质量和生存期。临床诊断的肺癌约 30% 有手术根治性切除机会。传统的系统化疗、放疗对晚期肺癌的疗效有限，且有一定不良反应，肺癌发病率较高的高龄或伴有严重基础疾病患者往往不能耐受或不能耐受足够疗程。分子靶向和免疫治疗是近十年来应用于肺癌临床治疗的重要手段，主要适用于部分具有基因突变和免疫表达高的 NSCLC 患者，指南中已经作为一线治疗，但在用药后一定阶段会出现耐药情况。

自 1964 年 Viamonte 首先进行支气管动脉造影后，涌现出越来越多的支气管动脉栓塞、化疗栓塞等局部介入治疗方案，它们被广泛地应用于治疗肺癌。肺癌的经血管介入治疗是指经导管向肺癌的供血动脉直接灌注化疗药物和/或以栓塞剂阻断肺癌血供的治疗方法。

一、肺癌的血供

肺部有支气管动脉和肺动脉两套血供系统，支气管动脉为营养血管，负责支气管、肺的营养供应；肺动脉为功能血管，负责气体交换，两者均可能参与肺部肿瘤供血；除此之外，还有部分体动脉，如锁骨下动脉、腋动脉、胸外侧动脉、肋颈干动脉、甲状颈干动脉、胸廓内动脉、肋间动脉、食管固有动脉、膈下动脉均有可能参与肿瘤供血。因此，肺癌的经血管介入治疗分为经体动脉介入治疗和经肺动脉介入治疗。相比经体动脉（多为支气管动脉）介入治疗而言，经肺动脉介入手术难度较大，并发症的发生率相对较高，如导管经右心室可能刺激心脏导致心律失常，甚至心脏骤停，且研究表明单纯肺动脉介入治疗和支气管动脉联合肺动脉双介入治疗并不能提高治疗有效率及延长患者生存期，故目前以支气管动脉为代表的体循环供血动脉置管是 BAI/BAE/BACE 最主要的血管治疗途径。

二、肺癌的血管介入治疗分类

（一）支气管动脉化疗药物灌注术（bronchial artery infusion，BAI）

药物灌注是指经皮将导管超选择性插管至肺癌的供血动脉内（多为支气管动脉），一次性或保留导管持续灌注化疗药物。由于药物灌注将化疗药物直接注入肿瘤供血动脉内，使血药浓度快速达到高峰，瘤区的血药浓度高于等剂量静脉化疗的 10 倍甚至 100 倍以上，同时不增加外周药物浓度，减少了外周组织的不良反应。另外，由于药物灌注时局部药物与血浆蛋白结合率较低，从而使瘤区游离药物浓度增高，进一步增强了化疗药物的抗肿瘤作用。同时绝大多数化疗药物在肝脏代谢，所以药物灌注也发挥着轻度的全身化疗作用。

（二）支气管动脉栓塞术（bronchial artery embolization，BAE）

BAE 是指经皮将导管超选择性插管至肺癌供血动脉内，给予各种栓塞材料，如微球、聚乙烯醇颗粒（PVA）、明胶海绵等，对肺癌供血动脉分支进行栓塞。

（三）支气管动脉化疗栓塞术（bronchial arterial chemoembolization，BACE）

支气管动脉化疗栓塞术指经皮将导管超选择性插管至肺癌的供血动脉内，予以灌注化疗药物，然后进行栓塞，或者使用药物洗脱微球、碘化油乳剂对肺癌供血动脉分支进行栓塞。这样不仅可阻断肿瘤血液供应，使肿瘤缺血坏死，而且还可使肿瘤组织内药物较长时间保持高浓度，而高浓度抗癌药物不但能阻止癌细胞合成，还能产生细胞毒性作用，进一步破坏癌细胞。大量临床试验也证实支气管灌注化疗栓塞率（完全缓解率＋部分缓解率）明显高于单纯支气管灌注化疗，并可进一步提高患者的 1 年生存率。关于支气管动脉化疗栓塞术治疗肺癌的疗效比较，小细胞肺癌疗效最好，鳞癌次之，腺癌较差；中心型肺癌疗效优于周围型；小肿瘤优于大肿瘤；早期优于晚期；富血供型优于乏血供型；单支气管动脉供血优于多支气管血供型；联合用药优于单药；多次用药优于单次用药。

BAI/BACE 治疗肺癌的优势：

1. 肿瘤供血动脉直接灌注化疗，提高肿瘤区域的药物浓度，增强细胞毒作用，更大程度地杀灭肿瘤细胞。

2. BAI/BACE 用药总剂量较系统化疗剂量少，肿瘤局部疗效好，全身不良反应少，患者生活质量高。

3. 即使系统化疗已经耐药的药物，改为 BAI/BACE 后一般仍然可以获得满意疗效。

4. 栓塞优势，联合栓塞可以加强止血，延缓药物冲刷导致靶区药物流失，促进肿瘤缺血坏死。载药微球可以携载化疗药物延长作用时间，同时栓塞肿瘤。

5. 微创、高效，对患者影响小，恢复快，可重复性强。

（四）上腔静脉开通

若瘤体压迫或侵犯上腔静脉、锁骨下静脉、头臂静脉，导致血液回流受阻，而引起一系列症状、体征，如发绀，上肢、头部和颈部水肿，呼吸困难，咽喉痛，咳嗽，声音嘶哑及吞咽困难，更严重者可导致脑水肿、头痛、意识模糊，甚至昏迷、猝死，称为上腔静脉综合征，此阶段大多数患者均已失去手术治疗机会，而药物治疗效果欠佳，放疗不能迅速解决阻塞症状，且有可能在短期内出现水肿，加重阻塞，故此时最佳治疗方案为上腔静脉开通术，包括支架置入术和球囊扩张术，两者可根据病情单独施行，亦可联合使用。

三、适应证和禁忌证

（一）适应证

BAI/BACE 为不适合目前标准治疗的进展期肺癌患者提供了重要的治疗机会。目前研究报道，BAI/BACE 主要用于无法手术切除的Ⅲb 期以上 NSCLC 和无法手术切除或放化疗后进展的 SCLC。对于发生肺外转移的患者，可采用 BAI/BACE 控制肺内病灶联合其他局部或全身治疗。具体适应证目前不太明确，大致总结如下：①经过标准治疗（放化疗，靶向、免疫治疗）无效、进展或复发的Ⅲb 期以上的肺癌患者；②拒绝标准治疗或者标准一、二线治疗无效、复发的Ⅱ～Ⅲ期肺癌，特别是中央型肺癌患者；③基于标准治疗的联合治疗；④伴有咯血的肺癌患者；⑤气管内病灶内镜治疗前的预防性止血治疗；⑥肺癌合并气道狭窄或者肺不张；⑦无法切除或无法消融的肺转移瘤。

（二）禁忌证

在选择 BAI/BACE 微创、安全和有效治疗肺癌前，需考虑以下禁忌证或相对禁忌证，可根据具体情况进行调整。

1. 白细胞$<3.0\times10^9$/L、中性粒细胞$<1.5\times10^9$/L、红细胞$<2.0\times10^{12}$/L、血红蛋白<80 g/L、血小板$<50\times10^9$/L。

2. 有严重出血倾向、短期内不能纠正的凝血功能障碍者（凝血酶原时间>18 s，凝血酶原活动度$<40\%$）。

3. 严重肺纤维化和肺动脉高压者及各种原因所致肺循环血供减少者。

4. 穿刺部位皮肤感染未控制且无法更换穿刺部位、全身感染、高热（体温>38.5 ℃）的患者。

5. 严重肝、肾、心、肺功能不全者，严重脱水及营养代谢紊乱无法在短期内纠正或改善者。

6. 大量胸腔积液、心包积液控制不佳者。

7. 预期生存期<3 个月者。

8. 对含碘对比剂过敏，不能仰卧，不能配合完成穿刺、插管和造影，或发作期精神病患者。

9. 术中造影发现不能超选择性插管完全避开脊髓动脉等危险血管者。

10. 胸主动脉覆膜支架植入术后，术前评估无法完成选择性支气管动脉插管者。但考虑锁骨下动脉及腹腔动脉等异位起源或侧支供血者也可适用。

四、术前评估

（一）病史采集和体格检查

1. 病史采集　包括发病史、家族史、放射治疗和药物治疗史、药物过敏史、吸烟史、特殊工种粉尘毒物接触史、伴发病史；重点关注放射治疗史、特殊药物应用史（包括抗凝药物、抗血小板药物、分子靶向药物、免疫药物、化疗药物使用情况及相关不良反应，如骨髓抑制、肝肾心肺功能影响等）。采用 KPS 评分及 ECOG-PS 评分评估术前体力状态。

2. 体格检查　按常规进行系统、全面的体格检查，记录异常发现，注意可能的肺外表现，尤其注意颈胸部异常体征，如锁骨上下和腋窝淋巴结、双上肢及头颈部肿胀，胸壁肿胀、隆起及压痛，气管移位，气道压迫症状，三凹征，双肺叩诊音及呼吸音变化，心脏情况等。选择股动脉或桡动脉穿刺应有针对性体检和评估。

（二）实验室检查

实验室检查包括血、尿、粪常规；生化（肝肾功能和电解质水平）、血糖；心肌酶谱、B 型脑钠肽；凝血功能；肺部肿瘤标志物（重点 CEA、SCCAg、NSE、CYFRA21 - 1、ProGRP 等）；乙肝五项、丙肝抗体、梅毒病毒抗体、HIV 抗体；甲状腺功能；必要的免疫指标等。

（三）影像学检查

影像学检查包括动脉期胸部增强薄层 CT、支气管动脉 CTA，首诊颅脑增强磁共振成像，腹盆腔超声，超声评估胸腔及心包积液及为穿刺引流定位，全身骨扫描，有条件的可以PET-CT 检查替代骨扫描。全面影像学检查的目的是诊断、鉴别诊断、分期和再分期、评估手术可切除性、疗效监测及预后评估等。必要时需选择超声或 CT 引导下穿刺活检。

（四）内镜检查

根据临床需要可以选择支气管镜检查及超声支气管镜穿刺活检术，用于定位诊断和获取组织学诊断，特别适合中央型肺癌。必要时行纵隔镜、胸腔镜活检。

（五）病理学检测

痰脱落细胞学检查是肺癌定性诊断简便有效的方法。活检病理组织标本可以明确有无肿瘤及其病理组织类型，晚期不可切除者尽可能有亚型分类。基因检测等分子病理检测有利于指导分子靶向药物治疗及免疫治疗，对腺癌的意义更大。组织病理学检查主要通过支气管镜检查、经皮穿刺或外科手术完成。原则上，BAI/BACE 术前需要有明确的组织或细胞学病理诊断结果，或特殊分子病理诊断结果。根据 2023 年第 3 版 NCCN 指南，对获取细胞病理组织确实困难者，至少包括介入放射科、胸外科、呼吸介入科等多学科达成一致后，可以实施经验性治疗。

（六）心肺功能评估

心电图检查作为治疗前的基础资料是必备的，作为术前评估和后期出现异常情况的对照都是需要的。参考系统化疗的需要，对肺癌合并肺不张、肿瘤体积大、肺内转移瘤负荷重、胸腔积液、慢性支气管炎、肺气肿、间质性肺炎、哮喘等肺病患者进行肺功能检查评估、血氧饱和度监测联合 KPS、ECOG-PS 评分。

（七）综合评估

Ⅲ期肺癌患者强调多学科团队评估，对局部可切除和不可切除做出综合评估，需要手术、介入、放疗、化疗、免疫靶向治疗等的个体化综合治疗。BAI/BACE 需要结合患者体力状态、年龄等进行化疗药物及剂量选择。

《原发性肺癌诊疗指南（2022 年版）》指出，ECOG-PS 评分为 2 分的晚期 NSCLC 患者应给予单药化疗，但对 ECOG-PS 评分＞2 分的患者应减量。对于老年患者，证据不支持将年龄作为选择化疗方案的唯一依据，需结合脏器功能指标及 ECOG-PS 评分综合评估。脏器功能指标符合化疗条件，ECOG-PS 评分为 0～1 分的患者仍然可以考虑含铂两药方案，ECOG-PS 评分为 2 分的患者考虑单药化疗；严重脏器功能障碍者及 ECOG-PS 评分 2 分以上者不建议进行全身化疗。ECOG-PS 评分＞2 分的Ⅳ期 NSCLC 患者，一般不能从化疗中获益，建议采用最佳支持治疗。在全身治疗基础上针对具体的局部情况，可以选择适当的局部治疗方法以求改善症状、提高生活质量。因 BAI/BACE 主要发挥局部控制作用，全身不良反应小，对 ECOG-PS 评分 2 分以上者，在足够保障条件（比如透析）的前提下可以使用较低化疗剂量进行治疗。

五、术前准备

（一）签署知情同意书

因 BAI/BACE 属于新兴的肺癌微创治疗方法，尚未进入目前现有的肺癌诊疗指南及规范。所以术前要与患者及家属进行充分的有效沟通，详细介绍治疗过程及优势、并发症风险，取得患者及家属充分理解认可，由患者或患者授权委托人签署 BAI/BACE 治疗知情同意书。

（二）介入治疗药物准备

1. 对比剂　推荐使用非离子型、低黏、低分子毒性对比剂，尤其是肾功能不全的患者，以降低对比剂所致急性肾损伤的发生率。

2. 化疗药物 首先根据患者的肿瘤病理诊断类型、前期治疗史及疗效评估、实验室检查结果等确定个体化方案。一般化疗药物的选择应基于肿瘤的病理类型、细胞生长规律、药物作用原理和药代动力学特点等因素，采用联合用药的方式，选择 2～3 种作用机制和抗肿瘤活性互补的化疗药物。《原发性肺癌诊疗指南（2022 年版）》对晚期肺癌的药物治疗给出了一线、二线、三线的指导。晚期 NSCLC 一线药物主要是含铂两药方案，如顺铂或卡铂（近年有用奈达铂）联合长春瑞滨、吉西他滨、紫杉醇、多西他赛、培美曲塞（非鳞癌）、紫杉醇脂质体、白蛋白紫杉醇。药物剂量一般按体表面积计算，卡铂以 AUC = 5～6 计算。21 d 一个周期，一般 4～6 个周期为 1 个疗程。长春瑞滨和吉西他滨还有第 8 d 用药的要求，根据临床情况，可于 BAI/BACE 后第 8 d 静脉给药。

（1）肺腺癌用药方案：一线推荐顺铂（或卡铂、奈达铂）联合培美曲塞；二线推荐顺铂（或卡铂、奈达铂）联合多西他赛、白蛋白紫杉醇。

（2）肺鳞癌用药方案：一线推荐顺铂（或卡铂、奈达铂）联合多西他赛或白蛋白紫杉醇；二线推荐顺铂（或卡铂、奈达铂）联合长春瑞滨等。

（3）SCLC 用药方案：一线推荐顺铂或卡铂联合依托泊苷，一线化疗后 6 个月内复发或进展者。二线可选择拓扑替康、伊立替康、吉西他滨、长春瑞滨、替莫唑胺或紫杉醇等药物，6 个月后复发或进展者可选择初始治疗方案。

肺癌的经动脉途径用药尚无成熟方案，主要参考系统化疗方案进行，包括疗程和剂量。因经动脉途径的区域性灌注化疗（包括药物洗脱微球）主要发挥的是区域性高浓度化疗药物的作用，浓度越高细胞毒作用越强，因此优选浓度依赖型的细胞周期非特异性药物，而尽量不用细胞周期特异性药物。临床经验提示吉西他滨、长春瑞滨及其他油性化疗药物对血管刺激性较强，灌注过程中患者疼痛、刺激性咳嗽、动脉痉挛、脊髓损伤发生风险较高，不推荐使用。在 BAI/BACE 治疗前需要根据患者具体情况和经治医师的临床经验，参考肺癌系统化疗的相关原则进行。

六、治疗原则

在 BAI/BACE 治疗前需要根据患者具体情况和经治医师的临床经验，参考肺癌系统化疗的相关原则进行。

1. KPS＜60 或 ECOG-PS 评分＞2 分的肺癌患者，BAI/BACE 可以使用静脉化疗患者体表面积所需总剂量减少 20%～25% 的剂量。

2. 白细胞＜3.0×10^9/L、中性粒细胞＜1.5×10^9/L、血小板＜100×10^9/L、红细胞＜2.0×10^{12}/L、血红蛋白＜80 g/L 的患者，纠正后再行 BAI/BACE，并加强监控。

3. 严重肝、肾功能异常，和/或实验室指标严重异常，和/或有严重并发症和感染、发热、出血倾向者原则上不宜行 BAI/BACE。

4. 在 BAI/BACE 过程中如出现以下情况应当考虑停药或更换方案：治疗 2 个周期后病变进展，或在 BAI/BACE 周期的休息期中再度进展者，应当停止原方案，酌情选用其他方案；BAI/BACE 不良反应达 3～4 级，或对患者生命有明显威胁时，应当停止治疗，待不良反应恢复至 1 级以下再进行治疗。再次治疗剂量根据上次治疗不良反应及疗效作调整。剂量调整原则一般为：对出现 Ⅰ、Ⅱ 度不良反应而再次治疗前恢复正常者，可不予调整原剂量，若未恢复且治疗必须继续，原则上给予 75％ 原剂量；对出现 Ⅲ～Ⅳ 度不良反应者，再次化疗时减量 25％～50％，若不良反应未恢复正常，则推迟治疗或停止化疗。

5. 必须强调治疗方案的规范化和个体化。掌握化疗的基本要求。除常规应用止吐药物外，除卡铂、洛铂外的铂类药物需要水化和利尿。治疗后密切监测血常规和生化指标。在选择药物时务必认真阅读药品说明书，排除明确规定禁用于动脉的药物。化疗药物选择时还要考虑药物洗脱微球（载药微球）的载药选择，满足载药需要后，再配备或补充相关的药物灌注。

七、栓塞材料

准备根据栓塞效果和生物相容性，选择明胶海绵颗粒、PVA 颗粒、空白微球等栓塞剂。不推荐使用近端栓塞材料如弹簧圈，液态栓塞剂如碘化油、无水乙醇等，以减少支气管、食管坏死风险，部分情况下可使用弹簧圈行保护性栓塞。近年来，药物洗脱微球除了成熟地应用于肝动脉化疗栓塞治疗肝脏肿瘤外，也已经应用于肺癌的 BACE。药物洗脱微球支气管动脉化疗栓塞术（drug-eluting beads bronchial arterial chemoembo-lization，DEB-BACE）尤其对难治性肺癌的治疗取得了满意的疗效。目前临床所用药物洗脱微球主要是 DC/LC Beads、Hepa Sphere、Calli Spheres、Tandem 等，有些新的产品还在研发。它们的粒径大小和生物特性不完全相同，载药机制包括吸附作用、离子交换、离子键等，比较成熟的载药药物有多柔比星、吡柔比星、伊立替康、奥沙利铂、顺铂、吉西他滨等，临床使用药物洗脱微球时要结合肺癌化疗方案选择合适的药物加载。对 BACE 术中栓塞的必要性，有研究与单纯灌注卡铂相比，灌注卡铂加主干栓塞可以有效提高肿瘤和保持肿瘤组织内卡铂浓度，降低外周血中卡铂浓度，可提高疗效，减少不良反应。对肿瘤较大者，为了减少栓塞导致的肿瘤快速大面积坏死、空洞形成、周围大血管特别是肺动脉暴露破裂大出血危险，推荐先进行 2～4 个疗程的药物灌注，待肿瘤缩小后再联合栓塞，特别是计划使用药物洗脱微球栓塞者。需要强调的是栓塞治疗肺癌的相关研究证据较少，临床应用尤其要慎重，特别是使用不可吸收的栓塞材料。虽然碘化油为液态栓塞剂，对肿瘤血管具有亲嗜性，但体动脉和肺动脉存在潜在交通支，且肿瘤组织可破坏肺血管，导致体动脉和肺动脉交通，故碘化油可造成异位栓

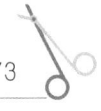

塞，且碘化油属末梢性永久栓塞剂，可栓塞 20~50 μm 的血管，有引起支气管壁坏死的可能，故目前在肺部肿瘤的治疗不推荐使用近端栓塞材料如弹簧圈、液态栓塞剂如碘化油等。一般禁用无水乙醇进行栓塞，以减少支气管、食管坏死风险，部分情况下可使用弹簧圈行保护性栓塞。

八、辅助药物

1. 止吐药物　一般准备司琼类止吐药，如格拉司琼、托烷司琼、长效帕洛诺司琼等，一般在动脉灌注化疗前 10~30 min 静脉滴注或静脉注射。

2. 地塞米松注射液　预防对比剂过敏，一般 5~10 mg 术前或术中静脉输注。但拟联合免疫治疗的患者应慎用。

3. 2%利多卡因　5~10 ml，用于局部麻醉及必要的解痉、止咳。

4. 肝素钠　12 500 U，用于肝素化及器械冲洗。

5. 生理盐水和葡萄糖溶液　备术中导管冲洗、药物配制等。

6. 紫杉醇制剂术前脱敏预处理　术前 12 h 及 6 h 分别口服地塞米松 10~20 mg，或术前静脉使用地塞米松 20 mg，或苯海拉明 50 mg，及西咪替丁 300 mg 或雷尼替丁 50 mg。白蛋白紫杉醇无需预处理。

7. 止痛药物　按照世界卫生组织推荐的癌症疼痛控制三阶梯用药原则进行准备。

肺癌的血管介入治疗一般参考系统化疗的周期进行，间隔 3 周，根据患者情况可以适当延长。必要时根据综合治疗方案设定 BAI/BACE 的治疗周期。3~4 周期后根据复查情况可以调整治疗方案，比如手术、放疗或消融、放射性碘-125 粒子植入内放疗等。

九、并发症及防治

相对于传统的系统化疗，BAI/BACE 具有局部疗效好、全身不良反应少的优势，对于少数可能发生骨髓抑制、厌食、乏力、脱发等类似系统化疗的并发症及轻微自限性并发症，如短暂性刺激性咳嗽、胸痛、吞咽困难、对比剂过敏反应等，可给予必要的短程小剂量激素、吸氧、止吐、止痛等处理。要特别警惕少见的严重并发症，如脊髓梗死导致的截瘫，及罕见并发症如短暂皮质性失明、卒中、急性食管损伤、气管损伤、气管食管瘘、心肌缺血等。在进行 BAI/BACE 治疗时需密切监测患者的症状和反应，并采取适当的预防措施，以减少并发症的发生。

（一）不完全性截瘫或截瘫

脊髓缺血梗死导致不完全性截瘫或截瘫是少见严重的并发症。可能的原因有对比剂刺激、化疗药物损伤、误栓等。预防脊髓损伤，宜使用非离子型对比剂并适当稀释后进行血管造影，强调造影视野充分并认真观察是否有肋间动脉干或脊髓动脉显影，有无脊髓动脉、头颈部血管的异常瘘口、吻合、交通，必要时微导管超选择性插管对所见异常瘘口、吻合、交通进行保护性栓塞预处理。此外，在进行灌注化疗前，建议对靶动脉注射利多卡因观察是否出现脊髓麻醉症状。尽可能避免使用刺激性强的油性化疗药物，不得已选用也要加强稀释，减慢灌注速度或与生理盐水间断灌注。灌注药物和栓塞过程中及术后要密切观察患者的四肢感觉、肌力、二便状态。如果发生脊髓损伤，应立即停止治疗，并给予大剂量糖皮质激素、甘露醇脱水和血管扩张剂、营养神经、高压氧等积极对症治疗和必要的康复治疗。

（二）短暂皮质性失明、急性脑梗死

短暂皮质性失明发生的原因可能是化疗药物的一过性脑损伤、脑血管痉挛导致的短暂中枢性视觉功能障碍。发生急性脑梗死的原因可能是支气管动脉等靶动脉通过肋间动脉、锁骨下动脉、椎动脉等与颅内动脉交通，栓塞剂经过这些交通或经支气管动脉肺静脉瘘口、左心系统进入脑内发生不可逆脑梗死。所以栓塞前的全面造影准确评估及选择合适粒径的栓塞剂非常重要。

（三）食管、气管损伤

鲜有报告发生食管损伤及其相关并发症。发生此类损伤是因为支气管动脉与食管动脉存在吻合或共干，化疗药物或栓塞剂进入食管。造影时注意鉴别食管动脉分支，一旦发现要超选择性插管避开后再灌注药物及栓塞。发生后要积极对症治疗，必要时禁食，请消化科会诊。而食管气道瘘是一类严重并发症，抗癌药物引起食管组织损伤和溃疡，其症状包括突然加剧的呛咳，但吞咽固体食物时反而减轻。也可能发生食管纵隔瘘，表现为胸背部疼痛不适，伴有发热等。治疗方法有食管覆膜支架封堵瘘口和充分引流、抗生素治疗，外科手术修补的机会较少。预防措施包括前期造影检查、控制药物浓度和灌注速度，防止误栓食管固有动脉，并密切监控术后相关症状。

（四）出血

出血并发症可发生于穿刺点，表现为局部出血、血肿、假性动脉瘤等，主要原因为操作过程中缺乏及时透视和操作粗暴引起通过路径的动脉损伤，如肾动脉损伤出血，胸主动脉夹层、支气管动脉夹层破裂出血，靶动脉夹闭等。具备3~4级外周血管介入操作资质者可降低其发生率。中央型、巨块型肺癌因病灶范围大，经治疗后肿瘤大量、快速坏死而产生空洞和感染，正常组织来不及修复，会导致邻近的支气管动脉或者肺动脉裸露、破裂出血，这种咯血往往是致命的。预防措施：对巨大病灶的肺癌要减少药物剂量及栓塞强度，分次治疗。一旦发生大咯血，增强 CT 或 CTA 可以帮助判断出血原因并采取必要的栓塞、覆膜支架治疗。

（五）少见的感染、过敏、肝肾功能异常、心律失常、窒息等其他并发症

根据情况给予积极对症治疗或请相关学科协助。

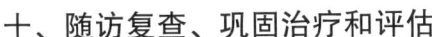

十、随访复查、巩固治疗和评估

BAI/BACE 治疗期间可在 2～3 个疗程后复查影像学，在监测疗效的同时，可早期发现肿瘤复发和转移。复查包括影像学检查和实验室检查（血常规、肝肾功能、肿瘤标志物等）。介入治疗后的中晚期肺癌一般要求 2 年内每 3 个月复查 1 次，如病情好转或稳定则 2～5 年内每半年复查 1 次，5 年后每年复查 1 次，有特殊情况随时复诊。BAI/BACE 重复治疗一般参考系统化疗的周期进行，对体力状态较差、治疗反应大、恢复慢、老年患者可以根据情况适当延迟。疗效评估以 RECIST 或 mRECIST 标准评估，分为完全缓解、部分缓解、稳定、进展，以疾病控制率、客观反应率及生活质量指标评估近期疗效。长期疗效一般以无进展生存（progress free survival，PFS）和总生存期（overall survival，OS）评估。诊疗过程中根据评估结果及时调整治疗、随访方案。对于 BAI/BACE 的疗效，绝大部分国内同道认为疗效可靠，并发症可控，严重并发症极少。较系统化疗能显著提高肿瘤控制率，降低全身不良反应，序贯系统化疗可以较好地控制肺癌转移，甚至对降期、获得二次手术机会也优于系统化疗。日本 Hori 等人认为当其他治疗方法不适用或疾病进展后，经动脉途径应被视为肺癌的一种治疗选择。

BAI/BACE 治疗过程中及后续治疗必须及时准确地评估病情，适时调整治疗方案，加强个体化综合治疗，特别是各种可能的联合治疗措施，包括局部手术、消融、放疗、放射性粒子植入等局部治疗及系统化疗、分子靶向治疗、免疫治疗、中医药治疗等系统治疗。还要注意肺癌相关并发症的诊疗，如上腔静脉综合征的诊疗，胸腔积液、心包积液的综合处理，远处转移的综合治疗等。BAI/BACE 操作技术已经相对成熟，具有微创、低副作用、疗效确切、可重复性等诸多优势，可以短期内缩小肿块，且不良反应低，对于高龄患者尤为适合。研究表明，经动脉治疗可以有效地控制肺癌患者的症状，如咯血和呼吸困难。使肺癌患者的生存率及生活质量均得到明显提高和改善。随着 DSA 和支气管镜等设备的更新及相关技术的不断改进，相关的循证医学证据不断涌现，我们相信介入治疗在肺癌治疗中的地位会越来越得到重视和提高。BAI/BACE 治疗肺癌还需要更多高级别临床研究，提高循证医学证据，也需要多学科共同提高认识和重视，在实践中不断探索进步，开展更深入的研究，使其日臻完善，尽快进入肺癌治疗的相关指南和规范，造福更多患者。

十一、肺癌经血管介入治疗（BAI/BACE）的护理

（一）一般护理

1. 术前观察要点

（1）患者有无咳嗽、咯血、胸痛、气急和发热等症状。

（2）当肿瘤侵蚀邻近器官，如胸膜、心包、膈或喉返神经、上腔静脉等，可出现胸腔积液、心包积液、膈肌麻痹、声音嘶哑等。

（3）发生远处转移时可出现相应的临床症状。

2. 术后观察要点

（1）患者生命体征，有无咳嗽、咯血、胸痛、气急和发热等症状。

（2）注意观察穿刺点有无出血及末梢循环情况。

3. 护理常规

（1）术前。

1）执行介入科术前护理常规。

2）给予高蛋白、高糖、高维生素、高热量、低脂、易消化软食。

3）呼吸困难者取半坐卧位，必要时吸氧。

4）声音嘶哑者减少说话，给予雾化吸入，减轻不适。

5）疼痛时安定情绪，取舒适体位，遵医嘱应用止痛剂。

6）少量咯血时嘱患者卧床休息，大咯血时绝对卧床休息，暂禁食，取去枕平卧位，保持呼吸道通畅。

（2）术后。

1）执行介入科术后护理常规。

2）了解术中用药、输液、插管、并发症及抢救情况。

3）严密观察生命体征，注意患者有无胸闷、咳嗽等反应，根据氧饱和度变化调节氧流量。

4）观察穿刺点有无出血情况，穿刺侧肢体足背动脉搏动情况及皮肤温度、颜色等变化，观察穿刺部位包扎和砂袋加压情况，保持穿刺点清洁、干燥。一般穿刺点压迫 30 min，沙袋持续压迫 2 h，穿刺肢体保持伸直 6 h；或动脉加压止血器压迫 6 h，卧床休息 24 h，定时按摩皮肤受压部位。

5）遵医嘱静脉补充液体和电解质。

6）保持病室清洁，预防感染。

7）给予高热量、高蛋白饮食，避免进食辛辣刺激性食物，忌烟酒。

4. 健康教育内容

（1）主要病因与诱发因素：其病因尚未明确。可能与下列因素有关：吸烟、大气污染、物理化学致癌因子、肺部慢性炎症或其他呼吸系统慢性疾病、维生素 A 缺乏、内分泌失调以及家族遗传因素等。

（2）临床表现：常见症状为咳嗽，呈刺激性干咳，或有少量白色泡沫样痰，继发感染时

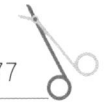

呈脓性痰；其次咯血或痰中带血，反复发作，大咯血少见；还伴有胸痛、胸闷、气急、发热、消瘦、恶病质和胸腔积液等。肿瘤侵犯上腔静脉，产生上腔静脉压迫综合征，引起颜面部水肿、颈胸部静脉曲张，压力增高；侵犯膈神经引起膈肌麻痹；侵犯喉返神经引起声音嘶哑等。

5. 护理措施

（1）加强营养，鼓励患者进食高营养、高维生素、易消化的食物，增强机体免疫力。

（2）练习正确的咳嗽和咯痰方法，必要时雾化吸入。

（3）对于有自理能力缺陷的患者协助做好口腔、皮肤护理，防止肺部感染和压疮的发生。

6. 预防指导

（1）积极治疗原发病：如支气管扩张、肺脓肿、肺结核及真菌感染等。

（2）戒烟。

（3）注意休息，保持乐观的情绪。避免劳累，适当户外活动，加强锻炼，增强机体抵抗力。

（4）防止受凉感冒，预防呼吸道感染。

（5）定期复查，不适随诊。

十二、由于 BAE/BAI/BACE 较 TACE 并发症不尽相同，护理价值更多体现在对并发症的观察上

（一）不完全性截瘫或截瘫的观察

异位栓塞是介入栓塞术特有的并发症，脊髓栓塞所致截瘫是罕见的严重并发症，其发生率为 1.9%～4%。

1. 熟悉支气管动脉的解剖是 BAI/BACE 操作、预防严重并发症、护理观察的基础　脊髓供血动脉包括来自椎动脉的脊髓前、后动脉和发自躯干节段性动脉的根动脉。脊髓前、后动脉脊髓前动脉来自前根髓动脉，分升支和降支，沿脊髓前正中裂下行，发出一系列的沟联合动脉（中央沟动脉），供应脊髓横断面前 2/3，这些动脉的终末支，尤其是上胸段较细小，容易发生缺血。脊髓后动脉来自软脊膜后根动脉，供应脊髓横断面后 1/3，左、右各一根，沿脊髓后外侧沟下行，分支间吻合较好，较少发生缺血性病变。脊髓前、后动脉起始部很细小，下行中随着根动脉（8～12 条）加入而逐渐增粗，成为脊髓的营养血管，是脊髓血供的主要来源。

节段性动脉上段颈髓由椎动脉颅内段分出的脊髓前、后动脉供血，下段颈髓由椎动脉颅外段、颈深动脉和颈升动脉等供应；胸腰段脊髓自上而下由肋间动脉、腰动脉和髂腰

动脉供应；骶尾段脊髓由骶外侧动脉供应，偶有骶正中动脉甚至闭孔动脉的分支加入。节段性动脉的后分支发出脊髓支进入相应椎间孔，称为根动脉（根髓动脉），左、右共 31 对。进入椎管后分成前根髓和后根髓动脉，分别与脊髓前动脉和脊髓后动脉吻合，构成脊髓的冠状动脉环，加强其节段的血供。根动脉与脊髓动脉常呈 Y 形吻合，造影呈"发夹状"，由上行的前根髓动脉与下行的脊髓前动脉降支构成。前根髓动脉 6～8 支，后根髓动脉 7～15 支，其中前根髓动脉最大分支称为 Adamkiewicz 动脉，又称根最大动脉、根髓大动脉，91％起自胸 8 至腰 1，营养胸 7 以下脊髓。72％Adamkiewicz 动脉发自左侧肋间动脉和左侧腰动脉，28％Adamkiewicz 动脉源自右侧肋间动脉和右腰动脉。胸段脊髓动脉 90％与肋间动脉共干；60％肋间动脉与支气管动脉共干；胸段脊髓根动脉细小而吻合最少，脊髓前动脉和根动脉在胸 4 和胸 10 水平的分支间吻合最少，最易发生缺血致截瘫。胸段脊髓的根动脉，来自肋间后动脉的后支。脊髓动脉的供血特点为支气管动脉灌注化疗时其损伤的解剖学基础。手术医生在支气管动脉插管造影过程中要注意识别和选择插管，避开脊髓动脉。

2. 脊髓损伤的原因

（1）异位栓塞：栓塞剂通过共干的脊髓动脉或交通支造成脊髓栓塞，引起脊髓的血液循环障碍，导致截瘫。如支气管动脉主干被栓塞后，阻断共干的根髓动脉血流，或者栓塞剂逆流入腰骶膨大动脉。

（2）药物毒性损伤：高浓度化疗药及造影剂的毒性作用可导致脊髓脱水性损伤，或者刺激血管痉挛，损伤血管内膜，导致管腔狭窄、闭塞，造成脊髓缺血损伤。如离子型造影剂 60％泛影葡胺，具有高度神经毒性。

（3）机械性损伤：插管时导管对动脉内膜的机械损伤，引起内膜血栓形成，管腔狭窄，脊髓供血不足；动脉插管时间长，机械性阻塞造成脊髓缺血；造影时推注速度过快、压力过大或者用量过大造成血管损伤。

3. 脊髓动脉损伤的临床症状　脊髓血流量下降 50％以上时可出现脊髓横贯性损害表现，其临床表现和严重程度取决于缺血的程度和持续时间等。柱型瘫痪表现为受损脊髓节段所支配肢体出现周围型瘫痪，如肌张力降低、腱反射消失、局部肌束颤动等，受损平面以下区域出现中枢性瘫痪，如病理反射阳性。此外，还可能出现痛温觉减退而触觉存在的"分离型感觉障碍"和尿潴留等。瘫痪往往起病较急，术中即出现双下肢麻木、运动困难等。单侧脊髓营养血管受损，瘫痪的形式以半切综合征形式开始（病损平面以下同侧肢体上运动神经元瘫，深感觉消失，精细触觉障碍，血管舒缩功能障碍，对侧肢体痛温觉消失，双侧触觉保留的临床综合征，主要发生于颈椎），可较快过渡到双侧即全脊髓。

4. 脊髓动脉损伤的预防

（1）因脊髓动脉纤细、走行迂曲且与脊柱重叠不易辨认，对支气管动脉尤其是存在肋间动脉共干者进行插管时应考虑脊髓动脉存在的可能。手术医生应仔细分析造影图像，注意有无脊髓动脉显影，若有显影应尽量不作栓塞治疗。术中患者出现胸部刺痛或双下肢抽动、麻木等神经症状时，应谨慎给药。症状明显时应立即停止给药，并及时处理。

（2）术后护士认真观察患者有无尿潴留、下肢麻木、痛温觉减退情况，及时发现，及时通知医生处理。

5. 脊髓动脉损伤的治疗　脊髓损伤超过一定时间后将不可逆转，治疗原则为尽早发现，及时治疗，尽早恢复脊髓功能。

（1）糖皮质激素早期应用：糖皮质激素如地塞米松，稳定神经元的溶酶体膜和线粒体膜，减少自由基产生，降低毛细血管通透性，减轻脊髓水肿，减轻局部炎症，促进神经组织恢复。

（2）脱水剂：甘露醇等脱水剂不仅有高渗脱水作用，还具有清除羟自由基，抑制脂质过氧化，延缓生物膜破坏，减轻羟自由基所诱发的脊髓水肿，防止组织不可逆性损伤等作用，其特点为作用快，大约 15 min 显效，持续时间短，仅 3～8 h，应早期应用。

（3）血管扩张剂应用：罂粟碱、复方丹参注射液等扩血管药物和低分子右旋糖酐改善脊髓血液循环；术中血管痉挛可经动脉内推注罂粟碱、烟酸、尼莫地平等解除血管痉挛，术后用尼莫通针剂微泵注射可直接扩张脊髓动脉，解除血管痉挛，改善脊髓微循环。

（4）神经营养药：呋喃硫胺可促进神经细胞功能的恢复，其他神经营养性药物有弥可保、维生素 B_{12}、维生素 B_6、维生素 E 等。

（5）抗凝及溶栓：可用肝素、潘生丁、阿司匹林，溶栓选用尿激酶等。

（6）脑脊液引流：若脊髓神经细胞对造影剂特别敏感，或血管药物浓度较高而早期出现截瘫者，在上述药物治疗的同时可用林格乳酸液或等渗盐水，以每 5 min 为 10 ml 的速度更换脑脊液，总量为 200 ml，治疗 3～4 周以缓解症状。

（7）其他治疗：高压氧治疗增加供氧；针灸按摩和理疗辅助；加强功能锻炼等。

（二）短暂皮质性失明、急性脑梗死观察

1. 短暂皮质性失明　又称皮质盲，是大脑枕叶皮质受到毒素影响或血管痉挛缺血而引起的一种中枢性视功能障碍，以血管痉挛性损害最为常见。皮质盲是血管介入治疗和造影术后的少见并发症，常见于脑血管造影术后，发生率为 0.3%～1.0%。通常出现于造影后 6 h 内，能够持续数小时或数天，而其失明后可于数小时至数天内恢复视力。

2. 造影后皮质盲发生原因　造影介入后皮质盲发生的危险因素主要包括血压控制不良的急慢性高血压病，存在或潜在的肾功能不全、脱水状态以及其他可致血脑屏障破坏的因素。造影相关皮质盲的发生与所用对比剂类型相关，高渗性碘离子剂（如泛影葡胺等）所致的发生率可达 4%。体质量、对比剂剂量为术后皮质盲发生的独立危险因素，而离子型对比剂、对比剂渗透压、对比剂脂溶性、对比剂黏度与相关皮质盲的发生有直接关系。

3. 造影后皮质盲临床表现　其特征性临床表现为双侧视力消失，强光刺激及外界恐吓均不能引起眼睑闭合，瞳孔对光反射、调节反射正常，眼底正常。其他的伴随症状包括头痛、精神症状异常、失忆，有些患者甚至可出现失明。

4. 造影后皮质盲预防

（1）提高脑血管造影技术，做到动作轻柔，尽量避免过分刺激血管，缩短造影时间。

（2）造影过程中使用全身肝素化，避免血栓形成。

（3）详细询问患者病史、过敏史，常规进行碘过敏试验。

（4）严格掌握脑血管造影术的禁忌证和适应证，规范操作。

（5）控制造影剂的使用剂量及浓度，避免应用高渗性离子型的造影剂，常规使用非离子型造影剂，控制造影剂量在 80 ml 以下；如依据患者病情必须应用时，可加适当生理盐水稀释后使用。

（6）同时术前、术后给予患者足量的液体输入，指导患者术后多饮水，术后 4 h 内饮水量 2 000 ml，促进对比剂代谢。

（7）避免将高压注射器的压力设置过高，速度避免过快；术中建立静脉通道，持续泵入尼莫地平注射液，预防脑血管痉挛。

（8）造影的整个过程中，注意与患者家属沟通患者病情及发展状况，术中持续观察患者的变化，如有不适，要立即停止操作，维持患者的生命体征。在造影术后出现双眼失明等情况时，勿慌张，要保持理智，依据患者症状、体征、辅助检查等全面分析患者病情，对症支持处理。及时复查头颅 CT 及 MRI 等相关检查。请眼科会诊，行眼底彩色多普勒检查，明确病因后，给予对应处理。

5. 造影后皮质盲治疗原则　一般的治疗包括静脉短期注射糖皮质激素，认为糖皮质激素可以有效地稳定血脑屏障。其他治疗方法还包括扩张血管、减轻脑水肿、营养神经及控制基础病变。常用药物有尼莫地平、低分子右旋糖酐、羟乙基淀粉、20%甘露醇、复方丹参、地塞米松、胞二磷胆碱等。

6. 造影后皮质盲的护理

（1）头痛、呕吐的护理：发生脑水肿时，脑组织的液体增加导致脑容积的增大，是引起颅内压增高最常见的因素。头痛、呕吐、视盘水肿是颅内高压的主要临床表现。

1）密切观察意识及病情变化，每 2 h 测血压及观察瞳孔的变化，以判断颅内高压的进展。如低血压必须予以纠正，以提高脑灌注压，维持有效局部脑血流量。然而，高血压也应予以纠正，因为脑灌注压有其双重性，高灌注压虽能改善脑缺血，但同时也可加重脑水肿，因此要求将收缩压控制在≥80 mmHg。

2）持续低流量吸氧及配合高压氧治疗。由于皮质盲是脑动脉的痉挛导致大脑皮质区缺血缺氧所致，因此在高压氧治疗前应给予持续低流量吸氧，以减轻脑水肿及阻止皮质盲的进一步加重。高压氧可通过提高血氧分压改善缺氧、促进脑血管的修复和促进侧支循环的形成及重建，已成为治疗缺氧的最佳治疗方法。

3）配合抗脑水肿、扩脑血管及改善微循环、营养脑神经的治疗。使用药物的注意事项：①使用甘露醇时的速度要快，甘露醇 250 ml 需在 30 min 内滴完。②使用甲泼尼龙时要同时使用奥美拉唑以预防消化道出血。③微泵注射尼莫地平时要经常巡视观察微泵的性能是否正常，并使用避光注射器及延长管。

（2）观察视力的变化：术后 2 d 内检查视力 2 次/d，了解并记录视力的恢复情况。

（3）基础护理：由于患者视力下降，生活自理能力受到影响，因此应做好患者生活护理，给予情感上的支持、照顾。协助患者更衣、饮食、大小便、沐浴。创造良好的环境，保证患者有足够的休息和睡眠。

（4）心理护理：患者在术毕无法接受暂时失明的事实，要做好解释，使其了解脑血管造影术后视力下降多为一过性而且可以治愈，而情绪激动、哭闹只会增加耗氧而影响复明，以稳定患者情绪。

7. 急性脑梗死　脑梗死早期症状：①头晕、头痛。脑梗死主要由于脑血管闭塞导致血流中断，严重缺血引起的脑组织软化坏死，会出现头晕、头痛等症状，可在夜间痛醒。②口角流涎：有吞咽困难，嘴角流涎。③血压变化大面积脑梗死的患者可能会引起血压的升高，如果是小面积脑梗死，一般不会引起血压变化。高血压是脑梗死的独立危险因素。如果有高血压的病史，血压过高或者是忽高忽低，均容易发生脑梗死。④步态异常：行走异常表现为肢体偏瘫、拖曳、屈曲挛缩、下肢僵硬等预示着脑梗死有可能出现。哈欠增多也提示脑梗死的危险信号。

脑梗死的治疗可请神经内科会诊后根据病因治疗。

（三）食管、气管损伤的观察

发生此类损伤是因为支气管动脉与食管动脉存在吻合或共干，化疗药物或栓塞剂进入食管。发生后要积极对症治疗，必要时禁食，请消化科会诊。食管气道瘘是一类严重并发症，多因抗癌药物引起食管组织损伤和溃疡，其症状包括突然加剧的呛咳，但吞咽固体食物时反而减轻。也可能发生食管纵隔瘘，表现为胸背部疼痛不适，伴有发热等。治疗方法有食管覆膜支架封堵瘘口和充分引流、抗生素治疗等。

（四）出血的观察

术后严密观察病员咳嗽、咯血情况，及时通知医生处理，做好患者心理支持。

（五）少见的感染、过敏、肝肾功能异常、心律失常、窒息等其他并发症

根据情况给予积极对症治疗或请相关学科协助。

肺癌经血管介入治疗比外科手术创伤小、并发症少，但介入治疗也可能带来截瘫、脑梗死等严重并发症。肺癌经血管介入术后护理应当有这种"忧患"意识，正确认识脊髓损伤的机制，预防为主，尽早治疗，尽量避免截瘫发生，对医师、患者双方都意义重大。

7

Chapter Seven ● 第七章

支气管动脉栓塞术

支气管动脉栓塞术（bronchial artery embolization，BAE），是通过导管将栓塞剂有选择性注入某一支气管动脉，以堵塞血管、控制出血，或获得其他治疗目的。该方法治疗咯血，尤其对内科药物治疗无效而又不能进行外科手术治疗的大咯血是一种安全有效的治疗方法，同时支气管动脉栓塞术也为以后选择择期外科手术创造机会，并为无法进行外科手术的患者提供一次最佳治疗的可能。其具有止血速度快、微创、安全等优点。

咯血是指喉部及喉部以下的呼吸道的任何部位出血，经咳嗽动作从口腔排出，是呼吸道疾病常见的症状。这里强调一点，呼吸道的出血称之为咯血，如果鼻腔、口腔、消化道出血，不在此范围之内。咯血不仅可由呼吸系统疾病引起，也可由循环系统疾病、外伤以及其他系统疾病或全身性因素引起。少量咯血有时仅表现为痰中带血，大咯血时血液从口鼻涌出，常可阻塞呼吸道，造成窒息死亡。咯血的出血量可多可少：少到痰中带血丝，多到危及生命。《咯血诊治专家共识（2020年）》根据咯血量大致可分为小量咯血、中量咯血和大量咯血。小量咯血：＜100 ml（每天）；中量咯血：100～500 ml（每天）；大量咯血：＞500 ml（每天）或一次100～500 ml。

介入治疗咯血的理论基础是由肺脏血液供应的独特性决定的。人体肺部有双套血管供血：肺动脉和支气管动脉。肺动脉为参与气体交换的功能性肺血管，而支气管动脉为参与营养供应的血管。实验已经证实，栓塞支气管动脉不会引起支气管肺组织损伤。临床的咯血90％～92％来自支气管循环，支气管动脉是引起咯血的最主要的责任动脉。肺循环一般很少引起咯血，除非结核性空洞、坏死性的肺栓塞等。不到10％咯血来自肺动脉，主要包括肺动脉高压、假性肺动脉瘤、肺动脉瘤等。因此，选择性BAE是治疗大咯血的有效方法。1974年法国学者Remy首先应用支气管动脉栓塞术（BAE）治疗大咯血成功。综合目前国内外报道资料，BAE技术成功率为95％～100％，急性大咯血有效率约98％。

一、咯血的病因

1. 呼吸系统疾病　支气管扩张、结核、肿瘤、肺炎、硅沉着病等。

2. 循环系统疾病　风湿性心脏病二尖瓣狭窄、高血压性心脏病、肺动脉高压、主动脉瘤、肺梗死及肺动静脉瘘等。

3. 外伤　胸部外伤、挫伤、肋骨骨折、枪弹伤、爆炸伤和医疗操作等。

4. 全身出血倾向性疾病　白血病、血友病、再生障碍性贫血、肺出血型钩端螺旋体病、

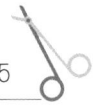

流行性出血热、血小板减少性紫癜、弥散性血管内凝血、慢性肾衰竭、尿毒症等。

5. 其他　如替代性月经、氧中毒、肺出血肾炎综合征、鼻窦炎、内脏易位综合征等。

肺恶性肿瘤所致的咯血：任何类型肺癌均可出现咯血，中央气道腔内肿瘤及肿瘤空洞形成者发生大咯血概率较高。鳞癌多发生于中央气道，故其导致的大咯血较腺癌、小细胞癌或大细胞癌多见。任何转移到支气管腔内或肺实质的肿瘤均可导致大咯血。一些新型抗血管生成药物，如贝伐珠单抗等也可使肿瘤出现坏死、空洞而导致大咯血。

一侧的肺组织由 1～2 支支气管动脉供血，支气管动脉通常起源于主动脉（较少起源于肋间动脉），为气道、淋巴系统、脏层胸膜、部分纵隔器官提供富含养料的血供。大咯血常见的根本原因就是血管损伤，肺癌常因病变侵袭局部血管或血管畸形，易发生大咯血。在大咯血患者中（占比）支气管扩张占 30％，肺癌占 20％，肺结核占 15％～20％。

表 7 - 1　咯血与呕血的区别

鉴别项目	咯血	呕血
病史	肺结核、支气管扩张、肺癌、心脏病等	消化性溃疡、肝硬化等
出血的症状	喉部疼痛、胸闷感、咳嗽	上腹部不适、恶心、呕吐
出血的方式	咯出	呕出，可为喷射状
血的颜色	鲜红	棕黑色或暗红色
血的混合物	泡沫、痰	混有食物残渣、胃液
酸碱反应	碱性	酸性
柏油样便	无（如咽下血液时可有）	有
出血后的痰性状	痰中常带血	呕血停止后仍可持续数天，无痰

二、肺癌咯血症状

9％～15％肺癌患者会发生咯血，其中大咯血占比约 1.5％，死亡率高达 60％～80％，死亡原因通常为失血性休克、大量血液堵塞呼吸道引起窒息。发生大咯血的肺癌患者通常伴有营养不良、面色发白、脉搏频次减少等症状。尽管咯血量、症状是判断肺癌患者咯血严重程度的重要数据依据，但是部分体质过度虚弱的肺癌患者承受咯血的能力较差，少量咯血同样会增加窒息风险，因此临床中需要结合实际情况对肺癌咯血患者进行诊断。对于一些年老久病，或者体质衰弱、咳嗽无力者，即使是少量咯血也可造成患者窒息死亡，故对这类患者必须予以重视。

肺癌咯血患者在不接受治疗干预下，咯血症状呈现逐渐加重趋势，同时伴有咳嗽、发热和贫血等。当肺泡中的积血量为 400 ml 时，氧气交换障碍现象明显，症状伴随出血速度变化而变化。肺癌患者临床表现为面色、脉搏、呼吸、血压等参数严重异常，表示此时患者存在生命危险。

三、致命性大咯血的抢救

1. **识别窒息的危险因素** ①患者心肺功能不全，体质衰弱，咳嗽力量不足；②气管和支气管移位，使支气管引流障碍；③精神过度紧张等原因，导致声门或支气管痉挛；④咯血后误用大量镇静、止咳剂，使血不易咳出，阻塞支气管而发生窒息。

2. **危重咯血的表现** 患者咯血突然增多，如满口血痰，甚至满口血液、连续咳嗽并咯出血液，或胸闷难忍、烦躁、大汗淋漓、端坐呼吸等提示大咯血。

3. **识别窒息症状**

（1）当患者突然两眼凝视、表情呆滞，甚至神志不清。

（2）咯血突然不畅、停止，或见暗红色血块，或仅从鼻、口流出少量暗红色血液，随即张口瞪目。

（3）咯血中突然呼吸加快，出现三凹征、一侧肺呼吸音减弱消失等，均提示发生窒息。

4. **紧急处理** 当表现为危重咯血，则应争分夺秒，综合处理，严防窒息发生。主要措施如下：

（1）**体位引流**：将患者取头低脚高45°俯卧位，拍背，迅速排出积血，头部后仰，颜面向上，尽快清理口腔内积血，同时取出义齿，保持呼吸道通畅，有效给氧。

（2）**气管插管**：将有侧孔的8号气管内导管插入气管内，边进边抽吸，动作要轻巧迅速，深度一般24～27 cm（到隆突）将血液吸出（必要时用支气管镜吸血），直至窒息缓解。在持续大量出血时，如知道病变部位，可把气管内导管在支气管镜引导下，直接插入健侧，以保护健侧肺部，免受血液溢入，保障气体交换；然后再做栓塞治疗。

（3）**气管镜**：推荐使用硬质气管镜，容易保持气道通畅，容易吸出血液。如无此器械，故亦可用纤维支气管镜。在镜下可用气囊压迫、热止血、激光止血及使用止血药物。

（4）**药物的使用**：原则上咯血患者不用镇咳药物，鼓励患者将血痰咳出。频繁剧烈咳嗽后发生咯血者，考虑咳嗽可能为咯血原因时可给予可待因15～30 mg，每天2～3次；或给予含有可待因的复方制剂，如止咳糖浆10 ml，每天3次；或右美沙芬15～30 ml，每天3次口服。禁用吗啡等中枢性镇咳药，以免抑制咳嗽反射，从而导致血块堵塞气道造成窒息。安慰患者消除紧张焦虑情绪，必要时给予小剂量镇静药，如地西泮2.5 mg，每天2～3次，或5～10 mg肌内注射，心肺功能不全或全身衰竭咳嗽无力者禁用。

全身止血药的应用：大咯血时，在以上治疗措施的基础上，可同时应用全身止血药。止血药物的选择应根据病情和药物特点合理选择。常用的止血药物有：①脑垂体后叶素，通过收缩内脏小动脉使末梢血流速度减低而有利于血栓形成，达到止血的目的。其可肌内、皮下注射或稀释后静脉滴注，止血效果明确，起效迅速，但对于高血压患者需慎用。②血凝酶

（如白眉蛇毒血凝酶、尖吻蝮蛇血凝酶、矛头蝮蛇血凝酶等），通过促进凝血因子活性发挥止血作用。其可肌内注射、皮下注射、静脉注射，也可在支气管镜下局部使用。静脉注射时一般 5～10 min 起效，20～30 min 达到止血峰值。以上两种药物在大咯血治疗时可同时联合使用，加强止血效果。③其他止血药物，作用于血管壁的止血药物如卡络磺钠、肾上腺色腙片；作用于血小板的止血药物如酚磺乙胺、血小板悬液；促进凝血因子活性药物如醋酸去氨加压素；直接补充凝血因子的药物如新鲜或库存血、冻干血浆、凝血酶原复合物；促进凝血因子合成的药物如维生素 K；抗纤维蛋白溶解的止血药物如 6 - 氨基己酸、氨甲苯酸、氨甲环酸等。以上药物或血液制品在大咯血急救时作用较弱，但可用于后续止血的处理。④其他用于止血的药物，如利多卡因、普鲁卡因、酚妥拉明、654 - 2 等扩血管药物可根据病情酌情使用。

（5）支气管动脉栓塞治疗：可作为紧急治疗，亦可做选择性治疗。对于大咯血或顽固性咯血者可先行支气管动脉造影，再行支气管动脉插管，注入栓塞剂进行支气管动脉栓塞。

临床上遇大咯血，重点是预防和处理窒息，迅速准确地止血，必要时补充血容量，之后再进一步查明病因。综上所述，大咯血是一种呼吸系统危急重症，患者可因气道阻塞窒息或大出血休克死亡，应进行快速准确的病因诊断并积极采取急救措施。在应用支气管动脉栓塞术或外科干预前，应尽可能早地保持气道通畅，同时进行多学科有效处理，以保证患者生命安全。

目前对于大咯血的治疗措施，除了重症抢救措施外，主要分为药物治疗和介入手术治疗两大类。药物治疗起效慢，止血效果不易确定，需严密观察生命体征变化，但药物治疗是所有治疗的基础，任何的治疗方案，都要有积极的药物治疗为基础，同时严密观察生命体征。BAE 作为一种微创的方法，已经成为治疗急性大咯血或者咯血复发的首选治疗方法。它是利用导管从血管内部首先找到支气管动脉，再通过选择性血管造影，确定出血部位，然后采用栓塞材料，将可疑病变的动脉尽可能栓塞，从源头上达到止血的目的，该方法创伤小，起效快，效果确切。对于肺癌引起的咯血，介入栓塞治疗，不仅可以止血，我们同时局部灌注化疗药物，还能达到控制肿瘤的目的，真正实现了一箭双雕、一举两得。

四、肺癌咯血介入治疗适应证与禁忌证

1. 适应证

（1）急性大咯血：咯血量为＞100 ml/次或＞300 ml/24 h，经呼吸内科保守治疗干预后，大咯血症状仍未改善。

（2）反复咯血：经呼吸内科保守治疗后，反复咯血症状未得到改善。

（3）禁忌证或主观拒绝：存在肺癌咯血外科手术治疗禁忌证或患者主观拒绝肺癌咯血外

科手术。

（4）肺癌咯血患者经过外科手术治疗干预，咯血症状复发。

（5）肺癌合并空洞，空洞内怀疑前兆肺动脉破裂的患者，无咯血应尽快干预。

2. 禁忌证

（1）患者造影剂过敏。

（2）患者伴有凝血功能障碍。

（3）患者伴有严重的脏器功能障碍。

（4）患者伴有严重的传染性疾病。

（5）患者伴有躯体功能障碍，无法保持平卧位。

3. 支气管动脉栓塞术的优势：

（1）止血迅速：能快速定位并栓塞出血血管，短时间内控制咯血，为患者争取治疗时机。

（2）创伤较小：相比外科手术，无需开胸，对身体损伤小，术后恢复快，减轻患者痛苦。

（3）保留肺功能：精准处理出血部位，最大限度保留正常肺组织功能，减少对呼吸功能影响。

五、肺癌咯血介入治疗术的注意事项

1. 治疗全过程注意事项

（1）治疗前注意事项：治疗前应完善胸部 CT 动脉成像（CTA），观察出血原因和制订介入方式。咯血经血管内介入方式包括体动脉栓塞术、肺动脉栓塞术和肺动脉隔绝术。在患者条件允许的情况下，在开展介入术时应尽量减少使用血管收缩剂。结合患者实际情况制订介入治疗方案。

（2）治疗中注意事项：

1）体动脉栓塞术：根据 CTA 明确患者现有的供血动脉数量，在此基础上进行栓塞处理；每次对动脉进行栓塞处理时均需要造影，并对导管头位置予以动态调整；应用微导管对靶血管进行超选择性插管栓塞；支气管动脉栓塞后开展靶血管造影，通过造影观察血管栓塞情况，若动脉造影期间显示中断，表明栓塞成功，若动脉造影期间显示未中断，此时应更换栓塞剂再次进行栓塞，以靶血管被完全栓塞为成功标志。

2）肺动脉栓塞术：根据 CTA 提示的出血部位进行肺动脉造影，明确血管部位后进行栓塞处理；应用机械性栓塞材料进行肺动脉栓塞，包括各型弹簧圈和血管塞等；术中常规心电监护，观察患者心率和心律变化，操作动作轻柔，防止发生严重的心律失常；栓塞终点为

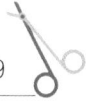

造影提示栓塞材料远端未显示。

3）肺动脉隔绝术：根据 CTA 提示的病变侧行肺动脉造影，明确病变肺动脉后行隔绝术；选择合适的血管长鞘植入目标肺动脉，并置入各型肺动脉覆膜支架的目标位置；覆膜支架植入后，再造影观察支架和肺动脉形态和部位，提示隔绝病变肺动脉作为治疗终点。

（3）治疗后注意事项：治疗后指导患者接受抗生素治疗，鼓励患者有效咳嗽，将肺内积血排出体外，痰血较多的患者积极使用化痰药物。

2. 疗效评价注意事项

（1）疗效评价：

1）效果显著：肺癌患者咯血症状几乎消失，表现为经过治疗后连续 90 d 以上未出现咯血。活动性肺癌咯血患者接受治疗后，立即完全停止。以治疗后 24 h 患者出血停止为即时止血成功标准。

2）有效果：肺癌患者经过治疗后仍存在咯血复发的症状，咯血总量<100 ml 或较治疗前咯血量下降幅度≥90％。

3）无效：肺癌患者经过治疗后，咯血症状相比治疗前无变化。

（2）复发评价：

1）术后复发咯血：临床中将患者痰中存在凝血块或咯出鲜血的症状定义为咯血，肺癌咯血复发患者通常存在两个高峰期。①第一高峰期：集中在介入治疗后 1～2 个月，病变血管未实现完全栓塞或栓塞物质被血管组织吸收；②第二高峰期：集中在介入治疗后 1～2 年，伴随肺癌的不断发展，导致新的出血灶、侧支循环出现。介入治疗术后 2～3 d，部分发生咯出暗红色血的患者，原因通常为肺内发生陈旧性出血。

2）术后再咯血：①介入治疗后，肺癌咯血患者动脉再通；②介入治疗方式选择不恰当。

六、支气管动脉栓塞术（BAE）的护理

（一）术前护理

1. 心理护理　向患者介绍治疗的方法，说明介入治疗的效果，帮助患者消除焦虑、恐惧。

2. 饮食指导　进食高蛋白、高热量、高维生素、低脂肪、易消化的食物。

3. 卧位指导　患者术前一天练习卧床解便。

4. 术前检查　根据医嘱协助患者做好血、尿、大便常规、凝血功能、肝肾功能等检查，并完成支气管三维成像 CT、心电图等影像学检查。

5. 皮肤准备　术前一天完成沐浴、更衣、修剪指甲等个人卫生清洁，特别要注意观察穿刺部位有无皮肤疾患、破损或感染。

6. 胃肠道准备 介入手术常规局麻,一般无须禁食(特殊者根据医嘱),术前一天进食易消化食物。

7. 物品准备 尿壶、便盆。

8. 其他 术前更换病员服,护士进行静脉留置针穿刺。体内有金属类置入物者,需提前告知手术医生。术前排空大小便,必要时遵医嘱留置导尿管。

(二)术后护理

1. 术后应平卧位休息,卧床 24 h,止血器压迫穿刺部位 6 h,穿刺侧肢体须伸直、制动,防止穿刺部位出血、血肿。卧床期间患者需要在床上使用便器,禁止下床活动及如厕。

2. 术后心电监测生命体征 6～12 h,给予吸氧。观察穿刺部位有无渗血、出血,穿刺侧下肢皮肤颜色、温度,足背动脉搏动情况。

3. 可轻轻咳嗽,将聚集在气道内陈旧性血块轻轻咳出,以减少肺部继发感染,避免用力咳嗽和做增加腹内压的动作。

4. 术后 4～6 h,可进食高热量、高蛋白、高维生素、清淡、易消化饮食,注意少食多餐。同时,可少量多次饮水,饮水量在 1 000～2 000 ml,以促进造影剂排出。

5. 预防静脉血栓 临床治疗肺癌咯血时,通过引导患者进行早期踝泵运动预防静脉血栓的形成。以患者踝关节为中心,控制小腿比目鱼肌、胫骨前肌规律性收缩、舒张达到"泵"的效果,促进患者下肢静脉血液流动,降低血液淤积发生率,降低下肢静脉发生风险。

(1)踝泵运动体位与方式:肺癌咯血患者术后保持平卧位进行踝泵运动,必要时可结合患者实际情况调整体位,以安全、舒适为原则。引导患者保持下肢处于伸直状态,向上勾脚尖持续 5～10 s/次,向下伸脚尖持续 5～10 s/次,按照匀速 30 次/min 的频率做踝关节圆周环绕运动。

(2)运动时长:早期踝泵运动时长需要结合患者依从性、疲劳程度、运动有效性进行调整,患者进行早期踝泵运动期间出现疲劳、倦怠等情况时应当停止运动。

8

Chapter Eight ● 第八章
介入穿刺活检

　　介入治疗是一种微创的治疗方式，在医学影像图像（B 超、CT、DSA 等）的引导下通过穿刺技术以最小的创伤进入人体内部进行治疗。其中穿刺技术是进入人体内部进行操作的关键步骤，以穿刺针代替手术刀完成穿刺活检、组织消融治疗、体液引流（脓液、胆汁、积液、积血）等操作的疾病诊断和治疗的手术方法，对于患者的康复和治疗效果有着至关重要的作用。介入治疗穿刺技术的种类和操作方法主要包括：介入血管穿刺技术和介入非血管穿刺技术。介入血管穿刺技术广泛应用于心脑血管、外周血管及肿瘤等疾病的诊断和治疗。非血管穿刺技术是一种经影像引导，通过皮肤穿刺非血管组织或病灶来达到诊断和治疗目的的技术。在介入治疗中，非血管穿刺技术常用于经皮穿刺活检、置管引流或者注射药物、肿瘤射频消融、放置粒子、经皮椎间盘切吸术等治疗方式，对于不能耐受创伤性治疗及全身性治疗、病变较局部等情况，可以选择此项治疗。非血管穿刺技术是本章主要内容。

　　总之，穿刺技术是介入治疗中必不可少的一环，几乎所有的介入治疗都需要使用到它。此项技术使患者避免了传统外科手术的痛苦，并达到与外科手术相媲美的效果，为临床诊疗提供了有效依据，同时还具有安全、微创、有效、经济等优势，已经成为微创领域的支撑技术之一。

一、技术项目介绍

　　1. 超声、CT 等引导粗针穿刺组织学活检　包括肝、肾及肺部占位、乳腺病变、异常淋巴结肿大等需明确病变良恶性或病理类型等，可在超声或 CT 引导下进行穿刺活检，为诊断和治疗方案提供依据。

　　2. 超声、DSA 引导穿刺抽吸和置管引流　包括各类胸腹腔积液、心包积液、腹腔盆腔脓肿的穿刺抽吸置管引流。以及梗阻性黄疸时可行超声或者 DSA 引导下经皮经肝胆管、胆囊穿刺置管，减黄疸效果立竿见影，又为进一步治疗建立了紧急通道。

　　3. 超声引导囊肿穿刺硬化治疗　主要包括肝脏、肾脏等脏器的囊性病变的穿刺抽液及硬化治疗，几乎"零创伤"，不需开刀，术后 1 d 即可出院。

　　4. 超声或 CT 引导下实体脏器消融治疗　在实时超声或者 CT 引导下将消融针穿刺至病灶，通过消融针快速升温，利用高温将肿瘤组织"烧死"，具有微创、"不开刀"等优势，使病灶得到根治性的治疗，如肝脏、肺部、乳腺肿瘤等脏器的消融治疗。

二、微创介入穿刺优点

微创介入穿刺在医学影像图像（B 超、CT、DSA 等）的引导下，避免了"盲穿"对人体重要组织器官造成不必要的损伤，且穿刺成功率高。其优越性在于：

1. 手术操作简便，患者无痛苦，可在清醒状态下与操作医生交流，以配合穿刺。

2. 穿刺后恢复快，不留瘢痕，绝大多数患者在术后 24 h 即可出院。

3. 通过超声、CT 和 DSA 能获得高质量的图像，有利于选择理想的穿刺途径，寻找最安全的针道路径以避开重要脏器和大血管，从而最大限度减少对人体组织器官的损伤。

4. 尤其适合手术、放疗或化疗前需要明确肿瘤性质、组织学类型或转移肿瘤原发组织来源者。

● 第一节 经皮肺穿刺活检术

胸部肿瘤，以肺癌多见。近年来我国肺癌的发病率和死亡率均呈明显上升趋势，根据国家癌症中心最新统计，肺癌的发生率在男性中占第一位、女性中占第二位，但是死亡率均排名第一。临床症状：咳嗽、咳痰为肺癌的常见症状，早期常出现刺激性咳嗽，咳嗽呈高金属音，继发感染时痰量增多，呈黏液脓性，同时可有持续性痰中带血，如侵犯大血管可引起大咯血，全身一般表现为消瘦、食欲缺乏、乏力、发热、恶病质等。影像学检查主要包括 X 线检查、CT 检查、MRI、彩超检查、骨扫描、功能影像学等。影像学检查到的肺结节是指肺内直径小于或等于 3 cm 的界限清楚的类圆形或不规则形病灶。肺小结节（small pulmonary nodule，SPN）指影像检查（多指高分辨率 CT）显示肺内直径小于 1 cm 的结节病灶。人群中肺结节的检出率较高，范围在 20%～70%，但绝大部分肺小结节为良性结节，恶性结节的比例不足 5%。

影像学上依据结节密度可将肺小结节分为三类。

1. 实性结节 指病灶完全遮盖肺实质的结节。可能是由肺炎、肺结核、尘肺、肺纤维化、肺部错构瘤或肺癌等引起。

2. 部分实性结节 指病灶遮盖部分肺实质的结节，其为恶性结节的可能性最大。

3. 磨玻璃结节（Ground-Glass Nodule，GGN） GGN 是磨玻璃样病变（Ground-Glass Opacity，GGO）中呈结节状的一种特定表现。其指病灶没有遮盖肺实质，支气管和血管可以辨认的结节。部分实性结节和纯磨玻璃结节统称为亚实性结节。

偶发性肺小结节可能为良性或恶性结节。形态学上实性成分变化与恶性可能性有关，GGN 生长比较缓慢，一项长期随访显示：仅 13.0％ GGN 出现生长变化。一般而言，GGN 生长慢，如果生长过程中演变成部分实性结节，浸润性癌的可能性大。

肺癌的病理学检查非常关键，经支气管镜活检、经皮肺穿刺活检术是最常用技术。近年研究结果表明，经支气管镜活检对中心型病灶诊断的敏感度可达 80％，对周围型肺癌诊断的敏感度仅为 60％左右；而胸部穿刺活检诊断肺癌的总敏感度可高达 90％。随着影像导引设备不断更新和穿刺针的改进，PCNB 技术进步并得到广泛临床应用；精准医学时代，肿瘤基因组学推动了分子病理学发展，病理组织亚型分类、分子分型及耐药突变检测等不断丰富病理学内容，使临床对 PTNB 需求逐年增大。本节主要介绍 CT 引导下肺穿刺活检术。

一、概述

CT 引导下经皮肺穿刺活检术（percutaneous transthoracic needle biopsy，PTNB）是一种微创介入技术，通过 CT 影像实时定位，将细针精准穿刺到肺部病灶处，获取组织样本进行病理检查。它是诊断肺部结节、肿块等病变的"金标准"，尤其适用于常规检查（如支气管镜）无法明确性质的情况。具有创伤小、耐受性好、检出率高、可重复性等优点。现已成为肺癌（特别是周围型肺癌）首选的方法之一。通过经皮肺穿刺活检术可以减少不必要的探查手术，降低相关风险，对肺恶性肿瘤的诊断、治疗和随访起到了重要作用，为临床医师制订适合的诊疗方案提供了可靠的依据。

CT、PET-CT 等影像学检查虽然能找出病灶，并能大致考虑病灶的良恶性，但是它仅仅是间接检查，提供的信息并不充足。肺癌分很多类型，包括小细胞肺癌、非小细胞肺癌，非小细胞肺癌又分为鳞癌、腺癌、腺鳞癌、大细胞癌等。不同的类型预后及治疗方案不同，这些信息是影像学检查提供不了的。有些肺部非肿瘤性疾病，也会表现为肺部肿块或类似于肺癌的表现，如肺结核、肺炎、炎性假瘤、错构瘤、包虫病和结节病等。CT 或 MRI 等影像学检查是通过影像去看病变的形态和大小，初步判断有没有典型的恶性征象，对于一些不典型的表现，容易造成误诊。需要穿刺活检从肿块里取出肿瘤标本，送病理科进行进一步检查，取得更多更详细的病变信息，进行精准治疗。

经皮活检针依据其取材原理可分为两大类：抽吸针和切割针。抽吸针可获取高质量的细胞学标本用于疾病诊断；切割针直径一般大于抽吸针，用于获取组织学标本。依据活检针类型不同，经皮穿刺活检可分为细针抽吸活检（fine needle aspiration，FNA）和切割针活检（core needle biopsy，CNB）两大类。

随着技术的进步，穿刺活检针越来越细，减少了创伤，增加了检出率，扩大了适应证。

CT 引导下穿刺活检不仅对于＞1 cm 的肺部病变成功率升高，而且对于≤1 cm 的肺部病变成功率也在逐渐提升。

二、影像引导方式

胸部肿瘤经皮活检的影像引导方式包括 X 线透视、C 臂锥形束 CT、CT 或 CT 透视、超声、MRI 及正电子发射断层显像（PET-CT）。引导方式应根据病灶大小、位置、辨识度、与周围重要解剖结构的关系、可使用的影像设备和操作者技术水平以及个人偏好等选择。

（一）X 线透视

X 线透视是传统引导方式，主要用于周围性肺病变和较大病灶的穿刺活检，对病灶周围血管解剖显示欠佳，临床上已经逐渐被 CT 引导所代替。

（二）C 臂锥形束 CT

C 臂锥形束 CT 也可用于经皮胸部肿瘤活检的影像引导，其优势在于辐射剂量低，可模拟实时引导，但其图像密度分辨率不如常规 CT。

（三）CT

CT 具有很高的空间分辨率和密度分辨率，目前临床应用最广泛。胸部 CT 扫描可清晰显示病灶大小、形态、位置，以及病灶与肋骨、纵隔、叶间裂和血管的关系，有助于设计安全的穿刺路径，同时早期发现并发症，已成为 PTNB 优先选择和最常用的引导方式。增强 CT 检查有助于鉴别肿物内坏死与实性区域，明确病灶周围血供情况，一定程度上有助于提高活检阳性率，降低术后并发症发生概率。CT 透视近乎实时成像的能力有助于操作医师随呼吸运动调整穿刺针，还有助于穿刺移动的结节和避开肋骨，可缩短操作时间，减少并发症，对于老年患者或配合度较差患者具有优势，但会明显增加患者和操作医师的辐射剂量。CT 引导下活检的学习曲线较短，但是，熟练取到足量有病理诊断价值的组织，尤其是小病灶、移动病灶，则需更注重细节、掌握相关技术和进行大量实践。CT 导航系统的应用有助于提高穿刺准确性，缩短手术时间。

（四）超声

超声可实时监控穿刺针进针过程、角度和深度，能准确定位针尖位置，避免损伤临近结构，几乎无辐射，通常用于胸壁肿物或者邻近胸壁的周围型肺部病灶活检。增强超声扫描可清晰显示肿瘤供血血管和坏死病灶，有助于减少穿刺活检的假阴性率和并发症发生率。

（五）MRI

与其他影像设备相比，MRI 具有较高的组织分辨率和多平面成像能力，近实时成像，无辐射，使用呼吸门控技术可以在较短的扫描时间内采集图像，在明确胸部血管结构和引导纵隔、肺门及胸壁肿物活检中有其独特优势，已有 MRI 引导下胸部肿瘤经皮活检的文献报道。但术中相关耗材及设备为磁兼容，成本费用较高，操作耗时较长。MRI 引导下穿刺活检可在有条件开展的单位进行。

（六）PET-CT

PET-CT 引导下经皮肺及纵隔病变活检是一种可行的技术，通过靶向病变的代谢活性情况指导穿刺部位的选择，可进一步提高诊断率，对以往活检结果不明确的患者应用价值更大。同时对于较大肺结节具有较高的检测率，一定程度上弥补了传统影像学的不足。

三、适应证与禁忌证

（一）适应证

1. 需明确病变性质的孤立结节或肿块、多发结节或肿块、肺实变等。

（1）筛查发现的实性肺小结节直径≥15 mm，增强 CT 扫描和/或联合 PET-CT 检查，高度怀疑恶性。

（2）筛查发现的部分实性结节，实性成分≥8 mm，增强 CT 扫描和/或联合 PETCT 检查，高度怀疑恶性。

（3）筛查发现的无实性成分新发结节，直径≥20 mm；或新发结节随访过程中不断增大，直径≥ 20 mm，高度怀疑恶性。

2. 支气管镜、痰细胞学检查、痰培养无法明确诊断的局灶性肺实变。

3. 怀疑恶性的磨玻璃病变。

4. 已知恶性病变但需明确组织学类型或分子病理学类型（再程活检）。

5. 疾病进展或复发后局部组织学或分子病理学类型再评估（再程活检）。

6. 其他，如支气管镜检活检失败或阴性的肺门肿块、未确诊的纵隔肿块、怀疑恶性的纵隔淋巴结等。

（二）禁忌证

1. 绝对禁忌证　不可纠正的凝血功能障碍。

2. 相对禁忌证　①严重肺动脉高压；②解剖学或功能上的孤立肺；③穿刺路径上有明显的感染性病变；④肺大疱、慢性阻塞性肺疾病、肺气肿、肺纤维化；⑤机械通气（呼吸机）患者，或儿童全麻状态下活检需有麻醉医生配合；⑥影像学上考虑肺包虫病，有可能增加过敏风险，为相对禁忌。

四、手术室及人员配置

开展经皮肺穿刺活检的手术室需具有常规消毒设施、供氧系统、吸痰设备、配备心电监护、急救车等设备。经皮穿刺活检应由经验丰富的术者操作或在其指导下完成。涉及人员包括：①医生，接受过系统训练，有风险意识，具备临床抢救能力；②护士，经验丰富，能够做好术前、术中配合；③技师，技术操作熟练，能够配合医护人员做好配合工作，如 CT 扫描、定位；④细胞病理学家，在现场可提高诊断准确率；⑤麻醉医师，患者配合手术困难时，可考虑请麻醉医师进行麻醉干预，确保手术顺利完成。

五、技术操作

（一）术前评估

术前应详细询问患者病史、用药史、过敏史等，并进行体格检查，注意评估患者心肺功能、配合能力，如屏气呼吸、制动能力。

影像学检查：术前需胸部增强 CT 扫描检查，明确病灶部位、形态、大小，与周围脏器、血管和神经的关系，设计穿刺入路。疑似包虫囊肿或血管畸形者不宜进行活检，应行胸部 CT 检查加以确认。对于增强 CT 检查存在困难的，如造影剂过敏可考虑采用增强 MRI 检查。

实验室检查：所有患者术前推荐进行血常规、凝血功能检查、感染筛查（乙型病毒性肝炎、丙型病毒性肝炎、梅毒、艾滋病等）、心电图、血生化、血型检查等，特殊人群建议做血管弹力图。对于合并基础肺疾患（慢性阻塞性肺病、肺气肿等），推荐肺功能检查，以评估患者的氧合能力和肺功能储备能力。

伴随疾病和药物管理：术前建议停用抗凝和抗血小板药物并复查血常规、凝血功能，具体如下：①术前 1 周将华法林改为低分子肝素，术前至少 12～24 h 停用低分子肝素。一般建议如下：依肝素 1 mg/kg，1 次/12 h；达肝素 200 U/kg，1 次/d；那曲肝素 0.1 ml/10 kg，1 次/12 h；普通肝素术前 4～6 h 停药；②尽管术前服用阿司匹林和氯吡格雷与大出血风险是否存在因果关系尚不完全明确，但 CT 引导下穿刺操作应慎重考虑，建议术前至少停药 5～7 d；③复查血小板计数＞50×10^9/L、国际标准化比值（international normalized ratio，INR）＜1.5 可行活检操作。此外，停药时间应结合患者自身状况，对于肾功能较差者可考虑适当延长术前停药时间。值得注意的是，对于近期放置支架如冠状动脉支架者，术前应慎重停用抗血小板或者抗凝药物，权衡利弊与风险，注意防止相关血栓发生。

对使用抗血管生成类药物的患者进行活检时，建议按照药物体内清除半衰期酌情停药。参考药品说明书和药物代谢动力学，建议如下：贝伐珠单抗，建议术前停用 6 周；安罗替尼术前停用 1 周，重组人血管内皮抑制素术前停用 24 h。具体药物管理应结合患者用药时间、基础状态和肝肾功能等综合评判。

（二）制订活检计划

术前必须再次仔细查阅患者影像学资料，并根据病灶大小、部位、解剖学关系、影像引导方式及工作经验制订活检方案。存在相对禁忌证或病情特殊情况下，建议多学科专家参与讨论。

穿刺路径应在避开重要脏器和肋骨、肩胛骨等骨性结构前提下，避开肺大疱、大血管、气管和叶间裂，尽可能使病变与胸膜穿刺点间的距离最短，尽可能减少经过正常肺组织的距离。

（三）知情同意

术前应充分向患者、患者的近亲属或其委托代理人说明手术的目的、方法、益处、医疗风险和替代医疗方案，并取得其书面同意。

（四）术前准备

术前建议给予患者心理疏导和宣教，以减轻患者焦虑紧张情绪；训练患者平静呼吸及术中呼吸配合；术前应常规建立静脉通路，并给予心电监护。

（五）麻醉与镇静

PTNB需要患者维持适度的意识水平，以便配合手术和监测，常规选择局部麻醉。基础镇静可减少呼吸运动和焦虑，增加患者舒适度，减少患者屏气呼吸控制。尽管静脉镇静和基础麻醉不作为常规推荐，对于焦虑、配合度不佳、患有骨关节炎或退行性关节病变的老人，病灶靠近骨膜、胸壁或预计穿刺过程较长时，可考虑给予镇静或基础麻醉。术前镇静或基础麻醉应在CT定位时，以小剂量、递增静脉给予，避免镇静过度，注意要保持患者足够清醒，能够配合手术完成相关指令。

（六）术中操作

1. 选择穿刺点　术前根据CT或其他影像设备先行定位扫描，在避开骨骼、血管、气管等重要解剖结构的前提下，选择最短穿刺路径。

2. 局部麻醉　常规消毒铺无菌巾，用1％～2％利多卡因溶液逐层浸润麻醉，根据患者反应、麻醉效果及进针深度，适时调整麻醉剂量。

3. 穿刺及获取标本　以CT引导下穿刺为例，建议采用分步进针法，根据CT定位，先将穿刺针穿刺至壁层胸膜外进行局部麻醉，再将穿刺针置于肺组织内，扫描确认。如进针路径正确，则可将穿刺针直接穿刺到病灶。如穿刺第一针位置不佳，可保留此针不变，将其作为引导参考点进行第二针穿刺。需根据病灶的性质来选择活检取材的部位，病灶体积较大时，应避开中央缺血坏死区域；空洞性病变应在实性组织部位取材。对于病灶周围解剖结构复杂或操作经验少者，建议使用分步进针法。

4. 同轴技术　应用同轴技术一次穿刺即可多次活检取材，创伤较小。在出现气胸或血胸时，可以利用同轴通道抽吸积气或积血、注射药物等，有助于即刻处理并发症。同轴通道的保护作用可在一定程度上降低针道种植转移的风险。同轴针穿刺可提高小病灶和较深部位病灶的准确率。

（七）术中、术后监测

技术操作全程应监测患者的生命体征和血氧饱和度。CT 引导下穿刺活检术后，建议即刻行全胸部 CT 扫描，观察有无气胸、出血、系统性空气栓塞等并发症，必要时进行处理。无需处理的患者可转运至病房或观察室，监测患者的生命体征和血氧饱和度等，嘱患者尽可能减少任何增加胸腔压力的活动，如咳嗽、说话等。对不能配合患者应加强监护。建议术后 24 h 内完成胸片检查，病情变化者及时复查胸片或胸部 CT 检查。

六、并发症及处理

胸部肿瘤经皮穿刺活检最常见并发症是气胸、出血、胸膜反应等，系统性空气栓塞、心包填塞和肿瘤针道种植等罕见。PTNB 死亡率为 0.02%～0.15%，主要死亡原因包括：急性大出血或肺出血、心脏骤停、空气栓塞等。

（一）气胸

气胸是 PTNB 术后常见并发症，文献报道气胸发生率为 2.4%～60%（平均为 20%），5%～18% 的气胸患者需要胸腔置管引流。导致气胸发生率和/或置管引流率增高的因素包括：患者体形高瘦、高龄、吸烟、基础肺部疾病（如肺气肿或慢性阻塞性肺疾病）、病灶位置较深、病灶直径小、穿刺针与胸膜切面不垂直、多次经胸膜穿刺、穿刺路径跨肺间裂或肺大疱、手术时间长等。气胸多在术后 1 h 内发生，部分患者术后出现迟发性气胸（24 h 以上），部分患者可能出现皮下气肿。

处理原则：少量气胸、无症状和稳定性气胸无需特殊治疗。气胸超过 30% 或气胸范围持续增大或患者出现严重临床症状，应置管抽吸或行胸腔闭式引流。

预防：患者保持安静，避免说话、咳嗽；选择合适的穿刺路径；减少穿刺次数；注射自体凝血块、水凝胶、无菌生理盐水等封堵穿刺针道。然而，通过同侧卧位是否可有效减少气胸发生尚无定论。

（二）出血和咯血

出血（伴有或不伴有咯血）是 PTNB 常见并发症之一，文献报道出血发生率 5%～16.9%，咯血发生率为 1.25%～7%。通常具有自限性，但也有肺内大出血导致死亡的病例报道。导致肺内出血风险提高的因素包括：病灶距胸膜距离、活检次数、活检针类型（切割针活检）、病灶位于纵隔内或心脏纵隔旁、富血供病变，如转移性肾细胞癌、靠近扩张的支气管动脉分支（慢性空洞性疾病）、凝血功能障碍、肺动脉高压、抗血小板药物治疗等。

处理原则：少量咯血、肺实质内出血、针道出血以及少量血胸等不需特殊处理，可以自行吸收。咯血量较大时，建议患者患侧卧位（穿刺侧朝下），防止血被吸入健侧支气管，注意保持气道通畅，必要时行气管插管，可用止血药物、输血等处理。血胸量大时则推荐胸腔置管引流。出血量大、持续出血时，及时采用介入手段或外科干预，并组织相关科室救治。

预防：术前仔细阅片，对于支气管扩张征、亚实性和空洞病灶，或其他出血高危情况，可以尝试水凝胶针道封堵，但是否可以降低出血发生尚无定论。

目前有学者提出采用术前评分预测气胸和出血的危险因素，也有学者提出基于人工智能影像分析预测气胸发生，但具体预测效果仍需进一步探讨。

（三）胸膜反应

胸膜反应是指胸膜腔穿刺过程中患者出现连续咳嗽、头晕、胸闷、面色苍白、大汗，甚至晕厥等一系列表现，可能与迷走神经反射有关。导致胸膜反应发生的可能因素包括患者女性、年轻、体形偏瘦、情绪紧张、基础血糖偏低、多次经胸膜穿刺、病变及穿刺位置等。

大多数患者症状轻微，可自行缓解，无需处理；严重者可出现大汗、血压进行性下降，甚至休克、晕厥，应立即停止操作，及时给予肾上腺素或葡萄糖溶液对症处理，同时予以氧气吸入并注意保暖，监测生命体征，注意预防休克。

（四）系统性空气栓塞

系统性空气栓塞分为静脉系统性空气栓塞和动脉系统性空气栓塞，发生率为 $0.02\%\sim1.80\%$。其中静脉系统性空气栓塞多无明显症状，而动脉系统性空气栓塞则为肺穿刺活检最严重的并发症，可引起休克、心脏骤停、偏瘫等严重后果。虽然罕见，但因其可导致致命性的临床后果，应当引起术者的足够重视。

目前认为动脉系统性空气栓塞发生的机制为空气沿同轴套管直接进入肺静脉或穿刺损伤造成医源性支气管/肺泡-肺静脉瘘，气体进入肺静脉进而回流至左心，通过体循环进入到冠状动脉、颅内动脉等血管。发生诱因包括：活检空洞性病变或血管炎性病变（如磨玻璃影）、咳嗽、正压通气等。而 EGFR 突变非小细胞肺癌患者行二次活检并不增加空气栓塞风险。如进入左心腔的空气量较少，对血流动力学无明显影响，患者可以没有症状，发生冠状动脉空气栓塞时可以表现短暂意识丧失和心肌缺血的心电图表现，颅内动脉空气栓塞则可以导致癫痫发作或者意识丧失。CT 扫描可以在栓塞器官或血管内看到气体征象，是诊断空气栓塞的客观依据。

处理原则：迅速识别空气栓塞并且立即实施治疗十分重要，部分患者可以改善预后。一旦怀疑空气栓塞，应立即撤针，患者应被置于头低脚高位，如果左心腔内气体量较多，应将患者置于右侧卧位，此时左心房位置高于左心室，可防止气体通过位于左心室底部的流出道进入体循环，从而引起前述严重并发症。同时，密切监测生命体征，积极给予面罩吸氧及其他抢救措施。如发生颅内动脉空气栓塞，条件允许时，可转运至高压氧舱接受治疗。

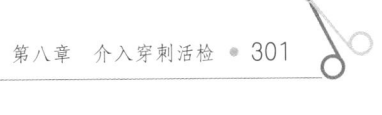

预防措施包括：①谨慎选择空洞性病灶、血管炎性病灶等类型的病灶进行穿刺活检；②避免直立体位进行穿刺活检；③避免正压通气状态下进行穿刺活检；④同轴穿刺不增加空气栓塞风险，避免同轴套管长时间暴露于空气中，注意及时插入针芯；⑤术中减少出血等医源性损伤，如反复穿刺等；⑥术中减少咳嗽、深呼吸、说话等行为。

（五）其他少见、罕见并发症

针道种植转移罕见，文献报道发生率为 $0.012\%\sim0.061\%$，同轴技术可以减少针道种植转移。其他罕见并发症包括：心包填塞、肋间动脉假性动脉瘤、房颤、胸部感染、血管迷走神经反应和胸膜转移等。

七、病理检查

用于细胞学检查的标本离体后应尽快涂片，涂片轻柔均匀，马上固定防细胞退变，固定剂用 95% 乙醇固定至少 15 min；液基涂片样本需马上放入保存液里送实验室，按照操作规程进一步处理；若需制备细胞学样本蜡块，使用 4% 中性甲醛固定，后续操作可参照活检小标本处理要求。用于组织病理学检查的标本取得后应立即放入 10% 中性缓冲福尔马林固定液中固定；手术样本固定时间为 $6\sim48$ h；活检小样本固定时间为 $6\sim12$ h，不能过长；若新鲜组织用于分子检测，原则上应确保所取组织中有符合质控要求的肿瘤成分，并将所取组织放入液氮中速冻或 RNA 保存液中保存。送检前在病理申请单上准确、详细标注患者基本信息、病史、相关检查及治疗史、临床初步诊断、取材部位、穿刺条数等项目内容。

八、临床诊断价值

（一）准确率

PTNB 在胸部恶性疾病（肺周围性病灶、肺门淋巴结、肺门肿物和纵隔肿物）诊断中具有很高的准确性。细针穿刺活检（FNA）对恶性疾病诊断准确性为 $64\%\sim97\%$，对良性疾病诊断局限性大，准确性 $10\%\sim50\%$，对肿瘤精准分型也有其局限性。切割针穿刺活检（CNB）对恶性疾病的诊断准确率与 FNA 类似（$74\%\sim95\%$），但对良性疾病的诊断性高于FNA。病灶大小和位置、操作者经验、引导方式选择、现场细胞学评估均影响诊断准确性。

（二）对活检阴性患者随访管理

导致活检阴性的原因可能包括：患者配合不佳、病变太小导致取材不当、肿瘤类型特殊、病理诊断困难等。对此，高度怀疑恶性的患者可行再次活检；未行再次活检者建议定期影像学复查。随访过程中病情进展，建议再次活检或手术。

（三）再程活检

再程活检又称二次活检，即患者根据一次活检的结果，明确诊断后接受相应治疗，由于疾病进展需要再次对患者的病变组织或者血液样本进行活检，用以监测疾病进展、阐释耐药机制，为靶向药物治疗失败或耐药的患者后续治疗方案制订提供参考依据。首程活检发现EGFR突变的非小细胞肺癌患者，33%~63% EGFR-TKI药物治疗后病情进展者经再程活检证实出现EGFR T790M突变，对于术后、化疗后复发转移及EGFR-TKI药物治疗超过一年的患者，T790M突变检出率更高，病情进展后再程活检时间选择不影响T790M突变检出率，暂不适宜活检患者应在后续治疗期间择期行再程活检。再程活检建议首选采用组织学活检，液体活检灵敏度为30%~40%，特异度约为83.3%，暂时无法替代组织学活检。采用CT引导方式取材成功率高且较为安全（气胸发生率6%，出血发生率7%）。再程活检可以根据患者实际情况选择淋巴结、肝脏、骨等转移灶进行。

如今，活检的目标不仅是为了区分恶性和良性病变，还包括免疫组织化学分析以诊断腺癌、鳞状细胞癌或神经内分泌癌，以及分子分析以识别可能允许靶向治疗的基因突变或免疫治疗生物标志物。因此，取得组织样本的量在不断增长，以满足越来越多的辅助检测需求。为了提高CT引导的经皮肺穿刺活检的安全性和精度，近些年还出现了许多新技术用于降低PCNB的术后并发症、获取更多组织样本，如C臂锥形束CT辅助穿刺、现实增强技术、机器人辅助穿刺、PET-CT引导穿刺、激光角度引导穿刺、电磁导航辅助CT引导穿刺等。尽管这些新技术尚处在研究阶段，但为进一步降低PCNB后并发症提供了研究方向。

九、经皮肺穿刺活检术的护理

（一）入院前注意事项

1. 肺穿刺前需停止使用抗凝药7 d。询问患者药物使用史：如贝伐珠单抗，建议术前停用6周；安罗替尼术前停用1周，重组人血管内皮抑制素术术前停用24 h。

2. 特殊人群管理　对高龄和/或有伴随疾病的患者，依从性相对较差，虚弱、营养不良、高血压、基础肝脏疾病（如肝病导致凝血功能障碍）等患者均可能增加穿刺活检的风险，建议在基础疾病稳定控制的前提下进行活检操作，格外重视术前评估，包括既往病史和用药情况。脑梗死、心肌梗死急性期，建议患者的症状改善之后，再行病理学的穿刺。

（二）PTNB术前护理

1. 血液学检查（输血前八项、出凝血功能检测、肝肾功能、血常规等）、心电图、胸部增强CT。对于合并基础肺疾患（慢性阻塞性肺病、肺气肿等），需要行肺功能检查，以评估患者的氧合能力和肺功能储备能力。

2. 应对患者及家属说明穿刺活检的目的、过程、并发症等，签署书面知情同意书，取得患者配合。肺穿刺当日须直系亲属到场陪同。

3. 有咳嗽患者，一定要在术前控制咳嗽；治疗高血压、糖尿病等药物正常服用。

4. 穿刺当天术前进食不宜过多，建议术前 2 h 禁饮禁食；防止手术过程中出现呕吐，导致误吸，避免空腹导致的术中术后并发症增加。

5. 患者需要排空膀胱，病员服宽松，贴身穿戴（外面可以套方便穿脱的外套，摘除金属物品）。女性患者取掉文胸、避开月经期。

6. 护士提前于床旁安置穿刺对侧留置针。

7. 穿刺当日不能行骨扫描检查，若当日安排了骨扫描，须推迟穿刺。

8. 患者紧张或恐惧，做好心理护理，可根据具体情况在检查前半小时给予患者合适的镇静药物。

9. 检查前进行屏气训练，这是为了减少在穿刺过程中因呼吸运动导致穿刺针划伤胸膜。具体的训练方法是平静呼吸数次后屏气 5 s，反复训练，以达到能够在较长一段时间实现自我调节呼吸频率和深度，以保证后续手术顺利进行。

（三）PTNB 术中护理

1. 穿刺过程中需在医生指导下保持要求的体位，并坚持不动 30 min 左右，均匀呼吸并保持体位稳定，切勿乱动和深呼吸。配合医生做好屏气，全程避免说话、咳嗽、打喷嚏等，如果出现刺激性咳嗽，要尽量忍住，以免活检针划破胸膜，若有任何问题，可举手示意。患者全程处于清醒状态，配合对于肺穿刺活检尤其重要。术中患者要听从医生的指令进行操作。

2. 术中出现疼痛或喘憋，要及时告知身旁的医护人员，医护会第一时间进行处理。

3. 3 个月内出现过脑梗死、心肌梗死、大出血、哮喘等病史的患者，属于穿刺高风险，尤其是近期内上过急诊的、经过抢救的患者。医师、护士等人员应在术中、术后监护和其他围术期管理中密切配合，尽可能降低术后并发症。

（四）PTNB 术后护理

1. 穿刺完成后，将患者运输回病房，24 h 内以卧床休息为主，勿剧烈咳嗽及运动。

2. 穿刺后需禁食 2 h，2 h 后可进食温凉、清淡、高热量、高蛋白、低脂肪、易消化饮食。

3. 术后需安置心电监护及吸氧 6 h。

4. 术后出现轻微胸痛、痰中带血或少量咯血属正常现象，无需过度紧张，必要时告知医生止血处理；若出现呼吸急促、呼吸困难、出汗、心悸等情况，及时告知医务人员。

5. 伤口穿刺处 2 d 内避免沾水，2 d 后可自主移除敷料。

（五）PTNB 并发症护理

1. 气胸的护理 气胸是最常见的并发症，多发于穿刺后 24 h 内，少数 24 h 后为迟发性气胸。表现为胸闷气紧、呼吸急促、胸痛、呼吸困难或呼吸疼痛，因此，患者在术后 24 h 内需要密切观察自己的呼吸频率和深浅度的变化。气胸发生率虽略高，但是一般程度轻微，少量气胸、无症状气胸、稳定性气胸只需观察并避免活动，无需特殊处理，可自行吸收。当出现气胸超过 30% 或气胸范围持续增大或出现明显呼吸困难时，需进行胸腔闭式引流。有咳嗽、哮喘等症状的肺气肿和肺大疱患者，术后气胸的风险增加，因此这类患者要特别注意术后在家休息，不要四处活动。

2. 出血的护理　肺部出血也是很常见的，但很少会发生严重的危及生命的出血。出血与肿瘤位置、周边有无大血管有关。主要表现为咯血或胸腔出血。少量咯血无需特殊处理，可自行吸收。咯血较多时，建议患者侧卧位（穿刺侧朝下），保持气道通畅，可用止血药物进一步处理。

3. 胸膜反应的护理　胸膜反应是指因诊断或治疗胸膜疾病行胸膜腔穿刺的过程中，患者头晕、胸闷、面色苍白、出汗，甚至昏厥等一系列反应。胸膜反应是胸膜穿刺过程中较严重的并发症。主要表现为连续咳嗽、头晕、出汗、面色苍白、心悸、脉细、四肢发凉、血压下降、胸部压迫感、虚脱和意识障碍等症状。若出现轻微胸膜反应，可暂停穿刺，稍作休息；若反应严重者可出现大汗、血压进行性下降，甚至休克、晕厥，应立即停止操作，及时给予处理。

（1）原因分析：

1）生理因素：胸穿所致的反射性迷走神经功能亢进；统计数据表明，年轻患者对刺激的反应敏感，胸膜反应的发生率明显升高。在空腹状态下行胸腔穿刺，胸膜反应的发生率更高，这可能与饥饿状态下，血糖偏低，机体不易耐受各种刺激有关；另外，当患者体质虚弱时，则身体的抵抗力反应和控制力反应降低，于是对很小的刺激会发生与刺激强度不成比例的夸大反应。

2）心理因素：由于患者对胸穿过程、目的不了解，存在紧张和恐惧心理；首次胸穿胸膜反应的发生率明显高于再次胸穿者。

3）医源因素：患者对疼痛或是对医生信任度而引起的胸膜反应，主要是进修、实习医生操作不熟练，术前定位不准确，反复穿刺常导致胸膜反应。

4）疾病因素：患者体质虚弱或有其他并发症，比一般情况良好者发病率高。

5）局部麻醉因素：皮肤及壁层胸膜麻醉效果欠佳，加之患者的痛阈较低。

（2）护理预防：

1）胸穿前详细询问患者既往史，如是否有过手术及对疼痛的耐受性，见到血液是否有头晕、出冷汗、晕倒在地等进行了详细的病史询问，并同时术前给阿托品 0.5 mg 肌内注射，预防胸膜反应。

2）耐心细致讲解胸穿目的，介绍操作方法及过程，以解除患者的思想顾虑和紧张情绪，并交代注意事项，如穿刺中避免咳嗽、讲话和转动身体，对精神极度紧张的患者适当使用镇静药。

3）要求实习生、进修生及刚入科青年医师术前多接触患者，取得患者信任。

4）使患者坐在床上，双手抱头伏于舒适的小桌上进行胸穿，术前给予支持疗法，鼓励患者进食，防止发生低血糖，以便与胸膜反应相区别。如病情允许，先治疗并发症，待好转后再行胸穿。

5）一旦出现胸膜反应，立即停止胸穿，取平卧位，注意保暖，观察脉搏、血压、神志的变化。症状轻者，经休息或心理疏导即能自行缓解。对于出汗明显、血压偏低的患者，给予吸氧及补充 10% 葡萄糖注射液 500 ml。必要时皮下注射 1∶1 000 肾上腺素 0.3∼0.5 ml，防止休克。

4. 空气栓塞的护理　　一旦怀疑空气栓塞，应立即撤针，患者应被置于头低脚高位，如果左心腔内气体量较多，应将患者置于右侧卧位，此时左心房位置高于左心室，可防止气体通过位于左心室底部的流出道进入体循环，从而引起前述严重并发症。同时，密切监测生命体征，积极给予面罩吸氧及其他抢救措施。如发生颅内动脉空气栓塞，条件允许时，可转运至高压氧舱接受治疗。

5. 感染的护理　　保持清洁干燥：术后穿刺部位要保持清洁、干燥，避免沾水，防止感染。按照医护人员的指导定期更换伤口敷料。

观察伤口情况：密切观察穿刺部位有无渗血、渗液、红肿、疼痛加剧等异常情况。若发现伤口出现化脓、异味或愈合不良等问题，应及时告知医生。

（六）出院宣教

1. 穿刺活检后，活检部位可能会在数天内变红或疼痛。按照医生建议服用止痛药来缓解疼痛。阿司匹林或其他止痛药可能会增加出血的机会，确保只服用医生处方的药物。

2. 肺活检后建议休息几天。在活检后的 1∼2 d 内，患者不应该锻炼身体，如举重、大幅度爬楼梯、运动等。此后如果感觉舒适，患者可以恢复正常的活动。

3. 迟发性肺萎陷或气胸的症状：有时在胸部穿刺活检后出现，包括呼吸急促、呼吸困难、脉搏加快、呼吸时胸部或肩部剧烈疼痛和/或皮肤发青，应尽快去最近的医院急诊室。

4. 如有发热，则有感染的可能性，须及时就医。

第二节　经皮肝穿刺胆道引流术

经皮肝穿刺胆道引流术（percutaneous transhepatic cholangial drainage，PTCD）是一种介入放射学技术，主要用于治疗梗阻性黄疸。PTCD 是在经皮经肝胆造影术（percutaneous transhepatic cholangiography，PTC）的基础上发展起来的一项介入治疗技术。PTC 是在 DSA 或 B 超的监视下，利用特制的穿刺针经皮穿入肝内胆管，再将对比剂直接注入胆道，而使肝内外胆管迅速显影的一种进行性胆道直接造影方法。1981 年上海中山医院和第三人民医院首次报道了经皮穿刺胆道造影及胆汁外引流的案例。此后，该技术在国内外得到了广泛的应用和发展。

梗阻性黄疸是由于胆道系统发生阻塞，导致胆汁无法正常排至肠道，从而引起黄疸、肝功能异常等一系列临床表现的疾病。胆道梗阻由多种疾病引起，包括良性疾病和恶性疾病。在临床上多见的肝内胆道梗阻根据 Bismuth-Corlette 分型，高位胆道梗阻可分为 4 型：①Ⅰ型，梗阻位于肝总管，未累及分叉处；②Ⅱ型，梗阻累及肝总管分叉处，但未累及肝内胆管；③Ⅲ型，梗阻累及左右肝管；④Ⅳ型，梗阻同时累及肝总管分叉处及左右肝管。

恶性胆道梗阻多见于胰腺癌和胆管癌，而胆囊癌、肝细胞癌、淋巴瘤以及浸润胰头和胆总管的转移性疾病也可能导致胆道梗阻。恶性胆道梗阻会导致 $70\%\sim90\%$ 的患者出现黄疸，影响其生活质量和总体死亡率。

恶性胆道梗阻可以通过药物治疗、手术切除、内镜或经皮经肝胆道引流、支架置入进行治疗。根治性切除是最佳治疗方法。然而，诊断时往往已处于无法切除的晚期，此时姑息性减压是唯一选择。PTCD 是一种疗效确切且相对安全的恶性胆道梗阻治疗方法。作为治疗梗阻性黄疸的一种重要手段，是在影像技术下经皮经肝在胆道内放置导管的一项技术手段，通过穿刺引流胆汁，可以有效缓解胆道压力，改善肝功能，为后续治疗创造条件。临床上，良性和恶性病变所致的梗阻性黄疸，均可行 PTCD 治疗，这项治疗技术能很快缓解肝内胆管的张力，明显改善症状，从而可为择期手术创造条件，也可作为长期姑息治疗的手段，提高患者的生活质量，延长存活时间。近年来，随着穿刺器械和穿刺技术的逐步改善和发展，PTCD 属于三级手术，包括胆管外引流术、内-外引流术、内引流术（胆道支架置入术，将淤积的胆汁引入到肠道）等多种介入治疗技术。根据患者的病变类型和程度选择不同的引流方式。

一、概念

经皮肝穿胆道引流术（percutaneous transhepatic cholangial drainage，PTCD）也有将 cholangial 写成 bileduct 或 biliary，又称 PTBD。其是指在影像设备（通常为 X 线透视或 B 超）引导下经皮经肝穿刺胆管并置入引流管，使胆汁流向体外或十二指肠的一系列技术，主要用于胆道梗阻和急性炎症的治疗。

经皮肝穿刺胆管引流术是在经皮经肝胆造影术的基础上发展起来的一项介入治疗技术。PTC 是在 DSA 或 B 超的监视下，利用特制的穿刺针经皮穿入肝内胆管，再将对比剂直接注入胆道，而使肝内外胆管迅速显影的一种进行性胆道直接造影方法。在临床上，良性和恶性病变所致的梗阻性黄疸，均可行 PTCD 治疗，这项治疗技术能很快缓解肝内胆管的张力，明显改善症状，从而可为择期手术创造条件，也可作为长期姑息治疗的手段，提高患者的生活质量，延长存活时间。近年来，随着穿刺器械和穿刺技术的逐步改善和发展，PTCD 已包括胆管外引流术、内-外引流术、内引流术等多种介入治疗技术。根据患者的病变类型和程度选择不同的引流方式。

二、胆道梗阻的症状

（一）典型症状

1. 黄疸　①胆道梗阻后，胆红素无法正常排泄，导致皮肤和巩膜出现黄染。黄疸可能伴随着皮肤瘙痒。②尿液颜色可能变为深黄或茶色，而粪便可能变为灰白或白色。

2. 腹痛　患者可能出现上腹部疼痛，这种疼痛可能是间断性的，但随着时间推移可能逐渐加重并变得持续。疼痛通常位于右上腹部，并可能向背部或右肩放射。胆道梗阻还会造成胆道痉挛，引发阵发性腹痛。

3. 恶心和呕吐　胆道梗阻容易引发胆汁倒流，对胃壁造成刺激，同时还会使胃酸分泌增多，导致恶心和呕吐。呕吐物中可能含有胆汁，颜色通常为黄绿色。

（二）其他症状

其他症状有：①腹胀；②发热和畏寒：胆道梗阻后，胆汁淤积可能继发感染，导致患者出现发热和畏寒的症状。约有 2/3 的患者在胆绞痛发作之后可能出现寒战、高热，体温可高达 39 ℃～40 ℃；③消瘦和乏力：当胆道梗阻由恶性肿瘤（如胆管癌）引起时，患者可能出现消瘦、乏力等全身症状；④腹部肿块：当肿瘤或结石堵塞胆管时，可能会形成一个可触及的肿块。

三、黄疸程度与胆道梗阻

成年人血清总胆红素正常值范围为 3.4～17.1 μmol/L。隐性黄疸或亚临床黄疸：血清总胆红素在＞17.1～34.2 μmol/L，轻度黄疸：＞34.2～171.0 μmol/L；中度黄疸：＞171.0～342.0 μmol/L；重度黄疸：＞342.0 μmol/L。通过黄疸程度可以判断梗阻程度，一般患者出现中、重度黄疸时，可考虑进行胆道引流。如果患者存在胆道感染，或者胆红素迅速升高，推测对症处理效果欠佳者，须尽早行 PTCD。

四、PTCD 的优势

PTCD 不仅能快速缓解症状，还能为一些无法立即手术的患者提供有效的治疗手段。而且，随着医疗技术的进步，PTCD 的操作越来越精准、安全，让越来越多的患者受益。

（一）操作路径短，成功率高

PTCD 经右季肋区穿刺，经少部分肝实质，直接穿刺肝内胆管，相比内镜逆行胰胆管造影术（ERCP）操作路径明显缩短。PTCD 的操作路径一般在 20～30 cm，而 ERCP 常用内镜长度在 100 cm 以上，这样就大大减少了操作的难度，缩短了操作时间，提高了操作的成功率。

（二）不受胆管手术影响

对于胆道手术后的部分患者，如胆肠吻合术等，因肠管胆道相对关系发生变化，ERCP 治疗将十分困难。此部分患者若胆道发生梗阻，PTCD 可能是唯一的选择。

（三）引流管选择丰富，性能优越

PTCD 途径有非常丰富的胆道引流管产品可供选择，引流管的口径多种多样，具有更好的柔韧性和通畅率。超声引导下的 PTCD 实时全程监测，能够清晰地动态显示肝内胆管的扩张程度以及走行，为穿刺部位和路径的选择提供了可靠的保证。

（四）DSA 或超声引导，安全可视

目前大部分的 PTCD 都是在 DSA 或超声引导下完成的。穿刺全程可视，能够避开大的血管和重要脏器，且超声没有辐射，可以避免患者和医生的辐射暴露。

因此，总结 PTCD 有如下优势，①微创：相比传统手术，PTCD 创伤小，恢复快。②操作简便：在影像技术引导下进行，操作路径短，成功率高。③适用范围广：不受胆管手术影响，对于胆肠吻合术后胆道梗阻的患者尤为适用。④实时监测：超声引导下的 PTCD 全程可视，提高了穿刺的准确性和安全性。

五、PTCD 适应证

（一）恶性胆系肿瘤的姑息治疗

胰头癌、壶腹癌、胆系恶性肿瘤等可造成梗阻性黄疸，此类患者大多高龄，或伴有心脑肺基础性疾病，且发现时多为晚期，不能耐受手术或已无手术机会。胆道梗阻会引起胆道压力增高，造成皮肤巩膜黄染；还会造成肝细胞肿胀，导致肝细胞功能受损，甚至多器官功能障碍。此时可通过胆汁引流降低胆道压力，改善肝功能，缓解患者痛苦，提高患者的生存质量。胆汁引流方法包括：经皮穿刺、内镜下胆汁引流及胆肠吻合术。其中，PTCD 被广泛应用。PTCD 可通过内引流和外引流的方式引流胆汁。对于恶性梗阻性黄疸患者，术中导丝不易经过狭窄，单纯的外引流方式较为常见。多侧孔导管远端通过狭窄可实现内引流，这种方式近似生理性胆汁引流，相比于外引流胆汁流失更少，对肠道功能影响较小，更加被推崇。经 PTCD 管置入支架经过狭窄段同样可以实现内引流，现已成为治疗胆系恶性肿瘤的一种重要的姑息治疗方法。此外，PTCD 术后经导管植入 I 粒子行进一步放射治疗同样在临床上有一定疗效。

（二）急性梗阻性化脓性胆管炎的胆道减压

急性梗阻性化脓性胆管炎（acute obstructive suppurative cholangitis，AOSC）严重威胁着患者生命，其最常见病因为胆管结石，其次为肿瘤。一旦确诊，原则上应紧急解除胆道梗阻并降低胆管内压力。PTCD、EBD 或手术治疗均可解除胆道梗阻，实现胆道减压，达到治疗目的。其中 PTCD 可使不少高危、高龄、无法耐受手术的患者度过危险期，为择期手术创造了条件，从而大大降低择期手术的病死率，因其操作相对简单、损伤小、疗效值得肯定等优点，PTCD 对 AOSC 的治疗值得推广。

（三）胆道疾病的术前准备

胆道结石或肿瘤患者因胆汁淤积，可出现肝功能不良、黄疸、血浆蛋白低、凝血和免疫功能欠佳，甚至胆管炎、胰腺炎等表现，而这些可能推迟手术时间并影响手术的结果。PTCD 等术前胆汁引流方法可以解除胆汁淤积、改善肝功能、调节凝血和免疫功能，减少术前准备时间。

总结其适应证：①恶性梗阻性黄疸需姑息性胆道减压治疗；②良性胆道狭窄或急性胆管炎需胆道引流减压；③胆道手术需术前减黄疸准备；④需经皮胆道入口行支架植入、狭窄胆道扩张、结石或异物取出、近距离放射治疗；⑤需经皮胆道入口行胆道造影或病理活检，为胆道疾病做诊断参考。

六、PTCD 禁忌证

1. 对碘过敏的患者　这是因为 PTCD 过程中可能会使用到含碘的造影剂，对碘过敏的患者进行此类操作可能会引发严重的过敏反应。

2. 有严重凝血机制障碍的患者　凝血功能障碍会增加手术过程中的出血风险，对于这类患者进行 PTCD 是不适宜的。

3. 严重心、肝、肾衰竭的患者　这些器官功能衰竭可能会影响患者的代谢和恢复能力，使得 PTCD 手术的风险增加。

4. 大量腹腔积液的患者　大量腹腔积液可能会影响手术操作的空间，增加手术难度和风险。

5. 肝内胆管被肿瘤分隔成多腔，不能引流整个胆管系统的情况：这种情况下，即使进行了 PTCD，也无法有效引流胆汁，反而可能加重病情。

6. 超声波检查证实肝内有大囊腔，Casoni 试验阳性，疑为肝包虫病者：这表明存在肝脏疾病，进行 PTCD 可能会加剧病情或引起并发症。

7. 终末期患者、脓毒血症者以及肝门以上多支肝段胆管阻塞且无法建立有效引流者也被视为禁忌证。这些情况下的患者进行 PTCD 手术的风险极高，可能无法获得预期的治疗效果。

七、PTCD 手术流程

（一）术前准备

首先，需要对患者进行全面性的评估，包括肝脏功能、血常规和凝血功能的测定。这是因为 PTCD 是一个有创性的操作，且很多做这种手术的患者有黄疸，在穿刺过程中容易发生出血。

（二）局部麻醉

在皮肤穿刺点消毒后铺无菌巾，使用 2％利多卡因局部麻醉。

（三）穿刺进入目标胆管

在实时超声择时定位及引导下，以 6F 穿刺引流套管针进入肝内扩张胆管处。超声引导下 PTCD 能够实时显示胆管走行、穿刺进针过程和针尖的位置，提高穿刺准确与安全。

（四）引流管置入

经 PTC 针将引流管送入胆管内，然后缝线固定引流管敷料包扎即完成手术。一般在 PTCD 引流后 1 周进行支架置放术，亦可同时进行。行经皮胆道造影，然后经左或右胆道分支穿刺插管，在 5F 长鞘置入胆道。

八、PTCD 并发症

（一）脱管和堵塞

脱管有四种情况：①术后因膈肌和肝脏随呼吸上下移动，使引流管不能完全留于胆管腔内，表现为通而不畅；②管脱入肝实质；③管脱入腹腔；④固定不牢，或被患者误拔。为预防脱管，可在置管时设法将套管深入胆管内 3～4 cm，在没有导丝穿入胆管时，不急于将套管直插胆管。因此此时胆管结石阻塞或角度较小，套管可能顺原针道进入肝实质，需注入造影剂后，胆道较穿刺前扩张、增粗、结石松动、角度增大，再缓慢插入套管，方易深入胆管腔。当引流管引流液突然减少或未见引流液，黄疸复发，应考虑引流管堵塞或脱位。血块、感染灶、肿瘤生长是常见堵塞原因。当引流管堵塞时，常规采用庆大霉素加生理盐水向导管匀速缓慢注入后回抽一般可以解决。但阻塞常常发生在患者出院后的家中，因此导管冲洗应包括在日常家庭护理中。对于脱位，预防重于处理。应仔细牢固将引流管固定在腹壁，防止引流管受压，最好不要将引流管固定于床边，向患者及家属反复强调引流管脱位的危险性，家庭护理至关重要。当需要长时间戴管时，患者普遍认为剑突下插入的导管比右侧的导管相对舒适。

由于 PTCD 的引流管本身较细，加之肿瘤生长、胆泥淤积及胆道内出现感染等，容易发生引流管堵塞，目前尚无有效方法预防，建议术后 2～4 周定期复诊，加用庆大霉素加 0.9% 氯化钠注射液或甲硝唑注射液行引流管冲洗及换药。若发生引流管堵塞则应先透视观察引流管的位置，确认位置无误后再进行冲洗，如完全阻塞无法冲开，可置入导丝进行疏通或在软导丝引导下重新植入引流管。

外引流管脱落多发生于术后 1 周以内，其原因为黄疸消退后，肿大的肝脏回缩，在呼吸运动时引流管上下移动距离加大所致。引流管进入胆管的位置距梗阻部位 4 cm 以上可减少引流管脱落的发生。引流管腹腔内脱管时，体表外露长度可无明显变化；伴随症状同引流管堵塞，不易鉴别。引流管完全脱出者，立即平卧，减少翻身次数，避免腹部压力突然增大致胆汁瘘。切勿自行将引流管塞回。同时消毒穿刺口及周围皮肤，覆盖无菌敷料，联系医生。

引流管脱落后易引起腹膜炎、胆漏、胆道损伤，增加感染风险。预防脱管可穿刺处缝线固定，使用原配套装妥善固定，二次固定，避免使用过长引流管道的引流袋。

（二）出血

PTCD 后出血发生率 2%～3%，严重出血发生率 0.22%～19%。穿刺过程中损伤肋间动脉、肝动脉或门静脉时导致出血并发症，可表现为胸腔内出血、腹腔内出血及胆道内出血。一般长期梗阻性黄疸的患者凝血功能差，且穿刺本就易损伤血管造成出血，由于肝脏是实质性器官，一般肝内小血管损伤引起的出血可不需处理；但经扩张器扩张窦道、反复多次穿刺操作或伴有腹腔积液的患者应注意术后出血。伴腹腔积液者肝脏与腹膜之间因腹腔积液而游离，出血可进入腹腔，不易被发现。为防止出血，患术前要充分结合影像学检查，设计合适的穿刺路线，置入引流管时应在透视下调整到对胆道低张力的位置，卷曲的头端置于初级胆道或肠道内，术中、术后都要密切监测血压。

PTCD 出血并发症诊断标准：①穿刺后引流袋内持续出现血性胆汁或鲜血，24 h 内引流袋血性液体量＞1 000 ml 或＞200 ml/h；②术后呕血、黑便、便血，失血量大于总血容量的 10%；③经彩超、CT 或 CTA 证实有血胸或腹腔积血或肝包膜下积血；④术后休克指数＞

1.0，心率增快、皮肤苍白、四肢湿冷；⑤DSA 造影检查证实存在与原穿刺通道相符的肋间动脉、肝动脉、门静脉损伤。如出血速度不快，出血量不大，可通过局部压迫，使用止血药，严密观察心率、血压、血红蛋白等变化，部分病例可自行止血。如果是胆道内出血，关闭引流管后，随着胆道内压力增加，出血多可自止。也可以遵医嘱静脉输注止血药物，用 0.9% 氯化钠注射液 100 ml 加入去甲肾上腺素 8 mg 行低压胆道，每天 2 次，并夹管保留 10 min，3 d 后出血逐渐停止。如出血速度快、出血量大，可以在输血等支持治疗的同时，使用血管内介入栓塞或手术止血。结合自身技术和设备条件，对于肝包膜位置出血，可使用热消融或凝血酶注射等止血。

（三）感染和发热

胆汁引流不充分造成胆汁淤积、引流管留置时间过长、肠内容物反流入胆道等因素易造成胆道滋生细菌，引发感染。胆管炎的发生率 3%～9%。对于胆道梗阻合并胆道感染的患者，PTCD 术前需要静脉使用抗生素，PTCD 后进行胆汁细菌培养和药敏试验，并保持胆汁引流通畅。PTCD 操作时的穿刺损伤可能使细菌进入血循环，导致短暂的菌血症，患者有可能出现一过性的寒战高热，对症处理即可；如果出现全身败血症或脓毒血症，可考虑升级抗菌素，并密切监测血压、脉搏、尿量及腹部体征，注意感染性休克可能。

（四）胆漏和胆汁性腹膜炎

胆漏和胆汁性腹膜炎与引流不畅、置管失败和引流管脱出有关。利用超声或 DSA 引导选择合适的胆管一次成功穿刺置管是减少胆漏发生的关键。发生胆汁性腹膜炎时，患者表现为腹痛、寒战等症状，可嘱患者半卧位以使炎症局限，并给予止痛、解痉药缓解症状，同时给予抗感染、激素治疗，必要时可进行腹腔置管引流出腹腔内积聚的胆汁以改善症状，同时应判定有无胆汁持续进入腹腔。

（五）胆心反射

胆道穿刺会导致患者出现心率减慢、血压下降，严重者可因反射性冠状动脉痉挛导致心肌缺血、心律失常，甚至心脏骤停等，与操作刺激迷走神经有关。减少迷走神经反射措施包括术前谈话，告知操作的必要性，减少患者焦虑情绪，充分局部麻醉，操作过程尽量动作轻柔等。穿刺过程中出现上述症状时，应首先暂停操作，安抚患者，必要时静脉辅助用药如哌替啶、阿托品等。

（六）胆管-门静脉瘘

门静脉走行邻近胆管，穿刺胆道时容易损伤门静脉，导致门静脉和胆道相通。此时胆汁可经瘘口进入门静脉，导致菌血症和黄疸加重。出现胆管-门静脉瘘时，如果胆汁引流通畅，胆道内压力减低后，进入门静脉的胆汁会明显减少；如果此时引流液变红，则考虑门静脉血进入胆道，可引流胆汁后暂时关闭引流管，待止血后再开放引流管，必要时需重新穿刺置管。

（七）其他并发症

胃肠道功能紊乱也是常见的并发症。胆汁内大量的胆盐、胆汁酸等对维持肠道的酸碱平衡和胃肠功能有重要作用。持续大量胆汁丢失后常导致代谢紊乱，脂溶性维生素缺乏，肠蠕动减缓延滞等。胆汁回输可减少此并发症的发生。此外 PTCD 还有气胸、脓毒症、心肌梗死、肺炎、肾衰竭等许多的并发症。

九、PTCD 引流管的固定

引流管固定分为内固定和外固定。内固定通过适度牵拉固定线，使引流管头端弯曲成猪尾状，起到锚定引流管的作用。外固定采用引流管附带的固定器可联合穿刺点附近皮肤缝线协助固定引流管；另可加用弹力胶布将体外段引流管固定在皮肤上，避免引流管受牵拉脱出。外固定的原则为无菌、牢固、舒适，避免导管移位、脱落、旋转打折后影响引流效果。

十、PTCD 的护理

（一）PTCD 术前患者护理

1. 术前常规检查血常规、血胆红素、凝血功能。

2. 心理护理　耐心做好患者及家属的心理辅导工作，解释行 PTCD 穿刺的目的、意义、方法，介绍同种治愈好转或成功的病例，增强患者战胜疾病的信心。

3. 术前签署知情同意书。

4. 掌握患者的情况，针对预见性护理问题提出护理措施。例如肝功能差，有出血倾向，配合医生使用止血药，做好护肝处理，感染严重者应用抗生素，嘱患者注意休息。

（二）PTCD 术后一般护理

1. 严密监测生命体征变化，尤其是血压的变化，注意观察有无腹痛、腹胀、恶心、呕吐等异常情况。

2. 指导患者卧床 1～2 h，避免身体大幅度运动、剧烈咳嗽、打喷嚏等，防止引流管脱出；平稳后采用半卧位或斜卧位，有利于胆汁引流。

3. 术后暂禁食，2 h 后饮水无恶心呕吐可进流食，循序渐进，24 h 后指导患者进高热量、高纤维素以及易消化、低脂食物，术后胆汁外引流较多，影响患者消化，指导患者少量多餐。患者食欲差者，可给予高能量营养液静脉滴注补充营养。忌食高脂肪食物及浓茶、咖啡、辛辣刺激食物。观察患者有无肠腹胀、食欲及大小便颜色的变化，如患者感到腹胀、消化不良，鼓励适当活动，并可服用抗炎利胆、增加胃肠道动力的药物。

4. 活动指导　局部麻醉清醒后逐渐半卧位至下床活动。卧床休息时将引流袋固定在床边，保留适当长度，引流袋低于腋中线，翻身及大小便时应妥善安置引流管，咳嗽时用手按住引流管，避免脱出。从置管侧上下床，翻身动作不宜过大。站立活动时引流袋用别针固定在衣服上低于腰部以下水平。

5. 皮肤护理 伤口敷料保持清洁、干燥，观察引流口皮肤有无红肿，渗血渗液，若有渗血渗液，应及时更换敷料，避免更换敷料时撕伤表皮。术后一周隔天换一次药，以后一周换一次。注意观察及保护穿刺部位皮肤，胆汁渗漏皮肤瘙痒时，保护皮肤免受胆汁刺激可涂用氧化锌糊膏，局部禁抓，忌烫水，肥皂水擦洗，并增加换药次数，保持皮肤清洁，防止皮肤出血及感染。平日洗澡应尽量擦浴，若采用淋浴，则需避免水冲洗穿刺部位及周围敷料。

6. 并发症观察 密切观察生命体征及腹部体征，观察有无发热、血性胆汁、腹痛黄疸消退情况等，早期发现出血、胆道感染、胆汁性腹膜炎、急性胰腺炎等并发症，观察胆汁是否引流通畅，有无引流管阻塞、滑脱，及早处理。加强巡视，注意患者腹部体征的变化，重视患者主诉，如有寒战、高热、腹痛、反射性肌紧张等情况，及时通知医生；据医嘱给予补液、抗感染、止血等治疗。

7. 心理护理 在护理过程中，应主动向患者及其家属解释引流管的作用和重要性，介绍引流管护理的有关知识，减少患者忧虑、紧张情绪，使其身心得到充分休息。

（三）PTCD 术后的管道维护

1. 正确观察引流液

（1）正常胆汁：新鲜胆汁为金黄色，静置一段时间（氧化后）为黄绿色；质清亮、稀薄、黏稠；量：800～1 000 ml/d。

（2）术后胆汁：PTCD 术后胆汁颜色在几天内可由黑色、褐色、墨绿色转变为正常颜色。胆汁引流在 100～1 500 ml/d，

（3）异常胆汁：

1）颜色异常：暗红色胆汁或血凝块提示胆道出血，草绿色脓性胆汁提示感染。

2）质量异常：胆汁有异味，胆汁内含有浑浊脓性分泌物。

3）单纯外引流者 24 h 引流量一般大于 400 ml，超过 1 000 ml 应注意水电解质的摄入，必要时及时就医。24 h 引流量小于 100 ml 应查找原因，可能为导管脱落或堵塞，或者肝衰竭的可能，应尽早就医。

2. 正确维护导管

（1）妥善固定，有效引流。

1）引流管固定要牢固，避免管路扭曲打折或脱出，有异常及时处理。

2）引流袋内液体及时倾倒，减少对引流管的重力牵拉。

3）睡前预留足够的管路长度，避免翻身导致引流管脱出。

4）避免剧烈咳嗽及右臂高举等动作，以防移位或脱管。

5）引流袋应低于穿刺口 30 cm，避免反流。

6）经常变换体位，由近端向远端挤压管路，促进引流通畅。

（2）更换引流袋步骤。

1）准备好更换引流袋所需所有物品，操作者洗净双手，嘱患者平卧。

2）保持适宜温度，关闭门窗，更换引流袋期间减少家庭人员走动。

3）检查穿刺口皮肤有无红肿、硬结等及引流管管道是否完整。

4）将三通阀调节至关闭状态。

5）戴手套，经三通螺口逆时针旋下引流袋后扔进垃圾袋中。

6）聚维酮碘棉签由内向外消毒螺旋口 2 次，注意棉签不倒置，不污染。

7）待干过程中检查引流袋性能，拔出引流袋口保护帽。

8）经三通螺口顺时针旋上引流袋，防止过松脱落或过紧三通断裂。

9）将三通阀调至打开状态，检查各连接口是否连接完好，确保胆汁引流通畅。

10）引流袋悬挂于穿刺口 30 cm 以下位置，袋上标注更换日期。

（3）导管周围皮肤维护。

1）衣裤要宽松，勤剪指甲，勿抓挠皮肤。

2）皮肤干燥或瘙痒可以涂抹凡士林或炉甘石洗剂，或遵医嘱服用抗过敏药。

3）保持皮肤清洁，温水擦浴或淋浴，勿过度搓揉皮肤，沐浴时保鲜膜保护引流管及敷料；沐浴后敷料潮湿应及时更换。

4）注意观察导管周围皮肤有无红肿、发烫、疼痛、溃烂，当敷料潮湿、渗液、胶布卷边时应及时更换，可用乙醇或润肤油去除胶布印记。

3. 导管异常

（1）导管从体内脱落：立即平卧或半卧，切记千万不可自行将导管回插，使用敷料或清洁的布按压伤口，立即就医。

（2）接口脱落或导管断裂：立即将导管尾端反折，可使用橡皮筋或毛线将反折尾端再次扎紧，立即就医。

4. PTCD 的冲洗

（1）按无菌操作原则进行，在引流袋接口处先用安尔碘消毒。

（2）用 10 ml 无菌注射器抽取抗生素溶液 2～3 ml，缓慢注入，保留 1～2 min 后再慢慢回抽胆汁，反复冲洗 50～100ml。

（3）用 10 ml 无菌注射器将配制好的高浓度抗生素 5～10 ml，缓慢注入引流管保留 30～60 min 后，接引流袋，使胆汁自然引出。每天可冲洗 1～3 次，直至引流通畅。感染严重者根据药敏用药。

（4）注意事项：

1）注入抗生素溶液时，防止动作过猛使胆管压力增高，致胆汁逆流入肝内胆管，引起胆管感染。

2）回抽胆汁时，抽吸压力不宜过大，易损伤胆管壁，引起出血。

3）每次注入量等于或小于每次抽取的胆汁量。

4）注入后不能抽出胆汁则停止冲洗。

5. 拔管　胆道梗阻原因解除，或下一步治疗后不需要胆汁外引流时，可待置管后3～4周，穿刺道形成窦道后拔管。拔管指征：生命体征平稳；胆汁引流量达700 ml以上，大便颜色转黄，黄疸消退；血胆红素下降。

拔管前应先夹管。夹管的方法：先试行夹管1～3 d，餐前夹管，餐后松开，观察夹管期间有无发热、腹痛及大便颜色的变化，无特殊可试行白天夹管，晚饭后开放，逐步过渡到全天夹管。夹管期间观察患者有无腹痛、发热、肝内胆管扩张程度加重、血清胆红素升高等。生命体征平稳，大便颜色正常，无异常后即可在无菌操作下拔除PTCD管。

（四）PTCD出院宣教

1. 对于戴引流管出院的患者，护士要教会患者及家属护理引流管，给患者讲解PTCD管脱管的危害性。

2. 分别于术后2周、4周、3个月来院复查。

3. 每周更换2次引流袋。保持引流管处伤口敷料干燥、清洁，伤口纱布脱落应及时来门诊更换。每隔半个月复查血常规、肝功能、胆汁培养。

4. 嘱患者注意休息，适当活动，保持心情舒畅。

5. 合理搭配饮食，多食高热量、高蛋白、多维生素、易消化的饮食，多饮水。

6. 告知患者每天观察引流量、颜色及性质，并做好记录，出现异常及时就诊。

7. 如有以下情况及时就医：①堵管：发热、寒战、黄疸加重、引流管堵塞；②出血：柏油样便、有血性引流液及管内含有血块；③胆漏：有腹胀、腹部僵硬、疼痛、呕吐等；④感染：分泌物或胆汁有恶臭味及脓性物质。

PTCD为侵入性操作且带管时间较长，导管维护时间长，如护理不当可造成各种并发症，影响疾病治疗的顺利进行，因此正确护理十分重要。

9

妇科肿瘤的介入治疗

　　妇科肿瘤是指发生在女性生殖系统中的恶性肿瘤和良性肿瘤，如子宫肌瘤、子宫腺肌症、宫颈癌、子宫内膜癌、卵巢癌等恶性肿瘤。妇科肿瘤具有一个共性，即通常早期缺少症状，即便有症状也不特异，筛查的作用有限，因此早期诊断比较困难，就诊时多数已为晚期。因此，其治疗一直是医学领域的热点和难点之一。

　　妇科肿瘤进展至晚期通常预后较差，尤其卵巢癌卵晚期患者的 5 年生存率仅为 17%。针对晚期妇科肿瘤，通常以手术治疗为主，采用全子宫及双附件切除术、大网膜切除术，及盆腔和腹主动脉淋巴结清除，不仅创伤大、恢复时间长，且永久失去生育能力。同时，妇科肿瘤治疗存在解剖特殊性，骨盆包绕容易阻挡，脏器与血管复杂，丰富的神经网容易误伤引起并发症，周边淋巴系统容易成为转移目标。众多临床证据证明，微创介入治疗已成为一种可替代治疗选择。

　　微创介入治疗，是通过经皮或经导管等微创手段，直接作用于肿瘤组织，实现了精准的治疗效果，同时最大限度地减少了创伤和术后不适。许多研究和临床试验已经证实，微创介入在妇科肿瘤治疗中的应用具有显著的疗效和优势。传统的手术方法虽然在一定程度上控制了肿瘤的发展，但伴随着切口大、创伤明显、术后疼痛和康复周期长等问题，给患者带来了不小的困扰。除了妇科恶性肿瘤，介入放射学也应用于妇科疾病，如异位妊娠，胎盘植入或残留，宫外孕，妇科大出血等，也取得了满意的效果。既简便易行，又能保全妇女子宫、卵巢等生理功能。

第一节　子宫肌瘤及子宫腺肌病的子宫动脉栓塞术

　　子宫肌瘤是子宫平滑肌组织增生而形成的良性肿瘤，是女性最常见的良性肿瘤。子宫肌瘤的发病率难以准确统计，估计育龄期妇女的患病率可达 25%，根据尸体解剖统计的发病率可达 50% 以上。

　　1995 年法国 Ravina 在 Lancet 杂志上首次发表了子宫肌瘤的栓塞治疗，1997 年 Goodwin 发表在美国应用经子宫动脉栓塞治疗子宫肌瘤的经验，此后子宫动脉栓塞治疗子宫肌瘤在全球范围内广泛应用。根据美国介入放射学会的调查，从 1997—2000 年已有超过 1 万名子宫肌瘤患者接受了子宫肌瘤栓塞治疗，而且接受治疗的患者还在增加。随着 2007 年 Volkers 在美国妇科与产科杂志和 Edwards 在新英格兰杂志发表了两份子宫肌瘤栓塞与子宫肌瘤外科手术治疗的随机对照研究，其结果最终确立了子宫动脉栓塞治疗是子宫肌瘤的治疗方法之一。子宫动脉栓塞术在国内开展近 30 年，获得了满意的临床疗效。子宫动脉栓塞治疗子宫肌瘤的技术成功率为 96%；减少对子宫肌瘤所致的月经量过多的症状超过 90%；子宫肌瘤体积缩小 50%～60%。

子宫肌瘤的传统治疗手段有药物治疗及手术治疗。药物治疗主要是激素，对缩小肌瘤、减轻症状有一定疗效，但见效慢、易复发，且副作用大。手术治疗主要是子宫肌瘤剜除术、子宫次全切除术或子宫全切除术等。肌瘤剜除术复发率高，全子宫切除术创伤大、痛苦多，特别是对于年轻的、希望保留子宫的患者，病灶剜除术后的两年复发率较高，二次手术的实施有较大的风险及损害，大多难以接受。病灶剜除术对弥漫型子宫腺肌病治疗效果欠佳，长期口服避孕药的依从性较差，宫内放置 LNG-IUS 后的不规则阴道流血导致患者的耐受度下降，GnRH-a 价格高、抑制卵巢功能因而不能长期使用等缺点使之只能作为暂时性的治疗方案。子宫动脉栓塞术（uterine artery embolization，UAE），作为一种微创介入手术，是通过穿刺血管并插管至两侧子宫动脉，注入栓塞剂来阻断肌瘤的血供，使得肌瘤逐渐缺血坏死萎缩同时避免对子宫的永久性损伤，并达到缓解临床症状的目的。相较于传统的手术治疗，子宫动脉栓塞术具有创伤小、手术时间短、术后恢复快、并发症少等优势。因此，对于要求以治疗症状为主的患者，如果患者要求保留子宫、口服或注射药物的依从性差、不愿意手术治疗、极度害怕手术或有其他原因不能接受手术（如内外科合并症或有宗教信仰），可选择使用子宫动脉栓塞术。2018 年国内子宫肌瘤及子宫腺肌病子宫动脉栓塞术治疗专家共识中明确指出：对于要求保留子宫的子宫肌瘤患者，子宫动脉栓塞术为首选。2021 年美国妇产科医师协会把子宫动脉栓塞术治疗肌瘤作为 A 级证据推荐，即最高推荐级别。

一、病因和发病机制

子宫肌瘤确切病因尚未明了，高危因素为年龄＞40 岁、初潮年龄小、未生育、晚育、肥胖、多囊卵巢综合征、激素补充治疗、黑色人种及子宫肌瘤家族史等。这些因素均与子宫肌瘤的发病风险增加密切相关。子宫肌瘤的发病机制可能与遗传易感性、性激素水平和干细胞功能失调有关。

（一）遗传易感性学说

该学说是基于以下研究结果：①子宫肌瘤患者的女性一级亲属患病风险增高；②单卵双胎女性都发生子宫肌瘤的概率远高双卵双胎女性；③子宫肌瘤的进展和临床严重程度与种族

密切相关；④子宫肌瘤的发生与某些遗传性疾病相关，40%～50%的子宫肌瘤患者存在染色体结构异常。另外，分子遗传学研究表明，酶的异常、细胞凋亡、高迁移率族蛋白 B_1 族与子宫肌瘤的发病相关。

（二）性激素学说

该学说认为子宫肌瘤是性激素依赖性的良性肿瘤，主要基于以下证据：①子宫肌瘤好发于性激素分泌旺盛的育龄期妇女，青春期前少见，而绝经后发展停止或肌瘤缩小；②妊娠期雌、孕激素的分泌量增加，肌瘤有增大的倾向；③外源性性激素摄入如激素补充治疗会引起肌瘤增大；④抑制性激素分泌的药物治疗能使肌瘤缩小。然而，雌、孕激素在子宫肌瘤发病中的作用及机制尚未完全明确，是否为子宫肌瘤发生的启动因子目前仍存在争议。

（三）干细胞突变学说

分子生物学研究揭示，子宫肌瘤是由单克隆平滑肌细胞增殖形成，而单个肌瘤中的不同细胞均起源于单个母细胞，提示单个母细胞应具备全能干细胞的特性，子宫肌瘤可能是由单一干细胞的突变所致。

二、临床病理及分型

子宫肌瘤的大小、数目及生长的部位可以极不一致，而使子宫的大小及形态殊异。按生长部位分为子宫体肌瘤和子宫颈肌瘤，前者约占 90%，后者仅占 10%。根据肌瘤与子宫壁的关系，分为 4 种：肌壁间肌瘤、黏膜下肌瘤、浆膜下肌瘤及阔韧带肌瘤。子宫肌瘤的分型可采用国际妇产科联盟子宫肌瘤 9 型分类方法。0 型：有蒂黏膜下肌瘤；Ⅰ 型：无蒂黏膜下肌瘤，向肌层扩展≤50%；Ⅱ 型：无蒂黏膜下肌瘤，向肌层扩展＞50%；Ⅲ 型：肌壁间肌瘤，位置靠近宫腔，瘤体外缘距子宫浆膜层≥5 mm；Ⅳ 型：肌壁间肌瘤，位置靠近子宫浆膜层，瘤体外缘距子宫浆膜层＜5 mm；Ⅴ 型：肌瘤贯穿全部子宫肌层；Ⅵ 型：肌瘤突向浆膜；Ⅶ 型：肌瘤完全位于浆膜下（有蒂）；Ⅷ 型：其他特殊类型或部位的肌瘤（子宫颈、宫角、阔韧带肌瘤）。

三、临床症状与诊断

（一）症状

可无明显症状。患者症状与肌瘤的部位、生长速度及肌瘤变性有密切关系。月经改变常见于 0 至Ⅲ型，表现为月经增多、经期延长、淋漓出血及月经周期缩短，可发生继发性贫血。也可出现有阴道分泌物增多或阴道排液。肌瘤较大时可能扪及腹部包块，清晨膀胱充盈时更明显。肌瘤较大时也可压迫膀胱、直肠或输尿管等出现相应的压迫症状。黏膜下肌瘤可引起痛经，浆膜下肌瘤蒂扭转可出现急腹痛，肌瘤红色变性时可出现腹痛伴发热。子宫肌瘤

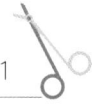

可影响宫腔形态、阻塞输卵管开口或压迫输卵管使之扭曲变形等均可能导致不孕。

（二）体征

表现为子宫增大，呈球形或不规则，或与子宫相连的肿块；与肌瘤大小、部位及数目有关。0 型有蒂黏膜下肌瘤可从子宫颈口脱出至阴道。浆膜下肌瘤查体容易误诊为卵巢实性肿物。

（三）诊断

1. 临床症状和体征　可依据前述的临床症状或体征进行诊断。

2. 影像学检查　子宫肌瘤的影像学诊断方法主要包括超声及 MRI 检查，偶尔会用到 CT 检查。超声检查是诊断子宫肌瘤的常用方法，具有较高的敏感性和特异性；但对于多发性小肌瘤（如直径 0.5 cm 以下）的准确定位及计数还存在一定的误差。MRI 检查能发现直径 0.3 cm 的肌瘤，对于肌瘤的大小、数量及位置能准确辨别，是超声检查的重要补充手段；但费用高，而且如果有宫内节育器时会影响对黏膜下肌瘤的诊断。CT 对软组织的分辨能力相对较差，对肌瘤的大小、数目及部位特异性略差，一般不用于子宫肌瘤的常规检查，但能显示有无肿大的淋巴结及肿瘤转移等。

四、子宫动脉栓塞术治疗子宫肌瘤及子宫腺肌病的原理

子宫肌瘤组织与正常子宫组织相比生长分裂活跃；子宫腺肌病是子宫内膜基底层的腺体和间质侵犯肌层引起周围平滑肌和纤维结缔组织弥漫性或局灶性增生，并且异位内膜由于源自子宫内膜的基底层，处于增生期。上述病灶具有较为丰富的新生血管网且对缺血缺氧的耐受力差，但是正常子宫组织有丰富的血管交通网，正常子宫肌层对缺血缺氧有较强的耐受能力，通过双侧子宫动脉将病灶血管网栓塞后，阻断了病灶的血液供应（血供），导致病灶缺血性坏死，继而溶解、吸收，最后病灶缩小甚至消失，而病灶的缩小使得子宫体积和宫腔面积缩小，能有效减少月经量，从而达到缓解症状的目的。

五、子宫动脉栓塞术适应证与禁忌证

（一）适应证

适应证有：①患者愿意接受 UAE 治疗，并理解相关可能的并发症。②无生育要求的症状性子宫肌瘤，包括月经量多，疼痛，压迫周围器官继发尿频、便秘和腹胀等。③无生育要求的症状性子宫腺肌病，包括痛经及月经量多。④非手术治疗失败或拒绝手术或有多次手术史而再次手术治疗难度大的子宫肌瘤或子宫腺肌病患者。⑤同时合并盆腔子宫内膜异位症（包括卵巢子宫内膜异位囊肿）的患者，须告知 UAE 对上述疾病无效，在患者充分理解并要求的情况下，可选择行 UAE 治疗子宫腺肌病联合腹腔镜治疗盆腔子宫内膜异位症（包括

卵巢子宫内膜异位囊肿)。⑥有生育要求的症状性子宫肌瘤或子宫腺肌病患者，慎用 UAE；如果患者强烈要求 UAE 治疗，必须明确告知 UAE 可能导致卵巢坏死或子宫内膜坏死而继发不孕，虽然少见，但仍有可能发生。⑦研究显示，UAE 术后的并发症与肌瘤大小无明确关系，故以下情况在充分评估和医患沟通后可应用 UAE：黏膜下子宫肌瘤的直径>5 cm 慎用 UAE，术后需积极复查以及时发现并处理肌瘤脱落后可能形成的嵌顿；直径>10 cm 的肌壁间肌瘤慎用 UAE；外突>50％浆膜下肌瘤；子宫颈肌瘤。UAE 术后复发患者，经 CT 血管成像数字化三维重建提示子宫动脉已复通，无卵巢动脉参与病灶供血的患者可行二次 UAE 治疗。

（二）禁忌证

无绝对禁忌证。

（三）相对禁忌证

相对禁忌证有：①妊娠期子宫肌瘤；②合并泌尿生殖系统感染；③有肌瘤恶变可能或者高度怀疑子宫肉瘤者；④已知或可疑的妇科恶性肿瘤并存；⑤介入栓塞治疗的一般禁忌证，如造影剂过敏、穿刺点皮肤感染、肾功能不全或机体严重的免疫抑制；⑥带蒂的浆膜下肌瘤；⑦经 CT 血管成像数字化三维重建提示病灶主要由双侧卵巢动脉供血的子宫肌瘤或子宫腺肌病患者；⑧阔韧带子宫肌瘤；⑨盆腔感染、妊娠、肌瘤恶变；⑩绝经后妇女患子宫肌瘤也应当避免行 UAE。

六、UAE 的术前评估及护理

（一）病史询问及评估

患者需要进行全面的评估，包括详细的妇科病史，如月经史、既往妊娠情况、生育计划、妇科疾病情况、既往盆腔手术史；内科病史以明确各种合并症，包括有无出血史、糖尿病、高血压、服用抗凝药等情况。需要充分与患者进行知情告知，并签署手术操作知情同意书，了解治疗的优势和不足、预期的效果和潜在的并发症。

（二）痛经的评估

使用疼痛的视觉模拟评分法（VAS）及慢性疼痛分级量表对子宫腺肌病患者进行痛经程度的评估。VAS 疼痛评分主要是对患者最近 1 次痛经程度的评分，慢性疼痛分级量表主要是对近半年痛经的程度及对生活和日常活动的影响评分，两者结合可较为全面地评估痛经程度。

（三）月经量的临床评估标准

月经过多是指每个月经周期月经量>80 ml（所用卫生巾多于 20 片）；月经过少是指每个月经周期月经量<5 ml（所用卫生巾少于 1 片）。

（四）治疗前的检查

除了全血细胞计数、凝血功能、肝肾功能、感染、心电图等常规检查外，建议患者在术前于月经第 2~4 d 行性激素水平检测以评估卵巢功能。子宫腺肌病患者于治疗前后均建议行血 CA125 水平检测。术前对于较大子宫（如孕 3 个月以上）或有肥胖、糖尿病、高血压等内科合并症、有血栓形成风险的患者，建议行双下肢的静脉彩超检查以评估术前有无血栓情况。

（五）影像学评估

MRI 检查是目前最清晰和准确的评估方法，MRI 检查能提供更好的空间分辨率和对比分辨率，且不受声影的影响，可以准确评估病灶的大小、位置、数量，可作为子宫腺肌病与子宫肌瘤的有效鉴别诊断的方式之一，也有助于判断是否为肉瘤或子宫肌瘤恶变。超声检查是可以接受的替代方法，其优势是价格便宜。根据子宫的大小，有时需要经腹和经阴道 B 超检查同时评估。CT 能清晰显示盆腔各级血管的情况，相比于数字化血管造影的有创性和滞后性，CT 血管成像结合数字化三维重建技术能在术前评估子宫肌瘤及子宫腺肌病病灶的供血动脉来源，进行手术入路的规划，减少手术的盲目性，从而可提高手术成功率。其还可以对病灶的供血类型进行有效分类：①依据双侧子宫动脉对病灶供血的程度分为双侧子宫动脉供血均衡型、一侧子宫动脉供血为主型、单独一侧子宫动脉供血型；②根据病灶的血管化程度分为富血管型、一般血流型、非富血流型/乏血流型。根据上述特点，可以指导栓塞剂规格的选择、分配和量化，以充分栓塞病灶血管网。因此，在术前评估子宫腺肌病病灶的血供是否丰富以及病灶的供血来源能预测子宫腺肌病 UAE 治疗的疗效。建议有条件的医院于UAE 前行 CT 血管成像数字化三维重建，明确子宫腺肌病病灶的供血动脉及供血类型以辅助筛选适合行 UAE 的患者并指导手术操作；准确判断子宫肌瘤的供血类型有助于在术前对治疗效果进行预测。

（六）术前护理

术后护理有：①完善检查（血常规、凝血功能、超声/MRI）；②避开月经期；③术前禁食 4~6 h；④提前练习床上排尿（术后需卧床 6~8 h）。

七、UAE 的操作流程

常规插管操作成功后，先行动脉造影检查，明确腹盆腔血管的结构、有无变异、子宫动脉开口及病灶的血供和血管网情况。

（一）栓塞剂的选择

UAE 可供选择的栓塞剂较多，一般选择颗粒型栓塞剂，总体可分为可吸收和不可吸收两种，可吸收栓塞剂以海藻酸钠微球颗粒（KMG）为代表，不可吸收栓塞剂以聚乙烯醇

（PVA）为代表。而其他器官的常用栓塞剂如钢圈、无水乙醇、超液态碘油等不建议在 UAE 中使用。栓塞剂颗粒大小的选择：栓塞剂的颗粒直径以 $500 \sim 700 \ \mu m$ 为主，部分也可选择 $300 \sim 500 \ \mu m$ 或 $700 \sim 900 \ \mu m$。例如，对于子宫肌瘤患者的 UAE，一般选择直径 $500 \sim 700 \ \mu m$ 的颗粒进行单一栓塞；也可以选择直径 $300 \sim 500 \ \mu m$ 的颗粒进行内层血管网栓塞，再用 $500 \sim 700 \ \mu m$ 的颗粒进行外层血管网的栓塞，最后用 $700 \sim 900 \ \mu m$ 的颗粒进行主干栓塞的"三层栓塞法"。而子宫腺肌病由于内层血管网较为细小，外层血管网不明显，为达到较好的栓塞效果可适当选择较小颗粒的栓塞剂。动脉栓塞的效果与栓塞剂颗粒大小成反比。

（二）栓塞程度

栓塞分为完全性栓塞和不完全性栓塞两种。判断不完全性栓塞，其根据是尽可能地只栓塞病灶的血管网而不栓塞子宫的正常血管网，在 DSA 中影像学表现为病灶血管网全部或部分消失，子宫的血管网存在，子宫动脉显影。另一种为完全性栓塞，即将栓塞剂尽可能多地释放，将病灶血管网和子宫动脉对病灶主要供血的分支动脉主干完全栓塞，在 DSA 中影像学表现为病灶染色完全消失，子宫动脉的主干仅部分显影或完全不显影。为获得更好的临床疗效，子宫腺肌病的栓塞程度要明显高于子宫肌瘤，而且必须是完全性栓塞。

（三）术中用药

由于子宫体经子宫颈、阴道与外界相通，子宫肌瘤或子宫腺肌病患者由于长期月经过多的原因，可能同时合并隐性的子宫内膜炎，尤其是黏膜下肌瘤患者，术后可能存在肌瘤坏死排出或子宫肌瘤部分坏死而加重感染，因此，UAE 术中可使用抗生素预防感染。

（四）介入手术操作的规范流程和重要注意事项

主要有：①推荐使用持续硬膜外镇痛麻醉。亦可以采用术前使用哌替啶肌内注射镇痛。②股动脉入路。③建议先行腹主动脉造影，了解子宫肌瘤血供情况，尤其双侧卵巢动脉对子宫肌瘤的情况。④分别在双侧髂内动脉造影，了解子宫肌瘤供血情况和子宫动脉走向与行程，推荐采用子宫动脉对侧前斜位 $25° \sim 30°$，球管向头侧倾斜 $15°$ 投照角度，利于暴露子宫动脉开口。⑤分别超选插管到子宫动脉，并造影证实。采用导丝超选择进入子宫动脉时，应注意操作轻柔，切忌粗暴，防止子宫动脉夹层和破裂的出现，以及子宫动脉痉挛。⑥予栓塞剂栓塞直到子宫动脉主干造影剂滞留。栓塞剂应与造影剂混合，栓塞全程在透视下进行。建议使用颗粒型栓塞材料，不宜采用液体栓塞材料。⑦若子宫动脉造影中出现卵巢支者，推荐使用可吸收大颗粒栓塞材料作为栓塞剂，并在栓塞过程中发现栓塞剂向卵巢方向流动，建议中止栓塞。⑧栓塞结束后再次子宫动脉造影了解栓塞程度。⑨子宫动脉栓塞后，建议再次行腹主动脉造影，了解双侧卵巢动脉是否对子宫肌瘤供血。若仍有双侧卵巢动脉对子宫肌瘤供血，不宜继续经卵巢动脉栓塞，中止治疗。若仅单侧卵巢动脉对子宫肌瘤供血，患者无生育要求、能接受进一步栓塞导致的卵巢功能下降甚至衰竭，可以尝试经卵巢动脉栓塞，栓塞材料宜使用大颗粒可吸收材料。⑩建议术中经子宫动脉注入抗生素预防感染。

八、UAE 的术后常规护理

穿刺点压迫止血，可用弹力胶布等加压包扎穿刺点，下肢制动 6 h；如使用了血管闭合器，可缩短制动时间，提前下床活动。术后需观察双下肢皮肤颜色及皮温，扪及足背动脉搏动并进行标记，定时观察，防止血栓形成。术后不常规应用抗生素。

九、UAE 的并发症及处理

（一）术中并发症

术中并发症主要有①局部出血或血肿：穿刺部位出血或血肿是较为常见的并发症，多表现为穿刺部位的皮下肿胀，但严重者可造成盆腔腹膜后大血肿。除术前排除凝血功能障碍，多采用压迫止血即可处理。②动脉痉挛：术中导丝多次反复刺激血管或操作时间过长，可能引起动脉痉挛，引起肢体麻木、疼痛，会影响术中操作，严重者可导致肢体缺血坏死。可以使用止痛药物止痛和术中应用 2% 利多卡因 5 ml 局部动脉内注射。③动脉穿刺伤：术中出现因操作不当或暴力操作导致的动脉穿刺伤虽然少见，但由于盆腔动脉位于腹膜后，一旦发生，将难以压迫止血，可形成腹膜后血肿，不及时发现将威胁患者生命，需急诊行开腹手术止血。因此，术中操作应轻柔，遇到阻力时需辨认血管方向，顺势而为。

（二）术后并发症

术后并发症主要有①疼痛：几乎所有的患者术后会出现疼痛。目前认为，疼痛与 UAE 后病灶及子宫的缺血相关。疼痛的程度从轻度至重度绞痛不等。止痛方法取决于疼痛的严重程度，可选择使用非甾体类抗炎药物、自控镇痛、阿片类药物口服或胃肠外给药。疼痛的持续时间长短不同，一般术后 2～5 d 逐渐缓解。若疼痛超过 1 周并较为剧烈时，应警惕继发感染、误栓等严重并发症的可能。②栓塞后综合征：栓塞后综合征表现为盆腔疼痛、恶心、呕吐、发热、乏力、肌痛、不适和白细胞增多等。多数发生在术后 24 h 内，并在 7 d 内逐渐好转。是常见的术后并发症。术后发热一般不高于 38 ℃，为术后吸收热，通常不需要抗生素治疗。③血栓形成：分为动脉及静脉血栓。动脉血栓形成主要为过度压迫穿刺点，或栓塞剂误栓等造成组织器官及肢体缺血坏死，是危害较大的并发症之一，多出现于术后 1～3 h。及时发现尤其重要，应术后每 30 min 了解足背动脉搏动情况。如已血栓形成或栓塞，需要平衡溶栓与继发出血的风险，有条件的单位建议请相关科室会诊，做好手术取血栓的准备。静脉血栓多在下肢制动后或卧床过程中形成下肢静脉血栓，表现为下肢肿胀、肤色及皮温改变；血栓形成后栓子脱落，可导致肺栓塞、脑栓塞等危及生命的严重并发症，需做好抢救准备。④动脉破裂或动脉夹层：为严重并发症，需行外科手术修补。⑤误栓血管：因髂内动脉前干不仅发出子宫动脉，还有膀胱动脉、阴道动脉、阴部内动脉等，当误栓双侧髂动脉及上述动脉，可出现大小阴唇坏死、膀胱局部坏死等并发症。⑥感染：UAE 的操作为Ⅰ类切口，切口感染较为少见，主要为栓塞后病灶坏死，形成无菌性炎症。但由于宫腔与外界相通，UAE 术后阴道排液增多，护理不当可发生宫腔感染，导致子宫内膜炎和/或子宫积脓、输卵管炎、输卵管卵巢脓肿、病灶继发感染。此时，抗生素治疗常常有效，必要时需手术引流或切除子宫，严重者可发生致命性的脓毒血症。远期并发症可见宫腔粘连。⑦过敏反应或皮疹：可予抗过敏治疗。⑧阴道分泌物：部分患者术后会出现持续的阴道血性分泌物，通常在两周内，极少数也可能会持续数月。短期的分泌物较为普遍，而分泌物持续时间较长则不常见。⑨月经过少：术后部分患者因子宫动脉血管网栓塞而出现子宫内膜部分坏死，可出现月经量明显减少，但行激素检查未见明显异常，此部分患者如无生育要求，可予观察，无需处理。⑩闭经：为 UAE 的远期并发症，分为卵巢性闭经及子宫性闭经。卵巢性闭经主要是供血于卵巢的动脉如子宫动脉卵巢支或卵巢动脉血流阻断而导致卵巢缺血坏死，卵巢功能衰竭而出现闭经，需长期口服激素类药物维持体内激素的水平。子宫性闭经为子宫内膜缺血坏死，内膜生长受损而导致，不影响激素分泌，可予观察，但患者无法生育。⑪其他：其他严重的并发症罕见。静脉血栓栓塞性并发症的发生率约为 0.4%。也有 UAE 操作相关的致命性脓毒血症、股神经损伤、双侧髂动脉栓塞、子宫缺血性梗死、大小阴唇坏死、膀胱局部坏死、膀胱子宫瘘、子宫壁损伤、栓塞剂外溢导致双脚趾或足跟部坏死等罕见并发症的发生。有 2.4%～3.5% 的患者需要再次入院，1.0%～2.5% 的患者需要行计划外的手术。总体而言，UAE 的死亡率与子宫切除术相比并未增高。

十、术后护理

（一）穿刺点止血方式

股动脉穿刺置管后穿刺点一般采取股动脉压迫止血或血管缝合（封堵）止血两种止血方式。①观察股动脉压迫器（绷带）是否压迫牢靠移位，是否有血液渗出，如果有血液渗出情况，意味股动脉压迫不确实，需要再次进行特殊的压迫治疗或再次加压包扎压迫。②股动脉压迫过紧可能导致静脉血液回流受阻，出现下肢肿胀等，必要时可适当抬高下肢。③在穿刺过程中如果不注意无菌操作，有可能会导致穿刺点红肿、感染等迹象，股动脉穿刺止血后需要定期更换穿刺点辅料，防止局部细菌感染。④股动脉穿刺点压迫 6～8 h，绝对卧床 24 h 禁患肢屈曲。如穿刺部位出血或血肿多为局部压迫止血不当或凝血功能异常所致，血肿较小可适当延长压迫时间，一般可自行吸收，如出血量大，早期冷敷，后期可热敷、理疗，形成假性动脉瘤可在超声引导下凝血酶局部封堵。

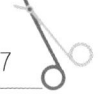

（二）栓塞后综合征

栓塞后综合征有①疼痛：常见的副作用，以下腹痛为主，少部分合并腰痛，若栓塞过程中出现严重的栓塞剂反流，可出现臀部及下肢疼痛。常在栓塞后 1 h 甚至术中出现，持续6～12 h，长者可持续数天至数月。部分合并腰骶部酸胀痛、肛门坠胀感、便意感，多因栓塞部位缺血、肌瘤变性肿胀、坏死及包膜牵拉引起。应注意密切观察患者生命体征变化，疼痛性质及持续时间及伴随症状，安慰患者并解释说明疼痛产生原因，消除患者恐惧心理，按医嘱适时应用镇痛药物。②发热：部分患者术后 5 d 内可有发热，一般不超过 38 ℃，少数可达 38 ℃～39 ℃，由栓塞后组织坏死引起的吸收热所致，对症处理可缓解，注意观察体温变化及有无寒战等情况，高热时做好降温处理，并做好皮肤护理，补充水、电解质。③恶心呕吐：多发生于术后 48 h 内，由碘对比剂、镇痛药物。栓塞后盆腔缺血性疼痛反射性引起迷走神经兴奋，坏死组织吸收导致，注意恶心呕吐次数、性质，呕吐物颜色性状，保持口腔清洁，必要时给予止吐药对症治疗。④乏力、疲倦、厌食：多出现在术后数天，与坏死组织的吸收有关，应做好心理安慰，注意休息，必要时可给予中医调理。⑤异位栓塞：由于栓塞剂选择不当，导管未完全插入肌瘤供血血管，注入栓塞剂时用力过大而引起非靶器官血管栓塞导致坏死。注意观察患者血压、脉搏、呼吸、血氧饱和度、神志和意识变化、肢体活动度，同时注意有无腹痛等情况。一旦发现异常及时汇报医生进一步处理。⑥其他并发症：阴道不规则流血、分泌物增多、月经过少或闭经、皮肤神经损伤等。注意分泌物量、颜色及性状观察，保持会阴部清洁，监测生命体征及体温变化，注意有无大出血和感染情况发生。

（三）饮食调理

术后的饮食非常重要，要遵循医生的建议，逐渐恢复正常饮食。一般来说，术后的前几天可以吃一些清淡的食物，如稀饭、面条等。随着身体的恢复，可以逐渐增加食物的种类和份量。

（四）术后的心理调适

心理调适主要有①保持乐观的心态对术后恢复非常重要。乐观的心态能够帮助患者更好地应对病痛，增强信心，从而有利于身体的恢复。②术后可能会遇到一些困扰和问题，这时候不要独自承受，要学会与家人和朋友沟通，寻求他们的支持和帮助。③术后可以适当参加一些康复活动，如练瑜伽、打太极等，这有助于身心的放松和恢复。

（五）术后的生活调整

生活调整包括①避免剧烈运动是术后恢复的重要环节。手术后的伤口需要时间来愈合，如果进行剧烈的运动，可能会对伤口造成不必要的压力，导致伤口裂开或者延迟愈合。因此，术后一段时间内，患者应避免进行剧烈运动，如跑步、跳跃等。②合理安排工作和休息时间也是术后恢复的重要一环。术后的患者应尽量避免过度劳累，合理安排工作和休息时间。在休息期间，患者可以进行一些轻度的活动，如阅读、听音乐等，以放松身心。同时，保持良好的睡眠也是非常重要的。良好的睡眠可以帮助身体恢复，提高身体的免疫力。③定期复查是术后恢复的重要环节。复查的内容包括肌瘤大小情况、身体的各项指标等。

（六）出院指导

出院指导主要有①注意个人卫生，保持外阴清洁，术后 3 个月内禁止性生活及盆浴，预防泌尿生殖系感染，有生育要求的女性 1 年内应避孕。②注意休息，劳逸结合，保持愉快的心情。瘤体缩小和消失是一个缓慢的过程，不要有太大心理负担。③栓塞后第 1 个月、第 3 个月行常规妇科检查，第 6 个月、第 12 个月复查超声或 MR 检查，以观察瘤体的缩小和排出情况。如遇瘤体排出引起腹痛及子宫出血等情况应及时就诊。

十一、UAE 治疗后的随访时间及疗效评估

（一）随访时间

UAE 治疗后，在 1 个月、3 个月、6 个月时需要进行复查评估，此后每年 1 次。随访的内容包括病灶大小的变化、月经情况、性激素水平，子宫腺肌病患者同时随访痛经程度的改变、CA125 水平等。

（二）临床疗效评估

大量的临床试验数据表明，98%～100%的患者能耐受并完成手术，85%～94%的患者异常阴道流血有所改善，77%～79%的患者痛经得到改善，60%～96%的患者肌瘤压迫症状得到控制，平均子宫体积减小了 35%～60%。随访超过 5 年的患者，约 75%的患者术后月经量恢复正常或得到改善，5 年的累积复发率为 10%～15%，低于病灶剔除术的复发率。有约 20%的患者可能需要进一步治疗，如子宫切除、病灶剔除术或再次行 UAE，以控制子宫肌瘤或子宫腺肌病的相关症状。

1. 月经量的临床评估标准　以患者的主观症状评估。显效：UAE 治疗后，月经量明显减少。有效：UAE 治疗后，月经量有所减少。无效：UAE 治疗后，月经量减少不明显。

2. 子宫肌瘤体积变化的评估　显效：肌瘤体积缩小＞50%。有效：肌瘤体积缩小 20%～50%。无效：肌瘤体积缩小＜20%。

3. 痛经症状的临床评估标准　采用慢性疼痛分级问卷量表在术前、术后评估痛经的程度。并参考中华医学会临床诊疗指南疼痛学分册，使用 VAS 评价每次随访时间点的痛经程度，使用 VAS 加权计算法评价 UAE 治疗子宫腺肌病痛经的疗效。有效：术后痛经消失或术后痛经症状存在但慢性疼痛分级量表评分降低 2 个级别或以上，①治愈：（术前 VAS 评分－术后 VAS 评分）/术前 VAS 评分×100%≥75%；②显效：（术前 VAS 评分－术后 VAS 评分）/术前 VAS 评分×100%≥50%且＜75%；③有效：（术前 VAS 评分－术后 VAS 评分）/

术前 VAS 评分×100％≥25％且＜50％。无效：术后痛经症状存在，慢性疼痛分级量表评分仅降低 1 个级别或术后痛经无缓解甚至继续加重，或者（术前 VAS 评分－术后 VAS 评分）/术前 VAS 评分×100％＜25％。

4. 影像学评估　同术前评估，评估测量子宫腺肌病病灶或子宫的体积，观察病灶的吸收情况。

十二、其他问题

（一）对卵巢功能的影响

目前认为，卵巢功能是否受到影响与年龄呈正相关。45 岁及以下女性 UAE 后早绝经的发生率为 2％～3％，而大于 45 岁女性的发生率可达 8％。考虑与栓塞剂沿血流进入卵巢动脉使卵巢功能下降有关。

（二）UAE 后的妊娠问题

目前，UAE 后妊娠的安全性还没有确切结论。有文献报道 UAE 后成功妊娠并至分娩的病例，但也观察到 UAE 后妊娠的不良结局，包括自然流产、早产、胎盘异常、子痫前期、产后出血等的概率增加，剖宫产率有所增加。其中，部分风险增加与接受 UAE 的妇女中高龄和不孕的比例高有关。另外，对 UAE 后 3～9 个月的患者进行宫腔镜检查发现，UAE 后仅有 40.2％的患者子宫内膜外观正常。这也会对妊娠结局造成影响。因此，对于考虑未来生育的妇女，行 UAE 治疗子宫肌瘤或子宫腺肌病时要慎重。历史上，由于担心 UAE 可能影响生育能力，建议希望未来生育的女性避免此治疗。然而，多项研究表明，UAE 后成功怀孕是可能的。尽管 UAE 后的流产率略高于子宫肌瘤切除术，但两者在妊娠率上相差不大。对于渴望怀孕且因子宫肌瘤导致生育能力低下的女性，如果子宫肌瘤切除术技术上有困难或效果不佳，UAE 可作为替代方案。

（三）UAE 后的再次 UAE 治疗

可进行重复 UAE 治疗，但关于这些操作的证据有限。现有的数据显示，1.8％的患者接受了再次 UAE 治疗。如果选择合适，90％的患者在二次 UAE 操作后可以成功控制症状。因此，对于再次 UAE 的患者，建议先行 CT 血管造影检查后行数字化三维重建，以评估盆腔血管网的情况，尤其是子宫动脉是否复通或有无其他血管对病灶进行供血，以评估能否再次 UAE。

UAE 是治疗有症状的子宫肌瘤的一种微创选择。多项随机研究表明，子宫切除术、子宫肌瘤切除术和 UAE 在术后 10 年的健康相关生活质量方面具有相似的长期结果。FIBROID 登记研究发现，在检查子宫动脉栓塞后的短期和长期结果时，生活质量得到了持久的改善，只有少数患者需要再次手术干预。

UAE 已被证明比外科手术治疗具有更多益处。UAE 是微创的，没有切口，可以保留子宫。实际手术时间已被证明比子宫肌瘤切除术或子宫切除术更短，并且术后恢复更快，使患者能够恢复日常生活活动。UAE 也比手术方案成本更低，尽管 UAE 曾被认为是希望保留生育功能的患者的禁忌证，但近年来的研究表明，UAE 后可以保留生育能力，这使 UAE 成为将来希望怀孕的患者的首选治疗。

十三、对子宫肌瘤栓塞术的认识

尽管取得了很好的临床效果，介入放射学一直在努力向医学界和患者宣传子宫肌瘤栓塞术。许多患者仍然不知道介入栓塞术可以治疗子宫肌瘤。介入放射学会开展了一项名为"Fibroid Fix"的活动，以评估有关 UAE 的普及程度和提高人们对 UFE 的认识。作为 Fibroid Fix 的一部分，Harris 民意调查于 2017 年 6 月 23 至 27 日在线对美国 1 176 名 18 岁以上的女性进行。这项研究发现，很多女性普遍缺乏对子宫肌瘤的认识；28% 的受访者从未听说过子宫肌瘤，57% 的人认为自己没有患子宫肌瘤的风险，19% 的人认为是恶性的，需要进行子宫切除术。这项调查还发现，大约 70% 的 18～34 岁女性从未听说过子宫肌瘤栓塞术，其中令人惊讶的是 44% 女性患有子宫肌瘤。在听说过子宫肌瘤栓塞术的人中，有 27% 是从妇产科医师那里得知的。这一发现得到了最近一项关于子宫肌瘤治疗共同决策的研究的支持，该研究发现一些女性只接受了手术治疗选择，即使这与她们的个人目标或期望能够保留生育能力的愿望不一致。本研究中只有一名女性接受了 UAE。

关于子宫肌瘤栓塞术推广的困难不只是存在于美国。在中国、澳大利亚和欧洲国家也发现了类似的情况。2013 年，UAE 被添加到荷兰的大量月经出血治疗指南中。然而，一项后续研究发现，这并没有改变荷兰对有症状的子宫肌瘤进行子宫肌瘤栓塞术的数量（仅 6.9%）。此外，妇科医生继续质疑子宫肌瘤栓塞术的有效性，并认为没有足够的临床证据来支持。英国的另一项研究发现，只有 2% 的有症状的肌瘤女性接受了 UFE，每年都会有大量女性因患良性子宫肌瘤而进行子宫切除术。研究发现，近 40% 有良性适应证的患者在子宫切除术之前没有接受过替代治疗方案，18% 患者没有子宫切除术的适应证。子宫切除术已被证明与未来心血管疾病、代谢疾病、焦虑和抑郁的风险增加有关。根据全国住院患者样本，在美国因子宫肌瘤而进行子宫切除手术的数量从 2002 年的 373 629 人下降到 2010 年的 195 735 人，但数量仍然很高。这凸显了患者和医生对治疗肌瘤的选择缺乏认识。

农村地区的普及性。尽管总体上缺乏对子宫肌瘤栓塞术作为治疗症状性肌瘤的认识，但迈阿密大学进行的一项研究表明，这些差距可能参差不齐，农村地区对 UAE 的选择存在差异。该研究在 2017 SIR 年会上报道。使用账单代码对 2012—2013 年的 NIS 进行了分析，以辨别患者的来源。结果发现，与 167 650 例子宫切除术相比，仅 2 470 例子宫肌瘤进行了

UAE。对数据的进一步细分显示，9.4％子宫切除术是在农村医院进行，而 UAE 只有 0.4％。此外，67％UAE 是在较大的三级医院进行。这进一步突出了不仅整体缺乏关于 UAE 作为治疗子宫肌瘤的绝佳选择的认知，而且还突出了取决于患者在什么地方治疗的差异。这些发现得到了第二项研究的支持，该研究使用 2004—2008 年的国家医院出院数据，分析了子宫切除术与 UAE，发现 9.8％的子宫切除术是在农村地区进行；然而，在同一时间段内，仅在农村环境中进行了 7 例 UAE。

子宫肌瘤栓塞术是一种安全、有效、保宫、微创治疗有症状子宫肌瘤的方法。与外科手术选择相比，它已被证明具有同等的长期生活质量结果、更短的住院时间、更短的恢复时间，并且具有更高的成本效益。然而，介入放射医生仍在努力提高患者和其他医生对 UAE 的认识。很多患者和其他科医生缺乏对介入治疗的认识，这在农村地区中更加突出，加强科普是我们每一位介入医生的责任。支持 UAE 作为子宫肌瘤治疗的数据已经得到了验证。介入医生需要团结起来，共同努力，提高对患者的科普，努力消除妇产科医生对子宫肌瘤栓塞术的质疑，以便在选择治疗之前为患者提供所有治疗子宫肌瘤的方法。

●第二节 子宫动脉灌注化疗栓塞术

宫颈癌是女性生殖道最常见的妇科恶性肿瘤，在世界范围内，宫颈癌是女性第四大常见的恶性肿瘤，占全身恶性肿瘤 11％，发病率仅次于乳腺癌，居第 2 位，且 80％发生于发展中国家。人乳头瘤病毒 HPV 感染是宫颈癌最危险的因素，另外，初潮过早，多孕多产，早年分娩，卫生习惯不良，性生活不洁等原因也可以诱发宫颈癌。虽然我国正在逐步推进 HPV 疫苗接种，并且已经逐步建立了完善的宫颈癌筛查体系，但宫颈癌的发病率和病死率仍居高不下，尤其在经济欠发达的地区。我国每年约有 13.1 万新发病例，约占全世界新发病例的 28.8％。占女性癌瘤死亡的 18.39％。近年来，宫颈癌发病和死亡率均呈现年轻化态势。近几十年宫颈细胞学筛查的普遍应用，使宫颈癌和癌前病变得以早期发现和治疗，宫颈癌的发病率和死亡率已有明显下降。宫颈癌的治疗包括根治性手术和放化疗，新辅助化疗疗效的确切性、安全性已经得到广泛认可。早期宫颈癌治疗效果较好，5 年总生存率可达 90％以上，但局部晚期宫颈癌 5 年无病生存率和总生存率分别为 68％与 74％，预后较差。数据统计显示，全球范围内，37％宫颈癌患者确诊时为局部晚期，而在包括我国在内的发展中国家，该比例超过 50％，严重威胁女性健康。宫颈癌虽然在临床上较为常见，但手术切除的难度大，且复发或者转移率高，这也是宫颈癌治疗的难点。传统的放疗容易严重破坏患者的卵巢和阴道功能，所以不被众多患者尤其是年轻患者所接受。

随着介入放射诊断学和治疗学的不断发展，介入治疗在恶性肿瘤中的应用也逐步地受到重视，子宫动脉灌注化疗栓塞术作为综合治疗宫颈癌手段之一，越来越被广大学者所认同。许多研究表明介入化疗具有抑制淋巴结转移，缩小肿瘤体积，提高远期生存率的作用，尤其是中晚期宫颈癌和合并急性出血者。当中晚期宫颈癌患者，治疗或因病情进展中，出现急性子宫大出血时，行肿瘤盆腔供血动脉的介入栓塞术，迅速有效止血的同时，还可灌注化疗药物对肿瘤进行治疗。避免了因高龄、慢性疾病、心肺肝肾功能不全等原因无法手术，保守治疗大出血无效时，只能眼睁睁看着亲人被恶性肿瘤大出血夺走鲜活的生命。尤其是中晚期宫颈癌高龄患者，因为传统观念家人对其隐瞒了病情，而过早放弃治疗，让老人失去了治疗时机而遗憾。

一、概述

20 世纪 80 年代末，介入治疗已在具有高危因素的宫颈癌术前新辅助化疗阶段开始应用。介入治疗与传统的静脉化疗相比，其主要具有以下四大优势：①局部作用于瘤体，不仅提高了药物作用于肿瘤的浓度，还延长了肿瘤细胞暴露于化疗药物中的时间，从而提高了杀伤肿瘤细胞的作用。②动脉给药定位准确，药物直接作用于瘤体，减少循环至全身组织的含量，从而降低了全身不良反应的发生。③介入治疗不仅能够降分期，为手术治疗创造机会；还可以降低肿瘤细胞的活力，消灭微小转移灶，从而降低术中播散及术后转移复发的概率。④介入治疗还能增强肿瘤细胞对放疗的敏感性，达到提高中晚期宫颈癌的综合治疗效果的目的，有利于提高患者的生存质量，尤其是对于年轻的患者更显重要。

选择性髂内动脉尤其是超选择性子宫动脉造影对子宫恶性瘤诊断、了解肿瘤的血供状态有重要价值，为介入治疗方法的选择打下基础。富血性病变动脉期可见子宫动脉增粗、扭曲及移位，宫体及颈部病变区肿瘤血管丰富，实质期见不规则肿瘤染色。有时可见动-静脉瘘及静脉早显。乏血病变，则无明显肿瘤血管及染色或仅有少许肿瘤血管及浅淡染色。

随着三十余年的研究，介入治疗已形成了三大体系，即动脉灌注化疗、动脉栓塞和动脉栓塞化疗。其中的血管介入化疗和栓塞为宫颈癌治疗提供了新的手段。子宫内的血管分布为宫颈癌的介入治疗提供了理想的血管解剖学基础，因为子宫动脉起自髂内动脉前干，主要为子宫供血，所以灌注时首选髂内动脉前干。近年还有研究指出，在作髂内-子宫动脉栓塞或化疗栓塞术时，如发现卵巢动脉参与供血，补充做卵巢动脉栓塞术是有价值的。由于化疗药物的抗癌效果在一定范围内与其浓度成正比，且局部高浓度用药比药物作用持续时间更加重要。在一定范围内局部浓度提高 1 倍，杀灭癌细胞的数量可提高 10～100 倍。而通过介入技术经子宫动脉局部应用大剂量、高浓度化疗药物，既增加了在肿瘤组织及邻近器官组织内抗癌药物作用的浓度，延长了药物的作用时间，还减少了药物与血浆蛋白结合的概率，同时也避免了药物代谢的首过效应，以及减少淋巴结转移和亚临床播散。另外，肿瘤供血动脉灌注化疗及栓塞的机制还包括①灌注化疗及栓塞使肿瘤细胞的膜通透性增加，便于抗癌药物进入到细胞内，从而提高了药物的疗效，加速了肿瘤细胞的坏死。②术前进行供血动脉栓塞，便于手术时分离宫旁组织，减少手术损伤；同时，也便于减少术中出血。③术前供血动脉栓塞，可使原发灶缩小或坏死，利于术中切除瘤体或降低手术难度。需注意的是，已行盆腔放射治疗的妇科恶性肿瘤复发患者不宜进行化疗性栓塞，因为两者作用相加可能造成直肠-阴道瘘或者直肠-膀胱瘘。

二、病因

病因主要有①病毒感染：高危型 HPV 持续感染是宫颈癌的主要危险因素。90％以上的宫颈癌伴有高危型 HPV 感染。②性行为及分娩次数：多个性伴侣、初次性生活<16 岁、初产年龄小、多孕多产等与宫颈癌发生密切相关。③其他生物学因素：沙眼衣原体、单纯疱疹病毒Ⅱ型、滴虫等病原体的感染在高危 HPV 感染导致宫颈癌的发病过程中有协同作用。④其他行为因素：吸烟作为 HPV 感染的协同因素可以增加子宫颈癌的患病风险。另外，营养不良、卫生条件差也可影响疾病的发生。

三、临床表现

临床表现有①阴道流血：早期多为接触性出血，中晚期为不规则阴道流血。年轻患者经期延长、经量增多，老年患者绝经后不规则阴道流血。②阴道排液：液体为白色或血性，可稀薄如水样或米泔状，或有腥臭。晚期因癌组织坏死伴感染，可有大量米汤样或脓性恶臭白带。③晚期症状：根据癌灶累及范围出现不同的继发性症状。尿频、尿急、便秘、下肢肿痛、尿毒症。晚期可有贫血、恶病质等全身衰竭症状。

四、适应证和禁忌证

（一）适应证

适应证有①局部晚期宫颈恶性肿瘤。②老年患者因心血管或其他疾病无法胜任手术切除者。③难以耐受或拒绝全身化疗者。④经手术或放疗后复发不能耐受或无再次手术机会患者。⑤肿瘤巨大，存在相邻器官侵犯，介入减瘤。⑥患者肿瘤所致出血、动静脉瘘等栓塞治疗。⑦子宫恶性肿瘤伴肾积水：宫颈癌常常侵犯输尿管，导致肾积水，引起肾衰竭，介入治疗可经皮微创放置引流管和输尿管支架，能高效改善肾功能状况。

（二）禁忌证

禁忌证有①严重的心肝肾功能障碍。②KPS 评分小于 60 分。③严重凝血功能障碍者。④认知障碍不能配合手术者。⑤肾后性肾功能不全为相对禁忌证，经过输尿管支架或肾造瘘后可行介入治疗。

五、介入放射学在妇科应用的优势

有以下优势 ①效果好：对大部分子宫肌瘤均有较好的疗效。②创伤小：无须开刀，只在手腕上或腿上扎一个小小的针眼。③保子宫：不用切除子宫，保留子宫及生育功能。④恢复快：住院天数短，术后对症治疗几天即可。

六、宫颈癌的治疗

宫颈癌常用的治疗方法有手术、放化疗以及介入治疗。早期宫颈癌常无明显症状，也无明显体征。有时宫颈可光滑，尤其老年妇女宫颈已萎缩者。颈管型宫颈癌患者，病灶位于宫颈管内，因宫颈阴道部外观正常，易被漏诊或误诊。造成患者手术切除的难度大，且复发或者转移率高，这也是宫颈癌治疗的难点。传统的放疗法容易严重破坏患者的卵巢和阴道功能，所以不被众多患者尤其是年轻患者所接受。相较其他治疗方法，创伤小、恢复快、可重复治疗的介入治疗手段能有效杀灭肿瘤细胞，使肿瘤缩小，提高了宫颈癌患者的生存质量，延长生命。尤其是在对晚期或术后复发的宫颈癌患者的治疗上，介入治疗逐渐得到普及推广。

子宫动脉灌注化疗栓塞术因其可缩小瘤体，减轻肿块与周围组织的浸润，为手术治疗创造机会，所以多用于中晚期宫颈癌的临床治疗且效果明显。该方法治疗中晚期宫颈癌，临床症状总缓解率为 88.2%，近期有效率为 82.4%，76.5% 患者获得手术机会，提高了生活质量。

新辅助化疗，又称先期化疗或术前化疗，是指癌症手术前或放疗前先行数个疗程化疗后再行手术或放疗，以期提高疗效。术前介入辅助性放化疗可抑制宫旁浸润，降低淋巴结转移等肿瘤病理学风险发生率；能早期消灭肿瘤，能减少因术中对瘤体的翻动、挤压或血管阻断等因素造成的肿瘤细胞脱落、游离及复发或转移的风险。介入新辅助化疗近年来得到了临床医师的广泛认可。试验证明宫颈癌 1～2 个疗程 NACT 临床疗效明显，能使原发及转移灶瘤体缩小或消失，瘤细胞变性、坏死，肿瘤生长受抑制，改善分期和利于手术治疗。同时又可以起到减少全身化疗的毒性反应、不良反应及亚临床转移灶的作用，是有效的术前辅助治疗手段，为手术创造条件并有助于提高远期生存率。另外，化疗药物经过全身二次循环还可有效地杀灭体内微小转移灶。动脉灌注化疗栓塞术配合根治术是一种有效的治疗方法。

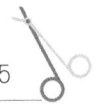

七、宫颈癌的放射介入治疗

介入治疗包括动脉灌注化疗术、动脉灌注化疗栓塞术，包括目前新型载药微球的应用。

（一）子宫动脉灌注化疗术

宫颈癌介入动脉灌注治疗时，超选择性子宫动脉灌注效果最佳。研究表明剂量型化疗药物抗癌效果在一定范围内与药物浓度成正比，当药物局部浓度增加 1 倍，癌细胞死亡的数量增加 10～100 倍。介入治疗技术在子宫动脉局部使用大剂量、高浓度化疗药物，使肿瘤组织内处于高浓度抗癌药物作用，使药物作用时间延长，同时减少了药物与血浆蛋白的结合，避免药物代谢的首过效应，进而肿瘤减少淋巴结转移和亚临床播散。新型载药微球的应用，通过载药栓塞微球不仅能够达到栓塞目的，还可以把药物吸附在微球上，只要将微球传送到病灶附近，就能使得承载的靶向药物发挥作用，肿瘤患者也避免了全身化疗带来的治疗痛苦。

（二）髂内动脉及前干灌注化疗术

对于Ⅱb 期及以上的中晚期宫颈癌患者，由于癌细胞向两侧浸润累及宫旁、向下浸润累及阴道，宜采用双侧髂内动脉前干以及以下多级血管分支进行灌注化疗方法。最好是能进入子宫动脉的宫颈支，在灌注一定比例的抗癌药物后栓塞，将导管退到子宫动脉、髂内动脉前干，灌注余下的抗癌药物。如果估计化疗后有手术机会，可以栓塞双侧髂内动脉前干，采用双侧髂内动脉灌注化疗常规剂量一次性灌注。子宫动脉化疗栓塞术对缩小肿瘤有优势，但控制脉管癌栓略差于髂内动脉灌注。

（三）子宫动脉灌注化疗栓塞术

以双侧子宫动脉灌注化疗栓塞术为好，在可能的情况下应用微导管技术，实施子宫动脉宫颈支灌注化疗栓塞术最为理想，同时进行子宫动脉栓塞为主时，往往取得较好近期疗效。单纯子宫动脉化疗栓塞术治疗方法适合要求保留生育功能的患者，但对于这种局部晚期宫颈癌患者通常是以降低临床期别而创造手术机会、实施根治性手术为目标。此外，肿瘤供血动脉灌注化疗及栓塞的机制还包括：灌注化疗及栓塞增强了肿瘤细胞膜的通透性、使抗癌药物易于进入细胞内，从而提高了药物的作用。术前进行供血动脉栓塞，使宫旁血管、肿瘤供血血管变稀疏，因此，手术时分离宫旁组织容易，减少手术损伤，同时减少了术中出血。动脉给药定位准确，药物直接作用于瘤体，减少循环至全身组织的含量，从而降低了全身不良反应的发生。栓塞术的操作过程与子宫肌瘤栓塞等技术基本相同。

（四）经动脉植入药盒灌注化疗

20 世纪 80 年代，欧美国家开始应用动脉导管药盒系统（PCS）以氟尿苷持续动脉灌注治疗结肠癌肝转移患者，近年来随着介入放射学的兴起，微创性经皮下、股动脉植入 PCS 成为治疗盆腔恶性肿瘤方法之一。介入性动脉化疗目标之一是提高手术切净率。经股动脉栓塞化疗可有效缩小原发病灶，提高手术切除率。手术可切除大部分残留癌细胞，去除加速增殖的癌细胞，降低局部复发率。经双侧子宫动脉术前介入化疗在近期内能安全有效地缩小病灶范围，抑制淋巴结转移及宫旁浸润，为手术创造条件。巨块型Ⅱa期和Ⅱb期宫颈癌患者髂内动脉灌注化疗后再行手术，不增加手术风险，而且使相当一部分不具备手术指征的患者获得了手术机会，并且延长了生存期。

（五）宫颈癌放射介入治疗常用化疗药物及栓塞剂

1. 目标血管　双侧子宫动脉、髂内动脉前干。

2. 术中根据临床分期及癌灶染色情况将药物按需分配Ⅱb期及以上的病例，将抗癌药物总量分为三个 1/3：①1/3 在子宫动脉主干（子宫动脉下行支分出前 0.5 cm 处）进行灌注；②1/3 与明胶海绵颗粒混合栓塞双侧子宫动脉；③1/3 在髂内动脉前干灌注。

3. 化疗药物　一线抗癌药物：顺铂、卡铂、紫杉醇、吉西他滨、托泊替康。

4. 联合化疗方案　顺铂＋紫杉醇，卡铂＋紫杉醇，顺铂＋托泊替康，顺铂＋吉西他滨。

5. 栓塞剂　明胶海绵颗粒，以便必要时重复治疗。

八、宫颈癌并发症治疗

（一）宫颈癌伴阴道大出血

宫颈癌常常伴有阴道大出血，甚至危及生命，介入动脉血管栓塞术可有效控制出血，挽救生命，为宫颈癌后续治疗提供条件。

（二）宫颈癌伴肾积水

宫颈癌常常侵犯输尿管，导致肾积水，引起肾衰竭，严重危及患者生存和生活质量，介入经皮微创放置引流管和输尿管支架，能高效改善肾功能状况。宫颈癌的介入治疗除了经动脉灌注化疗、动脉栓塞（富血者）和动脉栓塞化疗外，还可以联合射频消融、冷冻消融、微波消融以及放射性粒子植入等介入治疗。妇科肿瘤放射介入治疗适用：各种妇科中晚期恶性肿瘤如宫颈癌、卵巢癌、阴道癌、子宫内膜癌等姑息治疗；恶性肿瘤术后复发无法再次手术且不接受耐受放化疗；恶性肿瘤导致急性大出血，保守治疗无效。介入治疗作为姑息治疗，具有微创性、恢复快、可重复性的优点，可明显减轻患者的痛苦，显著提高患者生存质量，延长生存时间。

总之，动脉灌注化疗栓塞的近期疗效一般均较显著，但却不能把它作为宫颈癌的单独治疗手段。因为盆腔脏器有着广泛的侧循环，当肿瘤的主供血管被阻断，使肿瘤组织缺血坏死时，广泛侧支循环也会逐渐建立，形成新的肿瘤供血血管，肿瘤细胞又继续生长。所以动脉灌注化疗需多次进行，不可能一次完全杀灭癌细胞，强调动脉灌注化疗适时进行手术，手术后化疗争取最佳效果。一旦化疗疗程数结束，尚未达到能手术的预期目的，则接受放疗。

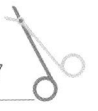

九、宫颈癌放射介入治疗的护理

(一) 常规护理

常规护理有①留置动脉导管或加压包扎期间，绝对卧床，双腿伸直不可打弯。包扎拆除后第 2 d，下床活动。②应用气垫床及减压贴，双下肢做足背屈伸运动，协助按摩腰背部及腓肠肌，预防下肢静脉血栓、压疮、腰背部疼痛。

(二) 并发症的护理

1. 疼痛　常见的副作用，以下腹痛为主，少部分合并腰痛，若栓塞过程中出现严重的栓塞剂反流，可出现臀部及下肢疼痛。常在栓塞后 1 d 甚至术中出现，持续 6～12 d，长者可持续数天到数月。部分合并腰骶部酸胀痛、肛门坠胀感、便意感，多因栓塞部位缺血、肌瘤变性肿胀、坏死及包膜牵拉引起。应注意密切观察患者生命体征变化、疼痛性质及持续时间及伴随症状，安慰患者并解释说明疼痛产生原因，消除患者恐惧心理，按医嘱适时应用镇痛药物。

2. 发热　部分患者术后 5 d 内可有发热，一般不超过 38 ℃，少数可达 38 ℃～39 ℃，由栓塞后组织坏死引起的吸收热所致，对症处理可缓解，注意观察体温变化及有无寒战等情况，高热时做好降温处理，并做好皮肤护理，补充水、电解质。

3. 恶心呕吐　多发生于术后 48 h 内，由碘对比剂、镇痛药物。栓塞后盆腔缺血性疼痛反射性引起迷走神经兴奋，坏死组织吸收导致，注意恶心呕吐次数、性质，呕吐物颜色性状，保持口腔清洁，必要时给予止吐药对症治疗。

4. 乏力、疲倦、厌食　多出现在术后数天，与坏死组织的吸收有关，应做好心理安慰，注意休息，必要时可给予中医调理。

5. 异位栓塞　由于栓塞剂选择不当，导管未完全插入肌瘤供血血管，注入栓塞剂时用力过大而引起非靶器官血管栓塞导致坏死。注意观察患者血压、脉搏、呼吸、血氧饱和度、神志和意识变化、肢体活动度，同时注意有无腹痛等情况。一旦发现异常及时汇报医生进一步处理。

6. 其他并发症　阴道不规则流血、分泌物增多、月经过少或闭经、皮肤神经损伤等。注意分泌物量、颜色及性状观察，保持会阴部清洁，监测生命体征及体温变化，注意有无大出血和感染情况发生。

十、出院宣教

出院宣教包括①建立良好生活习惯，避免过度劳累，早睡早起。②饮食指导：给予营养丰富，高蛋白、高维生素、低脂肪、易消化的食物，少量多餐。戒烟酒及刺激性食物。③禁止盆浴和游泳，术后 3 个月禁止性生活。术后 3～6 个月避免重体力活动及性生活，循序渐渐增加活动量。④保持愉悦心情，积极面对疾病，合理发泄负面情绪。⑤定期复查，出现异常情况及时就诊。复查的内容包括肌瘤大小情况、身体的各项指标等。

微创介入治疗作为一种创新的妇科肿瘤治疗方法，通过减少创伤、缩短康复时间和提高生存率，具有显著的优势和潜力。随着技术的不断进步和临床实践的积累，相信微创介入将在未来成为妇科肿瘤治疗的重要手段，为更多患者带来希望与康复。然而，介入治疗对恶性肿瘤的消退和缓解作用是短效的，且机制尚未完全明确。妇科恶性肿瘤介入动脉化疗的方案、疗程、化疗间隔期等还有待完善，介入治疗与放疗或手术治疗如何更好地配合，以达到提高癌症综合治疗的效果，提高远期生存率的目的，值得今后进一步研究和探索。

● 第三节　卵巢癌的介入治疗

随着介入治疗技术的发展，经动脉灌注化疗及栓塞逐渐成为妇科恶性肿瘤的有效治疗方法之一。将介入治疗应用于妇科恶性肿瘤的目的有以下几种：①缩小或消除癌灶，降低临床分期，为手术治疗创造机会，提高生活质量；②降低肿瘤细胞的分级，消灭癌灶周围的微小转移灶，提高生存率；③晚期癌瘤的姑息治疗；④癌灶出血的止血方法之一。

卵巢癌是女性生殖器常见的三大恶性肿瘤之一，可发生于任何年龄，其组织学类型较多。卵巢位于盆腔深部，卵巢肿瘤早期不易发现，而晚期肿瘤往往又失去手术根治机会，5 年生存率低于 30％。因此，卵巢恶性肿瘤死亡率居妇科恶性肿瘤首位，严重威胁女性患者的生命和健康。

卵巢组织成分复杂，是全身各脏器原发肿瘤类型最多的器官，不同类型的卵巢肿瘤，组织学行为和生物学行为均有很大的差异。世界卫生组织应用卵巢肿瘤组织学分类，主要分为①上皮性肿瘤；②性索间质性肿瘤；③生殖细胞肿瘤；④转移性肿瘤。直接蔓延及腹腔种植、淋巴转移是卵巢恶性肿瘤的主要转移途径，血行转移少见。因此，其转移特点是盆腔、腹腔内广泛转移灶，包括横膈、大网膜、腹腔脏器表面、壁腹膜及腹膜后淋巴等部位。即使外观肿瘤局限在原发部位，也可存在广泛微转移，其中以上皮性癌表现最为典型。

目前，手术是卵巢肿瘤的主要治疗手段，化疗也是卵巢肿瘤术前或术后重要的治疗方法，而新兴的卵巢肿瘤的介入化疗栓塞可明显提高治疗效果，有望成为改善患者预后的有效方法。

一、病因

卵巢癌病因尚不十分清楚，①有学者提出持续排卵的假说，持续排卵使卵巢表面上皮不断损伤与修复，修复过程中卵巢表面及其内陷的包涵囊肿上皮细胞可能发生基因突变，从而诱发卵巢癌。5％～10％卵巢上皮癌患者有家族史或遗传史，绝大多数遗传性卵巢癌和基因突变有关，并与遗传性非息肉性结直肠癌综合征相关联。②生殖因素，包括妊娠次数、首次生育年龄、哺乳、使用促排卵药物、口服避孕药。③外源性激素的替代治疗。④生活方式，如与肥胖、吸烟、饮酒等相关。总而言之，局部刺激因素、激素水平、年龄和产次、精神因素及遗传因素与卵巢肿瘤相关性较高。

二、临床表现

卵巢癌早期无症状。晚期主要症状为腹胀、腹部肿块、腹腔积液及其他消化道症状，部分患者可有消瘦、贫血等恶病质表现。肿瘤向周围组织浸润或压迫，可引起腹痛、腰痛或下肢疼痛；压迫盆腔静脉可出现下肢水肿；功能性肿瘤可出现不规则阴道流血或绝经后出血。三合诊检查可在直肠子宫凹陷处触及硬结节或肿块，肿块多为双侧，实性或囊实性，表面凹凸不平，活动差，与子宫分界不清，常伴腹腔积液。有时可在腹股沟、腋下或锁骨上触及肿大的淋巴结。

三、辅助检查

（一）彩超检查

可了解肿块的部位、大小、形态，囊性或实性，囊内有无乳头状突凸起。临床诊断符合率大于90％，但不易测出直径小于1 cm的肿瘤，良性肿瘤超声显像主要为囊性或以囊性为主的混合性回声，边界清楚，形态规则，血流信号不明显或稀疏短条状分布在肿瘤周边；恶性肿瘤相对较大，以实性或混合性回声为主，形态不规则，边界欠清晰，内部回声不均匀，血流信号较丰富，呈网状或分支状，流速较低；交界性上皮肿瘤表现为囊性包块，内见数个乳头状凸起，部分可见血流信号。

（二）磁共振成像（MRI）

可较好显示肿瘤位置及肿瘤与周围组织的关系，病灶可表现为实性或囊性肿块，可见T1WI（T1加权成像）低或等信号，T2WI（T2加权成像）高或略高信号，信号不均匀，在实时增强扫描后实性部分及囊壁有明显强化。

（三）CT

可判断周围侵犯及远处转移情况，肿瘤组织多为圆形或卵圆形，边缘多为分叶，瘤体多与周围组织关系欠清，周围器官常受压迫移位，强化后多为明显强化，肿块内囊性部分无强化。

（四）糖类抗原 125（血清 CA125）测定

80％卵巢上皮肿瘤患者血清 CA125 水平升高，但近半数的早期病例并未升高。

四、放射介入治疗

晚期卵巢癌常用治疗方法为肿瘤细胞减灭术及术后以铂类药物为主的联合化疗。由于发现晚、化疗易发生耐药，卵巢癌患者预后差，5 年生存率低于 30％。

随着介入治疗技术的发展，经动脉灌注化疗及栓塞逐渐成为妇科恶性肿瘤的有效治疗方法之一。将介入治疗应用于妇科恶性肿瘤的目的有以下几种：①缩小或消除癌灶，降低临床分期，为手术治疗创造机会，提高生活质量；②降低肿瘤细胞的分级，消灭癌灶周围的微小转移灶，提高生存率；③晚期癌瘤的姑息治疗；④癌灶出血的止血方法之一。

研究证实，经盆腔肿瘤供血血管灌注化疗药物，可使肿瘤局部药物浓度比外周血高 4～22 倍。有研究表明：局部药物浓度增加 1 倍，杀死癌细胞的数量可增加 10 倍左右，超选择性插管可使化疗药物直接进入肿瘤供血动脉，使肿瘤局部的药物浓度比全身静脉化疗高出许多倍，达到有效杀伤肿瘤细胞的目的，提高治疗效果。

^{125}I 放射性粒子植入近距离内放射治疗实体肿瘤临床疗效确切、创伤小、并发症少，已广泛应用于前列腺癌、头颈部恶性肿瘤、肺癌等实体肿瘤的治疗。近年来，^{125}I 放射性粒子植入治疗复发性妇科肿瘤包括卵巢癌，也取得了较好疗效。采用 CT 引导下经皮穿刺 ^{125}I 放射性粒子植入治疗复发性卵巢癌，能够提高肿瘤局部控制率，提高患者生活质量，并发症少、耐受性好。

● 第四节　妇科肿瘤介入治疗的疗效和存在问题

子宫肌瘤、子宫腺肌症或腺肌瘤，是育龄期妇女的常见病和多发病。子宫肌瘤虽然是良性肿瘤，但会引起患者月经过多、贫血、盆腔压迫症状等。子宫腺肌症的患者则长期受到剧烈痛经的困扰，严重影响正常的工作和生活，宫外孕出血不仅危及一侧输卵管的安危，还可能让患者失去子宫再孕的机会，甚至危及生命。对于上述两种疾病，传统上都使用子宫（输卵管）切除的手段，虽然治愈了疾病，但失去子宫对许多中青年妇女来说造成心理和生理巨

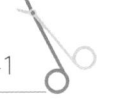

大的创伤。

介入治疗，通过超选择性栓塞双侧子宫动脉，该方法可使 90％ 以上的患者瘤体缩小，95％ 以上的患者症状消失。具有明显的优势：完好地保留子宫功能；避免了手术的创伤打击；有效减轻临床症状，明显缩小肌瘤；创伤小，恢复快，住院时间短；较传统手术简便，经济，一般不用输血；为患者留有余地，栓塞失败可行其他手术。从妇科心理角度而言，最大优点不在于微创，而在于保留子宫和生育功能。

一、子宫肌瘤介入治疗的疗效和存在的问题

子宫肌瘤介入治疗的主要术式为子宫动脉栓塞术，最大的优点在于创伤小、可以保留子宫，进一步的研究发现其复发率低，5 年的复发率不足 10％，而同样具有保留子宫功效的子宫肌瘤剔除术，其术后 2 年复发率为 20％、5 年复发率为 50％。但 UAE 治疗则有一定的限制，如带蒂的浆膜下子宫肌瘤、宫颈肌瘤、阔韧带肌瘤不适合 UAE 治疗。由于是通过导管在血管内操作达到治疗的目的，因此，对术者操作技巧的要求更高；子宫肌瘤剔除术不会影响卵巢的功能，而 UAE 治疗如果在术中操作不当，对栓塞剂不能进行有效的控制和管理可能导致子宫内膜的损伤或卵巢的损伤，虽然损伤率较低。因此，在有生育要求的子宫肌瘤患者一般不主张 UAE 治疗；UAE 治疗的围术期管理较为简单，一般术后 6 h 即可离床活动，如果使用血管闭合器术后 2 h 即可下地活动。但术后的随访和处理，UAE 治疗较子宫肌瘤剔除术更为详细一些。例如为了促进坏死肌瘤的吸收，术后 3 个月一般建议间断服用中药，主要是化瘀排毒的中药。子宫肌瘤 UAE 治疗后临床症状的改善有其固有的规律。UAE 治疗子宫肌瘤具有较好疗效，疗效的评估主要包括临床症状的改善及肌瘤体积的缩小两方面，临床症状的疗效包括月经增多、月经不调、压迫症状等的总体情况，临床有效率在 UAE 术后 3 个月为 84.67％，到术后 1 年达到最高点，为 90％；后逐步下降。术后 5 年降至 78.81％；呈先上升后下降趋势。而临床症状的复发率随术后时间的延长呈逐步上升趋势，术后 5 年升至 6.62％。从肌瘤体积变化来看，术后 6 个月内子宫肌瘤体积下降最明显，肿瘤缩小率为 54.92％，最高可缩小 70％，称为快速缩小期；术后 6～12 个月肌瘤体积仍有缩小，但较之前缩小速度略有减慢，约缩小 30％，称为缓慢缩小期；术后 1～3 年肌瘤体积缩小率维持 50％左右略有上升或无明显变化，称为平台期；术后 3～5 年，肌瘤体积无继续缩小，有部分患者发现新肌瘤或原肌瘤体积增大，术后 5 年缩小率为 40.01％，将此阶段称为复发期。

子宫肌瘤的治疗方法较多，如子宫肌瘤剔除术、子宫次全切术、子宫全切术等。这些方法深入人心、医患双方广为接受。因此，UAE 治疗子宫肌瘤在妇产科医生中接受度较低，这是一个非常大的遗憾。但也必须强调和明白的是 UAE 治疗只是其中的一种方法，其主要

优势在于保留子宫、避免外科治疗所导致的创伤，不能过于强调它的优势和扩大其适应证。

二、子宫腺肌病介入治疗的疗效和存在的问题

子宫腺肌病是子宫体的良性病变，其临床症状主要为进行性痛经和月经量过多，在临床上处理极为棘手，传统的治疗方法效果欠佳，尤其对进行性痛经在保守治疗的方法上没有明显的优势。UAE 治疗作为一种新的治疗方法经过近 16 年的临床观察发现具有一定的效果。文献报道，UAE 治疗子宫腺肌病痛经疗效的有效率在术后 6 个月达到最高点，为 79.58%，而后呈逐渐下降趋势，术后 3 年有效率下降至 27.6%，术后 3～5 年处于相对稳定的状态，5 年总有效率为 51.61%。而痛经症状的复发率随术后时间的延长呈逐步上升趋势，术后 1 年复发率为 5.07%，术后 3 年复发率 27.68%，术后 5 年复发率 33.33%。根据疗效趋势特点将其分为 3 期：术后 1 年内有效率稳定在较高水平，复发率低，称为有效期；术后 1～3 年有效率下降，复发率升高，称为复发期；术后 3～5 年有效率及复发率均处于稳定水平，称为平台期。对于月经量过多的患者，UAE 治疗具有极好的疗效：UAE 术后 3 个月患者月经量过多有效率即达到 80.43%，之后逐渐升高至术后 5 年有效率达 94.87%；UAE 术后患者月经量过多复发率一直处于较低水平，术后 5 年仅 2.56%。但 UAE 治疗后，子宫体积的缩小率没有子宫肌瘤那么明显：术后 3 个月内子宫体积下降最明显，缩小率为 21.09%，占总体缩小率 63.20%，称为快速缩小期；术后 3～12 个月子宫体积缩小速度略为缓慢，约为总体缩小率 21.33%，称为缓慢缩小期；术后 1～3 年子宫体积无继续缩小，有部分患者发现子宫体积增大，称为复发期；术后 3～5 年，子宫体积总缩小率维持 33.37% 左右略有上升或无明显变化，将此阶段称为平台期。

综上所述，UAE 治疗子宫腺肌病虽然尚未达到非常理想的效果，但目前仍无一种保守治疗的方法能够达到此效果。因此，UAE 是目前子宫腺肌病最好的保守治疗方法，存在的问题是如何进一步提高疗效。

三、产后出血介入治疗的疗效和存在的问题

妇科大出血的介入治疗：包括前置胎盘大出血、产后大出血、恶性肿瘤出血等多种情况。凶险性前置胎盘是指既往有剖宫产史，此次妊娠为前置胎盘，胎盘覆盖原剖宫产切口，并常伴有胎盘植入，是导致产前、产时及产后大出血的主要原因之一，在剖宫过程中常常出血凶险，生产过程异常危险。介入医生在产妇双侧髂内动脉各放置一个球囊，剖宫产术中把球囊打开，把双侧髂内动脉血流阻断，子宫血液供应就大大减少，术中出血也会明显减少。产后出血是指胎儿娩出后 24 h 内失血量超过 500 ml，剖宫产时超过 1 000 ml，是分娩期严重并发症，居我国产妇死亡原因的首位。传统方法是进行外科手术切除子宫，但同时意味着

产妇将丧失子宫及生育能力。

子宫动脉栓塞术适用于经保守治疗效果欠佳的各种难治性产后大出血。绝大部分情况下可以实现止血的同时保住子宫。产后出血介入治疗的主要术式为 UAE，但有时也行双侧髂内动脉栓塞术，个别患者实施子宫动脉下行支栓塞术。介入治疗一方面挽救了孕妇的生命，同时也保住了子宫，另一方面为产科医生解除了后顾之忧。但产后出血的介入治疗也存在一些问题。首先，临床疗效参差不齐。在不同的医院产后出血介入治疗的成功率不一，导致这个问题的主要原因是妇产科医生对介入治疗的过程不了解，而介入科医生对产后出血发生的病因不清，妇产科医生和介入科医生之间出现脱节；术后的管理不佳等问题。加强对妇产科医生的相关培训，加强与介入科医生的沟通十分必要，于患者亦有益。

四、妇科恶性肿瘤介入治疗的疗效和存在的问题

在妇科恶性肿瘤中，介入治疗（动脉化疗）应用最早和最多的是局部晚期的宫颈癌和滋养细胞肿瘤。20 年前，宫颈癌的静脉化疗不被认可，其主要原因是没有有效的化疗药物。这时介入治疗因为同时具有灌注化疗药物和栓塞动脉血管的功能，而对宫颈癌具有一定的效果。文献报道约 50％的 Ⅱb 期和 Ⅲb 期的宫颈癌患者获得手术的机会，这在当时受到了一定的质疑，但不可否认的是通过动脉化疗使我们认识到化疗对宫颈癌有效，只是我们没有找到合适的药物和合适的途径。此后随着有效化疗药物的出现，证实了上述的观点。近年来实践证明应用 TP 方案静脉化疗具有较好的作用，从而使介入治疗受到冷落。但我们最近将两者的卫生经济学指标进行统计处理发现，在相同效果的前提下动脉化疗所用疗程、费用、治疗的时间均少于静脉化疗，具有明显的优势。动脉化疗具有优势在于相同的化疗药物剂量下，癌组织内的抗癌药物浓度高于静脉数倍，另外其具有栓塞功能，这是静脉化疗所不具备的。存在的问题是同所有治疗方法一样，介入治疗也有一部分患者效果欠佳，需要寻找原因并予以解决；动脉化疗的抗癌药物剂量仍在沿用静脉化疗的剂量，能否减少抗癌药物的剂量而不降低疗效是需要进一步探讨的问题。

五、异位妊娠（宫外孕）介入治疗

对于异位妊娠，传统的治疗方法是剖腹切除该侧输卵管，这不仅给患者带来痛苦，增加其经济负担，同时也使有生育要求的患者减少或丧失再孕的机会。介入治疗异位妊娠有效地避免了上述不足。介入治疗异位妊娠的理论基础是：输卵管 85％以上供血量来自子宫动脉，子宫动脉是输卵管内异位妊娠囊胚的主要供养动脉。介入治疗的基本做法是：经子宫动脉直接灌注药物，并予以明胶海绵颗粒栓塞子宫动脉，这样局部药物浓度较高，灌注完毕后，予以明胶海绵颗粒完全栓塞子宫动脉，暂时阻断妊娠囊血供来源，使附着在输卵管壁的绒毛在

短时间内迅速发生变性坏死，可获迅速杀胚作用。另外，栓塞子宫动脉，对于输卵管狭部、间质部、子宫角部和子宫颈部的异位妊娠，可预防妊娠囊破裂引起的致命性大出血，但不会增加子宫缺血、坏死的危险。

六、盆腔淤血综合征，卵巢静脉栓塞术

盆腔内静脉内压力升高或回流不畅，可导致盆腔静脉迂曲扩张。在临床上出现一系列症状即盆腔坠痛、低位腰痛、性交痛，月经量多、白带多，妇科检查阳性体征少，临床上也称作"三痛两多一少"。介入治疗可快速、有效缓解患者身心痛苦。

10

Chapter Ten ● 第十章

覆膜支架腔内隔绝术

覆膜支架腔内隔绝术是一项前沿的介入手术，主要用于治疗主动脉瘤、主动脉夹层等血管疾病，其核心是通过导管在血管腔内操作，将覆膜支架置入病变血管，以隔绝病变部位，恢复血流并防止破裂手术方式。

内脏动脉瘤（visceral artery aneurysm，VAA）是指腹腔干、肠系膜上动脉或肠系膜下动脉及其分支的动脉瘤。内脏动脉瘤发病率为 0.01%～0.20%。虽然内脏动脉瘤发病率较低，但其破裂率可高达 25%，且常导致失血性休克甚至死亡。

主动脉是将血液从心脏输送到身体的管道，是人体内最大的血管。在所有主动脉疾病中，最为致命的是主动脉瘤和主动脉夹层。主动脉瘤可出现在主动脉的任何部位，其中四分之三的主动脉瘤出现在主动脉腹腔段（腹主动脉），现以腹主动脉瘤为代表进行说明。

腹主动脉瘤（abdominal aortic aneurysm，AAA）是指由于动脉粥样硬化、炎症、感染、遗传等因素导致腹主动脉血管壁薄弱和损伤，在高压动脉血流作用下发生直径扩大，形成腹主动脉瘤样扩张，腹主动脉直径＞30 mm 时，临床可诊断为腹主动脉瘤，虽然它并不是肿瘤，但研究显示，腹主动脉瘤破裂后死亡率高达 80% 以上，其危害性不比肿瘤低。

一、临床症状与表现

腹主动脉瘤往往生长缓慢且没有明显症状，因此患者很难察觉。典型的腹主动脉瘤是一个向侧面和前后搏动的膨胀性肿块，听诊可伴有血管杂音。腹部无痛性、搏动性包块是腹主动脉瘤患者最常见体征，包块通常位于脐周或上中腹部。如果不及时治疗，膨大的腹主动脉还会压迫周围邻近器官，例如肠管受压引起肠梗阻，肾脏受压引起肾盂积水。

腹部不适：最常见的症状之一是腹部的隐痛、胀痛或不适感。这种不适可能是持续的，也可能是间歇性的。先兆破裂通常会有中腹部或腰背部疼痛，多为钝痛，可持续数小时甚至数日，一般不随体位或运动而改变。若疼痛为突发伴有低血压和腹部搏动性包块，很有可能提示腹主动脉瘤破裂。炎性腹主动脉瘤也可能有腰痛症状，感染性腹主动脉瘤的疼痛通常合并发热。

腹部脉搏感知异常：有部分患者可能会注意到自己腹部的脉搏感觉变化，这是因为主动脉瘤的扩张可能会影响腹部的脉搏传导。在某些情况下，可能还会在腹部感觉到一个凸起或肿块，这是由于主动脉瘤的扩张所致。

如果主动脉瘤压迫胃部，可能会导致恶心和呕吐。压迫到肾盂、输尿管时，则会出现泌

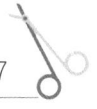

尿系统梗阻现象：血尿、肾绞痛；如果瘤体压迫膀胱，表现为腰痛、尿频、尿急、尿痛等。压迫到肠道则可能会出现便秘等肠梗阻症状。极少数患者瘤体压迫胆总管，可出现黄疸症状。当突发下肢疼痛、发凉、麻木等，可能是腹主动脉瘤腔血栓脱落，导致下肢栓塞。尽管这些症状可能提示腹主动脉瘤的存在，但早期症状往往不明显。

二、病因研究及危险因素

老年男性，高血压患者及长期吸烟者往往是高危人群。腹主动脉瘤和不良的生活习惯有密切的关系。

（一）长期吸烟

科学研究证实，吸烟是腹主动脉瘤形成的独立因素，临床发现腹主动脉瘤患者中，80%有吸烟习惯，且有吸烟习惯的人患腹主动脉瘤的概率高出不吸烟的人约 4 倍。

（二）高血压

高血压不仅会引发腹主动脉瘤，还可能会造成已经形成的腹主动脉瘤生长速度加快，甚至破裂。45 岁以上的高血压患者更容易患腹主动脉瘤，控制血压很重要。

（三）高血脂

当血液里的血脂含量高时，血脂就可能沉积在血管内皮下方形成动脉硬化，造成血管内的营养成分无法进入平滑肌，导致内层靠近血液的平滑肌细胞坏死。坏死后的平滑肌细胞会变得松弛、扩张，从而形成了动脉瘤。

（四）高龄

血管会随着年龄增加而发生老化和退行性病变，从而引发腹主动脉瘤。存在高血糖、高血脂、高血压、吸烟史、肾脏病、家族性遗传病（如马方综合征、埃勒斯-当洛综合征）的患者皆为高危人群，尤其存在心绞痛或动脉硬化病史者。

三、检查诊断

（一）影像学检查

1. 血管多普勒超声　血管多普勒超声检查具有无创、廉价和无辐射等优点，是确诊和筛查腹主动脉瘤时费用最低、无创和常用的影像学手段，尤其适合腹主动脉瘤的首次诊断和直径<3.5 cm 的小动脉瘤的随访，具有较高的敏感度和特异度。超声造影可显示动脉壁供血情况。超声检查的限制包括肥胖或肠道气体干扰；心动周期内主动脉直径变化；不同操作者和操作设备可造成结果差异；难以同时评估肾上腹主动脉和胸主动脉情况等。

2. CT 血管造影　CT 血管造影（CTA）可以准确测量腹主动脉瘤各项数据，是最常用的术前评估和术后随访手段，可以较为精确地判断动脉瘤直径、范围、形态、附壁血栓、分支血管通畅性和瘤体外组织器官状况。炎性腹主动脉瘤的 CTA 表现常呈现典型的"灯罩征"。感染性腹主动脉瘤的典型 CTA 表现为瘤体不规则型或分叶型、可伴有明显的钙化灶、感染区富含气泡等。

（二）人群筛查

国外文献报道，对初次检查腹主动脉直径在 2.5 cm 或<3.0 cm 者，推荐 10 年复查 1 次；直径在 3.0 cm 或<4.0 cm 者，推荐 3 年复查 1 次；直径在 4.0 cm 或<5.0 cm 者，推荐 1 年复查 1 次；直径在 5.0～5.4 cm 者，至少 6 个月内进行复查，并推荐尽快接受手术评估。建议对于有高血压、高龄、慢性哮喘和咳嗽等高危因素的患者应该缩短复查间隔期，适当增加复查频率。

四、腹主动脉瘤的治疗

（一）非手术治疗

腹主动脉瘤行非手术治疗主要是降低合并的心血管疾病风险和尽可能减缓动脉瘤的增长速度。戒烟是重要且可纠正的危险因素。少数研究结果显示，锻炼可能使小动脉瘤患者受益。血压控制和 β 受体拮抗剂是目前认为可能有助于减缓腹主动脉瘤增长速度、降低病死率的措施。血管紧张素转换酶抑制剂（ACEI）和他汀类药有助于降低合并的心血管疾病风险，但对腹主动脉瘤的获益尚不十分清楚。目前，没有高级别证据支持使用他汀类药物、多西环素、罗红霉素、ACEI 或血管紧张素受体阻滞剂（ARB）可以有效减缓腹主动脉瘤增长速度、降低破裂风险。

（二）手术治疗

1. 腹主动脉瘤是否应接受手术治疗需要综合考虑动脉瘤情况、生存预期和手术风险等多方面因素。

（1）腹主动脉瘤直径是决定是否手术的首要因素。国外指南一般推荐，腹主动脉瘤直径>5.5 cm 的男性或直径>5.0 cm 的女性患者考虑择期手术。但近些年也有研究建议，如果获益明确、手术风险可控和预期寿命较长，对于直径>5.0 cm 的男性或直径>4.5 cm 的女性腹主动脉瘤患者，同样可以考虑择期手术。针对我国人群的腹主动脉直径的调查研究结果发现，我国人群腹主动脉直径小于国外人群，推荐手术适应证为男性腹主动脉瘤直径>5.0 cm，女性>4.5 cm。

（2）腹主动脉瘤生长速度是决定是否手术的第二因素。不论瘤体大小，如果腹主动脉瘤瘤体直径增长速度过快（每年增长>10 mm），也需要考虑尽早行手术治疗。

（3）症状是决定是否手术的第三因素。不论瘤体大小，如出现因动脉瘤引起的疼痛，不能除外破裂可能者，也建议及时手术治疗。

（4）因瘤腔血栓脱落引起栓塞是决定是否手术的第四因素。此外，手术适应证还应参考年龄、性别、伴随疾病、预期寿命、瘤体形态和器官组织受压等多方面因素。所有先兆破裂和破裂性腹主动脉瘤均应积极进行手术治疗。炎性腹主动脉瘤和感染性腹主动脉瘤的手术时机要根据患者一般状况和炎症控制情况决定。对于择期腹主动脉瘤修复术，应该避免在未经控制的活动性感染或败血症，活动性出血（非动脉瘤相关）或凝血功能障碍，心肌梗死急性期，脑梗死急性期，肝、肾衰竭急性期，预期寿命<6个月（如恶性肿瘤晚期）等情况下进行。破裂腹主动脉瘤的紧急手术以抢救生命为首要原则，不受上述情况限制，但上述情况的存在会极大增加手术的死亡和并发症风险。腹主动脉瘤切除和人造血管移植术是腹主动脉瘤的经典开放修复术。对于全身状况良好、可以耐受手术的腹主动脉瘤患者，开放修复术是治疗的标准术式。

2. 腹主动脉瘤腔内修复术（endovascular abdominal aortic repair，EVAR）由于其微创、安全等优势越来越多地被用于临床。近些年，腔内技术和器具的快速发展，推动了复杂EVAR的应用和推广。但开放手术的作用仍不可替代，尤其对于不适合腔内技术的病例、感染性腹主动脉瘤、需要中转开放手术以及需要开放手术处理的腔内修复术后并发症等。

EVAR最早被定义为应用于不适宜行开放手术的高危患者。由于EVAR可避免腹部长切口，加之血管入路完全穿刺技术的日益成熟，目前多数患者均可以在局部麻醉下完成手术，明显减少手术创伤和缩短住院时间，尤其适用于合并严重心肺功能不全及其他高危因素的患者。由于EVAR的微创性，以及相关器材和技术的迅猛发展和革新，其手术适应证在一些国家和医学中心已经被迅速拓宽，尤其在治疗破裂性腹主动脉瘤方面有取代开放手术的趋势。

常规EVAR效果依赖于：①近端锚定区条件；②远端锚定区条件；③径路血管条件。锚定区长度、成角、形态、血管壁状况直接影响移植物释放后是否能够充分贴合不发生内漏。径路血管条件影响输送系统是否能够安全通过。不同的移植物对EVAR解剖适应证要求有所不同。核心技术是腔内重建分支动脉，包括烟囱技术、开窗技术和分支支架技术等。目前，国内外学术界的主流观点认为，腔内技术治疗复杂腹主动脉瘤具有术后30 d病死率低的优势，而开放手术治疗复杂腹主动脉瘤则具有再干预率较低的优势。

3. 术前准备与评估 除上述开放手术所需的术前评估外，EVAR要求针对病变解剖做详细评估，通常首选CTA检查，评估内容如下：

（1）近端和远端锚定区血管长度、直径、形态、成角、钙化、血栓等。

（2）径路血管的直径、迂曲、钙化、狭窄等。

（3）分支动脉状况：包括复杂EVAR需要评估的腹腔动脉、肠系膜上动脉、肾动脉及髂内动脉的直径、开口部位、起始部血管走向、狭窄与钙化、变异等；也包括非重要分支血管如肠系膜下动脉、腰动脉、骶中动脉血管的直径和血管通畅性等。

（4）瘤体状况：包括瘤体大小、形态、附壁血栓和钙化等。

这些解剖因素决定患者是否适合 EVAR 以及影响术后效果。此外，EVAR 术中应用的对比剂会增加肾脏负担，存在肾功能不全的患者接受 EVAR 时，术前可采取水化等措施降低对比剂相关肾损伤风险；对需要栓塞髂内动脉的患者，建议记录患者术前性功能状况。开展 EVAR 治疗腹主动脉瘤的手术团队应同时具备腹主动脉瘤开放手术的能力，以便必要时高效地转为开放手术。

4. 术中注意事项

（1）EVAR 可在全身麻醉、区域神经阻滞麻醉或局部麻醉下进行。麻醉类型通常取决于外科医师的选择和患者的基本情况。多项研究结果显示，采用局部麻醉时手术时间和住院时间均较短且并发症较少。但如果预计患者配合度差或操作复杂，则优选全身麻醉。

（2）EVAR 置入腔内移植物时一般需要建立双侧股动脉入路。可通过传统外科切开股动脉方式或经皮穿刺方式来实施 EVAR。采用经皮穿刺入路时使用渐进式系列扩张器来协助输送系统通过，专门的血管缝合装置可帮助完成血管穿刺创口的闭合。影响经皮动脉缝合装置效果的因素包括股动脉较细、腹股沟手术史或闭合装置使用史、严重的动脉狭窄、钙化或闭塞性疾病以及股总动脉瘤。

（3）移植物直径选择通常大于锚定区血管直径的 10%～15%。不同移植物因材料与结构不同而具有不同的特点，应根据腹主动脉瘤解剖特点择优选择。

（4）术中首次肝素用量为 0.8 mg/kg，之后每小时追加 10 mg。对手术时间较长的 EVAR 应监测激活全血凝固时间（ACT），保持手术过程中 ACT 在 250～300 s。

五、术后疗效与并发症

EVAR 术后主要并发症包括内漏、移植物移位、移植物闭塞和感染等。有证据表明，EVAR 治疗患者术后再次接受主动脉相关手术的风险显著高于开放手术。

内漏是指移植物植入后仍有血液持续流入被封闭的动脉瘤囊内，提示未能完全将动脉瘤隔绝于主动脉循环之外。

1. 内漏：可分为 5 种类型。Ⅰ型内漏指由于近段或远段锚定区封闭失败导致血流进入瘤腔。Ⅰ型内漏引起的瘤腔内压力较高，容易导致瘤体破裂。Ⅱ型内漏指通过分支动脉（如腰动脉、肠系膜下动脉、髂内动脉和副肾动脉等）返血进入瘤腔，发生率 20%～40%。Ⅲ型内漏指来自支架血管的破损或移植物接口。Ⅳ型内漏指由于移植物通透性不良引起的血液渗漏。此外，还发现部分患者 EVAR 术后瘤腔持续增大，但常规 CT 扫描未发现明显的内漏，有研究称其为内张力，即Ⅴ型内漏。对于Ⅰ型和Ⅲ型内漏，建议术中即刻修复，球囊扩

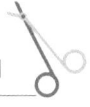

张或植入额外的腔内移植物通常有效，而对于严重的Ⅰ型和Ⅲ型内漏，建议中转开放手术。多数Ⅱ型内漏可以随时间延长瘤腔内自行血栓化而封闭；少数持续存在的Ⅱ型内漏并引起动脉瘤直径逐渐增大者，可以采取二期选择性分支动脉栓塞、瘤腔栓塞、开放手术或腹腔镜下Ⅱ型内漏分支动脉结扎等方法处理。对于内张力持续存在，随访前后对比发现动脉瘤显著增大（>1 cm）者，建议使用超声造影作进一步诊断评估，并根据患者自身情况进行外科治疗。

2. 感染　EVAR术后移植物感染是非常严重的并发症。外科处理包括经皮穿刺置管引流或灌洗、移植物取出并原位人工血管重建等。对于多数腹主动脉移植物感染者，在充分抗炎的基础上，建议行外科手术取出支架移植物，同时行解剖外旁路手术。

六、腹主动脉瘤 EVAR 围术期的护理

（一）术前护理

1. 血压、心率的评估与管理　护理人员应定期监测患者血压、心率变化，必要时予心电监护。对于高血压患者，护理人员应遵医嘱予降压药物口服或静脉输注，逐步将血压控制在 130/80 mmHg（1 mmHg = 0.133 kPa）左右，心率≤80 次/min；并协助患者积极干预影响血压、心率波动的危险因素，如遵医嘱予患者低盐、低脂、高维生素饮食，指导患者保证良好的睡眠，对于存在睡眠障碍的患者，遵医嘱予催眠药等。

2. 腹主动脉瘤形态相关评估　护理人员应根据主动脉电脑断层血管摄影术（computed-tomography angiography，CTA）结果了解瘤体直径、形态等，瘤腔内是否有附壁血栓形成，关注患者有无腹主动脉瘤相关压迫和/或瘤腔内血栓脱落导致的栓塞表现，评估是否累及分支动脉，有无影响脏器或肢体供血。若腹主动脉瘤压迫下腔静脉，应评估患者是否有下肢肿胀、疼痛等表现；若压迫肠道，应评估患者有无恶心、呕吐、腹痛、腹胀等肠道梗阻的相关表现，对于病情严重、形成主动脉-肠瘘者，应评估其有无呕血、黑便等消化道出血的相关表现；若压迫输尿管，应评估患者有无腰痛、血尿、尿频、尿急、排尿困难等肾盂积水的相关表现。若腹主动脉瘤瘤腔内血栓脱落导致腹腔干动脉栓塞，应评估患者有无腹痛、背痛等表现；若导致肠系膜动脉栓塞，应评估患者有无腹胀、腹痛等肠道缺血甚至肠道坏死的相关表现；若导致肾动脉栓塞，应评估患者有无腰背部疼痛、少尿、无尿等肾功能不全的相关表现；若导致髂内动脉闭塞，应评估患者有无会阴部和臀部肌肉皮肤缺血、结肠缺血、性功能障碍等相关表现；若导致下肢动脉栓塞，应评估患者有无下肢疼痛（pain）、苍白（pallor）、无脉（pulselessness）、感觉异常（paresthesia）、麻痹（paralysis）、皮温降低（poikilothermia）的下肢缺血"6P"征表现。同时，护理人员应根据患者的临床表现给予护理措施，以预防相关并发症的发生。

3. 全身情况评估　对于感染性腹主动脉瘤患者，护理人员还应评估其近期有无体温升高、乏力、体重下降等表现，观察血白细胞和中性粒细胞计数、C-反应蛋白及血沉的变化。高热患者予冰袋物理降温，必要时遵医嘱留取血培养和/或行抗生素药物敏感试验，并根据检验结果遵医嘱进行抗感染药物治疗。同时，关注患者体重及血红蛋白、白蛋白等指标变化，予患者优质蛋白饮食，加强营养支持。

4. 常规评估　询问患者用药史及药物过敏史，关注患者心脏、肺、肾脏等重要脏器功能情况，协助患者完善心电图、胸片、心脏超声和CT血管造影等检查，做好患者生活自理能力、心理和营养状态评估以及导管滑脱、跌倒/坠床、压力性损伤、静脉血栓栓塞症（venous thromboembolism，VTE）等风险因素评估，根据评估结果予患者针对性护理。

5. 避免腹内压增加　指导患者避免用力排便，对于便秘患者，遵医嘱予缓泻剂，保持大便通畅；对于排尿困难患者，根据原因给予措施促进尿液排出，必要时遵医嘱留置导尿。指导患者适度运动，避免提举重物，活动量以不感到劳累为宜。提醒患者预防呼吸道感染，对于长期频繁咳嗽、咳痰患者，遵医嘱予止咳、化痰等药物对症治疗，并关注用药效果。

（二）术前准备

护理人员应向患者及家属宣教手术相关知识，重视患者心理护理。遵医嘱进行抗生素过敏试验、备血。对于胃肠功能无异常的患者，采用全身麻醉时，指导术前禁食6 h、禁水2 h；采用局部麻醉时，指导术前正常进食，但不宜过饱。教会患者床上配合使用便器以及有效排痰、轴线翻身、踝泵运动的方法。根据患者手术方式进行术前备皮，行腔内手术患者备皮范围为上至髂前上棘，下至大腿上1/3，包括会阴部；行开放手术患者备皮范围为上至剑突，下至大腿上1/3，包括会阴部，两侧至腋中线，并注意脐部清洁。

（三）腹主动脉瘤破裂/濒于破裂的救护

1. 腹主动脉瘤濒于破裂征象的识别　护理人员应严密观察患者有无突发的血压升高或血压正常但脉压差减小伴心率增快以及有无突发的腰腹部剧烈疼痛，注意评估疼痛的性质、程度、具体位置以及其他伴随表现。若出现上述情况，立即查明原因，警惕腹主动脉瘤破裂的发生。

2. 腹主动脉瘤破裂征象的识别　一旦患者出现血压迅速下降，伴或不伴有中腹部、腰背部或腹股沟区域剧烈疼痛，甚至有意识淡漠、脉搏微弱等休克表现，护理人员应立即为患者实施腹主动脉瘤破裂的急救护理。

3. 急救护理　一旦患者发生腹主动脉瘤破裂或濒于破裂，护理人员应指导患者立即绝对卧床，避免翻身，予患者心电监护和高流量吸氧，密切观察患者意识、血压、心率、呼吸、血氧饱和度变化；同时，为患者建立至少两路静脉通道。及时评估患者腹部或腰部疼痛的性质、程度和具体位置，必要时遵医嘱应用镇痛药物，观察镇痛效果。腹主动脉瘤濒临破裂时，患者可能会出现血压升高，护理人员应遵医嘱经静脉紧急降压治疗，并加强患者生命体征和尿量的动态评估。若患者发生腹主动脉瘤急性破裂，遵医嘱予血管活性药物，补充晶体与胶体溶液，维持收缩压在 $80\sim90$ mmHg。血管活性药物推荐采用微量泵输注，建议经中心静脉置管给药，如患者通过临时性外周静脉留置针给药，注意观察有无静脉炎、药液外渗等情况发生。同时，配合医生做好紧急手术前准备：遵医嘱为患者行血型交叉试验和备血，必要时做好自体血回输准备。

（四）术后护理

1. 饮食护理　对于行全身麻醉患者，待麻醉清醒后在无胃肠道不适的情况下应尽早恢复经口进食、饮水，可由流质饮食逐步过渡至半流质饮食直到正常饮食；行局部麻醉患者，术后若无胃肠道不适，可正常进食和饮水。

2. 常见并发症预防和护理

（1）主动脉腔内修复术后综合征（post endovascular aortic repair syndrome，PERS）：

1）常见原因：患者术前白细胞增多；覆膜支架植入对血管内膜持续刺激；动脉瘤腔内血栓形成；术后动脉瘤腔内血栓化过程中红细胞和血小板持续消耗等。

2）预防策略：遵医嘱应用糖皮质激素和非甾体抗炎药以预防 PERS 发生。同时，应密切观察患者术后有无体温、血白细胞计数及 C-反应蛋白增高、血红蛋白和血小板计数降低的"三高两低"表现。

3）护理策略：一旦患者发生 PERS，若体温过高，遵医嘱予患者冰袋和/或药物降温治疗，并密切观察体温变化，出汗较多的患者及时协助其更换清洁病员服，并指导其适当多饮水或补液。根据患者血红蛋白下降程度，遵医嘱予患者输血治疗，期间观察患者有无输血反应；若患者血小板计数下降，观察有无皮肤黏膜、消化道、泌尿道等出血倾向，告知患者活动时动作轻慢，避免磕碰。

（2）切口或穿刺点出血/假性动脉瘤形成：

1）常见原因：术中反复穿刺股动脉；术后下床时间较早；术后伤口加压包扎不到位；围术期抗凝药物应用；患者合并凝血功能障碍等。

2）预防策略：护理人员应定期评估患者手术切口或穿刺点敷料外观有无渗血、渗液，局部有无隆起或皮下淤血、按压有无疼痛，并评估患者有无腹痛等主诉，关注患者血压、心率变化，警惕腹膜后血肿的发生。若患者伤口应用血管缝合器，术后指导患者手术侧下肢保持伸直位 6 h；若仅采用自黏绷带加压包扎，建议保持手术侧下肢伸直位 $6\sim24$ h，必要时伤口处予砂袋压迫。如患者术后躁动，可遵医嘱采取合适的保护性约束。术后 24 h 后，在患者病情和自理能力允许的情况下，协助其下床活动。

3）护理策略：对于腹股沟伤口有少量新鲜渗血的患者，护理人员应及时汇报医生，并配合医生对伤口进行重新加压包扎；对于术侧腹股沟有皮下淤血的患者，护理人员应使用记号笔标记淤血范围，动态观察边界有无扩大。对于出现切口或穿刺处假性动脉瘤的患者，评估假性动脉瘤的大小、范围，并积极配合医生予局部压迫治疗及针对性处理。若患者出血量较大，护理人员应立即予患者心电监护、吸氧，观察其意识状态、尿量情况，及时纠正低血容量性休克。

（3）下肢动脉闭塞/血栓形成：

1）常见原因：病变累及下肢动脉；围术期抗凝不足；术中动脉硬化斑块或动脉瘤附壁血栓脱落至下肢动脉；手术操作过程中入路血管夹层形成；术中主动脉支架覆盖下肢动脉；股动脉切开或穿刺处缝合不当导致闭塞等。

2）评估策略：护理人员应动态观察患者有无出现下肢缺血"6P"征表现，并与术前患者下肢血液循环情况进行对比，以关注患者病情变化。

3）护理策略：一旦患者发生下肢动脉栓塞/血栓形成，护理人员应遵医嘱予患者抗凝治疗。评估患者下肢皮肤温度、颜色和足背动脉搏动情况，以及注意倾听患者有无下肢疼痛、肢体感觉及活动异常等不适主诉，了解患者肢体缺血范围，并可通过测量患者的踝肱指数，评估下肢缺血严重程度。指导患者做好患肢保暖，对于存在下肢疼痛的患者，遵医嘱予镇痛治疗。对于需要急诊行取栓或溶栓手术患者，应做好相关围术期护理。

（4）肾功能不全：

1）常见原因：患者术前存在慢性肾脏疾病；病变累及肾动脉；术中对比剂的使用；术中导丝和导管操作造成血管内斑块破坏或血栓形成致肾动脉栓塞及肾动脉夹层；覆膜支架移位影响肾动脉供血；围术期低血压和/或低血容量致肾灌注不足等。

2）预防策略：自术前 24 h 至术后 72 h 遵医嘱予患者水化治疗，可在患者病情允许的情况下告知其尽可能多饮水，饮水量以患者不出现腹胀为宜，或遵医嘱使用 0.9% 氯化钠溶液和碳酸氢钠溶液静脉输注，以促进对比剂的排出，减轻对肾功能的影响。同时，护理人员应严密观察患者尿液的颜色、性质和量，监测患者肌酐、尿素、肾小球滤过率等血检验指标。

3）护理策略：一旦患者出现肾功能不全相关表现，护理人员应动态监测患者尿量，严格记录患者 24 h 出入量。同时，监测患者肾功能相关血液指标变化，并关注患者血钾、钠、钙等电解质变化，及时纠正电解质、酸碱平衡紊乱。并给予患者充足热量、优质蛋白饮食，加强患者营养。对于发生急性肾衰竭的患者，遵医嘱采用肾脏替代疗法，透析过程中做好患者生命体征观察。

（5）截瘫：

1）常见原因：患者围术期出现低血压和低血容量；术中隔绝肋间动脉、腰动脉、髂内

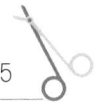

动脉、根大动脉等脊髓供血动脉。

2）预防策略：密切监测患者术后血压，并将收缩压控制在 130 mmHg 左右。同时，动态评估者下肢活动、感觉及大小便情况。遵医嘱予患者糖皮质激素、利尿治疗。对于术中或术后留置脑脊液引流管的患者，应做好相关护理，护理人员应告知患者及家属留置导管的目的。协助患者取去枕平卧位，脑脊液引流袋/瓶悬挂于床头，并保持引流管最高点高于侧脑室平面（即外耳道水平）10～15 cm。每班检查引流管是否妥善固定，有无受压、扭曲情况，如患者更换体位，需协助夹闭脑脊液引流管，注意评估引流穿刺点有无渗血、渗液情况。维持脑脊液引流量在 200 ml/d 左右，引流速度小于 15～20 ml/h，同时，严密观察脑脊液的颜色、性质和量，关注患者有无头痛、呕吐等表现。

3）护理策略：一旦患者出现截瘫，护理人员应严密观察患者生命体征变化，并将收缩压控制在 140 mmHg 左右或将平均动脉压增加至 100～110 mmHg，维持脑脊液压力为 10～15 mmHg，遵医嘱予患者补液扩充血容量。若患者未留置脑脊液引流管，应根据患者病情协助医生紧急行脑脊液引流术，并遵医嘱给予患者糖皮质激素等药物治疗。应用激素期间，护理人员应注意观察患者有无血糖升高、水钠潴留等不良反应，遵医嘱予保护胃黏膜、补钾、补钙等药物治疗，并做好感染预防。同时，做好患者心理护理，并加强患者双下肢肌力、感知觉评估，以了解截瘫相关体征改善情况。协助患者做好肢体功能锻炼，以预防VTE 和肌肉萎缩。若患者出现大小便失禁，应注意预防失禁性皮炎的发生。加强皮肤护理，每班评估患者骶尾部、足跟等骨隆突处皮肤情况，定期协助患者翻身，预防压力性损伤的发生。

（6）盆腔缺血：

1）常见原因：病变累及髂内动脉；术中动脉硬化斑块或动脉瘤附壁血栓脱落至髂内动脉；主动脉支架覆盖髂内动脉等。

2）评估策略：护理人员应定期查看患者臀部、会阴部有无皮肤颜色苍白、皮温降低、疼痛、皮肤破损等皮肤缺血性改变，警惕盆腔缺血的发生。

3）护理策略：一旦患者出现盆腔缺血，护理人员应遵医嘱予患者扩血管、抗凝等药物治疗，并观察患者症状改善情况。对于臀部皮肤存在完整性受损的患者，护理人员应给予患者气垫床减压和皮肤保护性敷料，必要时联合伤口专科护士处理，定期换药，并关注皮肤转归情况。

（7）肠道缺血：

1）常见原因：患者合并肠系膜上动脉狭窄或侧支循环不佳；主动脉支架覆盖肠系膜上动脉；主动脉支架覆盖肠系膜下动脉且侧支循环代偿不佳；主动脉支架覆盖双侧髂内动脉等。

2) 评估策略：护理人员应关注患者有无腹痛、腹胀等表现，并听诊患者腹部有无肠鸣音减弱或消失，警惕肠道缺血的发生。

3) 护理策略：一旦患者出现肠道缺血，遵医嘱予禁食、禁饮，同时，予患者静脉补充营养治疗，并保证出入量平衡。评估患者大便的次数、形态、量和颜色。注意观察患者腹部症状和体征，如患者出现腹部压痛、反跳痛、腹肌紧张等腹膜刺激征表现，遵医嘱予患者抗感染治疗，如患者发生持续、剧烈腹痛等肠道坏死相关表现，护理人员应配合做好急诊剖腹探查准备。

（8）急性心肌梗死：

1) 常见原因：术中大量失血致术后冠状动脉灌注不足；术后血流动力学紊乱等。

2) 评估策略：护理人员应严密观察患者有无胸痛、胸闷、心悸等表现，动态评估患者心电图变化，并监测肌钙蛋白、肌酸激酶同工酶等血检验指标是否存在异常。

3) 护理策略：一旦患者发生急性心肌梗死，护理人员应立即协助其绝对卧床休息，予持续心电监护，并做好心理护理。若患者发生呼吸困难和/或血氧饱和度下降，遵医嘱予持续吸氧。胸痛患者遵医嘱予镇痛药物，并观察患者疼痛缓解情况。需要行冠状动脉溶栓治疗的患者，护理人员应遵医嘱配制溶栓药物，用药期间关注患者有无低血压、出血等不良反应，并密切观察心电图变化、胸痛有无缓解，以评估溶栓效果。

（9）急性缺血性脑卒中：

1) 常见原因：术中大量失血、麻醉药物和（或）血管活性药物应用等导致血流动力学改变等。

2) 评估策略：护士应注意评估患者意识状态、神经功能、四肢活动情况以及感觉反应和协调性，警惕急性缺血性脑卒中的发生。

3) 护理策略：一旦患者出现急性缺血性脑卒中，应立即观察其意识状态、瞳孔大小，保证呼吸道通畅。遵医嘱予持续心电监护，密切监测患者血压、心率、血氧饱和度等情况，必要时予吸氧，维持血氧饱和度＞94%，如患者血压过高，遵医嘱应用静脉降压药物控制血压＜185/110 mmHg。同时，护士应配合医生做好紧急静脉溶栓或机械取栓准备。并根据患者肢体活动障碍程度，康复期指导患者行功能锻炼。

（10）静脉血栓栓塞：

1) 常见原因：手术时间较长；围手术期低血容量；术后卧床时间较长；围术期抗凝不足等。

2) 预防策略：护理人员应根据患者血栓风险和出血风险评估结果，遵医嘱给予患者相应的静脉血栓栓塞预防措施。患者卧床期间，指导其踝泵运动，病情允许的情况下，鼓励患者早期下床活动，多饮水和/或静脉补液以保证充足血容量。若患者血栓风险评估为低危，在无禁忌证的情况下，遵医嘱予机械预防；若评估为中危，遵医嘱予机械预防和/或药物预防；若评估为高危，遵医嘱予机械预防联合药物预防。应用机械和药物预防期间，评估患者有无相关并发症，同时，观察患者有无突发的下肢疼痛、肿胀、呼吸困难等表现，警惕静脉血栓栓塞的发生。

3）护理策略：一旦发生静脉血栓栓塞，护理人员应立即指导患者绝对卧床休息，严密监测患者生命体征，对于肺栓塞患者，遵医嘱予吸氧。告知患者禁止按摩患肢，动态观察并记录患肢皮肤颜色、温度、感觉、周径等变化，并与健侧进行对比。遵医嘱予患者抗凝、溶栓治疗，其间密切监测患者凝血指标，关注患者有无全身和/或局部出血倾向。遵医嘱予患者应用压力Ⅱ级梯度压力袜，并评估患者治疗效果。

（五）出院指导

1. 血压和腹内压管理　护理人员应指导高血压患者加强居家血压管理，遵医嘱服用降压药物，将血压控制在140/90 mmHg以下。保持情绪稳定，保证良好的睡眠。有吸烟史的患者应严格戒烟。指导患者低盐、低脂饮食，保持大便通畅。注意防寒保暖，预防感冒。

2. 伤口管理　指导患者保持伤口清洁干燥，及时关注有无局部皮肤温度升高、疼痛、红肿、化脓、渗血渗液等表现，防止伤口感染、出血等情况的发生。对于仅经股动脉穿刺行腔内手术的患者，如穿刺处皮肤愈合良好、无渗血渗液，出院3~5 d后可沐浴；对于经股动脉切开行腔内手术的患者，如切口处皮肤愈合良好、无渗血渗液，出院1周门诊随访，在伤口拆线或医生评估确认后可沐浴。行开放手术的患者，出院后可继续应用腹带保护伤口，建议出院1周后门诊随访，局部拆线或取出吻合钉，继续观察1周后，如伤口皮肤愈合良好，无渗血和渗液，可进行沐浴。

3. 远期并发症评估　指导患者出院后如患肺部感染等感染性疾病、拟行其他手术或侵入性操作（如拔牙等），应及时告知诊治医生腹主动脉瘤病史和相关手术史，并规范使用抗生素以预防移植物感染。教会患者自我监测体温的方法，如患者出现持续性低热、腹痛等表现，应及时咨询医护人员，警惕内漏、移植物感染等远期并发症的发生。同时，指导患者关注行走时有无髂内动脉缺血引起的臀肌跛行的发生。

4. 随访指导　腹主动脉瘤术后患者均进行长期常规监测，以确保动脉瘤修复始终安全有效。CTA是术后最重要的随访检查手段，能准确测量瘤体最大直径和移植物通畅性，还能检测内漏及其他相关并发症。推荐在EVAR术后30 d行CTA检查，如果不存在内漏或瘤体增大，之后每年1次超声检查，每5年1次CTA检查；如果存在内漏或瘤体增大，应在术后的第6个月进行CTA检查，对无内漏或瘤体增大者可接受之后每年1次超声检查和每5年1次CTA检查，对持续性内漏或瘤体增大者应择期二次手术。对于炎性或感染性腹主动脉瘤患者推荐同时在风湿免疫科和感染科进行随诊。

　　主动脉夹层及主动脉瘤是一种起病隐匿却可危及生命的动脉疾病，一旦破裂，死亡率极高。传统的开放手术治疗方法，存在手术创伤大、术中出血量多、并发症发生率高、胃肠道恢复慢、住院时间长等缺点，令许多患者望而却步。而 EVAR 术作为一项前沿的微创手术技术，仅需要局部麻醉条件下进行，患者全程清醒，通过在血管腔内进行操作，利用覆膜支架隔绝夹层或瘤体，具有手术时间短、创伤小、术中失血量少、术后恢复快、住院时间短等优点，大大降低了手术风险与患者痛苦。尤其适用于因动脉瘤引起的疼痛、动脉瘤直径过大或动脉瘤增长速度过快等需要紧急手术治疗的高危腹主动脉瘤患者。

Chapter Eleven ● 第十一章

食管支架置入术

很多疾病会引起食管狭窄，如各种外伤、放射性因素、烧灼、食管癌等。严重时可造成梗阻或穿孔，从而导致患者出现吞咽困难。食管癌发病率居常见恶性肿瘤第 6 位，病死率第 4 位，5 年生存率仅为 15％～25％。根治性切除是食管癌的标准外科术式，但 70％患者就诊时已为中晚期，失去根治性手术的机会。进行性吞咽困难是中晚期食管癌最常见的症状，不能进食固体食物甚至流质食物，进而发生营养不良，机体免疫功能下降，严重影响生存质量。

食管支架置入术是通过人体口腔—咽—食管等自然腔道，把食管内支架系统输送至狭窄部位，进而缓解局部狭窄或梗阻，该手术操作全程无创。食管支架置入具有即刻缓解吞咽困难的独特优势，不仅可解决患者的瘘口问题，还可起到支撑作用，从而恢复患者的正常饮食，是改善患者营养状态、提高其生活质量的安全有效的方法，被欧洲胃肠内镜学会（European Society for Gastrointestinal Endoscopy，ESGE）推荐为恶性食管梗阻姑息治疗的最佳选择。食管支架置入术费用相对低廉，且具有创伤小、风险低、并发症少、住院时间短等优点。

一、适应证

适应证包括：①无法手术切除的食管恶性梗阻；②食管气管瘘；③食管穿孔；④纵隔恶性肿瘤导致食管外压性梗阻；⑤食管癌术后恶性吻合口瘘。⑥反复球囊扩张抵抗的良性消化道狭窄。

二、禁忌证与相对禁忌证

（一）禁忌证

禁忌证包括：①无法纠正的凝血功能障碍；②心肺功能障碍无法耐受手术；③败血症。

（二）相对禁忌证

相对禁忌证包括：①严重气道受压的风险，为相对禁忌，可同时置入气管支架；②颈段食管癌因支架置入后有较高移位率及难以忍受的异物感；③有远端胃-十二指肠或小肠梗阻的证据；④存在游离腹膜穿孔；⑤近期高剂量全身化疗（因为这可能导致出血和穿孔率增加）。

三、术前检查与准备

（一）术前患者评估和规划

应由介入放射科医生、胃肠科医生和肿瘤医生组成的多学科小组会议上对每位患者进行讨论，在审查所有可用的临床记录、临床表现、现有诊断检查（内窥镜和介入放射学检查）、功能状态和预期的后续治疗后，制订基于共识的个性化最佳治疗方案。

介入放射科医生必须和患者协商，提供治疗计划和替代选择，并在手术前获得书面知情同意。在胃十二指肠梗阻的情况下，术前插入鼻胃管减压是有用的。根据 CIRSE 实践标准，接受抗凝或抗血小板治疗的患者需要在手术前暂停这些治疗。

（二）术前检查

1. 内镜检查　包括上消化道内窥镜检查和超声内镜检查，内镜检查并活检可以明确病理诊断，了解食管肿瘤的部位、大小、形态、梗阻情况及浸润深度，提供初步临床分期信息。上消化道内窥镜检查可观察食管肿瘤有无溃疡及出血，评估食管支架置入术可能出现的食管穿孔、出血等相关风险。

2. 影像学检查　影像学检查至关重要，因为它提供了有关疾病范围、病变部位以及远端是否存在任何可能影响决策或手术结局的信息。通常，胸部和腹部的增强（CT）就足够了。如果出现瘘管或渗漏，可能需要造影剂增强 CT 检查或透视造影剂吞咽检查来确定缺损。上食管肿瘤需要特别注意肿瘤的上部范围。一般来说，C7 以上的梗阻很难处理，因靠近环咽肌或上食管括约肌。

（1）钡餐造影或气钡双重对比造影：钡餐造影/气钡双重对比造影可以了解肿瘤部位、长度、梗阻程度、有无肿瘤溃疡及食管气管穿孔等信息，但有食管气管瘘的患者，因钡剂吸入会引起急性肺部炎症，可以口服含碘造影剂替代钡剂。

（2）CT 或 MRI 检查：薄层 CT 扫描成像，包括多平面重建，可显示患者的食管解剖结构，狭窄或阻塞的形貌，MRI 软组织分辨率高，可多方位、多序列、多参数成像，因此 CT 及 MRI 可显示病灶的侵犯范围、深度、毗邻脏器的关系和淋巴结转移情况等，可用于评估肿瘤分期，对于食管支架置入，CT 重建图像可以显示病变长度及肿瘤上缘与主动脉弓的距离，可以协助确定最佳的支架长度。同时 CT/MRI 可明确食管肿瘤是否侵犯主动脉，如果食管肿瘤侵犯主动脉，置入食管支架可能出现主动脉破裂大出血，须谨慎操作或选择空肠营养管置入或胃造瘘等替代治疗方案。

（3）全身 PET-CT 检查：PET-CT 在检测转移灶中具有独特作用，相比常规 CT 或 MRI，PET-CT 的最大优势是可明确是否有远处转移，对食管癌病灶检测有更高的敏感性和特异性，提高分期的准确度。

3. 实验室检查及功能检查　血常规、肝肾功能、凝血功能、肿瘤标志物、肝炎、梅毒、HIV 等抗原抗体检查，心电图、超声心动图、肺功能检查等。

（三）支架选择

食管支架的种类众多，分为四类。

1. 不锈钢金属支架　这种食管支架是由不锈钢合金丝构成的，外形特点为网状。其优点为不易变形、压力承载性高、位置固定、不易发生支架移位等，需要注意的是在放置支架时应准确定位。缺点在于植入后难以取出，肿瘤组织容易嵌入管腔，并导致狭窄。

2. 记忆金属支架　在<4 ℃时能变形但无弹性。当温度升高>30 ℃时，支架可以恢复其弹性和原始口径，具有持久的膨胀作用，当记忆金属支架压缩成管状，放入小口径容器，在体内释放后可以迅速恢复它的管状结构支撑于狭窄段。这种支架的优点为很少发生排异性，具有较好的组织相容性、无毒性、形状记忆效应和高强度。当温度较低时可轻松放入输送器，而不会对其造成损害，患者对于这类支架的舒适感较好。但支架移位或滑脱概率较高，患者应注意忌冷饮、冷食及过硬的食物。记忆金属支架是一种安全有效且经济的治疗选择。

3. 聚酯塑料支架　采用聚酯塑料编制网眼，这类支架国内报道较少。因其材质原因发生移位率较高，支架由聚酯纤维编织而成，上端为喇叭状，内外覆盖有硅酮膜，支架内设置有钡线，具有定位的功能，临床医师可通过 X 线检查明确支架的位置，支架两端对于食管黏膜的刺激较小，食管再狭窄发生率较低。

4. 药物镁合金可降解支架　特点是可降解，具有良好的弹性形状、记忆功能和物理学机械性能，通过自身膨胀后，内径增大，可有效降低食管再狭窄发生率。此外，支架与食管具有良好的组织相容性，明显优于金属支架和塑料支架。放置此支架可避免后期出现的内膜增生。放入一定时间后，支架可分解为对人体无害的小分子，且可排出体外，即使发生支架脱落，人体也可通过自身降解从而达到吸收的结果，适用于需要短期支撑食管的患者。但高速的腐蚀速率制约了镁合金的临床应用，通过多种技术的配合，镁合金的不耐腐蚀性可通过以下两方面解决。①严格控制镁合金中的铁、铜、镍等元素的含量，增加钙、锶等元素含量从而降低镁晶粒大小，并且采用不同的锻造工艺；②对镁合金表面进行有效处理，可选择表面化学处理、有机物涂覆、热喷涂等方法。携带新一代抗炎（地塞米松）抗增殖（紫杉醇）复合药物涂层可降解镁合金支架是治疗良恶性食管狭窄的趋势和热点，有望降低再狭窄发生率。

现有指南首选覆膜自膨式金属支架。ESGE 在食管支架置入术指南中，建议置入一个完全或部分覆膜的自膨式金属支架（fully or partially covered self-expandable metal stents，fcSEMS/pcSEMS）用于治疗恶性吞咽困难。支架长度选择：根据食管肿瘤位置、长度和食管直径选择合适的食管支架，通常支架至少比病变长度长 3～4 cm，使支架置入食管后支架远端超过狭窄段 15～20 mm，近端高出病变 20 mm 左右，确保支架覆盖整个病变范围，但对于肿瘤邻近主动脉弓者，食管支架近端应超出主动脉弓上缘，以避免随着主动脉搏动，支架上极机械摩擦导致食管穿孔，甚至主动脉穿孔大出血。

（四）患者准备

1. 患者术前禁食 6 h，禁水 2 h，确保食管和胃排空。告知患者术中可能出现不适，为患者准备苯二氮䓬类静脉镇静药或阿片类镇痛药。

2. 知情同意　告知患者及其家属支架置入术的必要性、优缺点，手术方式，术中及术后可能发生的并发症和风险，如疼痛、出血、食管穿孔等，部分患者可能无法耐受疼痛等不适需要移除支架，少数可能因食管穿孔、大出血等需进行紧急抢救，严重者可能危及生命，可替代的其他治疗方案，如空肠营养管、胃造瘘、肠外营养等，向患者提供书面信息，征得患者及家属的知情同意并签名。

四、操作步骤

食管支架置入可在内窥镜直视下或 X 线透视引导下或内窥镜联合 X 线透视引导下操作。使用 X 线引导放置的优点是可以实时显示导丝的位置，准确判断导丝是否通过病变段进入胃内，动态监控支架释放过程及支架膨胀情况，以及时调整支架位置，定位更准确，操作既简单又快捷，但 X 线引导不能直接显示食管肿瘤病变和瘘管，不能在支架放置过程中检测出血、穿孔等并发症并及时处理，对于狭窄明显且肿瘤偏心性生长的患者，肿瘤定位较困难，导丝通过狭窄段技术要求高，对医患有一定的辐射。内窥镜直视下放置食管支架的优点是直观，操作简便，没有 X 线辐射损伤，可以直视下及时调整支架位置，及时处理术中出血等并发症，但定位精度稍差，并且对于重度狭窄、胃镜无法通过的患者，不能准确判断导丝是否进入胃内，需要 X 线透视进一步明确，有条件的可在内窥镜直视联合 X 线透视引导下放置支架。

（一）X 线透视下食管支架置入术

操作过程通常在患者清醒下进行，可联用阿片类药物和镇静药使患者更舒适。患者通常取左前斜位，左前斜位投照可以更好地显示胃食管连接处。如果患者无法忍受该姿势，则可以采取仰卧位进行手术，头高足低位斜躺于手术台，将头部置于抬高姿势可减少手术过程中误吸的风险。

用 1‰利多卡因口咽喷雾，或嘱患者将盐酸利多卡因胶浆含于咽喉部片刻后慢慢咽下，行咽部麻醉并予镇静药镇静，肌内注射 15～20 mg 山莨菪碱，松弛食管平滑肌，减少消化道内分泌物。嘱患者咬住开口器，在 X 线透视下，置入 4 F 单弯导管或 Cobra 导管，在 0.035 in（1 in＝2.54 cm）亲水涂层导丝的引导下，嘱患者配合吞咽动作引入导丝，在导丝引导下将导管经口腔置入食管狭窄近端。注入含碘造影剂（如碘克沙醇）以显示狭窄梗阻的程度和范围，随后导丝选择通过狭窄处，并将导管沿导丝跟进。对于狭窄严重者，通过调整单弯导管角度，寻找切入点，旋转导管及导丝头端，以通过狭窄段。对于食管癌术后恶性吻合口瘘或食管胃交界处肿瘤，最好将导丝导管选择进入十二指肠，这样有利于后续支架输送系统更好地跟进。将亲水涂层导丝退出，经导管引入 0.035 in 260 cm Amplatz 导丝，用作食管支架释放的导引导丝。此时，尤其是食管完全梗阻的患者，梗阻性病变的范围和程度术前影像评估尚不够清楚，可以引入长鞘造影来显示食管梗阻段的全貌。将长鞘沿硬导丝穿过狭窄部位后，将内部扩张器沿导丝退出，然后向鞘管缓慢注入碘造影剂，保留导丝并将鞘管缓慢后撤通过狭窄闭塞处。必要时，可通过使用碘造影剂和空气混合实现双重对比造影，随后退出长鞘。这样就可以详细评估梗阻部位的严重程度和长度，有利于支架的准确定位。

食管狭窄不建议球囊预扩张，因为存在穿孔的风险，但在严重狭窄支架输送装置可能无法通过的情况下可以用 8～10 mm 球囊进行轻度扩张以便顺利输送支架。在硬导丝引导下将支架输送系统缓慢引入食管，通过狭窄部位，一般情况下，输送系统内的支架远端要超过狭窄部位 20 mm 左右，然后释放支架，对于钛镍合金支架，在体温下，支架迅速膨胀，待支架张开后，退出输送装置和导丝。支架置入后，如果狭窄不严重，通常不需要后扩张，支架在 24～48 h 内可以逐渐膨胀到其标准直径。支架置入后，嘱患者吞咽碘造影剂（要稍加温）或通过导管注入碘造影剂，确认支架位置，观察支架扩张情况及造影剂通过情况，瘘口是否完全封堵等，并排除穿孔。如果支架位置偏低，可用球囊导管稍作调整，如位置偏高则需取出支架并重置，注意取出时需局部冷却（可让患者饮冰水）。

（二）内镜直视下及内镜联合 X 线透视引导下食管支架置入术

患者口服二甲硅油散及含服盐酸利多卡因胶浆麻醉或由麻醉科医师实施无痛胃镜麻醉，患者取左侧卧位，咬住口垫，对于内镜可以通过食管狭窄段的患者，常规置入内镜通过狭窄段进入胃内，观察并记录食管狭窄段近端及远端距门齿的距离，直视下将 260 cm 超硬导丝软头经内镜工作钳道插入胃内，保留导丝，退出内镜，选择合适规格的支架并在支架输送装置外套管做好标记，沿导丝送入支架输送装置使支架到达预定位置，或置入内镜监视支架上端，在内镜直视下将支架输送装置送入支架上端距狭窄上缘 20 mm 处，缓慢退出输送装置外套管释放支架，内镜观察支架位置及张开程度，必要时使用活检钳调整支架位置，检查支架定位准确、无活动性出血，退出内镜、输送装置及导丝。

对于内镜无法通过食管狭窄段的患者，常规内镜下测量狭窄段近端与门齿距离，观察狭窄段近端，直视下经内镜工作钳道送入 260 cm 超硬导丝至狭窄段入口，在 X 线透视下缓慢推送导丝，使导丝头端顺利通过狭窄段进入胃内，固定导丝，退出内镜，重度狭窄支架输送装置无法通过者，须先行扩张狭窄段（可在导丝引导下用硅胶管由细到粗逐级扩张至 12 mm，或将球囊扩张导管沿导丝送达狭窄部位，注入造影剂扩张狭窄段，随后退出球囊导管，扩张过程中注意查看患者反应及生命体征变化），随后再沿导丝置入支架，操作方法同前，待支架释放完毕后退出支架输送装置，在 X 线透视和内镜直视下，观察支架位置及张开程度，若支架定位欠佳，应及时调整。

五、疗效评价

食管恶性狭窄的成功治疗可以从技术成功（支架顺利通过梗阻部位置入并准确定位释放）或临床疗效（缓解梗阻症状和术后口服营养摄入）两个方面评价。

（一）临床吞咽困难改善

用 Stooler 吞咽困难分级法评价。0 级：吞咽正常，无症状，能进各种食物；Ⅰ级：偶尔发生困难，能进软质食物；Ⅱ级：能进半流质食物；Ⅲ级：仅能进流质饮食；Ⅳ级：完全不能进食，唾液或水也不能咽下。

（二）食管气管瘘疗效评价

目前尚无公认的食管气管瘘支架封堵疗效评估标准，王洪武等人根据自己的经验建立了判断瘘口支架封堵疗效的标准：治愈定义为瘘管愈合并且临床症状，如喝水呛咳、发热等，完全缓解持续 1 个月；临床缓解定义为瘘口未愈合，但被支架完全封堵，临床症状完全缓解 1 个月以上；部分缓解指瘘口部分被支架封堵，临床症状部分缓解；无效定义为瘘口未闭合，没被支架堵塞，临床症状无缓解。

六、并发症预防及处理

食管支架置入已成为恶性食管狭窄梗阻的主要姑息治疗方式，且成功率较高，用于解决患者的进食梗阻问题，在一定程度上可以提高晚期食管癌患者的生活质量，但支架置入可能出现各种并发症，包括胸痛、支架移位、胃食管反流、复发吞咽困难、出血、食管穿孔、食管气管瘘、支架压迫气管导致刺激性咳嗽，影响排痰功能、继发肺部感染等。

（一）术中技术失败

术中技术失败率（包括支架定位错误和置入失败）小于 1%，如支架定位不准确，可取出重新放置。

（二）胸痛

胸骨后疼痛是食管支架置入后最常见的症状，一项前瞻性队列研究报告显示，将近三分之二的恶性吞咽困难患者在支架置入后的前两周内出现剧烈疼痛。胸痛多与支架扩张压迫食管壁、局部组织水肿、邻近组织受压和胃酸反流局部炎症反应有关，术前使用食管平滑肌松弛剂（如山莨菪碱）有助于缓解疼痛，如疼痛评分高，需使用阿片类镇痛药缓解症状，持续疼痛无法缓解，患者不能耐受者需移除支架。

（三）支架移位

与裸支架相比，覆膜支架移位更常见。移位原因包括支架直径偏小、长度偏短、支架置入位置不当、支架置入后患者剧烈呕吐等。恶性食管狭窄支架置入需选择合适的食管支架直径及长度，嘱患者术后避免进食过冷、过热、多纤维或硬的食物，可以采用具有抗移位特性的新型支架如钛镍合金双层支架、支架两端膨大呈喇叭状支架等，或内镜下缝合技术将支架固定在食管壁以减少支架移位。支架轻度移位，可内镜下使用异物钳调整位置，或同轴插入另一个覆膜支架重叠覆盖以确保食管原狭窄的整个长度都被支架覆盖。如果支架已完全移位可通过内窥镜下回收，若支架移位导致消化道梗阻症状或肠穿孔，则必须手术移除支架。少数患者移位的支架可自行排出体外。

（四）胃食管反流

胃食管反流发生率约 7%，其临床表现为不同程度的反酸、胃灼热、胸骨后疼痛等症状。尤其食管下段和胃食管结合部支架置入术后，食管丧失蠕动功能，失去了食管下括约肌和贲门的抗反流作用，食管廓清功能下降，导致胃酸反流，形成反流性食管炎，患者症状更加明显。嘱患者少食多餐、饭后 2 h 不宜平卧、休息时取半坐卧位，应用质子泵抑制剂、胃黏膜保护剂等可改善症状，也可选用抗反流支架减少胃食管反流的发生。

（五）复发梗阻

复发梗阻发生率约 31%，主要原因有：①肿瘤组织向内生长或向支架两端过度生长，术前选择支架覆膜区上下两端应超过肿瘤 20 mm 左右以减少肿瘤进展嵌入支架的发生。如发生复发梗阻，可通过内镜下激光、微波或氩气刀或者放疗、局部注射化疗药物等处理，或采用"支架内支架技术"，置入第二个更长的支架覆盖狭窄段以恢复管腔通畅性。②由于支架的局部压迫和长期刺激，食管蠕动与支架两端的剪切力导致肉芽组织增生或瘢痕挛缩形成再狭窄，可通过球囊扩张缓解，也可采取"支架内支架技术"。③食物阻塞，支架置入后无正常食管的节律性蠕动，若患者进食大块粗糙、黏性强、纤维条索状的食物，则食物可能停滞于支架管腔造成再梗阻，可通过反复行食管冲洗或内镜下异物取出术处理。④支架移位。

（六）出血

支架置入术后少量出血，通常是自限性的，发生率 3%～8%，主要原因是肿瘤局部破裂出血、食管黏膜撕裂出血等，食管支架两端膨胀张力压迫食管可致局部缺血、坏死、溃疡。支架置入后迟发性大出血，可由支架压迫食管及主动脉导致食管坏死穿孔、食管主动脉瘘引起。发生出血，需监测生命体征，可以给予抑酸、止血等治疗；如大出血，需尽快建立静脉通道，补充血容量、输血，必要时可内镜止血或介入止血，或外科手术治疗。

（七）食管穿孔

食管穿孔是食管支架置入术后严重的并发症，与肿瘤浸润程度密切相关，可由术中操作导丝穿透或食管扩张造成。急性穿孔主要表现为剧烈的胸痛、气促、呛咳、皮下气肿和液气胸等，如术中发生穿孔，必须置入覆膜支架。慢性食管穿孔多与肿瘤组织坏死或胃食管反流

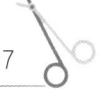

食管溃疡有关。若发生穿孔，应立即禁食水，行全胃肠外静脉营养，予抗感染治疗，必要时可以考虑再次放置食管覆膜支架、放置胃肠营养管或经皮胃（空肠）造瘘。

（八）其他并发症

其他并发症包括食管气管瘘、气管支气管受压性呼吸困难、感染、纵隔器官受压等，一般发生率较低。

七、食管支架置入与其他治疗方案联合应用

（一）支架置入与放疗

一项荟萃分析显示，与单纯支架置入术相比，支架联合放疗对吞咽困难评分改善更为有利，同时支架联合放疗有更高的总体生存率。在不良事件方面，与单纯支架置入相比，支架联合治疗组发生支架移位、吸入性肺炎和再狭窄的风险较低，而严重疼痛、出血和瘘管形成的风险较高。有研究结果显示置入粒子支架组患者生存期更长。

（二）支架置入与化疗

有研究显示与单纯支架置入相比，支架置入联合介入化疗能提高恶性食管气管瘘患者的中位生存期，并减少了支架再狭窄率。

八、食管支架置入术围术期护理

（一）术前护理

1. 心理护理　消除患者恐惧紧张心理，增强患者信心。

2. 了解患者用药情况及完善术前常规检查。

3. 患者准备

（1）指导患者禁食 6~8 h，禁水 2 h。

（2）建立静脉通道，以便术中用药。

（3）患者术前禁食禁水 8 h，清洁口腔、牙齿，有义齿要取出。

（4）高血压或老年患者术前要注意监测心率、血压；糖尿病患者监测血糖情况；感冒或呼吸道感染状态。

（二）术后护理

1. 支架回收线固定勿过紧，易致支架移位，且时间较长时易损伤嘴角、鼻翼黏膜皮肤。术后常规第 3 d 复查支架情况：安置永久性支架者，复查时无异常即去掉支架回收线；因食管狭窄或瘘安置支架者，复查无异常固定好支架回收线，1 个月后复查支架情况。

2. 食管支架置入后患者不应平躺，建议以 30°头高足低位睡觉。对于胃食管交界区支架置入的所有患者，建议应用质子泵抑制剂预防、减少胃食管反流。

3. 术后 1 d 可进温热流质，适宜温度为 40 ℃～50 ℃，鼓励患者多饮温开水，以使支架扩张到最佳状态。禁食冰棍等冷饮，以防止支架遇冷收缩、变形脱落。术后 48 h 内勿进过冷过热、刺激性食物，可选用米汤，不宜选用牛奶、豆浆、甜食，防止引起胃肠胀气、腹胀等不适。术后一周进流质，逐渐改为半流质，软食，1 个月后逐渐过渡到低纤维正常饮食。

4. 进食时患者取坐位或半坐位，食物在重力和食管的蠕动下，可顺利通过狭窄部位，饭后直立 30 min 以上，睡前站立或适当行走 0.5 h，有助于促进胃肠蠕动，有助于促进胃肠蠕动，睡觉时，建议取头高足低 10°～15°的体位，避免体力劳动，以防止胃酸和食物反流。避免剧烈咳嗽及大幅度体位改变，避免支架移位或脱落。由于食管支架置入后食管蠕动变差，易造成胃内容物反流而引起反流性食管炎，继之发生食管溃疡、出血及吸入性肺炎等并发症。

5. 有食管瘘安置支架者应先适当饮用少量温水，无呛咳后再逐渐过渡至流食，半流食，软食。

6. 每次进食前后服温开水约 100 ml，以便冲洗支架上的食物残渣和碎屑，鼓励喝大量的水和碳酸饮料，防止食管被食物阻塞造成患者有心理负担。

7. 进食宜细嚼慢咽，切勿"狼吞虎咽"式进食；菜叶，网状食物等打碎后再食用；禁服片剂及胶囊药物，可将药片研成粉末状再服用，以减少支架移位或堵塞的风险。

8. 忌粗糙硬性食物；忌辛辣、油炸、咖啡、浓茶等刺激性食物和饮料，防止胃酸分泌增多。

9. 定期复查胃镜或食管 X 线造影，观察食管通畅情况。

10. 安置食管支架术后半个月内勿做剧烈运动。根据自身情况适量运动，增强身体抵抗力，但应避免剧烈活动和重体力劳动，运动时应避免上半身剧烈活动，不宜长时间举上肢、不做将头过度后屈、回旋及弯腰动作。

11. 支架材质一般为镍钛记忆合金，适宜核磁等放射性检查。

12. 患者支架置入后可能会出现暂时性胸痛，胸痛常由支架置入后持续性的扩张压迫引起，通常持续几天，程度轻重不一，必要时需要使用阿片类药物止痛，数周到 1 个月会自行缓解。少数食管支架置入狭窄处后，可能发生食管穿孔、出血、支架移位及堵塞等较严重的并发症，术后 1 周，尤其是第 1～3 d 应严密观察病情变化，如出现胸骨后剧烈疼痛、气胸、皮下气肿、呕血、黑便或吞咽困难未能缓解等情况时，应考虑可能发生上述并发症，要及时就医处理。

13. 心理护理 保持乐观稳定情绪。要主动耐心与患者及家属沟通，消除患者的不良情绪，建立良好的医患关系，取得患者及家属的积极配合。

九、出院指导

1. 自我观察　注意观察有无支架移位和阻塞的表现，如饮水呛咳、梗阻再现或其他不适。如出现上述症状，应及时就诊，以防管腔再次阻塞或病情复发。

2. 复诊　出院后 1 周内、3 个月内、半年至 1 年内定期复查，进行 X 线钡餐造影或内镜检查，了解支架的位置、膨胀情况，以防食管再次阻塞或病情复发，便于尽早采取措施。复诊时，应向医生详细汇报饮食、休息、活动及用药情况，以便医生评估康复进展。若存在异常表现，如腹痛、呕血、黑便，疑似存在支架移位，建议立刻就医。

3. 生活方式调整

（1）戒烟限酒：患者应严格戒烟，避免乙醇等刺激性物质对食管的刺激。

（2）控制危险因素：控制好血压、血脂、血糖等危险因素，防止支架再狭窄或病情复发。

（3）心理调适：保持乐观愉快的情绪，避免过度劳累和情绪激动。

综上所述，食管支架植入术是治疗食管癌等疾病的主要手术方式，会稳定患者病情，促进疾病转归。为保障患者手术治疗效果，饮食护理尤为重要，可保障患者机体营养，以免进食障碍影响到机体免疫功能和抵抗力。

12

Chapter Twelve • 第十二章

椎体成形术

一、概述

椎体成形术是在影像引导下，将穿刺针经皮穿刺到病变椎体后，向椎体内注入骨水泥，以达到增强椎体强度和稳定性、防止塌陷、缓解腰背疼痛，甚至部分恢复椎体高度的一种微创外科技术。其包括经皮椎体成形术（percutaneous vertebroplasty，PVP）和经皮椎体后凸成形术（percutaneous kyphplasty，PKP）。

经皮椎体成形术是经皮由椎弓根置入，骨水泥注入椎体，从力学上增强其结构强度。

椎体后凸成形术是 PVP 的一种改良术式，首先使用球囊在骨折椎体内扩张，恢复部分高度，同时在椎体内产生一定腔隙，然后在相对较低压力下注入骨水泥。相比 PVP 而言，PKP 能够减少骨水泥渗漏的风险，使骨水泥注入更安全，且能一定程度恢复椎体高度。

1984 年法国放射医师 Galibert 首先用经皮椎体穿刺注入骨水泥治疗椎体血管瘤获得显著的止痛效果，从而开创了经皮椎体成形术。随后该技术逐渐被应用于椎体转移性肿瘤、椎体骨髓瘤及骨质疏松性椎体压缩骨折患者中，由于其具有良好疗效和极低的并发症发生率很快地获得包括放射科、骨科及神经外科等各个相关学科医师的认可，已成为上述疾病的主要治疗方法。

椎体转移性肿瘤、椎体血管瘤及椎体骨髓瘤等多引起局部骨质破坏，造成患者出现不同程度的局部疼痛和神经功能缺失；骨质疏松性椎体压缩骨折是引起胸腰背痛的一个主要原因，骨质疏松症会引起脊柱椎体骨强度不同程度降低。患者往往在轻微外伤或无外伤情况下发生椎体高度减少，可导致患者出现严重临床症状，如腰背痛、脊柱畸形、活动力下降、肺功能下降以及神经功能障碍等，严重影响患者生活质量及生存期。

胸腰椎体由于血管丰富、血流量大，是癌细胞最容易发生转移的部位，也是骨质疏松最易发生骨折的部位，脊柱压缩性骨折胸腰椎多见，以 T12 最多见，其次为 L1。上位胸椎也可发生，颈椎骨折几乎没有。传统的治疗骨质疏松手段是卧床休息 3～6 个月、口服止痛药和钙剂等保守治疗方法。部分患者疼痛症状可得到缓解，但长期卧床又容易导致骨质疏松程度加重及压疮等并发症出现。肿瘤侵蚀应及时治疗，提高患者生存质量。

PKP 治疗椎体压缩骨折具有和 PVP 相当的止痛效果。PKP 的基本操作方法同 PVP，只是在穿刺成功后需扩张穿刺通道，最终置入 8 G 工作套管，然后将专用球囊置入病变椎体内扩张恢复其一定高度并于椎体内形成一腔隙，再注入骨水泥。PKP 主要用于骨质疏松性

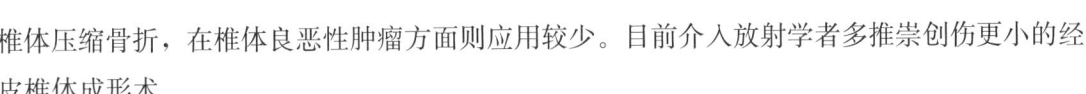

椎体压缩骨折，在椎体良恶性肿瘤方面则应用较少。目前介入放射学者多推崇创伤更小的经皮椎体成形术。

二、临床表现

1. 轻度外伤　大多数患者无明显外伤或仅有轻度外伤，如扭伤、颠簸、平地滑倒等，甚至咳嗽、喷嚏、弯腰等日常动作即可引起骨折。

2. 疼痛　脊椎压缩性骨折其中 85％有疼痛等症状，而 15％无症状，体检脊柱局部有压痛，尤其是体位改变时疼痛明显，卧床休息时减轻或消失。

3. 身高缩短、驼背　严重的椎体压缩骨折尤其是多发性椎体骨折可导致脊柱后凸畸形，患者可出现身高缩短和驼背。

4. 骨质疏松症引起的脊椎压缩性骨折，部位仅限于椎体，不影响椎弓，故导致脊髓损伤的情况罕见，所以一般无下肢感觉异常、肌力减退及反射改变等神经损害表现。

三、适应证和禁忌证

（一）适应证

PVP 和 PKP 主要的适应证：包括骨质疏松性椎体压缩骨折（osteoporotic vertebral compression fracture，OVCF）、椎体血管瘤、椎体骨髓瘤、椎体转移性恶性肿瘤及原发恶性肿瘤，其中 OVCF 最为常见。

1. 骨质疏松性椎体压缩骨折

（1）一旦明确诊断为骨质疏松性椎体压缩骨折，无需等待保守治疗，可尽早行 PVP。

（2）骨质疏松性椎体压缩骨折经保守治疗 6 周以上腰背痛仍明显者，经 MRI 及 CT 证实椎体骨折仍未愈合。

（3）Schmorl 结节（椎体上下终板局限性塌陷导致椎间盘髓核脱入椎体内）边缘形成硬化，是慢性腰痛的常见原因，排除其他原因引起的胸腰背部疼痛。

2. 椎体转移性恶性肿瘤

（1）椎体转移性恶性肿瘤引起局部难以忍受的疼痛、需以止痛剂维持者，或并有椎体病理性压缩骨折者。

（2）无症状溶骨型椎体转移肿瘤者，可行 PVP 治疗。

3. 椎体骨髓瘤　适应证选择原则同椎体转移性肿瘤。

4. 椎体血管瘤　适用于进展性椎体血管瘤，适应证选择原则同椎体转移性肿瘤。

（二）禁忌证

1. 绝对禁忌证

（1）手术部位局部炎症或合并急性感染。

（2）椎体爆裂性骨折合并有神经系统损伤。

（3）OVCF 同时合并有小关节脱位或椎间盘脱出。

（4）严重的心、肺疾病者，不能耐受手术的高龄患者。

（5）凝血机制障碍，不能行急诊椎板切除减压的患者。

2. 相对禁忌证

（1）椎体压缩程度超过 75%。

（2）病变椎体后缘骨质破坏或不完整。

（3）向后凸出的骨折碎片或肿瘤团块。

（4）体质极度虚弱不能耐受手术。

（5）成骨性骨转移瘤。

（6）不能耐受 30～90 min 的俯卧体位。

（7）椎弓根骨折。

四、术前准备

（一）骨水泥

经皮椎体成形术（PVP）通常选用低黏稠度骨水泥，由于骨水泥粉液调和后在较短时间内发生聚合、凝固，手术医师须熟悉骨水泥的理化特性。

（二）器械与设备

1. 影像导向设备　C 臂 X 线机为必备的影像设备，以保障术中双向定位。

2. 穿刺针　为带芯骨穿针，胸、腰椎用 11～13 G、颈椎用 14～15 G，均为一次性使用。

3. 注射器　目前常用的骨水泥注射器均为一次性使用。

4. 外科不锈钢锤　外科锤敲击推进穿刺针容易控制进针方向、大小和进针深度，安全性好。

5. 常用介入无菌手术包。

（三）术者准备

操作医师应通过培训获得相应资质；操作医师所在单位应具备外科及急诊科支持。医师根据 CT 片明确所治疗的椎体，以便判定进针侧。术前谈话应详细，必须获得患者本人及家属的理解，并签署知情同意书。谈话内容包括：

1. 一般并发症　骨水泥过敏性反应；术中诱发心、脑血管病变死亡；麻醉意外；术中需俯卧位，由此导致胸腹部受压可导致窒息死亡。

2. 与经皮椎体成形术（PVP）手术相关的并发症　椎体穿刺损伤血管致大出血死亡；穿刺损伤神经，或骨水泥渗漏压迫神经导致相应神经放射痛甚至瘫痪，需外科手术；骨水泥渗漏入椎管致硬膜囊受压引起大小便失禁或潴留；肺动脉栓塞；疗效欠佳；其他椎体再发骨折；椎体及椎间盘感染；气胸；手术失败及其他难以预料的意外等。

（四）患者准备

完善各项实验室检查，包括术前血常规、出凝血时间、肝肾功能、电解质、红细胞沉降率及超敏 C-反应蛋白等。拍摄脊椎 MRI、CT 及正侧位 X 线片、胸部 X 线片等。MRI 可准确鉴别骨质疏松椎体新旧骨折，显示椎体骨折的部位和压缩程度，可全面、清晰地显示肿瘤转移椎体的数目、部位、压缩程度和硬膜囊是否受压。CT 检查可了解压缩椎体边缘骨皮质是否完整，椎管内是否有游离骨碎片，可判断椎体转移肿瘤的类型（溶骨、成骨或混合），可判断椎弓根是否完整，椎体后缘骨皮质破坏程度，并可观察穿刺途径的解剖结构等。X 线可见骨质疏松椎体压缩塌陷形态，但难以鉴别新鲜和陈旧压缩，故难以准确确定骨质疏松多发椎体压缩的疼痛椎体和部位，易造成漏诊和漏治。对于椎体肿瘤，只有在椎体破坏、压缩塌陷很明显时 X 线片才能显示病变。

因此，MRI 和 CT 是经皮椎体成形术前必须进行的影像检查方法，而脊柱正侧位 X 线片只能作定位参考。MRI 检查是确定责任椎的金标准；DR 检查发现的椎体压缩，但在 MRI 上没有信号改变的骨折是陈旧性压缩性骨折，不需要手术。MRI 检查发现有信号改变的椎体，即使没有椎体压缩，却是新鲜骨折，必须手术，否则术后无法缓解患者疼痛。

对患者建立静脉通路，术前半小时可用镇静药。对疼痛剧烈、难以翻身俯卧的患者，术前 10~20 min 可用镇痛治疗，或联系麻醉科医师帮助术中止痛以便于安全完成经皮椎体成形术手术。

五、穿刺途径

（一）椎弓根途径

1. 方法　C 臂透视下穿刺针置于病椎弓根外上象限（2 点和 10 点位置），缓慢钻入椎弓根，到椎体前中 1/3 交界处，退出针芯。

2. 优点　①有明确的解剖标志；②可使穿刺器械有效地植入椎体内；③较安全，可避免其他途径可能造成的损伤（如神经根/肺等）。

3. 缺点　在冠状面调节范围小。

（二）椎弓根外途径

1. 方法　从病椎弓根外侧进入椎体，到达椎体 1/3 处，可用粗针。

2. 优点　①避免了椎弓根途径的缺陷；②更易到达椎体中央内；③推注骨水泥更容易；

④理论上可采用单侧穿刺。

3. 缺点　①胸椎有可能损伤肺致气胸；②穿刺针移走时骨水泥有通过穿刺孔渗漏危险。

（三）后外侧途径

一般用于腰椎，临床不常用。

（四）前外侧途径

一般用于颈椎，临床不常用。

六、手术操作过程

胸腰椎穿刺常采用俯卧位经椎弓根进针，颈椎则采用仰卧位经前侧方进针。全程需行心电及血氧监护。

（一）胸、腰椎经皮椎体成形术（PVP）操作

目前多数医师在 C 臂 X 线机监视下操作，有 2 种定位及穿刺监视方法可供选择，目前采用较多的为方法一。

1. 方法一的操作具体步骤为

（1）患者取俯卧位，常规消毒铺巾。

（2）在后前位透视下使两侧椎弓根对称显示，选择椎弓根外缘的体表投影外侧 1～2 cm 为穿刺点。

（3）用 2% 利多卡因在穿刺点皮肤向椎弓根方向做穿刺通道软组织全层浸润麻醉。

（4）穿刺针至椎弓根后缘骨皮质，然后做双向透视，在侧位透视下将穿刺针方向尽量调整至与病变椎体中线一致，侧位透视下用外科锤敲击穿刺针入椎弓根，反复多次双向定位，当穿刺针头端抵达椎体后缘时，正位透视显示穿刺针正好越过椎弓根内缘，此为较理想的穿刺状态，在侧位透视下将穿刺针敲击推进至椎体前 1/3 交界处，此时正位可见穿刺针头端位于椎体中央。

（5）调制骨水泥，并抽入骨水泥注射器内。

（6）骨水泥呈黏稠状时在侧位透视下缓慢向椎体内注入，如发现明显渗漏则停止注射。

（7）拔出穿刺针时，先置入针芯将残留在穿刺针套管内的骨水泥推入椎体内，旋转穿刺针向后退，穿刺点局部压迫 3～5 min 后包扎术毕。

2. 方法二的具体步骤

（1）将 X 线管向矢状面并向足侧成 10°～15° 角，使靶侧椎弓根显示在椎体的中心，然后将穿刺针与椎弓根和 X 线管成一直线进针，即透视下使穿刺针成一点状投影，使点状投影始终保持在椎弓根投影内，确保穿刺针未突破椎弓根。

（2）颈椎经皮椎体成形术操作：由于椎弓根短而细，横突起自椎体侧后方与椎弓根连接

处，中央的横突孔有椎动脉与椎静脉通过，故颈部经皮椎体成形术时一般不采用经椎弓侧后方入路。

（二）C3 椎体以下经侧前路，C1 和 C2 椎体经口等途径进行穿刺进针

具体操作过程为：

1. 患者仰卧于手术台，颈肩部垫高，头颈后伸并向对侧偏转，头部放置悬空布架。

2. 常规颈部消毒铺巾。

3. 透视下确定所要穿刺的颈椎，触摸颈动脉，在其内侧与气管之间确定穿刺点平行于选定的椎体，用 1%～2% 利多卡因对准椎体做穿刺路径软组织全层浸润麻醉。

4. 用穿刺针沿颈动脉与气管间隙对准靶椎体穿刺，穿入椎体，正侧位透视并摄片证实穿刺针头端位于椎体中央或前中 1/3 交界处，则穿刺成功。

5. 骨水泥调配、注射和撤出穿刺针方法同上所述。

（三）操作注意事项

1. 颈椎经皮椎体成形术操作前应熟悉颈部的安全穿刺通道解剖，由于颈动脉和颈静脉容易移位，术中应触摸颈动脉并向外推压，穿刺成功前不能松开。

2. 胸椎穿刺点应选择在椎弓根体表投影偏外侧 1～2 cm，不宜太远，否则可能穿入胸膜腔造成气胸；如采用胸肋关节穿刺，则对于骨质疏松者的操作应轻缓，避免造成肋骨折断而出现新的疼痛。

3. 经椎弓根穿刺应避免损伤椎弓根内侧骨皮质，以防损伤神经根。

4. 椎体穿刺成功后是否需行椎体静脉造影尚存争议，不少医师认为椎体静脉造影无助于预防骨水泥渗漏，反而增加费用及辐射时间。

5. 穿刺不当多在穿刺针进入椎弓根约中后 1/3 处时得出判断，此时可以拔出穿刺针再次穿刺，且注射时穿刺针头端多在椎体前中 1/3 处，骨水泥向后沿第 1 个皮质穿刺孔漏出的可能性极小。为防止渗漏须在骨水泥黏稠中期再注射。

6. 骨水泥注入量 为获得确切疗效，一般用量颈椎 1～2 ml、胸椎 3～5 ml，腰椎 4～6 ml。60%～65% 压缩性骨折患者仅从单侧注射就可将对侧充盈，一侧注射不满意者，可行双侧注射。

七、术后处理

仰卧 2～6 h，6 h 内监测生命体征 1 次/h，平稳后可下床轻微活动。术后观察 1～3 d 可出院。如骨质疏松椎体压缩骨折经皮椎体成形术后背部疼痛缓解 1～3 d 后，再发胸腰背部剧烈疼痛，活动时加剧，平卧后可减轻，应高度怀疑新发椎体骨折，首选 MRI 检查，如有其他新发椎体骨折，可即刻行经皮椎体成形术治疗。术后还应针对原发疾病进行相应治疗。

八、疗效评价

经皮椎体成形术的临床疗效评价重点是疼痛缓解和防止椎体塌陷。

(一) 疼痛疗效评价

多采用 WHO 标准，将缓解程度分为 4 级：

1. 完全缓解（CR）　疼痛症状完全消失，生活完全自理。

2. 部分缓解（PR）　疼痛缓解明显，偶有症状，无需使用口服止痛剂，生活大部分能自理。

3. 轻微缓解（MR）　时有疼痛症状，使用口服止痛剂能止痛，生活部分能自理。

4. 无效（NR）　疼痛无缓解，口服止痛剂不能完全止痛，依赖强止痛剂。

CR 和 PR 为治疗有效。目前也常用疼痛分级法（visual analogue scale，VAS），即形象类比评分法进行疼痛疗效评价，以 VAS 分值 0～10 分表示疼痛程度，0 分为无疼痛，10 分为剧烈疼痛。治疗后 VAS 降低 3 分以上视为有效。显著缓解（CR）：VAS 分值为 0～3 分；部分缓解（PR）：VAS 分值为 4～6 分；无缓解（NR）：VAS 分值＞7 分或治疗前后 VAS 分值差值＜3 分。

经皮椎体成形术对肿瘤及骨质疏松性骨折的止痛效果较理想，多数患者在术后即刻至 72 h（平均 36 h）内起效，其中转移性肿瘤和骨髓瘤的疼痛缓解率为 72％～85％、骨质疏松性压缩性骨折的疼痛缓解率达 78％～96％。对椎体转移性肿瘤行经皮椎体成形术治疗后 3～4 周后应辅助以化疗或放疗，从而进一步控制肿瘤而延长患者生存期。

(二) 防止椎体塌陷

效果难以评价，据有限的文献报道以加固椎体为目的的患者近期结果均未出现椎体塌陷，但目前尚无前瞻性、随机的大宗研究能对这一作用做出肯定的结论。由于骨质疏松是全身性疾病，经皮椎体成形术后邻近或远处椎体均有再发新压缩骨折的风险。

九、并发症及处理

(一) 并发症分度

依症状轻重，可以将椎体成形术的并发症分为轻度、中度和重度 3 种类型。

1. 轻度并发症包括　椎体成形术术后出现的暂时性疼痛，椎体成形中发生的一过性低血压，骨水泥渗漏进入椎旁软组织或至椎间盘，导致邻近的椎体新发骨折风险增高等。

2. 中度并发症包括　手术部位的感染，骨水泥渗漏至硬膜外以及椎间孔或经穿刺针道溢出及穿刺造成的腰椎动脉损伤等。

3. 重度并发症包括　骨水泥渗漏至椎旁静脉引起的肺栓塞、肾栓塞、脑栓塞以及心脏

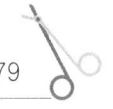

穿孔，甚至死亡等。

（二）与穿刺相关的并发症

1. 穿刺损伤神经根 穿刺针穿通椎弓根内侧缘经过侧隐窝而损伤神经根导致神经根受损刺激症状，临床少见。

2. 椎管内血肿 不常见，多由使用较粗穿刺针撕裂硬脊膜或硬脊膜内静脉丛导致椎管内血肿，甚至可引起急性进行性脊髓或硬膜囊受压，需急诊行外科手术减压。临床表现为术后出现神经根受压进行性加重，甚至脊髓受压平面以下感觉及肌力进行减退，行 MRI 检查可较早发现椎管内血肿。

3. 椎弓根断裂 不常见，椎弓根断裂可增加椎管内血肿及骨水泥渗漏入椎管的危险。

4. 肋骨骨折 严重骨质疏松者行胸椎经皮椎体成形术治疗，可发生肋骨骨折，但这种并发症极少发生。理论上采用外科锤敲击推进穿刺针可预防这些骨折的发生。

（三）与骨水泥注射相关的并发症

常见的骨水泥渗漏部位有椎管内硬膜囊外、神经根管、椎旁软组织、相邻椎间盘内及椎旁静脉丛，大多无临床严重后果。渗漏发生率差异较大，早期经皮椎体成形术治疗椎体肿瘤的渗漏率较高，近年经皮椎体成形术治疗骨质疏松椎体压缩骨折的渗漏发生率明显降低为 $1\%\sim6\%$。

1. 骨水泥沿针道渗漏 骨水泥偶尔可沿针道倒流渗漏入椎体周围软组织内，多无临床症状。当针道渗漏至皮下引起疼痛加剧者，需切开取出渗漏的骨水泥。

2. 骨水泥渗漏入椎旁组织 骨水泥通过椎体骨皮质骨折缝隙或肿瘤溶骨性破坏区外渗入椎体周围软组织内，多无症状，无需特殊处理。

3. 骨水泥渗漏入椎管和椎间孔 椎体后缘骨皮质破坏范围较广者易发生，若骨水泥较多地渗漏入椎管内则有导致椎管急性受压阻塞的危险。发生椎管及椎间孔渗漏后常见的临床症状有：

（1）神经根痛：由骨水泥渗漏入椎间孔静脉或椎间孔所致，主要发生在经皮椎体成形术治疗椎体恶性肿瘤，比在其他适应证发生率高得多。通常采用口服非类固醇类抗炎药等治疗后即可得到缓解，极少部分患者神经根疼痛十分顽固，用药物治疗难以缓解，而需要外科手术摘除漏入神经孔内的已聚合变硬的骨水泥才能治愈。

（2）椎管受压：骨水泥渗漏入椎管可压迫脊髓或马尾神经导致瘫痪，发生率较低。当椎管内渗漏出现明显脊髓受压症状时，须尽早外科手术摘除椎管内已聚合变硬的骨水泥才能避免瘫痪的发生。

4. 骨水泥渗漏入相邻椎间盘 在经皮椎体成形术术中骨水泥扩散渗漏入椎间盘内的发生率高达 $5\%\sim25\%$，绝大多数椎间盘渗漏者无临床症状，但有增加邻近椎体新发骨折的风险。

5. 骨水泥渗漏入椎旁静脉　骨水泥渗漏入椎旁静脉发生率在 5% ～16.6%，少量渗漏多无临床严重后果，但较多渗漏可造成肺栓塞或局部疼痛加剧。

6. 肺栓塞　注入骨水泥稀薄且量较大，未能及时发现骨水泥大量渗漏入椎旁静脉而回流至肺动脉分支内，而造成肺栓塞。少量肺动脉栓塞无临床症状，多在术后行胸部 CT 检查时发现。大量肺动脉栓塞则可出现休克、血氧饱和度低和肺动脉高压等典型肺栓塞症状，甚至死亡，临床发生率极低。

预防骨水泥渗漏并发症的主要措施为

（1）骨水泥必须在黏稠期注射。

（2）透视实时监视下注射，一旦发现椎旁较多渗漏，应立即停止注射。

（3）注射初期，注射速度应缓慢，随着骨水泥进一步变黏稠再加快注射速度。

（四）脊柱感染

经皮椎体成形术后脊柱感染罕见。脊柱感染重在预防，主要包括

1. 身体健康状况差或免疫功能低下的患者，经皮椎体成形术术前可预防性使用抗生素。

2. 糖尿病患者应将血糖控制在正常范围内后方可行经皮椎体成形术治疗，且术后应坚持控制血糖。

3. 免疫功能抑制者，可以在骨水泥中添加抗生素。

4. 手术器械、手术室需做充分的消毒准备，术者必须严格无菌操作。

经皮椎体成形术极少造成患者死亡，死亡原因主要包括腰椎旁侧穿刺损伤腰动脉导致大出血、1 次手术中行 8 节以上椎体经皮椎体成形术及骨水泥大量渗漏栓塞肺动脉等。

十、PVP 和 PKP 的选择

根据骨折椎体的压缩程度来选择术式，对椎体塌陷严重，尤其是存在明显的椎体骨皮质裂隙，则应优先选择 PKP，PKP 通过球囊在椎体内扩张产生腔隙，低压力下向椎体空腔内注射黏稠度较高的骨水泥，骨水泥渗漏发生率明显减少，即使渗漏也较局限，其安全性较 PVP 大大提高，尤其是对于椎体后壁破损不完整、后凸畸形明显者的病例。终板和椎体后缘骨皮质相对完整者，选用 PVP；对以治疗疼痛为目的的患者，则选择 PVP；PVP 骨水泥分布相对均匀，而 PKP 骨水泥分布局限于球囊扩张形成的腔隙处，这种不同的分布镇痛效果以及生物力学改变孰优孰劣尚难确定。

根据患者的全身情况及经济能力选择术式，对于心肺功能较差、不能长时间俯卧的患者，应优先考虑 PVP。PVP 操作相对简单，手术时间短，无需球囊扩张操作，术者和患者X 线暴露时间少，穿刺相关的并发症相对较低，但需要在高压力的条件下向无空间的椎体内

注射稀薄的骨水泥，其骨水泥渗漏的发生率更高。PVP 费用较低，PKP 球囊扩张器价格昂贵，患者经济负担重，这在多椎体同时进行椎体成形时尤为突出，大多数球囊最多只能应用于 1~2 个节段椎体。

目前认为 PVP 手术比 PKP 手术更为经济，临床应用证实是一种安全、有效的手术方式，同等条件下应优先选择 PVP。PVP/PKP 较传统切开手术具有明显优势，如经皮微创、较高的安全性、能迅速止痛等。大量临床研究结果可以确认，PVP/PKP 术后可以迅速强化椎体，提高椎体稳定性，缓解损伤椎体局部疼痛，减少脊柱畸形同时保留躯体活动度。

椎体成形术包括经皮椎体成形术（PVP）和经皮椎体后凸成形术（PKP）是治疗椎体局部骨质破坏的有效手段，可以即刻稳定脊柱、恢复椎体高度、纠正脊柱后凸畸形、快速缓解疼痛，使患者早期恢复正常活动。但是椎体成形术并不能纠正骨代谢失衡，无法改善骨质疏松状态，术后常发生腰背痛、脊柱活动受限及椎体再骨折等并发症。因此，椎体成形术后仍然需要进行术后康复、抗骨质疏松等治疗。系统、规范的术后康复治疗可以有效提高疗效，降低椎体再骨折发生率和风险，增加患者依从性，提高生存质量，节省医疗成本，减轻家庭和社会的经济负担。

十一、椎体成形术的护理

（一）术前、术中护理

1. 患者教育、沟通与评估

（1）向患者和家属讲解手术方式、手术效果和手术风险。

（2）教会患者心肺康复的方法，如咳嗽、咳痰和行走锻炼；教会患者正确的日常生活姿势、翻身方法，练习俯卧位，至少能坚持 30 min。

（3）加强饮食营养：进食高蛋白、高维生素、高热量食物，糖尿病患者限制碳水化合物摄入。

（4）强调规范的抗骨质疏松药物治疗，常规补充钙剂、维生素 D，抗骨质疏松药物根据患者自身情况选择，如双膦酸盐类、核因子-κB 受体激活剂配体抑制剂、甲状旁腺素类似物，酌情选用其他抗骨质疏松药物，如选择性雌激素受体调节剂、降钙素、维生素 K_2 等。

（5）合并基础疾病评估：控制好血糖、血压，遵医嘱服药。

（6）疼痛评估与疼痛管理。

（7）精神或认知障碍评估。

2. 必需的检查项目 ①血常规、尿常规、粪便常规＋隐血。②肝肾功能、血糖、电解质。③术前凝血常规。④血源传染性疾病筛查［乙型肝炎、丙型肝炎、获得性免疫缺陷综合征（艾滋病）、梅毒等］。⑤血清炎性指标：红细胞沉降率、C-反应蛋白。⑥骨密度检查。

⑦胸椎/腰椎正侧位 X 线片、胸椎/腰椎 MRI、胸椎/腰椎 CT 薄层扫描＋冠矢状位二维重建。⑧胸部 X 线片、心电图、双下肢彩色多普勒超声。

3. 根据患者合并基础疾病选择的检查项目　①血气分析。②动态心电图。③心脏彩超。④心肌核素灌注/冠状动脉 CT/冠状动脉造影。⑤骨扫描或 PET-CT。⑥其他恶性肿瘤排查相关指标。

4. 术前需达到的目标　①血压、血糖控制良好。②患者精神食欲好，积极配合功能锻炼。③一次性俯卧时间不少于 30 min。④合并基础疾病控制良好，美国麻醉师协会分级（ASA）≤3 级。

（二）手术日准备（住院第 1～3 d）

1. 术前禁食、禁饮及输液　局部麻醉患者术前无需禁食、禁饮，病房建立静脉通道；全身麻醉患者术前禁食 8 h，禁饮 4 h。

2. 预防性应用抗菌药物　存在感染高危因素的患者，可预防性使用抗菌药物，常规选择第一代或第二代头孢菌素。

3. 麻醉方式　局部浸润麻醉＋基础镇痛、镇静。根据患者个体情况可选择全身麻醉。

4. 手术方式　经皮椎体成形术或椎体后凸成形术。

5. 术中患者预处理　为了防止骨水泥注射过程中可能的少量游离单体引起过敏反应，可在术前采用糖皮质激素，如地塞米松 10 mg 静脉注射预处理。

6. 术中输液　由于经皮椎体成形术和锥体后凸成形术多为局部麻醉，手术时间短，术中出血极少，术前患者无需禁食，术中无需补液，将液体输入控制在可维持麻醉用药的速度即可，输液以晶体液为主，输液速度 1～2 ml/(kg·h)，不必输入胶体液，避免因容量负荷过多导致组织水肿。对于心肺功能不全的患者，在维持重要器官有效灌注的前提下，应适当减少液体量以避免容量负荷过重导致心力衰竭。在骨水泥灌注时应严密观测，保持患者生命体征平稳。

7. 术后当天观察患者有无下肢肌力、感觉异常，有无呼吸困难及胸、腹部不适。

（三）术后护理

1. 术后初期护理卧床休息　术后一般需要卧床半小时，以压迫止血。术后 2 h 内应当保证绝对的卧床休息，2 h 后可以动作轻缓地翻身，注意手术部位是否有渗血、肿胀的情况发生。

2. 伤口护理　保持创口清洁、干燥。如有创口红肿、渗出等表现，及时与手术医生联系。切口干燥无渗出者，可术后第 2 d 更换敷贴，3 d 后可淋浴。

3. 疼痛管理　术后镇痛及镇静提倡预防性、多模式、个体化镇痛。

（1）对残留腰背痛患者行相应的疼痛控制管理：椎体成形术术后仍有部分患者残留疼

痛，甚至术后可再发疼痛。术后腰背痛的原因较为复杂，除了肌肉软组织损伤，还包括术中二次损伤、术后再发骨折及不良精神心理因素。此外，骨质疏松也是引起疼痛的重要原因之一，随着骨密度增加，疼痛会逐步缓解。术后疼痛在一定程度上影响患者的后续康复和生活质量，因此，对该类患者有必要进行疼痛控制管理。

（2）非甾体类抗炎药（NSAIDs）止痛效果不佳时，可短期使用弱阿片类药物。药物止痛是一种普遍干预措施。根据世界卫生组织止痛阶梯治疗原则，对于轻度至中度疼痛，术后可短期使用小剂量 NSAIDs，不建议长期口服 NSAIDs；若无效，可考虑使用阿片类镇痛药。

（3）帕米膦酸、降钙素和特立帕肽可作为术后疼痛控制管理的有效药物。椎体成形术术后疼痛与患者骨质疏松密切相关，一些治疗骨质疏松症类药物可用于疼痛控制管理，如双膦酸盐类药物帕米膦酸、降钙素、特立帕肽。帕米膦酸可以抑制破骨细胞活性、促进钙吸收，并能有效缓解 OVCF 患者的急性和慢性疼痛。降钙素被认为是治疗椎体骨折后急性疼痛的有效方法，也是其他药物治疗失败后的替代方案。有研究表明，降钙素可有效缓解 OVCF 患者腰背部疼痛，并且疗效优于双膦酸盐，其机制可能与改变体内内啡肽浓度、降低前列腺素、控制周围神经钠离子通道有关。有学者比较降钙素和 NSAIDs 等药物治疗 OVCF 患者急性腰痛的疗效，发现每周注射 1 次降钙素可更有效治疗急性腰痛并改善活动能力。有试验表明，100～200 IU 降钙素可显著缓解疼痛，改善 OVCF 住院患者的早期活动能力。特立帕肽（20 μg/d）也可显著缓解中、重度腰背部疼痛并降低再骨折发生率。因此，帕米膦酸、降钙素和特立帕肽可作为术后疼痛控制管理的有效药物，但药物治疗的选择需要考虑疼痛性质、患者年龄、身体和心理健康等多方面因素。

（4）关节突关节阻滞术可缓解疼痛，巩固疗效。关节突关节阻滞术可通过阻滞关节突关节内侧支神经缓解腰背痛。椎体成形术联合关节突关节阻滞可以更好地缓解术后疼痛。采用麻醉剂（联合或不联合类固醇药物）行关节突关节阻滞术，可缓解椎体成形术后残留疼痛，提高疗效。有研究表明，联合利多卡因和布地奈德进行关节突关节阻滞也可有效缓解椎体强化术后患者残留腰背痛，改善身体功能，提高治疗满意度。因此，对椎体成形术后残留腰背痛患者进行相应的疼痛控制管理，可以更好地促进康复、提高治疗满意度、改善生活质量。

4. 抗骨质疏松治疗　骨质疏松、肿瘤破坏是椎体压缩骨折的根本原因，规范应用抗骨质疏松症药物可提高椎体成形术后患者骨密度，积极治疗原发病去除病因可降低再骨折发生率。椎体成形术仅是稳定、强化了骨折椎体，但是无法改变患者的骨质疏松状态。因此，抗骨质疏松药物是椎体成形术后康复治疗中必不可少的部分。

（1）在专科医师指导下序贯应用骨吸收抑制剂和骨形成促进剂。骨形成促进剂治疗结束后，建议序贯应用骨吸收抑制剂，以更好地维持疗效。骨吸收抑制剂主要包括地舒单抗、双膦酸盐、雌激素及选择性雌激素受体调节剂，如巴多昔芬、雷洛昔芬；骨形成促进剂主要是甲状旁腺激素，如特立帕肽。

（2）地舒单抗可以增加骨密度，降低椎体骨折发生率，安全性高。有研究显示，每年皮下注射 2 次地舒单抗，持续 3 年，可显著降低椎体再骨折发生率。地舒单抗不良事件发生率低，可显著提高骨质疏松症患者腰椎骨密度。需要注意的是，停止应用地舒单抗后，应立刻序贯应用其他骨吸收抑制剂，以防止骨密度快速下降，降低椎体再骨折发生风险。双膦酸盐可抑制骨吸收，有效促进骨愈合，降低椎体再骨折风险，改善患者生活质量。激素可抑制骨量流失，雌激素加孕激素可提高骨密度，并降低骨折风险。巴多昔芬和雷洛昔芬对提高骨密度、降低骨转化标志物具有积极影响，可以有效降低椎体再骨折风险。甲状旁腺激素可加速骨骼重塑，改善骨骼的生物力学特性。1 项纳入 1 637 例绝经后妇女的研究表明，甲状旁腺激素可降低椎体骨折风险，增加椎体、股骨和全身骨密度。特立帕肽临床应用推荐剂量为 20 μg/d，治疗时限 2 年。需要注意的是，在序贯应用骨吸收抑制剂和骨形成促进剂的同时，应联合使用钙和维生素 D 补充剂，因为干预措施有效性是基于该药物与钙和维生素 D 补充剂的联合用药。

5. 补肾健脾、补益肝肾类等中成药治疗可提高疗效　补肾健脾、补益肝肾类等中成药具有强筋壮骨、改善骨代谢作用，有助于椎体成形术术后患者缓解疼痛、促进功能恢复、改善骨质疏松状态，并且随着服药时间的延长，效果会相应增强。临床常用中成药有仙灵骨葆胶囊、金天格胶囊等，服用仙灵骨葆胶囊能缓解疼痛和增强椎体骨密度。综上所述，规范抗骨质疏松症药物治疗是椎体成形术后康复治疗的重要组成部分，可有效提高骨密度、降低再骨折发生率。具体治疗方案建议在骨质疏松科或内分泌科医师指导下进行。

（四）活动与康复下床活动

术后由于疼痛的减轻，患者可以逐步开始功能锻炼。术后 6 h 内可床上进行踝泵练习，术后 12 h 后，即可在佩戴腰围或支具的情况下下床活动。佩戴腰围或支具起床活动，一般时长两周左右，不建议超一个月。长时间佩戴腰围有腰部肌肉僵硬或萎缩可能。活动以自我感觉无不适为限，避免剧烈运动和长时间站立。对于全身身体状态较差的患者，应适当推迟下地的时间。术后 3 个月内避免过度活动，预防临近椎体再骨折。3 个月后再逐渐过渡至骨折前生活状态，需要注意的是，多数椎体成形骨折患者年龄较大，合并椎间盘突出或椎管狭窄，不适合行"小燕飞"与"拱桥"的锻炼方式。

1. 功能锻炼　术后可在医生指导下进行适当的康复训练，如腰背肌功能锻炼、下肢功能锻炼等，以增强脊柱稳定性。注意锻炼幅度和强度应循序渐进，以不疲劳为度。

（1）肌肉功能锻炼：有助于提高患者肌肉力量、减轻疼痛、降低再骨折发生率。肌肉功能锻炼时肌肉收缩可产生对脊椎的机械应力，有助于促进骨形成、抑制骨破坏，改善骨质疏松状态。尤其是背部伸肌的锻炼对椎体成形术后康复极为重要，伸肌力量的提高可以有助于纠正后凸畸形、降低跌倒和骨折风险。

1）术后 6 h 即可进行直腿抬高运动：慢抬慢降，抬起后停 5 s，再缓慢放下，每天 2～4 组，每组 3～5 次，足跟距离床面高度超过 15 cm；

2）术后 12 h 后可行下肢力量训练：身体站立，挺胸、收腹，闭目，先缓慢抬起非优势腿屈膝、屈髋 90°，维持 5～10 s，缓慢放下后换对侧下肢，双侧为 1 次，每组 10 次，重复 3～5 组。

(2) 尽早、合理进行腰背肌锻炼：椎体成形术联合腰背肌康复锻炼可显著缓解患者疼痛，改善腰椎功能。研究发现腰背肌锻炼可显著降低椎体成形术后再骨折的发生率，提高患者生活质量。系统性、渐进性腰背肌强化锻炼有助于改善腰背部肌肉力量，缓解疼痛，减少雌激素缺乏对女性椎体骨质的长期影响，降低再骨折发生率。

腰背肌辅助训练支具可有效促进腰背肌功能康复。目前，腰背肌辅助训练支具越来越多地用于椎体成形术术后康复。介于软、硬质支具之间的腰背肌辅助训练支具由允许患者适度屈伸的支撑背板和两组带尼龙搭扣的皮带系统组成，可以固定躯干、保护胸腰椎，起到锻炼腰背肌的作用。支具可减少脊柱后凸畸形，提高患者肌肉力量、减轻疼痛提高身体平衡性和步态稳定性，降低再骨折发生率。

腰背肌功能锻炼通常手术当天就可开始。注意臀部、肩部不离开床面。每天 3 次，每次 5～10 min。以下动作每天可练十余至百余次，分 3～5 组完成：

1）五点支撑法：通常术后 1 周左右可练习此动作。仰卧，弯曲双侧肘部及膝部，用头部、双肘、双脚 5 个部位支撑起全身，使背部腾空，保持 3～5 s。

2）三点支撑法：通常术后 2～3 周可练习此动作。仰卧，双手臂放在胸前，用头及双足支撑，拱起腰臀及背部，使身体离开床面，保持 3～5 s，每天坚持数十次，最少持续 4～6 周。注意：有颈椎病的患者不能做这项锻炼。

3）飞燕点水法：通常术后 5～6 周以后可练习此动作。注意：并不是头和腿抬得越高越好，只要稍稍抬起，腰背部肌肉有紧张感即可。保持俯卧位，颈部向后伸，稍用力后抬起胸部离开床面。两手臂向背后伸，两膝伸直，从床上抬起双腿。使腹部为支撑点，身体上下两头翘起，保持 3～5 s。

(3) 运动训练：有利于增加骨密度，提高肌肉力量。运动训练主要包括有氧运动、力量阻力训练和多种运动联合，包括慢跑、快走、游泳、骑自行车等多种方式。有氧运动可增加骨密度，降低跌倒风险，从而降低骨折发生率。抗骨质疏松治疗结合运动训练可有效提高患者骨密度，缓解疼痛，且安全性较高。运动训练还可有效改善绝经后妇女的雌二醇水平，渐进式、高强度运动训练有助于改善骨质疏松症患者骨密度及肌肉力量，每周进行 2 次力所能及的训练可维持腰椎骨密度。对于不能耐受高强度运动的患者，建议多模式多种运动组合锻炼。核心稳定训练有助于缓解骨质疏松症患者的腰部疼痛，提高其下肢肌力和平衡功能。此外，渐进式阻力训练也是一种有效策略，可显著提高肌肉力量。

总之，椎体成形术后患者积极行运动训练获益多。在实际应用中，应根据患者自身身体状况并经专业评估后，以循序渐进为原则，采用恰当的个性化多模式运动训练方式。

2. 物理疗法　物理疗法可促进患者康复。虽然椎体成形术使得骨折椎体获得了即刻稳定，但是肌肉软组织损伤、全身骨质疏松状态并未获得解决，适当的物理疗法可以促进软组织、骨骼的修复，并可提高患者骨密度，主要方式包括脉冲电磁场（pulsed electromagnetic field，PEMF）、体外冲击波（extracorporeal shock wave，ESW）和全身振动（whole body vibration，WBV）。PEMF 采用共振效应改变人体生物磁场，与运动相结合可显著提高治疗骨质疏松症的疗效，可有效抑制骨吸收标志物水平。ESW 兼具声、光及力学特性。高能量 ESW 疗法能有效提高骨质疏松症患者骨密度。椎体成形术术后应用中能量 ESW 疗法可获得更好的临床和影像学效果，并能减少镇痛药的应用。WBV 疗法安全实用、成本低，特立帕肽联合 WBV 治疗可显著改善骨密度。目前，尚未发现使用 WBV 的严重并发症或不良反应，但不适当的应用可能会导致肌肉的慢性损伤，需持续监测患者的治疗反应。物理疗法对术后康复具有积极的作用，但具体的治疗参数设置、能量大小及安全性系数还有待进一步验证。

（五）生活习惯与饮食调整

保持饮食丰盛、营养均衡全面，多摄入高钙、优质蛋白、低盐低脂食物，如牛奶、鸡蛋、鱼类、蔬菜、水果等，以促进骨骼健康。同时，保证饮食清淡低盐低糖，多喝热水，保持肠胃健康、大便通畅。戒烟限酒，避免吸烟和过量饮酒，这些不良习惯会影响骨骼健康和术后恢复。

1. 营养治疗　优化饮食结构，可改善患者骨骼质量，促进康复。优化饮食结构可提高肌肉力量、改善骨骼质量，包括合理的膳食搭配、补充足够的维生素 D 和钙以及避免不良的饮食习惯，如吸烟、饮酒、大量喝咖啡、喝碳酸饮料及高钠高脂饮食。

（1）合理的膳食搭配，补充足够的维生素 D 和钙：合理、充足的膳食搭配，摄入诸如钙、维生素 D 和优质蛋白质等营养物质有助于骨骼健康，从而降低再骨折或骨质疏松风险。当膳食中钙、维生素 D 含量不足时，应采用药物补充。维生素 D 是一种关键营养素，骨质疏松症患者通常缺乏维生素 D。每天补充 700~1 000 IU 维生素 D 可降低老年人跌倒风险。血清中 25-羟基维生素 D 浓度是监测患者体内维生素 D 的最佳指标，通常认为 20~30 ng/ml 是足够的。国内外指南推荐椎体成形术术后患者钙剂摄入量为 1 000~1 200 mg/d。需要注意的是，补充大量钙剂存在肾结石等相关不良反应，高钙血症和高尿酸血症患者避免使用。

足够的蛋白质摄入对于维持肌肉骨骼系统的质量和功能是必要的，可以减少再次骨折发生风险和跌倒风险。欧洲骨质疏松症、骨关节炎和肌肉骨骼疾病临床经济学会推荐最佳膳食蛋白质摄入量为 $1.0\sim1.2$ g/（kg•d）。

（2）避免不良饮食习惯：大量摄入咖啡对骨骼质量有危害，每天摄入超过 330 mg 咖啡因时，机体钙吸收减慢、钙排出增加，骨密度小幅降低。摄入量≥200 mg/d 会降低女性雌二醇浓度，不推荐椎体成形术术后患者摄入大量咖啡。吸烟是骨质疏松症及骨质疏松性骨折的危险因素，对骨密度具有负面影响，与椎体再骨折发生率呈正相关。大量酒精摄入危害骨骼健康，一旦饮酒超过 20 ml/d，骨密度明显下降、再骨折风险显著增加。一项横断面观察性研究表明，碳酸饮料的摄入会导致骨密度减低，增加骨折风险。高钠摄入对钙代谢有不利影响，是公认导致骨质疏松症的危险因素。Devine 等人开展的一项 2 年纵向研究表明，绝经后妇女钠摄入量与髋关节骨密度呈负相关，钠摄入量＜92 mmol（5.4 g/d）时骨密度没有变化。当钠摄入量≥2 000 mg/d 时，腰椎骨密度下降，骨质疏松发生风险明显增加，故不建议大量摄入钠。全身骨密度与胆固醇、三酰甘油和低密度脂蛋白胆固醇浓度呈负相关，建议日常饮食中减少高脂肪食物摄入（＜15 g/d）。

2. 辅助措施　适当阳光照射有利于提高骨密度。大多数人可以依靠阳光来满足其对维生素 D 的需求，并且随着照射时间的增加，骨密度显著增加。每周 2 次，每次 15～30 min 的阳光照射，有利于维生素 D 形成。每天暴露在阳光下一定时间可降低脆性骨折发生率。

（六）预防跌倒，防止再骨折

预防跌倒是降低再骨折发生率的重要措施，与健康人相比，椎体成形术术后患者身体前倾、重心前移、步态不稳，跌倒风险增加。

1. 应提高肌肉力量并改善平衡性，恢复患者信心和身体协调性以预防跌倒。股四头肌渐进式力量训练与本体感觉训练可有效增加肌肉力量、提高身体平衡性，预防跌倒。

2. 跌倒与营养不良、骨骼肌功能下降有关。营养不良时，机体通过分解肌肉和脂肪来增加能量，从而导致体重下降和骨骼肌质量减弱。因此，有必要补充足够的蛋白质以满足骨骼肌的需求。

3. 一些药物尤其是精神类药物的使用会增加跌倒风险，临床上对椎体成形术术后患者应加强药物管理，降低跌倒高风险药物的使用，包括抗精神病药、抗抑郁药、苯二氮䓬类药物、袢利尿剂、抗癫痫药和阿片类药物。

此外，防止地板湿滑、减少障碍物、改善照明、增加扶手等安全措施可明显降低跌倒的发生率和跌倒风险。因此，对于椎体成形术术后患者，应该评估其跌倒风险及相关危险因素，采取相应的措施预防跌倒，包括改善运动功能、营养状况、加强相关药物的监督管理和改善周边环境设施。

（七）综合康复护理

成立"康复治疗团队"，预防再骨折，改善患者预后。康复治疗团队由相对固定的医疗、护理和康复等多学科的专业人员组成，包括脊柱专科医师、肿瘤专科医师、内分泌或骨质疏松专科医师、老年病科医师、物理治疗师、康复治疗师、护士从业人员、药剂师、放射科技师、营养师及心理医师等。主要职责是术后定期对患者进行健康宣教、随访评估、康复治疗指导，包括患者的膳食营养情况、病情变化、康复训练计划、骨质疏松症的规范治疗、不良反应及日常护理注意事项等。研究表明，多学科患者管理是预防椎体成形术后再骨折的有效方法。

康复治疗团队通过综合评估、综合治疗、综合康复等措施，从而预防椎体成形术后再骨折，改善椎体强化术后患者的预后，降低术后护理成本，节省医疗费用，增加患者依从性，降低病死率。康复治疗团队有利于了解患者病情变化，及时调整治疗措施以增加患者依从性、提高骨质疏松症的治疗效果、促进患者康复、降低再骨折发生率。

由于椎体成形术存在一定的并发症。综合护理从生理、心理、认知等多个维度帮助患者康复，可有效降低再骨折发生率，提高患者腰椎 Oswestry 功能障碍指数和生活质量。对椎体成形术术后患者应用综合康复护理效果良好，可显著缓解疼痛、改善腰椎功能、提高患者生活质量。心理干预联合综合康复护理可有效减轻患者术后疼痛、提升患者依从性和生活质量、降低术后并发症发生率。因此，综合康复护理有助于减少术后并发症、提高患者生活质量。

（八）定期复查术后复查

患者术后应定期返回医院复查，包括胸椎、腰椎正侧位 X 线片、胸椎、腰椎 CT 扫描＋冠矢状位二维重建相关影像学，检查术后椎体的恢复情况。一般建议术后一个月、三个月、半年、一年各进行一次脊柱专科门诊复查，之后每年随访复查。如有异常或不适，应及时就医咨询。

（九）出院指导

术后勿久坐久站，勿弯腰，勿负重。建议完善流感、肺炎疫苗注射，减少呼吸道感染的发生。坚持服用抗骨质疏松的药物，定期检查骨密度，改变不良的生活方式提高自我的安全保护意识。

1. 手术后 1～2 周（伤口恢复期）　术后第二天就能戴腰围慢慢坐起来，每天行走几次，每次 5～10 min，像散步一样。不要弯腰、扭腰、提超过 2 kg 的东西，坐的时间不超过半小时（刷手机记得设闹钟提醒）。平躺时膝盖下垫枕头，侧睡时两腿间夹枕头（像夹心饼干），腰会更舒服。保持伤口干燥，7～10 d 拆线。如果发红、流水、发热，应立刻就医。止痛药按医生要求吃，术后 3～5 d 腿可能比之前还疼，这是神经发生水肿的正常现象。

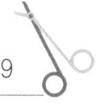

2. 术后 3～6 周（身体唤醒期）

（1）康复训练：练核心，每天做 3 组腹式呼吸（吸气鼓肚子，呼气收肚子），躺着抬屁股（臀桥），适当抬起手和脚。练腿防粘连：平躺直腿抬高（腿不弯，抬到 30°就行），脚踝多踩"油门刹车"（踝泵运动）。有氧运动：散步逐渐加到每天 30 min，骑固定自行车。

（2）依然不能弯腰搬东西、久坐超过 1 h，暂时不要跑步、跳绳、打球等剧烈运动。

3. 术后 7～12 周（循序渐进回归生活）

（1）升级版训练：

1）动态核心：学小狗伸胳膊抬腿，侧躺用手肘撑地（侧平板，从 10 s 开始）。

2）灵活腰椎：像猫一样弓背塌腰（猫牛式），骨盆前后轻轻晃动。

3）有氧推荐：游泳（除蝶泳）、快走（微微出汗即可）。

（2）重返工作：

1）坐办公室：术后 2 个月可上班，椅子要有腰靠，每半小时站起来伸懒腰。

2）体力活：术后 3 个月后才能评估，搬重物必须用"举重姿势"（蹲下→抱紧→直腰起身）。

3）坐：别"瘫"在椅子上，腰贴椅背，电脑垫高到眼睛高度。

4）搬东西：别急着弯腰捡东西，蹲下→抱紧→直腰起身（想象自己是举重运动员）。

5）睡觉：别睡软床，棕垫或硬板床＋薄褥子，侧睡腿夹枕头，平躺膝盖垫高。

6）开车族：座椅调成微躺（100°～110°），腰后塞小靠垫，1 h 必须下车活动。

7）体力劳动者：术后半年内别扛重物。必须时戴软腰围（每天≤2 h）。拒绝"鞠躬式擦地"，不要单肩扛包。

8）运动黑名单，千万别做：仰卧起坐、硬拉、打高尔夫（扭腰）、跳绳、篮球、足球。

9）推荐运动：游泳（自由泳/蛙泳）、散步、太极拳、八段锦、普拉提（找专业老师）。

术后 3 个月内偶尔腰酸正常，但是突然腰腿剧痛、腿脚无力、大小便失禁或臀部下肢发麻立即就医。椎体成形术不是"免死金牌"，坚持锻炼、保持正确姿势，才能让腰椎"长治久安"。